黔科合重大专项字〔2012〕6010 号资助

黔科合人才团队〔2015〕4012 号资助

中药材栽培与加工技术

孙 超 武孔云 林昌虎 葛发欢 编著

科 学 出 版 社

北 京

内 容 简 介

本书系作者在多年实践工作的基础上，综合国内在该领域和学科的相关研究成果，借鉴并运用系统工程相关原理和方法，从资源与环境的关系入手，阐述了中药材栽培的内涵、外延、定义、目的、发展方向和学习方法等内容；涵盖中国中药材资源与中国中药材区划、中药材栽培的生理学基础、中药材栽培的技术基础和无公害中药材栽培等内容；并分章详细叙述了根及根茎类、果实及种子类、花、叶类、茎木、皮类及全草类等40种常用药材的来源、植物学特征、主产区与适宜生长区、生物学特性、栽培技术和采收加工等知识。

本书可供从事中医中药科研、教学、生产、经营、药检等领域工作人员参考。

图书在版编目(CIP)数据

中药材栽培与加工技术 / 孙超等编著. —北京：科学出版社，2015.12

ISBN 978-7-03-046716-4

Ⅰ. ①中… Ⅱ. ①孙… Ⅲ. ①药用植物-栽培技术②中药加工 Ⅳ.①S567②R282.4

中国版本图书馆 CIP 数据核字（2015）第 301604 号

责任编辑：罗 静 岳漫宇 高璐佳 / 责任校对：李 影

责任印制：徐晓晨 / 封面设计：北京图阅盛世文化传媒有限公司

科 学 出 版 社 出版

北京东黄城根北街 16 号

邮政编码：100717

http://www.sciencep.com

北京厚诚则铭印刷科技有限公司 印刷

科学出版社发行 各地新华书店经销

*

2015 年 12 月第 一 版 开本：787×1092 1/16

2019 年 1 月第三次印刷 印张：24

字数：569 000

定价：**120.00** 元

（如有印装质量问题，我社负责调换）

前　言

中药材栽培涉及中药材学、商品学、气象学、土壤学、植物生态学和环境保护等多学科的研究领域。普及中药材栽培知识，以便更好地发挥资源优势，为中医药事业和经济发展作出更多贡献，是我们编写本书的目的。为此，我们根据我国农村的特点、农民朋友的知识水平状况和多年编写同类书籍的经验，在内容上作了大胆取舍，力求使阅读者掌握与中药材栽培有关的基础理论、基本知识和基本技能，通过一定的实践锻炼后能胜任中药材栽培基地的技术工作，确保中药材生产质量管理规范(GAP)及有关准则的实施。

本书由绪论、总论和各论组成。绪论概述了中药材栽培的性质、目的、发展方向和学习方法等内容；总论包括中国中药材资源与中国中药材区划、中药材栽培的生理学基础、中药材栽培的技术基础和无公害中药材栽培等内容；各论分章叙述根及根茎类，果实及种子类，花、叶类，茎木、皮类，全草类，其他类共40种常用药材的来源、植物学特征、主产区与适宜生长区、生物学特性、栽培技术和采收加工等知识，各省、区可根据自身的环境条件和生产特点选择阅读。

由于编者水平及能力有限，不当之处在所难免，敬请广大读者予以批评指正。

编　者

2015年8月8日

目　录

第一篇　绪　论

第二篇　总　论

第三篇　各　论

第一篇

绪　　论

第一章　中药材栽培的概念

一、中药材栽培的研究目的

(一) 中药材栽培的基本概念、研究内容和任务

按中药(traditional Chinese medicine)的自然属性和来源，可将其分为植物药、动物药和矿物药三大类。其中植物药约占中药材总数的87%(丁建和夏燕莉，2005)，来源于药用植物，是中药材栽培的对象。中药材栽培是运用现代科学技术研究药用植物生长发育规律，以及药用植物药用部位的产量、质量的构成因子及其与环境条件之间的关系，从而研究制定优质高产、高效低耗的栽培技术方案。其研究范围十分广泛，主要包括：中药材的种类、品种与分布，中药材的生物学特性，中药材的育种与良种繁育，中药材的病虫害及其防治，以及中药材的采收及产地加工等内容。中药材栽培的任务是以相关的基本理论为指导，结合各生产基地的实际，制定优质、高产、高效、低耗、无公害中药材栽培技术标准操作规程(standard operating proccdure，SOP)并用于规范生产，使其充分满足人民医疗保健对中药材的需求，并促使中药材更好地走向世界，为全人类健康服务。

(二) 中药材栽培的作用和意义

1. 在中医药事业中的作用和意义　中医药学是我国劳动人民在数千年与疾病作斗争的实践中形成和发展起来的，具有独特的理论体系。当前全球已有124个国家组建了各种类型的中医药机构。世界各大制药公司纷纷设立天然药物研究开发机构，国际上有170多家公司、40多个研究团体在从事传统药物的研究和开发工作(欧阳静等，2008)。每年我国中医院校有9000多人次接受培训。中医热、针灸热已在全世界范围内兴起，特别是在东南亚、日本等地区发展更为迅速。中医药在澳大利亚已取得合法地位，连限制最为严厉的美国和欧洲，也在逐步放松对中医药的限制，于1994年承认草药防病治病的作用，开始接受传统药物中的天然药物复方混合制剂作为治疗药物，为中药材进入国际大市场打开了大门。由于中药材是在中医理论指导下使用的，因此中医离不开中药材，否则将影响中医防治疾病及中医药学的发展。中药材栽培就是要提供质量有保证、疗效可靠的中药材，以满足中医对中药材的需要，使之为全人类作出应有的贡献。

2. 在中药工业中的作用和意义　新中国成立以来，特别是在党的十一届三中全会以后，我国的中药工业，乘改革开放的东风，得到了突飞猛进的发展。据统计，1996年全国有中药材工业企业1059家，固定资产原值133.4亿元，年工业总产值235.4亿元，工业销售产值219.4亿元，实现利润19.1亿元，完成利税37亿元(甘师俊等，1998)。这意味着必须要有充足的中药材供应作保证。可见中药材栽培对中药工业的发展有着重大的

意义。

3. 在中药农业中的作用和意义 中药材栽培是农业生产的一个组成部分，《全国农业发展纲要》中规定，在优先发展粮食生产的条件下，各地应当发展多种经济，保证完成国家所规定的药材等项农作物的计划指标。中药材栽培属多种经营范畴，由于品种繁多，生物学特性各异，容易搭配间、混、套种，合理利用土地，这不仅便于因地、因时搭配种植，合理利用土壤肥力、空间和时间，而且能调节农业生产力，提高单位面积产量，增加农业收入，提高农民的生活和生产水平(刘爽，2005)。例如，贵州施秉县牛大场镇近几年来发展中药材栽培，种植有太子参、延胡索、白术、桔梗、板蓝根、杜仲等，到 1998 年底种植面积达 $26hm^2$，收入 70 多万元，纳税 2 万多元，1999 年全镇种植面积增至 $350hm^2$，产值高达 400 万元(贵州“绿色证书”培养教材编辑委员会编，2000)。

4. 满足国际市场的需要，增加外汇收入 目前国际社会对天然药物的需求日益扩大。在全世界药品市场上，由天然物质制成的药品约占 30%，国际植物药市场份额已达 270 亿美元，对中草药和中药材制剂的需求也迅速增大。2007 年我国出口中药材达 11.8 亿美元(王学东，2009)。以上数据充分说明世界人民越来越喜欢利用天然药物来防治疾病，所以中药材的出口量将日益增多。为此，抓好中药材栽培，可为国家换取更多的外汇。

二、中药材栽培的概况

(一)我国中药材栽培历史悠久

我国古代人民，在与自然作斗争的过程中，在发现和应用药物防治疾病的同时，开始了中药材栽培的实践。在 2600 多年以前人们已种植了枣、桃、梅等中药材(《诗经》记载)。公元前 123 年前后，在长安建立引种园，张骞出使西域，引种红花、安石榴、胡桃、大蒜等中药材。公元 533～544 年，人们已种植了地黄、红花、吴茱萸、姜、胡麻、蒜等 20 余种中药材(《齐民要术》记载)。在公元 600 年前后就已有种植药物的著作问世，《隋志》中记载有《种植药法》一卷和《种神芝》一卷，在唐宋时期(公元 7～13 世纪)医学、本草学均取得很大进展，中药材栽培也相应发展。如《千金翼方》十四卷中记载有百合种植法：“上好肥地加粪熟属介讫，春中取根大者，擘取瓣于畦中种，如蒜法，五寸一瓣种之，直作行，又加粪灌水苗出，即锄四边，绝令无草，春后看稀稠所得，稠处更别移亦得，畦中干，即灌水，三年后其大小如芋，又取子种是得，一年以后二年始生，甚小，不如种瓣”。公元 1518～1593 年李时珍在其巨著《本草纲目》中记载了麦冬、荆芥等 120 种中药材的栽培法，所有这些都为近代中药材栽培奠定了良好的基础。

(二)新中国成立后中药材栽培的发展

中华人民共和国成立后，随着医药卫生事业的发展，中药材栽培也得到相应发展。

如 1958 年中药材栽培面积较 1957 年扩大了 80%，1963 年比 1962 年又有大幅度增长，现在全国中药材栽培面积已达 34 万 hm^2，年产量约 2.5 亿 kg，其产量占中药材收购量的 30%左右。野生药材先后引为家种的有天麻、何首乌、山茱萸、栀子、绞股蓝、石斛等；同时还从国外引种了番红花、水飞蓟、西洋参、小蔓长春花等；一些过去依靠进口的南药如丁香、马钱、古柯、金鸡纳等，已逐步做到自给。目前我国的中药材栽培无论是品种数量或是栽培规模均处于世界领先地位。

为搞好中药材栽培，提高中药材品质和产量，全国各省、市、区先后成立了相关的研究机构；国家也加大了对中药材栽培专门人才的培养力度。

三、中药材栽培的特点

(一) 中药材种类繁多，栽培技术涉及学科范围广

我国中药材资源达 12 000 多种。其中药材用植物涉及 380 科，2309 属，共 11 000 多种(含亚种、变种等种下等级)，它们的生物学特性各异，栽培方法各不相同：有的与粮食作物相近；有的与蔬菜作物相近；有的与果树作物相近；有的与花卉作物相近；有的与林木类相近；有的与食用菌相近。栽培时涉及植物学、植物生理学、遗传学、土壤肥料学、植物病虫害防治学、农业气象学、微生物学、昆虫学、生态学等多学科的知识。

(二) 多数中药材栽培的研究处于初级阶段

由于历史原因多数中药材还停留在只知怎样种的阶段。有些具有特殊生物学性状或适应范围窄的种类，其栽培研究的水平还不高。积极开展中药材的栽培研究，特别是在中药材的高产技术、育种技术等多方面进行研究，具有重大的现实意义。

(三) 中药材栽培对产品质量要求严格

中药材是用于防治人类疾病的一类特殊商品，其品质要求严格。中药材所含药效成分、重金属离子、农药残留及生物污染情况决定了中药材品质的好坏。这些影响品质的因素又与栽培技术、栽培区域的生态条件、采收期、产地加工、贮运方法等有直接关系。因此，中药材栽培应在中药材区划及产地适宜性研究基础上，因地制宜地选好建好药材生产基地，按中药材栽培技术标准操作规程及有关准则和规范进行作业，才能保证中药材的品质。

(四) 中药材栽培的道地性强

道地药材是指传统中药材中具有特定的种质、特定的产区或特定的加工方法所生产的货真质优的中药材。在众多的药材品种中，有部分药材道地性强，如贵州天麻、杜仲、石斛、半夏、吴茱萸等，它们的道地性受地质背景、气候条件等多种生态因素的影响。

这些因素不仅限定植物的生长发育，更重要的是限定了中药材次生代谢产物及有益元素种类和存在的状态。这是使引种后不能药用或药效不佳的主要原因。应当指出，药材的道地性并非所有种类都很强，有的品种是由于过去受技术、交通等原因限制形成的，这类药材引种后生长发育、内外在质量与原产地一致，均可药用，如山药、地黄、芍药、忍冬等。

（五）中药材栽培受市场的控制力强

中药材栽培过程中要强调品种全，种类、面积比例适当，才能满足中医用药要求。群众说："药材多了是草，少了是宝"。中药材各单味药功效、性味归经各不相同，不能相互替代。因此常用中药材必须有一定规模的栽培面积，以保证供应。但栽培面积又不能一次安排过多，否则不仅影响其他作物的生产，而且可能造成积压、损失和浪费。所以中药材栽培应以市场为导向，随时调整栽培种类和面积的比例，以最大限度地满足医疗、制药工业和国际市场对中药材的需求，又能创造最大的经济效益和社会效益。

四、中药材栽培的发展方向

现代农业主要应用工业产品和使用机械、化肥、农药，而这些生产资料的生产均直接或间接使用石油能源，故称现代农业为"石油农业"（刘连馥，1998）。石油农业的发展对全球经济和社会繁荣及发展起到了至关重要的作用，但也产生了一系列问题，表现在以下几方面。

第一，对石油等石化能源的过度依赖与能源供给短缺形成了尖锐的矛盾。能源的不足导致世界粮食市场供求关系的波动，降低了食物供给的安全系数。

第二，石油农业大量使用化肥、农药等化学物质，致使在土壤和水体中残留，并通过食物链在植物、动物体中富集，最终损害人体健康，同时使害虫增强了对杀虫剂的抗性，导致非对象物种死亡，引起生态系统紊乱，甚至使生态平衡遭受破坏。

第三，片面依靠农用机械、化学肥料的投入，加上不合理的耕作，引起水土流失、生态环境恶化，增加了粮食安全供给的压力。

第四，片面依靠化学肥料增加农业产量，忽略有机肥的使用，使土壤结构遭受破坏，造成土壤板结，降低了土壤生产能力。

第五，过度消耗现代商品投入物，提高了农业生产成本，导致广大农民增产不增收。鉴于此，在 20 世纪 70 年代，不少国际组织和国家陆续提出并实践了多种替代"石油农业"的模式。如俄国提出的"生态农业"、日本提出的"自然农业"、德国提出的"生物农业"、英国提出的"有机农业"。1987 年联合国提出的"可持续发展"的概念等。虽然这些替代农业模式的提法在字面上有所不同，但都体现一种新的思想，即可持续发展思想。1992 年 6 月，联合国在巴西召开了世界各国首脑会议，通过了《里约宣言》和《21 世纪议程》等一系列重要文件，一致承诺把走可持续发展的道路作为未来全球经济和社会长期共同发展的战略。无公害中药材栽培正是实施这一战略的具体表现。目前欧盟为保证获得无公害的中药材产品已制定出了“药用植物和芳香植物生产管理规范(good dagricultural practice，GAP)”。我国于1999年4月成立GAP起草小组，开展了起草“药用植物生产质量管理规范(GAP)”的工作。可以预见在不远的将来，我国中药材栽培将与世界接轨，实现集约化、规范化、标准化和现代化。

五、学习中药材栽培应注意的问题

我国中药材资源繁多，生物学特性各异，全国各地的生产条件及生态环境各不相同。因此，学习中药材栽培必须注意以下几点。

第一，中药材由于气候、土壤、栽培条件等差异，常发生不同的生长发育规律和药效成分的变化。在栽培中药材时，必须根据当地的自然特点，因地制宜，从实际出发，避免生搬硬套。对新引种的中药材，必须经过试验，掌握其生物学特性和生长发育规律后，再行推广。

第二，中药材是用于防治疾病的物质，其所含药效成分的多少，是否被污染物污染都关系到疗效的好坏。因此，必须要有全面观点，在研究栽培技术措施时，既要考虑产量，又要考虑质量，避免单纯经济的观点。

第三，中药材栽培是一项直接为中药材生产服务的实用技术，实践性强，必须面向生产，深入实际，调查研究，善于总结经验，在实践中不断发展。

第二篇

总　　论

第二章　我国中药材资源及其区划

第一节　我国自然环境概况

我国位于北半球东部，太平洋西部，南北跨 55 个纬度，长 5500km，东西跨 62 个经度，宽 5200km，国土面积 960 万 km^2，是世界上国土面积最大的国家之一(仅次于俄国和加拿大，居世界第三)。

我国地理环境极为复杂，自然带齐全(上海师范大学，吉林师范大学等，1979)。地区差异大，地表起伏突出。复杂的自然环境为我国中药材提供了多种生境，拥有丰富的中药材资源。

一、我国的地表形态

我国受第四期喜马拉雅山运动及其他地质构造运动的影响，地势东低西高，从东至西呈阶梯递增。东部沿海地区地势一般小于海拔 500m，为平原区，从北向南依次有东北平原、华北平原、长江中下游平原和珠江三角洲平原四大平原；中部为丘陵和高原盆地区；从北向南，分别为内蒙古高原、黄土高原、四川盆地、云贵高原，一般海拔 1000～2000m，构成第二级阶梯；再往西则为世界最高的青藏高原，海拔一般都在 4000m 以上，最高点珠穆朗玛峰高达 8844.43m，为世界最高点。

在起伏变化的地表，间隔分布有秦岭、昆仑山等著名山脉。从其走向看，既有东西向的山脉，也有南北向山脉。东西向山脉从北而南有天山—阴山山脉，昆仑山—秦岭山脉，以及南岭山脉(青藏高原上的唐古拉山，喜马拉雅山也为南北向但位置较南岭北移)；东北—西南向的主要有三列，一列为岛弧的中央山脉，如台湾的玉山山脉，海南岛的五指山，二列为长白山脉，东南沿海武夷山脉等，第三列为大兴安岭、太行山、巫山及武陵山脉；西北—东南向的主要是横断山脉。这些山脉将我国分割成一系列相对独立的自然地理单元，其自然地理环境特征各有不同，是造成我国自然环境复杂化的主要原因。

二、我国的气候

我国的气候受地理位置、地表形态等多种因素的影响，比较复杂。从气温上看，我国南部热北部冷，从南到北依次分布有热带、亚热带、暖温带、温带及亚寒带。冬季各地气温差异大，长江淮河一线以北，1 月均温在 0℃以下，越往北均温越低，黑龙江地区 1 月均温可达-19.6℃，最低气温可达-50～-40℃。长江淮河一线以南 2 月均温在 0℃以上，越往南气温越高，西沙群岛、南沙群岛等地1月均温可达20～30℃，最热地区达30℃以上。受地形影响，青藏高原地区气温也较低，是我国冬季的另一寒冷中心，1月均温与华北类似，地势高峻处长冬无夏。夏季各地温差较冬季为小，东北等7月均温在20℃以上，30℃以上高温天气也十分常见，有时甚至有40℃以上高温出现，此时的青藏高原气温在 10℃以上。冬冷夏热的气候为植物的生长发育创造了良好的条件，也为优质药材的生产提供了良好的气候保障。降水方面，我国从东南向西北存在逐步递减趋势。东南沿海地区降水量丰富，台湾南部便是我国的多雨中心，其中火烧寮年降雨量可达12 000mm，为中国之最。而西北内陆降水却极为稀少，塔克拉玛干沙漠腹地常年雨量不及100mm，有的甚至多年无雨。一般而言，东部受东南季风影响地区，包括大兴安岭—太行山—青藏高原东部一线以东地区年降水均较丰富，一般大于1000mm/年；而此线以西则为内蒙古东部。黄土高原等多在500～800mm/年，西北内陆则多在200～300mm/年，青藏高原降水也较少并多以降雪方式产生。全国各地太阳辐射总量一般为 334～502kJ/cm^2，与日照时数长短对应，其中青藏高原和西北内陆干旱地区最为丰富，一般在585kJ/cm^{2}以上，最大可达669kJ/cm^2，青藏高原西南部更超过752kJ/cm^2，是我国太阳辐射最多的地区。东部季风气候区，因多云雨天气，故太阳辐射较西部少，一般在585kJ/cm^{2}以下，尤以四川盆地、贵州、湖南、湖北等地阴雨多雾地区为低，总辐射量在418kJ/cm^{2}以下，嘉陵江和乌江流域更在376kJ/cm^{2}以下，为全国最低。

三、我国的植被与土壤

植物和土壤是气候的产物，特别是地带性较明显的植被土壤更为明显。总的来看，我国从南至北有热带季雨林砖红壤，亚热带常绿阔叶林黄红壤，温带落叶阔叶林棕壤，亚寒带针叶林灰化土；从东至西，则有森林、草原和荒漠的更替。另外，我国还有许多非地带性的植被及多种岩性土壤。

第二节　我国中药材资源概况

一个地区具有药用价值的各类材料的总体称为药用资源，是自然资源的一个重要组成部分。根据我国中药材用药情况，不论是植物药、动物药还是矿物药，都是中药材资源。入药包括直接入药和间接入药(即作为制药原料)两方面，大部分植物都属于中药材资源。据统计，我国现有中药材11 000多种，分属385科，2312属。其中藻类、菌类、地衣类属低等植物，其资源共计467种，分属92科，178属；苔藓、藤类、种子植物属高等植物，共1万多种，计2134属，293科，约占中药材资源种数的95%，其中种子植物独占90%多，是中药材资源的主体。

我国的中药材资源在地区分布上存在较大差异，不同的自然条件决定了各地中药材资源的种类和资源的丰富程度。黄河以北地区属温带及寒带地区，冬季气温较低，1月均温在0℃以下。中药材资源相对较少，一般为1000～2000种；长江以南地区属亚热带，冬季均温在0℃以上，中药材资源较为丰富，一般为2000～4000种；西南地区地形、气候复杂，自然环境变化较大，中药材资源种类多，数量大，质量优，种类达4000～5000种，其中云南5050种，四川4354种，贵州4294种(中国药材公司，1995a)，是我国中药材资源集中分布地区。

从资源数量看，全国中药材资源最丰富的是新疆。蕴藏量在100万t以上的省区有新疆、黑龙江、内蒙古等地，云南、四川等居中。

从药用部位看，根及根茎类中药材占50%以上，种子及果实类药材及全草药材次之。花类、叶类、皮类、藤本类、树脂类、菌类和藻类药材所占比例较小。

我国常用药材共320多种，其中蕴藏量在40万t以上者有甘草、麻黄、刺五加、罗布麻等；10万～40万t的有苍术、黄芩、地榆、苦参、狼毒、赤芍、贯众、仙鹤草等。此外，蕴藏量较大的品种还有山豆根、木贼、益母草、茵陈、葛根、升麻、苍耳子、扁蓄、艾叶、柴胡、防风、黄柏、秦皮等，这些药材大多分布在北方。

目前，我国野生中药材资源因环境破坏和长期的采摘使用，贮量已大为减少，许多濒临灭绝。取而代之的是人工栽培中药材的兴起。家种的中药材比较普遍地集中在用量大、易于管理的常用药材上，如天麻、党参、麦冬、当归、人参、砂仁、金银花等。四川、陕西、甘肃等省是家种中药材大省，产量较大的还有甘肃、四川、河北、山西、河南、广东等省。各地因地理环境和地方习惯，各自形成了代表性的家种中药材，如四川江油的附子、绵阳的麦冬、山东平邑的金银花、莱阳的沙参、江西清西的枳壳、福建建瓯泽泻、山西浑源的黄芪、甘肃岷县的当归、宁夏的枸杞、云南文山的三七、贵州大方的天麻等。

中药材资源的种类数量都是不断变动的，许多植物的药用价值随着中医药学的不断发展而有新的发现、发展。中药材资源的种类会随科技的进步而不断增加。

第三节　中国中药材区划概要

中药材区划对因地制宜地发展中药材生产及合理开发利用与保护中药材资源、实现中药材可持续发展有重要的现实意义和深远的历史意义。

一、中药材区划的基本概念

以中药材资源与中药材生产地域系统为研究对象，通过分析中药材资源区域分布与中药材生产规律，从自然、社会经济、技术角度，进行生态环境、地理分布、区域特征、历史成因、时(间)空(间)变化、区域分异，以及与中药材数量、质量等相关因素的综合研究，按区域相似性和区际差异性，将全国划分成不同级别的中药材资源保护和中药材生产区域，称“中国中药材区划”(冉懋雄等，1995)。

中药材区划的目的在于揭示中药材资源与中药材生产的地域分异规律，明确各区域开发中药材资源和发展中药材生产的优势，为因地制宜地调整中药材生产结构和布局，正确地选建优质药材商品生产基地，逐步实现区域化、专业化生产提供科学依据。

二、中国中药材区划的基本原则依据与分区系统

(一) 中国中药材区划的基本原则依据

在中药材区划过程中，以下列基本原则为依据：中药材生产条件的相对一致性；中药材生产特点的相对一致性；中药材生产发展方向、途径、措施的相对一致性；中药材区划与农业区划的相协调；不同等级中药材区划的相衔接性；保持一定行政区划单元的完整性。中药材区划不仅要考虑各地的自然生态指标，也要考虑对中药材资源开发利用与中药材生产有直接影响的社会经济指标。在中药材区划分区研究中，选择了在药材生产中占有重要地位又具地域特色的103种药材为中药材分区的标志种；在对全国362种大宗常用中药材全面调查基础上，对中药材分区代表品种的资源现状、道地性、生产和应用流通历史、生产布局、资源开发方向及途径加以重点研究，以利合理而正确地分区划片。中药材区划应以自然区划(包括植被、农业气候、土壤区划等)为基础，应用农业区划(包括种植业、畜牧业、林业及渔业区划等)和综合农业区划相协调，还应与省级等中药材区划互相衔接，并保持县(市、区、旗)级行政区。

(二) 中国中药材区划的分区系统

中国中药材区划采用二级分区系统：一级区主要反映各中药材区的不同自然、经济条件和中药材资源开发利用与中药材生产的主要地域差异，在同一级区内，又可根据中药材资源优势种类及其组合特征和生产发展方向与途径的不同，划分二级区。在划分出的中药材区中，一级区主要代表药材品种的产量或蕴藏量应占全国70%以上，二级区的应占全国50%以上，代表品种的道地药材产区亦应位于该中药材区范围之内。一级区、二级区均按三段命名法命名：一级区为地理方位+热量带+药材发展方向；二级区为地理位置+地貌类型+优势中药材资源品种名称。

三、中国中药材区划分区概述

按上述原则依据与分区命名法，经深入研究将全国划分为 9 个一级中药材区和 28 个二级中药材区。其中，陆域部分一级区 8 个，二级区 26 个；海域部分一级区 1 个，二级区 2 个(中国药材公司，1995b)。

(一) 东北寒温带及中温带野生、家生中药材区

本区位于我国东北边疆，东经 119°56′～135°05′，北纬 40°43′～53°31′；涉及黑龙江东部及吉林、辽宁、内蒙古 3 省(自治区)部分地区，共 86 县(市、镇)；总面积

45 万 km^2，总人口 2431 万(1990 年人口普查数，下同)。本区为我国重要用材林及商品粮基地，交通、文化、经济较为发达。本区地貌构成主要有大兴安岭、小兴安岭及长白山地、三江平原，一般海拔为 600～1500m；本区地处欧亚大陆东岸，地理纬度较高，属寒温带气候，冬季长而寒冷，夏季短而凉爽，全年大于等于 10℃积温 3500～1400℃，年均温为 10～14℃，极端最低温度漠河达−52.3℃，无霜期 100～170 天；植物区系主要由东西伯利亚植物区系及长白山植物区系构成，地带性植被为以兴安落叶松为主的寒温性针叶林和以红松为主的温性针阔叶混交林，森林覆盖率为 60%～80%，孕育着丰富动植物资源，如长白山植被垂直分布明显，最高海拔 2691m，中药材资源丰富、道地，特有药材繁育良好，誉为中药材之首的人参便原产于长白山区。

1. 中药材资源与中药材生产特点

(1)野生中药材资源蕴藏丰富：本区中药材资源有 2000 多种，其中植物药 1600 多种，动物药 300 多种，矿物药 50 多种。全国中药材普查的 362 个重点品种中，本区野生蕴藏量占全国 70%以上的品种有人参、黄柏、桔梗、牛蒡子、泽兰、刺五加、蛤蟆油、鹿茸等 40 种左右；占全国 50%以上的品种有黄芪、百合、赤芍、苍术、龙胆等亦 20 种以上。常年收购的道地、大宗药材达 200 多种。长白山地是我国药用资源宝库之一，高山红景天、东北刺参、长白楤木、东北雷公藤等具有很大开发价值。

(2)珍稀特产及道地药材品种多：本区名药人参野生蕴藏量虽不大(大约 6000kg)，但家种人参已有 300 多年历史，现具相当规模，本区内即有 70 多个县种植人参，产量占全国的 98%以上，且人参加工精良，早已饮誉海内外；辽细辛气味浓烈辛香；关龙胆质高量大；关防风被誉为“红条防风”；梅花鹿茸为“东北三宝”之一，具粗、大、肥、壮、嫩及茸形美、色泽好等特色；蛤蟆油为本区特产，野生蕴藏量占全国的 99%。其外尚有北五味子、关黄柏、刺五加等传统名药。

(3)中药材开发利用成效卓著：本区道地药材、特有药材开发利用历史悠久，成效卓著。近期以来，中成药工业迅速崛起，研制开发新品种约 200 种，其中 50 种属国内首创，尤以人参、蜂王浆、刺五加、五味子、满山红、黄芪、长白瑞香、月见草等为原料的产品开发，效益十分显著。传统产品加工如新开河人参、长白山红参，以及动物药鹿茸、蛤士蟆、蝮蛇等的新产品开发也成效显著。

2. 中药材发展方向与区域开发途径

(1)中药材发展方向：充分发挥本区中药材资源优势，发展以人参等为龙头的道地、特有药材，保持特色；立足大兴安岭、小兴安岭及长白山中药材资源的合理开发与护育；注重提高中药材深度加工水平，推动中成药工业向具本地特色方向的更大发展。

(2)区域开发途径：①建设商品生产基地，重点建设长白山人参、细辛等道地、特有药材为主的生产基地；②建立并完善重点品种的中药材资源保护区，如野生人参、梅花鹿、东北虎、黑熊等；③加强新资源的开发利用，开辟新品种新用途，本区主要野生药材资源蕴藏量约占全国的 18%，为富集区域之一，如五加属、杜鹃属、小檗属等植物药与真菌类药物的开发潜力很大，应开展多学科综合开发研究；④大力发挥中成药传统优势，继续开拓以人参、刺五加、鹿茸、哈士蟆及蛇毒等为主要原料的具地方特色的中成药优势。

3. 分区

(1) 大兴安岭山地黄芪、赤芍、防风、满山红、熊胆区：本亚区在东北平原西北侧，包括大兴安岭及其边缘地区，涉及大兴安岭地区、内蒙古呼伦贝尔盟的部分地区，共 10 个县(旗)。中药材资源以野生为主，优势品种除黄芪、赤芍等命名品种外，还有龙胆、升麻、黄芩、桔梗、柴胡、秦艽、马鹿、麝、蛤士蟆等。适于林药结合发展特色药材，并应加强野生变家生及资源护育工作。

(2) 小兴安岭、长白山山地人参、黄柏、五味子、细辛、鹿茸、蛤士蟆区：本亚区在东北平原东侧，包括小兴安岭、长白山地区及三江平原地区，涉及黑龙江、吉林、辽宁三省东部，共 76 个县(市)。中药材资源家野皆有，优势品种除人参等命名品种外，还有刺五加、平贝母、淫羊藿、牛蒡子、熊、长白蝮蛇、麝等。尤其是人参、细辛的种植面积和产量均居全国首位。应家野兼顾，建设好长白山商品生产基地及发展中药材工业。

(二) 华北暖温带家生、野生中药材区

本区位于我国华北地区，东经 101°34′～124°8′，北纬 32°26′～41°45′；涉及辽宁南部、北京、山西及河北的中部和南部、山东全部，以及陕西、河南、宁夏、甘肃、青海、安徽、江苏部分地区，总面积 91.3 万 km^2，共 674 个县(市、区)；总人口 2.98 亿。本区农业开发历史悠久，交通便利，文化、经济发达。地貌以平原为主，亦有山地丘陵及高原，地势西北高东北低，以山地、丘陵和平原呈阶梯状向海岸方向排列，一般海拔为 1000～1500m；暖温带气候，夏热冬冷，水热同季，年降水量多在 600mm 以上，全年大于等于 10℃积温 2500～4600℃，年均温度 8～14℃，无霜期 120～250 天；平原土壤以水稻土、潮土为主，丘陵山地多为棕壤、褐色土，黄土高原以黑垆土为主；森林植被是以油松等为主的针叶林和栎树为主的阔叶林，植物种类以华北植物区系占主导地位；动物以古北界动物区系为主；矿物有自然铜、磁石、赭石、炉甘石、龙骨等。

本区自然、社会经济条件优越，为中药材资源开发与中药材生产发展提供了良好条件。

1. 中药材资源与中药材生产特点

(1) 中药材资源丰富，家种药材占有重要地位：本区中药材资源近 1800 种，家野药材兼有，并以家种药材历史悠久，生产水平较高，在近 100 种常用中药材生产中，有 30 多种产量占全国的 50%～70%。本区“四大怀药”、山西潞党、西宁大黄、山东金银花、安徽亳菊等道地药材誉满海内外。野生药材亦较丰富，蕴藏量占全国 50%以上的品种有酸枣仁、款冬花、柏子仁、远志、苍术、银柴胡及全蝎等。

(2) 中药材科技事业发达，生产后劲大：本区为我国政治、经济和科学文化中心，医药科技教育都很发达，中医药人员素质较高，对中药材栽培、养殖及加工贮藏等方面的发展提供了坚实基础。

(3) 中药材工业兴旺发达，购销两旺：本区中成药和饮片加工企业 150 多家，占全国的 27%。北京、天津、济南、青岛等地中药材工业基础雄厚，人才密集，技术先进，名厂、名品(如北京同仁堂、天津达仁堂及安宫牛黄丸、阿胶、龟龄集等)竞争力强，更加

使中药材商品交流通畅，如安国、禹县、亳州、北京、天津、西安、沈阳、营口等都是著名中药材集散地。

2. 中药材发展方向与区域开发途径

(1) 中药材发展方向：发挥本区中药材种植和中药材工业及商业历史悠久、规模较大，以及社会经济和科技文化基础良好等优势，以发展家种传统药材和发展中药材工业商业为主，提高产量质量与科技含量，促进中药材现代化水平。

(2) 区域开发途径：①重点建设好黄淮海平原“四大怀药”和黄土高原党参、大黄等为主的传统道地药材两大商品生产基地；②重视野生中药材资源的开发和保护，尤其是连翘、酸枣仁、远志、全蝎等，以及湿生、水生药材的综合开发；③依靠技术进步，推动中药材新产品新方法的开发与应用；④开拓中药材市场，进一步加强与发展传统的或新的药市，不断扩大内外贸易，使中药材更好走出国门。

3. 分区

(1) 黄淮海辽平原金银花、地黄、白芍、牛膝、酸枣仁、槐米、北沙参、板蓝根、全蝎区：本亚区在华北区东部，包括华北平原、太行山区等地，涉及 8 个省(市)共 434 个县(市)。以“四大怀药”、金银花等命名品种及酸枣仁等家野药材为优势，应以其主产区武涉、温县、济宁、亳县等为中心建立药材商品基地，集约经营，并按东部平原区、山东半岛丘陵区及西部山地丘陵区加以区域布局，以及发展中药材工业生产。

(2) 黄土高原党参、连翘、大黄、沙棘、龙骨区：本亚区在华北区西部，包括华北区西部及甘陕等地，涉及 5 个省(区)共 209 个县(市)。为半干旱半湿润气候，水分条件较差，经济较为落后，以党参、大黄等家种道地药材和野生药源为优势。按晋东山区、晋陕高原、陇东高原及汾渭平原 4 个区城布局，家野结合地发展中药材生产。

(三) 华东北亚热带及中亚热带家生、野生中药材区

本区位于我国东南部，东经 110°55′～122°26′，北纬 23°22′～34°15′；涉及浙江、江苏、江西、福建等 10 个省，共 514 个县(市)，总面积 85.67 万 km^2，总人口 2.71 亿。本区大中城市多，交通便利，文化、经济相当发达。地貌主要由秦巴山系熊平山、伏牛山及淮阴山地、长江沿江丘陵平原、江南丘陵和平原等构成，属我国第二个阶梯东部，海拔急剧下降至 1000m 以下，全区丘陵占 3/4，平原约占 1/4，气候温和，雨量充沛，全年大于等于 10℃积温 4500～7000℃，年均温 14～21℃，无霜期 210～230 天；本区北部为亚热带地带性土壤黄棕壤，南部为中亚热带地带性土壤红壤，多呈酸性，丘陵有石灰土、紫色土，沿海分布盐土，沿江河湖泊分布潮土，并有大面积水稻土；本区北亚热带森林植被为常绿、落叶阔叶混交林，并有北温带区系成分延伸到本区，中亚热带地带性植被为常绿阔叶林；动物区系成分以东洋界为主；矿物以褐铁矿、赤铁矿、硫铁矿、磁铁矿等为普遍。优越的自然、社会经济条件，为本区中药材资源开发和中药材生产的发展奠定了坚实基础。

1. 中药材资源与中药材生产特点

(1) 中药材资源门类齐全，品种繁多：本区中药材资源 3000 多种，其中植物药 2500

种，动物药300多种。矿物药近50种。家野兼有，门类齐全，在全国普查的362个重点品种中，本区有产者约293种，占80%。产(藏)量占全国的70%以上者有延胡索、太子参、夏天无、山茱萸、龟甲、鳖甲、金钱白花蛇等近30个品种，占50%～70%者有白术、麦冬、穿心莲、枳壳、玉竹、蟾酥、珍珠等30种以上。

(2)道地药材众多，家种家养同步：本区生态环境适宜，生产水平较高，形成了很多著名的道地药材。如“浙八味”(浙贝母、麦冬、玄参、白术、白芍、菊花、延胡索、温郁金)、“本大皖药”(除亳菊、亳白芍在华北暖湿家生、野生中药材区外，本区有皖西茯苓、滁菊)、霍石斛、宣木瓜、凤丹皮、苏薄荷、建泽泻、茅苍术，以及江西泰和乌鸡、湖北蜈蚣、鳖甲、龟甲、江西蟾酥等均闻名中外，药材栽培养殖与开发研究同步发展。

(3)中药材生产经营历史悠久，经验丰富：本区中药材资源开发历史悠久，历代本草中多处见有华东、华中一带药材分布与采集加工等记载。历代著名医学家如张仲景、葛洪、陶弘景、李时珍等均多在本区生活并作出杰出贡献。直到现在，悠久的历史、优越的地理条件等所赋予的宝贵财富与经验，仍为本区发展中药材事业的源泉。宁波、上海、武汉等药材集散地历史亦悠久，内外贸易活跃。上海、武汉、杭州、厦门等地中成药工业发达，在国内占有举足轻重地位。

2. 中药材发展方向与区域开发途径

(1)中药材发展方向：充分利用本区悠久历史与人文地理、社会经济等条件赋予的种种优势，立足于发展道地、特有药材的栽培养殖与中药材工业，提高质量与科技含量，开发新产品，走向国际市场。

(2)区域开发途径：①重点建设华东沿海丘陵山地“浙八味”、伏牛山—大别山茯苓、长江中下游丘陵平原牡丹皮等道地药材为主的三大药材商品生产基地；②以科技为先导，推动中药材资源开发与综合利用，发展中药材工业与相关产业；③家、野药材并重，栽培养殖并举，尤要利用江河湖泊等水域生产发展动、植物药及其高附加值产品；④活跃中药材市场，利用口岸优势发展对外贸易。

3. 分区

(1)钱塘江流域及长江下游山地平原浙贝母、延胡索、菊花、白术、西红花、蟾酥、珍珠区：本亚区在华东区东部，包括江苏中、南部及浙江、安徽等地，涉及5个省共142个县(市)。以“浙八味”等道地药材及蟾酥、蕲蛇等动物药为优势，家种家养药材为主，并利于发展中药材工业和商业。按苏中水网地带与滨海平原、长江三角洲与浙东平原、浙中—浙东丘陵山地与金华—衢州盆地、黄山—天目山山地与宜溧低山丘丘陵4个区域布局开发护育与发展生产。

(2)江南低山丘陵厚朴、辛夷、郁金、玄参、泽泻、莲子、金钱白花蛇区：本亚区在华东中药材区南部，包括浙江南部及福建、江西等地，涉及6个省共216个县(市)。以温厚朴等道地药材及命名动植物药材为优势，家野皆有，并适于发展喜热喜湿药用动植物。按浙闽丘陵山地、南岭丘陵山地、江南丘陵盆谷三个区域布局开发与发展生产。

(3)江淮丘陵山地茯苓、辛夷、山茱萸、猫爪草、蜈蚣区：本亚区在华东中药材区北部。包括河南西南部及湖北、安徽等地，涉及4个省共70个县(市)。为经济较落后、中药材工业较薄弱区，但野生药材及动物药丰富，如金头蜈蚣的野生蕴藏量居全国第一位。

按熊耳山—伏牛山南坡与南阳—襄阳盆谷、桐柏山—大别山地、江淮丘陵岗地三个区域布局开发护育与发展生产。

(4)长江中游丘陵、平原及湖泊牡丹皮、枳壳、龟甲、鳖甲区：本亚区在华东中药材区中部，包括湖南北部及湖北、江西等地，涉及4个省共68个县(市)。区内江河湖泊密布，农业、渔业生产水平较高，以牡丹皮、枳壳等道地药材栽培及水生动植物药为优势。按湖南洞庭湖平原、湖北长江中游湖泊洼地与岗地平原、皖中沿江丘陵平原、赣北鄱阳湖平原4个区域布局开发护育与发展生产。

(四)西南北亚热带及中亚热带野生、家生中药材区

本区位于我国西南部，东经91°27′～112°21′，北纬22°45′～35°22′；涉及湖北、湖南西部及贵州、四川等9个省共515县(市)；总面积142.07万km^2，总人口2.12亿。本区是我国著名的粮油果茶产区，也是经济林木和道地药材之乡。但交通、经济、教育及科技较为滞后。本区地势西高东低，高差悬殊，切割强烈，河流广布，山地、丘陵、高原占全区总面积的95%以上。平原、盆地较少，主要由秦巴山地、四川盆地、云贵高原山原山地构成，一般海拔为1000～2000m；本区跨越北亚热带、中亚热带两个气候带，属东亚热带季风气候。全年大于等于10℃积温4500～7500℃，年均温14～21℃，无霜期250～350天，年降雨量一般为800～1200mm；本区由北至南依次出现各种森林土壤类型，如黄褐土、黄棕土、黄壤、红壤、砖红壤性红壤及石灰土等；本区为我国北方暖温带落叶林与南方亚热带常绿阔叶林过渡地带，主要植被为常绿、落叶阔叶混交林和常绿阔叶林，植物组成多样，既有我国特有植物区系成分，也有温带—中亚热带成分和东亚成分及我国特有的古老科属等，且受第四纪大陆冰川的影响较小，故第三纪遗留的古第三纪植被类型不仅被保存，而且在优越山岳环境中得以生存繁衍，成为亚洲东部温带—亚热带植物区系的主要集散地和许多东亚植被的发源地；动物区系构成上兼有古北界和东洋界的种类；矿物因本区地质复杂而种类繁多且藏量丰富，如汞等居全国首位。

1. 中药材资源与中药材生产特点

(1)种类繁多，资源丰富：本区中药材资源有5000多种，其中植物药4800多种，动物药300多种，矿物药80多种。家野药材皆极为丰富，居全国之首，如川牛膝、何首乌、续断等50多种野生药材蕴藏量占全国50%～80%；当归、川芎、附子等40多种家种药材占全国50%～80%。又如四川是全国著名的家种药材产区，种植面积达2.7万hm^2以上，占全国的40%以上；云贵高原所产家野药材在国内外亦占有重要地位。

(2)药材道地，品质优良：本区川、云、贵、甘、陕等道地药材质优量大，素享盛誉。川药居“川、陕、云、贵道地药材”之首，诸如川贝母、川附子、川黄连、川红花、川麦冬、川石斛、川黄柏、川泽泻、川芎、川郁金、川明参、川白芍、白姜、冬虫夏草、麝香等；此外，三七、云茯苓、云木香等云药，天麻、杜仲、吴茱萸、半夏、朱砂等贵药，以及陕西凤党、汉中天麻、甘肃"纹党"、岷县当归等均驰名中外，为我国最重要的道地药材产区。

(3)民族众多，民族医药丰富：本区是我国少数民族最多的地区，有着如藏药、彝药、

傣药、苗药、土家族药等别具特色的民族医药，其开发利用前景广阔，已开发研究出不少特效新药。

(4)药材产(藏)量高，开发潜力大：本区中药材在国内外药材市场占有重要地位，川贝母等道地、大宗药材历来从本区调出与出口，经济效益显著。如三七、黄连年收购量分别为40万～50万kg、60多万kg，均占全国的95%以上；杜仲年收购量约70万kg，占全国的90%以上；麝香年收购量约1000kg，约占全国的60%等。本区中药材资源为医药工业及食品、化工等相关产业提供了丰富原料，促进了中药材工业等产业发展。

2. 中药材发展方向与区域开发途径

(1)中药材发展方向：根据本区自然环境优越，中药材资源丰富，但社会经济较为落后的特点，应注意发展道地、特有、大宗药材，合理布局，家野并举，注意研究开发民族民间药，依靠科技、外引内联，发展中药材深度加工与综合利用。

(2)区域开发途径：①合理布局，发展道地药材，重点加强秦岭山地和汉中盆地杜仲、天麻等，四川盆地川芎、附子等，川、鄂、湘、黔山原山地以黄连、天麻、杜仲等为主的三大生产基地建设；②贯彻“采、护、育”和“护、养、猎”并举方针，保护野生资源，建立太白山、神农架等野生药物保护区；③加强中药材科技人才培养与科教兴药的投入，充分发挥成都、重庆、昆明、贵阳等中心城市的作用，提高中药材科技水平；④立足本地资源，发展中药材工业及相关产业，切实改变“调出原药，调进成药”的落后面貌，并努力发掘民族民间方药，不断开发新药新产品。

3. 分区

(1)秦巴山地和汉中盆地当归、天麻、杜仲、独活区：本亚区在秦巴山地之间，包括陕西南部及四川、甘肃等地，涉及4省共73个县(市)。为资源丰富但经济较落后区。中药材资源有3000多种，其中植物药2900多种，动物药60多种，矿物药40种左右，为当归、天麻等道地药材主产区，家野皆有，秦巴山地及神农架林区为著名天然药物宝库。按秦巴山地、陇南山地、鄂西北山地及四川盆地北缘山地4个区域布局开发护育与发展生产。

(2)川、黔、湘、鄂山原山地黄连、杜仲、黄柏、厚朴、吴茱萸、茯苓、款冬花、木香、朱砂区：本亚区在云贵高原东部，包括四川东南部及湖北、湖南、贵州等地，涉及4省共130个县，为资源丰富但经济较落后区。中药材资源有4200多种，其中植物药4000种左右，动物药200多种，矿物药70多种，以黄连、天麻等道地药材和“小三类”野生药材为优势。按四川盆地东缘—鄂西南山地、湘西—黔东山地丘陵、黔东南—黔中—黔北山原山地三个区域布局开发护育与发展生产。

(3)滇、黔、桂山原丘陵三七、石斛、木蝴蝶、穿山甲区：本亚区在云贵高原东南缘向广西丘陵盆地过渡的斜坡地带，包括云南东南部及贵州、广西等地，涉及3省(区)共73个县(市)。仍为资源丰富但经济较滞后区。中药材资源有4000～5000种，其中植物药3500种，动物药300多种，矿物药30多种，以三七最为著名，野生“小三类”药材亦为优势。按滇东南—桂西岩溶山原山地、黔西南—桂北岩溶山地丘陵、桂东北—桂东岩溶山地丘陵三个区域布局开发护育与发展生产。

(4)四川盆地川芎、麦冬、附子、郁金、白芷、白芍、枳壳、泽泻、红花区：本亚区在四川盆地，包括四川盆地底部各地，共100个县(市)。为交通、文化、经济较发达地区，并以家种药材为主区，其种植业高度集中，开发历史悠久。中药材资源有3000多种，其中植物药约2800种，动物药200多种，矿物药30多种，是闻名遐迩的川药之乡，中药材科研、教育与工业也较为发达。按盆西平原、盆中丘陵、盆东平行岭谷、盆南丘陵4个区域布局开发护育与开发生产。

(5)云贵高原黄连、木香、茯苓、天麻、半夏、川牛膝、续断、龙胆区：本亚区在青藏高原向贵州高原山原过渡的斜坡地带，包括云南大部分及四川、贵州等地，涉及3省共112个县(市、区)。为资源丰富、经济有所发展区。中药材资源有4500多种，其中植物药约4200种，动物药260多种，矿物药近40种，以黄连等道地药材及民族民间药为优势。按川西南—滇西北山地盆地、滇东北—黔西—滇中高原山地两个区域布局开发护育与发展生产。

(6)横断山、东喜马拉雅山南麓川贝母、木香、当归、大黄、羌活、重楼、麝香区：本亚区在青藏高原东南缘向云南高原山原过渡的斜坡地带，包括云南西北部及四川、西藏等地，涉及3省(自治区)共27个县(市、区)，为文化、交通经济均落后区，但野生中药材资源极丰富。中药材资源有4200多种，其中植物药为4000种，动物药200多种，矿物药30多种，以川贝母、麝香等珍稀名贵、道地药材及民族民间药占特有优势。按川西高山峡谷(南段)、东喜马拉雅山南麓、滇西横断山脉纵谷区三个区域开发护育与发展生产。

(五)华南南亚热带、北亚热带家生、野生中药材区

本区位于我国最南端，东经97°24′～122°20′，北纬3°48′～26°30′；涉及福建东南部及广东、广西、云南、海南、台湾6省、区，共203个县(市)，总面积45.60万km^2，总人口8794万。本区是我国热带、亚热带经济作物及南药主产区，珠江三角洲商品经济发达，科教文化发展喜人。本区地貌以山地丘陵为主，间有盆地、台地及平原，一般海拔300～800m；属南亚热带、热带季风气候，高温多雨，冬暖夏凉，干湿季节较分明，全年大于等于10℃积温5500～9000℃，年均温20～24℃，无霜期300～365天，年降雨量1500～2000mm；土壤类型以赤红壤、砖红壤、红壤、水稻土、冲积土及山地黄壤为主；本区地带性植被为南亚热带绿阔叶林、热带季雨林、雨林及赤道热带珊瑚岛植被；动物区系为东洋界中印亚界，分布有热带动物巨蜥、长臂猿等；矿物主要有硫铁矿、赤铁矿、石膏、琥珀等。

1. 中药材资源与中药材生产特点

(1)中药材资源独具特色：本区中药材资源以南亚热带、热带为主，其品种繁多，独具特色。中药材资源有4000多种，其中植物药3800多种，动物药200多种，矿物药30种左右，全国重点普查的362个品种中，本区有产者有231种，占64%，其收购量占了70%以上的有藿香、益智、佛手、香橼等28种，占50%以上的有茯苓、天花粉、泽泻、穿山甲等20多种。本区中药材资源家野皆有，品种繁多，不少品种都是极有开发前景的民族民间药物。

(2)“南药”生产成绩显著：这里“南药”是泛指主产于热带地区的药材，其中不少

药材我国不产，历史上主要由印度、缅甸、泰国、越南、印度尼西亚等国进口，从南洋一带海运而来，古代本草也称之为“南药”；这与道地药材中所称“南药”概念有所不同。新中国成立后，在滇南、海南、岭南、闽南等建立了“南药”生产基地，从国外已引种成功豆蔻、丁香、檀香等30多种，成效显著。

(3)道地药材发展迅速：本区在发展“南药”生产同时，也注意发展广藿香、阳春砂仁、化州橘红、新会陈皮、广豆根、广地龙等道地药材，并取得喜人成绩。如以石碑、高要、湛江等地主产的广藿香年产超过470万kg，占全国总产的90%以上。

(4)中药材工业开拓前进：本区改革开放后，在华南沿海等地的中医药、生物、农垦等教育科研单位配合下，利用南方特有中药材资源及民族民间医药优势、发展中药材工业与相关产业，其工业总产值占全国的30%，不少产品影响很大，并已开发出新癀片、心宝等新药，效益显著。

2. 中药材发展方向与区域开发途径

(1)中药材发展方向：充分发挥本区的气候和中药材资源优势，发展热带、亚热带动植物药及“南药”、道地药材生产，维护生态平衡，保护热带药用物种，深入研究民族民间方药，利用本区地理条件优势与改革开放东风，进一步发展别具特色的、外向型的中药材工业与相关产业。

(2)区域开发途径：①搞好“南药”合理布局，重点建设华南岭南、海南岛及西双版纳益智、砂仁等南药生产基地；②家野结合，发展道地、特有、大宗药物，并坚持质量第一，避免盲目发展，在品种结构上以“南药”为主，又要有南、北药兼备特色，在分布上要因地、因品种而制宜，划片建立“南药”等生产基地；③加强中药材资源保护与新资源合理开发利用，本区西双版纳等地的野生中药材资源极为丰富，素有“动植物物王国”誉称，应建立相应保护区，切实保护羯婆罗香(龙脑香)、龙血树、罗英木及穿山甲、印度虎等资源，并进一步加强开发以民族民间方药为主的新资源；④利用民族民间方药及道地药材多、信息灵及侨胞多等优势，发展中药材工业及综合利用，扩大出口创汇。

3. 分区

(1)岭南沿海和台湾北部山地丘陵砂仁、巴戟天、化橘红、广藿香、安息香、血竭、蛤蚧、穿山甲区：本亚区在我国南部沿海地带，包括台湾北部及福建、广东、广西、云南等地，涉及5省(区)。为沿海开发地带，文化经济发达，南药等中药材资源极为丰富，中药材资源拥有3000多种，其中植物药约2800种，动物药230多种，矿物药30种左右，尤以砂仁、巴戟天、蛤蚧、穿山甲等植物药材为优势，科技、文化、经济基础为中药材开发也提供良好条件，可以广州等中心城市为主发展中药材工业。按粤东南—江南丘陵平原、粤西—桂东南山地丘陵、桂西南—滇东南岩溶山地河谷、台北—台中山地4个区域开发护育与发展生产。

(2)雷州半岛、海南岛、台湾南部山地丘陵槟榔、益智、高良姜、白豆蔻、樟脑区：本亚区在我国最南端，包括台湾南部及广东、海南岛等地，涉及3省(区)共32个县(市)。为经济较发达、热带资源极丰富地带，中药材资源有3000多种，其中植物药2800多种，动物药100多种，矿物药约20种，以“南药”种植及家野、动植物药材兼有为优势，尤其是海南省建立后经济发展更快，为中药材发展起到极大推动作用。按雷州半岛沿海平原、海南岛山地平原、台南丘陵平原三个区域布局开发护育与发展生产。

(3)滇西南山原砂仁、苏木、儿茶、千年健区：本亚区在云南高原向南倾斜的边缘地带，包括云南西南部各地，共35个县(市)。为资源十分丰富但文化经济较滞后区。中药材资源有3600多种，其中植物药3400多种，动物药约200种，矿物药10多种，野生动植物药物资源均多，尤其以"南药"、民族医药(以傣药为主)为优势，除命名品种外，如龙血树、诃子、草蔻、石斛、芦姿、萝芙木、竹芦人参、珠子参、象皮、穿山甲、熊胆、蛤蚧、鹿茸、灵猫香、蚌蛇等均为有很大开发价值的珍稀或特有药材。按滇南中山宽谷、滇南边缘中低山地两个区域布局开发护育与发展生产。特别应将傣药等民族药列入重点开发项目。

(六)内蒙古中温带野生中药材区

本区位于我国中北部，东经107°02′～12°11′，北纬38°17′～51°23′；涉及黑龙江中南部、内蒙古东部与中部及吉林、辽宁、河北、山西6省(自治区)，共154县(区、镇)；总面积98万km^2，总人口8079万。本区东部松辽平原等地农业生产发达，为我国北方重要商品粮基地；草地面积占51.6%，畜牧业生产较为发达，东部工业基础较雄厚，文化经济及科教发展很不平衡。本区地貌较复杂，东部有大兴安岭，中部有阴山山脉，南部为太行山脉、燕山山脉(北端)等，并有广阔的内蒙古高原(高原内有较大面积的浑善达克沙地和科尔沁沙地)、松嫩平原及西辽河平原，海拔最高2450m，最低130m；本区基本占据了我国中温带中部和东北部，属半湿润、半干旱大陆性季节风气候区，冬季寒冷干燥，夏季凉爽，全年大于等于10℃积温2000～3000℃，年均温2～8℃，无霜期100～180天，年均日照为2200～3000h，由东向西渐增，是我国光照条件比较充足的区域，降水量由东部的750mm向西降为200mm左右；本区土壤类型多样，东部平原为黑土、草甸土和风沙土，滞水地区为盐化草甸土、盐碱土，内蒙古高原多为黑钙土，西部常年干旱植被稀疏而形成自然肥力较低的棕钙土；植被处在泛北极植物区、欧亚植物亚区和欧亚草原植物亚区范围内，本区北部和西部以蒙古植物区系为主，东部和南部又有华北和东部长白区系成分，北部草原区以菊科、禾本科、毛茛科等草本植物占优势，西部干旱草原和较大面积沙地中分布有狼毒、沙棘、冷蒿等耐旱植物；本区陆栖脊椎动物属古北界、东亚界和中亚界，多为我国东北、华北和蒙新区系成分，山地林区以熊、豹、狼、狐狸等东北、华北区系成分为主，高原草地区域以蒙新区系种比较明显；矿物以石油、煤及金属矿物最为丰富。

1. 中药材资源与中药材生产特点

(1)野生药材资源丰富，草本植物占有优势：本区中药材资源有1300余种，其中植物药约1000种，动物药240多种，矿物药约30种。野生药材为主，尤以草本植物占优势，为植物药的80%以上，且因地处边远，交通不便，野生资源保护较为完好，如本区北部沿中蒙边界一带的野生黄芪则分布集中，开发潜力大。本区黄芪野生蕴藏量约为550万kg，占全国的70%，年收购量约200万kg，占全国的80%，是著名道地药材。此外，如苦参、扁蓄、苍耳子、透骨草、艾叶、草乌、地榆、地肤子、鹤风、狼毒、白头翁等野生资源都约占全国的30%。

(2)道地药材蕴藏量大，具有北药特色：本区所产的山西沂州北黄芪、内蒙古多伦赤芍、河北坝上高原热河黄芪、内蒙古敖汉甘草等均为著名道地“北药”，其品种虽不多，但具有蕴藏量大的特点。如黄芪以野生为主，现已在本区南部山西沂州、雁北地区和东部的内蒙古包头、赤峰等地建有黄芪商品基地，种植面积达 33 333hm^2。又如内蒙古敖汉旗、翁中特旗、奈曼旗和库伦等所产甘草，野生蕴藏量超过 2000 万 kg，且以条直、色红紫、灰分少、质量独特而称著于世，为我国重要道地药材。

(3)资源开发不平衡，家种(养)药材待发展：本区野生资源开发利用虽已有所成效，但发展不平衡，在农业人口集中地区开发力度大，经长期采挖的黄芪、甘草、防风、黄芩及龙胆等野生资源日渐减少，而牧区和局部山地林区，人口密度小，交通不便，资源利用则较差。本区大宗药材收购占本区药材收购量的80%，而相当一部分地产小品种，尤其是有较高药用价值的果实种子类或花类及动物类药材，如益母草、金莲花等上百个品种利用不充分，年复一年地被荒废。

(4)民族医药富有特色，中药材工业有所发展：本区近2/5的地区为蒙古族聚居，蒙医药为本区的医药特色，既反映蒙古族人民生活习惯，又具独特理论与丰富临床经验。目前本区生产使用蒙药有260多种，如蒙古金莲花、草乌、沙棘等蕴藏量极大，是亟待开发的蒙药资源。中药材资源和蒙药资源开发利用上，如黄芪、刺五加系列产品等效益显著，又如常用的蒙成药“囊虫丸”等已为世人瞩目。

2. 中药材发展方向与区域开发途径

(1)中药材发展方向：应充分发挥本区野生中药资源丰富，名贵道地药材及大宗药材购销量大等优势与民族医药特色，搞好采、护、育相结合，扩大新品种新资源，并在有条件的地区，对适应性强的药材进行野生变家种家养，利用本区中药材资源与民族医药，发展医药工业与相关产业。

(2)区域开发途径：①建立野生药源保护区，对大面积草原或森林带内密集的药源(如甘草、防风、赤芍、知母等)加以围栏护育、围封管理或封山育林、封滩育草，并建立轮采区等措施以切实保护自然环境与中药材资源；②充分而合理开发利用野生中药材资源，变资源优势为经济优势，尤其要加强非大宗品种的合理生产收购与流通；③加强道地药材的家种家养工作，以解决甘草、麻黄、黄芪、防风、赤芍、远志等野生药材分布区域日趋缩小及供需矛盾；④利用中药材资源与民族医药优势，发展中药材工业与蒙成药生产。

3. 分区

(1)松嫩及西辽河平原防风、桔梗、黄芪、麻黄、甘草、龙胆区：本亚区在东北平原，包括黑龙江南部及吉林、辽宁、内蒙古等地，涉及4省(区)共74个县(市、旗)。为交通、经济、科技教育较发达区。中药材资源有近1000种，其中植物药近900种，动物药近100种，矿物药30种左右。优势品种除命名品种外，尚有远志、黄芪、苍术、苦参等品种，蕴藏量均在100万～1000万kg，不少品种均占全国年收购量的50%以上。家种药材有黄芪、桔梗等50多种，动物药有牛黄、鹿角(马鹿)、乌鸡等，矿物药以麦饭石(集中分布在奈曼旗平顶山区)开发最为著名。按大兴安岭南段山地丘陵、中部低平原区两个区域布局开发护育与发展生产。

(2)阴山山地及坝上高原黄芪、黄芩、远志、知母、郁李仁区：本亚区在华北区北部、内蒙古高原南部，包括河北西北部及山西、内蒙古等地，涉及3省、区共55个县(市、镇)。为种植业较发达，交通及经济发展较快区。中药材资源有约1000种，其中植物药800多种，动物药100多种，矿物药30种左右。其亦以野生中药材资源为主，植物药中的重点品种有160种，占全国重点中药材的30%，蕴藏量在1000万kg以上的有甘草、黄芪、柴胡、麻黄等，在中药材市场占有举足轻重的地位；山西代县及繁峙境内恒山和小五台山的“台党参”为著名道地药材；坝上柴胡、款冬花等均为传统名品。按东部坝上高原、南部恒山—五台山—太行山山地丘陵、中部阴山山地、西部黄河中游东鄂尔多斯高原4个区域布局开发护育，尤须注意发展蒙成药生产。

(3)内蒙古高原赤芍、黄芪、地榆、草乌区：本亚区在我国北部边疆，包括内蒙古大部，共25个县(旗)。为畜牧业为主、经济文化落后区。中药材资源约800种，其中植物药600多种，动物药近100种，矿物药约20种，以野生为主，植物药收购利用的约200种，其东北部的呼伦贝尔草原向南经科尔沁草原至锡林郭勒草原东部，水热条件优于西部植被保存较完整，植物药占80%以上，蕴藏量大，待合理开发。按东部草原、大兴安岭山地、中西部干旱荒漠草原三个区域布局开发护育，合理建立轮采区与保护区。

(七)西北中温带、暖温带野生中药材区

本区位于我国西北内陆，东经73°32′～109°40′，北纬35°25′～49°31′；涉及青海、宁夏北部及内蒙古、新疆4省(自治区)，共151县(市、旗)；总面积262.2万km^2，总人口2000万。本区为我国重要的畜牧业生产基地，煤、石油等能源及有色金属等矿藏丰富多彩，发展工业潜力很大。本区高山、高原、盆地相间分布，沙漠与戈壁面积大，分布广，高大山体有阿尔泰山、天山等，较高山峰有现代冰川和永久积雪，市我国最大的三大内陆盆地(柴塔木盆地、准噶尔盆地及 吐鲁番盆地)、内陆湖泊(青海湖等)及大沙漠(古尔班通古特沙漠等)；本区从北到南地跨干旱中温带、干旱南温带和高原温带三个气候带，全年大于等于10℃，一般为3100～3600℃，年均温0～9℃，无霜期100～223天，太阳总辐射量为502～710kJ/cm^2，降水量20～200mm，山区为200～700mm，但年蒸发量高，一般为1500～3000mm，大于降水量的10多倍，全年湿润度很低，一般低于0.2，不利生物生长发育；本区土壤种类较多，地带性土壤有属于荒漠土壤的灰棕漠土、灰漠土、棕漠土、绿洲土和属于半荒漠土壤的棕钙土、灰钙土，非地带性土壤有风沙土、草甸土、沼泽土和盐土，山地土壤有高山寒漠土、高山漠土、高山草甸土、高山草原土等；本区植被稀疏，裸露面很大，多以亚洲荒漠植物区系成分占优势，山地森林植被区系以西伯利亚落叶松、雪岭云杉等为主体；本区动物群结构简单，种类少，但个体数量较多，以啮齿类及有蹄类动物为主，以适应于干旱沙漠环境条件；矿物资源丰富，主要有石膏、芒硝、龙骨等。

1. 中药材资源与中药材生产特点

(1)中药材资源分布不均匀：本区除少数水源条件较好的地区外，大部地区动植物贫

乏，从而有些药用动植物分布较为集中而不均匀，且优势种极为突出。如甘草、麻黄、苦豆子在南疆、北疆、西鄂尔多斯高原等地以建群种出现，很少伴生植物，其集中分布面积绵延达数千米及至数万米；罗布麻、锁阳、肉苁蓉也成片分布。

(2) 特产中药材资源相对较多：本区中药材资源有 2100 多种，其中植物药近 2000 种，动物药 160 种左右，矿物药 40 多种，与其广阔地域相比，中药材资源相对较少。但本区著名的道地特有药材如甘草、麻黄、伊贝母等却相对较多。甘草蕴藏量达 14 亿 kg 以上，占全国的 94%，年收购量达 3000 万 kg，占全国的 90%；麻黄蕴藏量 7.8 亿 kg，可利用量 2 亿 kg，年收购量 1500 万～2500 万 kg，居全国第二位；伊贝母、肉苁蓉、锁阳、新疆软紫草为本区特产大宗药材，蕴藏量与收购量均居全国首位。此外尚有许多特产道地药材，如新疆赤芍、雪荷花、阿魏、新疆党参、新疆黄精、新疆羌活等。

(3) 濒危野生资源物种较多：本区特殊自然条件孕育着西北内陆不少特有动植物物种。但因自然条件的恶劣和人为活动的干扰，野生资源破坏严重，不少物种生存繁衍受到威胁，如野驴、野马、野骆驼、赛加羚羊、雪豹、四爪陆龟等有的濒于绝灭；胡杨、雪荷花等资源日趋减少，也列为国家重点保护物种；马鹿、甘草、胀果甘草、光果甘草、新疆贝母、伊贝母、肉苁蓉、新疆紫草、新疆阿魏、阜康阿魏等均列入国家重点保护野生资源，并已建立各种自然保护区。如喀纳斯自然保护区、巴音布鲁克自然保护区和阿尔金山自然保护区为国家级自然保护区。

(4) 民族民间医药丰富：本区是多民族聚居区，民族民间医药极为丰富。尤以维药和蒙药应用广泛，藏药和哈萨克药影响也大。如维药有 600 多种，常用 360 种左右，其中植物药占大多数。其疗效独特，具浓郁地方民族色彩的品种主要有阿里红、雪荷花、菊苣、孜然、骆驼莲、刺糖、异叶青兰、苦豆子、洋甘菊、藏茴香、薰衣草等。

2. 中药材发展方向与区域开发途径

(1) 中药材发展方向：本区深居内陆腹地，自然环境恶劣，地广人稀，生产不发达，中药材资源开发利用率低，因此应当将野生中药材资源护育与合理利用并举，进一步开发野生变家种家养工作，改变目前大部分道地特有药材依赖于野生状况。培育科技人才，开拓中药材深加工与民族民间药开发领域，提高综合利用水平。

(2) 区域开发途径：①因地制宜地建立家、野药材生产抚育基地，如建立新疆巴楚、内蒙古杭锦等为中心的甘草基地，新疆阿克苏、内蒙古伊克昭等地的肉苁蓉基地等；②保护生态环境，合理利用野生中药材资源，推广牧药结合型的网围栏保护等抚育药源措施，坚持"谁种植谁保护谁受益"政策；③依靠科技进步，开发本区特产道地药材与民族民间医药；④加强野生变家生的科研与生产，如赛羚羊的家养，甘草及麻黄等的种植、宁夏枸杞无性系列优良新品种的推广等。

3. 分区

(1) 阿尔泰、天山山地及准噶尔盆地伊贝母、红花、阿魏、雪荷花、马鹿茸区：本亚区在我国西北边疆，包括以准噶尔盆地为中心的地带，涉及新疆北部共 37 个县。为新疆畜牧业、农业、林业及文化经济较发达区。中药材资源有 2000 多种，植物药 1800 多种，动物药约 100 种，矿物药 30 多种，以野生药源为主，家种有伊贝母、红花、枸杞、板蓝根等少数品种，动物药马鹿茸、鹿角等鹿产品和畜产药材在国内占有一定地位。按阿尔泰山区、准噶尔盆地、准噶尔西部山地、天山北坡及伊犁谷地 4 个区域布局开发护育。

(2)塔里木、柴达木盆地及阿拉善、西鄂尔多斯高原甘草、麻黄、枸杞子、肉苁蓉、锁阳、紫草区：本亚区在我国西北内陆，包括塔里木、柴达木盆地及阿拉善、鄂尔多斯高原及其周围山地，涉及新疆、青海、甘肃、宁夏、内蒙古 5 省(自治区)共 114 个县(市、旗)。为畜牧业、农业较发达而文化经济滞后区。中药材资源有 1000 多种，其中植物药 800 多种，动物药 150 多种，矿物药 30 多种。以野生资源为主，家种药材主要在宁夏平原和内蒙古后套平原及吐鲁番、哈密盆地等地，主要品种为枸杞，质量优、产量大，年收购 100 万 kg 左右，占全国的 30%以上。此外亦产黄芪、党参、红花、紫苏、伊贝母等。动物药以牛黄等畜产药材为主。矿物药以大青盐最为著名而道地。按鄂尔多斯高原西部、吐鲁番盆地、南疆盆地绿洲平原、阿拉善高原、天山南坡—西昆仑山 5 个区域布局开发护育。

(3)祁连山山地秦艽、羌活、麝香、马鹿茸区：本亚区在西北区的东南部、包括甘肃西部和青海西部，涉及两省共 72 个县。以畜牧业为主，农牧交错、经济有所发展区。中药材资源较少，有 800 多种，植物药 700 种左右；动物药 80 多种，矿物药 20 多种。野生资源为主，蕴藏量大而质量优的道地药材以麻花艽、蚕羌最为著名，它们的蕴藏量达 50 万～100 万 kg；其次还盛产甘草、麻黄、锁阳、赤芍、甘松、龙胆、独活、冬虫夏草等。动物药以马鹿的鹿香、白唇鹿的鹿产品为主，祁连山东坡有马鹿 1000 多只，祁连山南坡有马鹿和白唇鹿 5000 多只。此外尚盛产畜类动物药及熊胆、刺猬皮等。矿物以石膏、芒硝、龙骨、龙齿等为主。按祁连山西段—阿尔金山高山山地、青海湖环湖地区、祁连山东段山地三个区域布局开发护育。

(八)青藏高原野生中药材区

本区位于我国西南部，东经 28° 10′ ～104° 10′ ，北纬 27° 30′ ～36° 15′ ；涉及西藏、青海南部、甘肃东南部及四川西北部 4 省(自治区)，共 107 县(市)；总面积 162.9 万 km^2，总人口 329 万。

本区待开发资源丰富，但交通闭塞，工业基础薄弱，经济、文化、科教落后。本区地形复杂，山脉纵横，山势峭峻，喜马拉雅山脉、冈底斯—念青唐古拉山脉、喀喇昆仑—唐古拉山脉等巨大山脉平均海拔都在 4500～5000m，他念他翁山、伯舒拉岭、横断山脉及邛崃山、岷山、大雪山，平均海拔也达 4000～5000m。在各山脉之间，山原面和湖盆山谷高面，以及沿构造线发育的河流深切的高山峡谷等为本区的基本地貌，主要外流水系有雅鲁藏布江、西巴霞曲、怒江(萨尔温江水系)，澜沧江(湄公河水系)，金沙江(长江水系)，森格藏布(印度河水系)，朋曲河(恒河水系)，黄河等水系；本区处在地球中纬度强烈隆升的最高最大的高原地带，气候为明显而独特的高寒类型，气候特点是日照强烈，辐射量大，太阳辐射能年总量为 581～869kJ/cm^2，为我国辐射能的最高值区，大于等于 0℃活动积温一般在 1000℃左右，年均温多在-6～3℃，绝对无霜期极少，冰雹、雷暴多，水湿状况差异悬殊(如羌塘高原年降水量仅 18～60mm，青海南部年降水量最高可达 800mm)；本区土壤类型主要有莎嘎土、草毡土和寒漠土；全区发育着高寒灌丛、高寒草甸、高寒荒漠草原植被及湿性草原和温性干旱落叶灌丛植被，青藏高原植被的植物区系十分丰富，既表现出明显的水平分布规律，又具有独特的垂直地带性分布特征，其森林区垂直带谱结构是山地森林带、高寒灌丛草甸与高山垫状植被带、高山亚冰雪稀疏植被带及永久积雪带，而在羌塘高原北部，垂直带谱结构只有高寒草原带—高山垫状植被与高山流石坡稀疏植被带及永久积雪带；本区动物区系主要由高地型成分组成，典型动物有野耗牛、藏羚、高山蛇和温泉蛇等；矿产丰富，有煤、铁等40多种。

1. 中药材资源与中药材生产特点

(1)野生资源丰富，道地名贵药材多：本区中药材资源据初步调查1500多种，其中植物药1200多种，动物药200多种，矿物药40多种。在动植物药中，不少道地、名贵药材，如川贝母、大黄、天麻、胡黄连、甘松、秦艽、羌活、山雀岩、珠子参、雪莲花、腐香、鹿茸、熊胆、牛黄、豹骨、冬虫夏草等。野生药材为主，蕴藏量大，如甘松约800万kg，占全国的98%；腐香约5000kg，占全国的65%；冬虫夏草约35万kg，占全国的85%。

(2)藏医药历史悠久，值得深入开发研究：藏医药学是长期生活和劳动在青藏高原的藏族人民创造的具有独特理论和实践特色的传统医药学，是祖国医药学的重要组成部分。本区重要的藏药有雪灵芝、角蒿、洪莲、塔黄、莪大夏、小叶楚、绵参、藏茵陈、甘肃青兰、珠芽蓼、刺参等。不少藏药都是高原特有种，值得深入研究开发，如藏药唐古特山莨菪，经研究并开发出新药山莨菪碱、樟柳碱等。

(3)中药材资源分布不均匀，垂直分布明显：本区中药材资源主要分布在东部和南部，西北部明显贫乏，品种较少。为适应高原寒冷、干燥、大风环境，本区西北部及高海拔区的植物不仅品种少，而且生长稀疏而矮小，常呈匍匐状、莲座状、垫状，叶小或被绒化。在垂直分布上，一般在海拔5000m以上主要有马勃、冬虫夏草、雪地灵芝、雪莲花、高山贝母等近20种；海拔4000～5000m有掌叶大黄、西藏麻黄、铁棒锤、绿绒蒿等50多种；海拔3000～4000m有川木通、西藏中麻黄、波叶大黄、唐松草、红景天、藏紫苑等200多种；海拔3000m以下高原森林区有茯苓、天麻、灵芝、黄连、黄独、石斛、升麻、川牛膝等常见品种，与西南区的分布规律基本一致。

(4)新品种新资源多，亟待开发护育：本区丰富的中药材资源尚未被深入研究，资源调查也仅是初步的。仅据现有调研资料，则已发现不少新品种、新资源，如性状、疗效与一些常用中药材相近的西藏龙胆、细花滇紫草、长花滇紫草、江孜乌头、类乌齐乌头、窄竹叶柴胡、竹节羌活、宽叶羌活等，值得深入开发研究。又如多花黄精、塘古拉黄蓖、西藏木瓜、甘西鼠尾、黄苞南星、水母雪莲、三指雪莲花等青藏高原特有的资源，蕴藏量极为丰富，都亟待深入研究与开发利用。

2. 中药材发展方向与区域开发途径

(1)中药材发展方向：本区自然环境比较恶劣，中药材资源的合理利用开发与保护是根本，特别是一些贵重、珍稀、特有、濒危的品种，其资源护育更刻不容缓。同时，应进一步深入调查与开发研究，寻找与运用新药源；应进一步着力开发藏医药和民间方药，促进中药材发展。

(2)区域开发途径：①合理开发与切实保护野生中药材资源，建立川贝母、冬虫夏草、马鹿等自然保护区；②加强藏药及其他民间药的质量标准研究与开发研究，以使其收购、销售、应用有“法”可依，并进一步发现新资源新用途；③有重点地逐步开展野生变家种、家养工作，尤其是一些珍稀、名贵、特有、濒危品种的驯化种养更应被高度重视；④逐步建立中药材工业与相关产业基地，加强藏药成药的产品开发及高原特有成药的深入研究与走向市场。

3. 分区

(1)川青藏高山峡谷冬虫夏草、川贝母、大黄、羌活、甘松、藏茵陈、麝香区：本亚区在青藏高原东部，包括横断山脉中北部和唐古拉山东延支脉为主体的地带，涉及四川西北部及甘肃、青海、西藏4省(自治区)共46县。为野生资源丰富，但交通、经济、文化落后区。中药材资源有1400多种，其中植物药1200多种，动物药约150种，矿物药50种左右。以野生资源为主，蕴藏量在100万kg以上的有川赤芍、狭叶柴胡、乌奴龙胆、天南星、川木香等，著名道地药材除有冬虫夏草、川贝母等命名品种外，尚有天麻、黄芪、当归、杜仲、黄柏、鹿茸、熊胆等。按青南—甘南高原、川西北高原、藏东高山峡谷三个区域布局开发护育与生产发展。

(2)雅鲁藏布江中游山原坡地胡黄连、山莨菪、绿绒蒿、角蒿区：本亚区在青藏高原中南部，包括以雅鲁藏布江地段为主的地区，涉及西藏、青海两省(自治区)共42个县。为野生资源丰富，以畜牧业和农业为主，但工业及经济文化较落后区。中药材资源约1200种，其中植物药1000多种，动物药200多种，矿物药约10种。以野生资源为主，如胡黄连系西藏特产，在定日县等地已野生变家种成功；藏党参、藏紫草、藏黄连等藏药非常丰富，并已开发出一些藏成药生产面市，如拉萨市的西藏制药厂生产的“珍珠70”有良好醒脑、清热、解痉功效，可与中成药安宫牛黄丸媲美。按藏东北高原山地、雅鲁藏布江中游谷地两个区域布局开发护育与发展生产。

(3)羌塘高原马勃、冬虫夏草、雪莲花、熊胆、鹿角区：本亚区在青藏高原西北部，包括以羌塘高原为主体的地带，涉及青海、西藏两省(自治区)共16个县。为自然环境严酷、资源相对贫乏，经济落后区。因气候严寒，水量较少，中药材资源主要为耐寒耐碱的野生品种。如植物有马勃、冬虫夏草、雪莲花、山岭麻黄、珠芽蓼、莪大夏、角蒿、马光篙、铁线莲、锁阳、高原毛茛等；动物有熊、鹿、藏羚羊等；矿物有硼砂、大青盐、芒硝等；且分布不均匀，调查研究及开发利用都很不深入。按藏西北高原、羌塘高原、阿里高原三个区域布局开发护育。

(九)海洋中药材区

本区位于我国大陆的东部和东南部，北起鸭绿江山南到北仓河口，东经108°7′～132°42′，北纬2°21′～41°0′；整个海域包括渤海、黄海、东海和南海，总面积470万km^2，大陆海岸线超过18 000 km，岛屿海岸线超过14 000 km，海洋岛屿5000多个(其中有居民居住的岛屿约450个)。本区蕴藏着无比丰富的药用生物资源，它是中药材资源宝库的重要组成部分。本区海底地貌地形大体上是由西向东倾斜，既有海底高山和峡谷，也有水下高原与深海盆地，坡度1°～10°，水深200～600m；海域气候条件与相邻大陆相似，从北至南分别具暖温带、亚热带、热带气候，但海洋具有较大“热惯性”，其热容量是大气的1200倍，南北最大海水温差达24℃，且沿岸水温低，海区中部水温高，海洋生物对水温要求不高，可分为暖水性、冷水性和暖温性等类型；海水表层盐度以渤海最低，南海最高，黄海、东海居中，海洋生物种数通常随海水盐度降低而减少；本区海滨地带有多种植物类型，北部海滨分布有罗布麻草甸、柽柳灌丛等盐生植被，东南海滨分布有岗松、芦苇、田葱等沼泽植被和黑藻、川蔓藻等水生植被等，南部海滨分布有露兜树、仙人掌等热带性刺灌丛和红树林等；海洋动物品种繁多，约有90%以上为无脊椎动物，资源十分丰富，亟待深入研究开发。

1. 中药材资源与中药材生产特点

(1)中药材药物资源种类繁多，用药历史悠久：我国利用海洋植物防治疾病有几千年悠久历史，早在《神农本草经》就有记载，唐代李珣还著有《海药本草》专著。中国海多为北太平洋西部的陆缘海，水位浅、自然条件优越，蕴藏着种类繁多的药物资源。据初步调查，我国海洋药用生物资源有628种，其中海藻类6门35科92种，动物类191科536种。在全国中药材资源普查的362个重点品种中，海洋药物有石决明、海马等10种，年收购量35万kg，仅约为其蕴藏量的5%。

(2)海洋药物发展迅速，开发利用前景广阔：海洋药物已成为当今世界天然药物开发研究的重要领域，已在抗癌、抗菌、抗病毒及防治心脑血管系统疾病等方面取得可喜进展，并在营养滋补、轻工化工等领域广泛应用，其开发潜力很大。

2. 中药材发展方向与区域开发途径

(1)中药材发展方向：充分利用近海优越的自然条件和生物资源，发展海产药材和海水养殖业，建立大宗、珍稀海产药材养殖基地，加强近海海洋药物资源保护，加强海洋药物开发研究，进一步搞好海产药材生产与深度开发加工体系。

(2)区域开发途径：①发展海产药材养殖业，进一步加强海马、海龙、鲍鱼、牡蛎、昆布等人工养殖基地的建设，发展海药生产；②制定合理采集捕捞海药制度，加强海产药材资源护育，严禁乱捕滥采；③积极创造条件，开发外海药用资源，改变目前主要在100m等深线以内的近海水域种养或采捕海药的现状；④加强海药开发研究，搞好海药深度加工与综合利用。

3. 分区

(1)渤海、黄海、东海昆布、海藻、石决明、海螺蛸、牡蛎区：本亚区在我国大陆以东海域，包括渤海、黄海、东海，总面积122.7万km^2；海岸线北起辽宁鸭绿江口，南止于福建宫口港面，总长12 200km，区内有辽东湾、莱州湾等14个海湾。海产药源有560多种，大宗药材主要有海藻、海马、海龙、海螺蛸、石决明、昆布、瓦楞子、鱼脑石、海参、海盘车、牡蛎、贻贝等，如海马，来源为小海龙，野生蕴藏量约占全国的80%，年收购量为近1000kg，占全国的50%左右，牡蛎野生蕴藏量为100多万kg，占全国的90%。按渤海海区、黄海海区、东海海区三个区域布局开发护育。

(2)南海海马、珍珠母、浮海石、贝齿、玳瑁区：本亚区在我国大陆以南海域，包括南海海疆，总面积330万km^2；海岸线长5792.3km，有160个海湾。海产药源有450多种，富有热带特色，其中分布于南海的特有种药有 90 种。海产药材中以海马、海蛇、海参、珍珠、珍珠贝、浮海石、贝齿、玳瑁、珊瑚、石决明、海龟、海胆、海藻等为主，如广西合浦等地所产珍珠，为著名道地药材，享“南珠”誉称；海马来源为线纹海马、刺海马、大海马和三斑海马，其以个大、头尾齐全、色泽灰褐、质量优良而著名，主产广东海丰、电白、湛江、宝安、琼山、惠阳等地，为著名道地药材，现已人工养殖成功。按大陆沿海海域、海南岛及南海诸岛海域、生物海岸地带三个区域布局开发护育与发展生产。

第三章　药用植物的生长发育

第一节　概　　述

中药材产品(品质及产量)的形成是通过药用植物的生长发育来实现的。其形成过程非常复杂，受中药材本身固有的遗传物质的控制和外界生态环境等因素的影响。其中，前者是生长发育的内因，规定着植物体内生理代谢的模式和先后顺序，是药用植物体生长发育的基础；后者是外因，只有通过内因，才能对植物体的生长发育发生作用。遗传物质决定了植物体内特异性蛋白质或多肽的合成(包括酶蛋白的合成)及植物激素的产生、运输、调节，以活化基因，激化或钝化酶的活性。外界条件生态环境因子包括温度、光、水、CO_2、O_2及矿物质营养元素，以供植物营养所需的物质与能量，激发和诱导发育的进程。总之，在内因和外因之间存在着极为微妙的相互协调、相互制约、相互影响的关系，常因一个因子的变化，直接或间接地引起遗传基因活性的波动而影响中药材的生长发育。所以，深入了解药用植物的生长发育规律，有助于我们通过栽培技术措施，左右植物生长发育的进程或改造其本性，以满足生产的需要。

药用植物通过细胞分生和增大，从而得以由小至大，从幼苗长成植株。这种体积和质量在量上不可逆的增长，即为中药材的生长。细胞分生至一定阶段开始分化，导致植物体的构造和机能由简单向复杂转变，形成根、茎、叶等营养体，并由营养体向生殖器官即花、果实、种子转变。这种在质上的转变过程即为中药材的发育。

药用植物营养器官发生阶段主要是种子萌发后根、茎、叶等营养器官的生长，其分化比较简单，分化后生长占优势，而生殖器官的发生阶段，主要是以生殖器官的分化占优势，此阶段的分化较前阶段分化复杂。但生殖器官发生阶段，也伴有营养器官的生长，只是不占优势，由营养器官发生阶段转至生殖器官发生阶段，各种药用植物都需要满足其特定的光、温等环境条件。以花、果实和种子入药的中药材，这一转变能否顺利进行，直接关系到产品的数量和质量。因此，我们必须重视药用植物生长发育过程中这一重要的质变阶段。

第二节　药用植物的个体生长

药用植物种子，在适宜的外界条件下，开始萌发，生根并形成茎和叶。根、茎、叶的长大，就是药用植物营养生长的过程。营养生长到一定时间，在一定的外界条件下，便开花并形成果实和种子，这是药用植物生殖生长的过程。两者构成了药用植物个体生长的过程。

一、药用植物的营养生长

(一)药用植物营养生长时期

即根、茎、叶等营养器官旺盛生长的时期。其主要营养源是植株绿色部位所进行的光合作用。此时生长的好坏，与植物体内及外在的条件有关，如受生长调节剂的控制和阳光、温度、空气质量的好坏及氮、磷、钾、钙等矿物质营养与水分的影响。这一时期包括：幼苗期(营养生长初期)、营养生长旺盛期和休眠期。植物的各个营养生长期是紧密联系不可分割的，每一个生长期都为它的下一个生长期奠定基础。其中幼苗期对温度的适应能力较弱，有些药用植物需适当遮阴，防止强光照射。如黄连、三七、重楼等；此时虽对土壤水分和养分的吸收量不大，但要求严格，幼苗对以后的生长发育的影响较大，故必须加强管理，选择好播种季节，保证其药用部位在适温下生长；营养生长旺盛期的生长好坏关系到一年生植物能否顺利开花结果，若系多年生植物，生长好则同化产物多，有利于根、茎、叶的生长。同时，还可转入养分积累阶段，形成块根、块茎、鳞茎等器官，如半夏、乌头等。在中药材栽培上，应把本期安排于最适宜于养分积累的环境或创造适宜的条件，以求高产；休眠期是二年生或多年生植物在贮藏器官形成以后，遇到不良外界环境，地上部分器官逐渐凋枯或停止生长的现象。这种休眠多数是在环境条件的强迫下形成的，故又称“强迫休眠”。在栽培学上，这一时期常与收获产品联系在一起，须应用良好的贮藏方法或保护措施，使之度过酷热或严寒的季节，减少贮藏过程中养分的消耗，以利来年发芽、抽茎、开花、结籽的需要。一年生药用植物没有营养器官的休眠期。

(二)药用植物各营养器官的生长

1. 根的生长　植物的主根由胚根发育而来。绝大多数的根是植物体生长在土壤中的营养器官，具有向地性、向湿性、背光性和趋肥性。根无节和节间之分，一般不生芽、叶和花。根主要有吸收、输导、固着、支持、贮藏及繁殖等功能。现已发现，有些植物的根具有合成氨基酸，并以其为生源前体，进一步代谢合成生物碱等药效成分的能力。许多药用植物的根是重要的药用部位，如党参、三七、龙胆、何首乌、乌头等。

根有定根、不定根之分。定根是由种子的胚根直接发育来的；不定根是由茎、叶或其他部位生长出来的，它们的产生没有一定的位置，故称不定根。植物学上把一个植物体所有的根称根系，按其形态分为直根系和须根系。前者主根发达、较粗大、垂直向下生长，其中侧根小或少，如桔梗、党参等。后者主根不发达或早期死亡，从茎的基部节上生出许多大小、长短相似的不定根，簇生呈胡须状，无主次之分，如龙胆、麦冬等。根系在土壤中的分布因植物种类的不同而不同，根据深浅，将其分为两类：第一类为深根系，如药用植物红花，其根入土深度超过 2m；第二类为浅根系，如药用植物半夏、白术、山药、百合等。浅根系药用植物的根系绝大部分都在耕层中，而深根系药用植物在田间条件下，80%左右的根系也主要集中在耕层之中。植物根系生长多偏向肥料集中的地方，而磷肥有促进根系生长的作用，钾肥有利于根中干物质积累。此外，植物根系的生长还有向水性、向氧性、趋温性等特点。

药用植物的根在长期的历史发展进程中，为适应外界环境条件，在其形态、构造和生理功能等方面产生了许多异常的变化，形成了以下变态根：①贮藏根，指根的一部分或全部肥大肉质，其内贮藏营养物质，依形态不同而分为圆锥根、圆柱根、块根、圆球根；②气生根，生长在空气中的根，如石斛等；③支持根，自茎上产生一些不定根深入土中，增强支持作用，如意苡仁等；④寄生根，插入寄主体内，吸收营养物质，如桑寄生、槲寄生等；⑤攀缘根，不定根具有攀附作用，如常春藤等；⑥水生根，水生植物飘浮在水中的根，如浮萍。

2. 茎的生长　茎由胚芽发育而成，是植物体的营养器官，是绝大多数植物体地上部分的躯干。其上有芽、节和节间，并着生叶、花、果实和种子，具有背地性，有输导、支持、贮藏和繁殖的功能。许多植物的茎是常用的药材，如天麻、半夏、杜仲、黄柏等。

生长在茎顶或枝端的芽称顶芽，生长于叶腋中的芽称腋芽或侧芽。顶芽、腋芽均属定芽；在老茎、根、叶上产生的芽，因无固定的位置，称作不定芽。从生理活动状态来分，则可分为活动芽和休眠芽。通常情况下，正在生长的芽为活动芽，植物茎顶或枝端的顶芽和上部的腋芽常是活动芽，枝干下部的腋芽常常是休眠芽。活动芽和休眠芽的区分是相对的，在特定条件下，两者可以互相转变。温带地区冬季寒冷，越冬芽也是休眠芽。自然条件不能满足终止休眠的条件，它就不萌发生长，如细辛等。

植物的茎有地上和地下之分，地下茎是茎的变态，在长期历史发展过程中，由于适应环境的变化，形态构造和生理功能上产生了许多变化。药用植物地下茎常见的变态有根茎、块茎、球茎、鳞茎等。其中部分药用植物的块茎、球茎上可以产生新的小块茎、小球茎，是良好的繁殖材料。根茎又称根状茎，有明显的节和节间，节上的叶已退化成鳞片状，或全部退化。节上有胚芽，有的还有顶芽。根茎多延长横生(又称横卧茎)，其上生有不定根。根茎的形态及节间的长短因植物种类而异。块茎是膨大成不规则的块状的地下茎，肉质、节间很短，叶退化成小鳞片或枯萎脱落，如天麻、半夏、红果五指莲、天南星等。球茎是一种膨大呈球形或扁球形的地下茎，肉质，有明显的节和短缩的节间，节上有较大的膜质鳞片，顶芽发达，靠近顶芽的腋芽常生长发育，基部着生不定根，如荸荠、慈姑等。鳞茎是一种茎、叶变态呈球形或扁球形的地下茎，其茎高度短缩，茎节密集呈圆盘状(称鳞茎盘)。盘上着生许多肉质肥厚的鳞片状的变态叶，顶芽位于鳞片的中央，鳞片腋间生有腋芽，鳞茎盘基部生不定根，如百合、大蒜等。地下茎主要具有贮藏、繁殖的功能，了解地下茎生长发育特点，便于改革栽培措施，促进生长发育。这对扩大繁殖、提高产量具有重要意义。有些根茎虽然不入药，但对产品器官的形成和产量有影响，如郁金香、番红花等植物能否开花，与其球茎是否达到一定质量有关。球茎越大，开花越多。要使球茎长得大，就要施肥灌水，还必须适当疏出腋芽。

地上茎的变态也很多，如叶状茎或叶状枝、刺状茎、茎卷须等。地上茎变态部分入药者不多，但对栽培管理、产量有一定影响。

药用植物茎的生长，从其生长习性看，有直立生长，如杜仲、黄柏、栀子、枳壳、牛膝、缬草等；有缠绕生长，如何首乌、牵牛等；攀缘生长，如栝楼、丝瓜等；匍匐生长，如砂仁、蛇莓等。

植物茎的分枝方式有单轴分枝和合轴分枝两种。前者又称总状分枝，即主茎的顶芽活动从出苗起不断生长，始终占据优势，最终形成一个直立的主轴(其侧枝的生长始终处于弱势状态)。以茎皮、树干为收获目的的药用植物，在栽培时，应保持单轴分枝，是培植优质产品的重要措施之一。后者的特点是顶芽活动到一定时间后死亡，或是分化为花芽，由靠近顶芽的腋芽迅速发育成新枝，代替主茎的位置，生长不久后，新枝的顶芽又同样停止生长，再由侧边腋芽代替生长的一种分枝方式，植物分枝(分蘖)的发生是有一定顺序的。从主茎上发生的分枝(分蘖)为第一级分枝(分蘖)，从第一级分枝(分蘖)上产生的分枝(分蘖)为第二级分枝(分蘖)，依此类推。由于田间栽培时，有些第二级分枝(分蘖)对产量无价值，反而消耗了植物的营养，因此，从事生产时，必须掌握好播种密度和良好的株型。

3. 叶的生长

(1)叶的主要生理功能及其形态变化：叶是植物的重要营养器官，一般为绿色扁平体，具有向光性。植物叶有规律地生于茎枝的节上，其主要的生理功能是进行光合作用、气体交换和蒸腾作用。光合作用是叶内含有的大量叶绿素，利用光能将空气中吸入的 CO_2 和根部从土壤中吸收来的水分合成有机物质，并放出 O_2 的过程。植物机体及其内含物，无一不是光合作用的直接或间接产物。因此，叶生长发育的好坏和叶的总面积大小，对植物的生长发育和产量影响极大。植物叶表面有很多气孔，是气体交换的主要通道。其交换结果，使植物体内的有机物质发生氧化分解作用，并放出能量及二氧化碳。植物利用这种能量来维持正常的生命活动，这种作用称为呼吸作用。蒸腾作用是植物体内的水分通过体表蒸发散失到外界去的作用；是通过叶或幼茎上的气孔或皮孔来进行的，受生活细胞的调节和控制。其意义为调节体内温度，免受日光的灼伤及促进水和无机盐的吸收。

植物的叶由叶片、叶柄和托叶三部分组成，三者俱全者称完全叶；缺少任何一部分或两部分的叶，称不完全叶。叶片的形状(叶端、叶基、叶缘等)及质地、叶脉的类型、叶面的附属物等，是鉴定药用植物种类和中药材类别的重要特征。异形叶性是指在同一植株上具有不同形状的叶子的现象。如益母草基叶略呈圆形，中部叶呈椭圆形，掌状分裂顶生叶分裂，呈线形近于无柄。植物的叶分单叶和复叶。复叶又分为单身复叶(枳壳)、三出复叶(半夏)、掌状复叶(三七)、羽状复叶(苦参、皂角、南天竹)。叶在枝上的排列顺序称叶序，一般有互生、对生、轮生、簇生几种。植物的叶在长期适应环境条件的过程中，也形成一些变态类型，如苞叶、鳞叶、刺状叶、叶卷须、叶刺等。

(2)叶的分化与生长：叶是由茎尖生长锥后方的叶原基发育而来。在寒冷地区，多年生植物于秋季形成越冬芽，越冬芽分化完毕后不萌动，直接进入休眠阶段，翌春条件适宜时，越冬芽中的雏叶伸出芽鳞，叶片、叶柄快速生长。雏叶叶片各部位通常是平均生长的。植物叶片生长的大小取决于植物种类和品种，同时也受温、光、水、肥、气等外界条件的影响。通常情况下，气温偏高时，叶片长度生长快，气温偏低时，对叶片宽度、厚度生长有利；氮肥能促进叶面积增大；生育前期适当增施磷肥，也有促进叶面积增大的作用。生育后期施磷肥，会加速叶片老化，钾肥有延缓叶片衰老的作用。

(3)叶的几个重要生理指标。

1)叶面积指数(LAI)，是指群体的总绿色叶面积与该群体所占的土地面积之比。表示绿叶面积大小。药用植物群体的叶面积指数随生长时间而变化，一般出苗时叶面积指数最小，随植株生长发育，叶面积指数增大，植物群体最繁茂的时候(禾谷类齐穗期，其他单子叶植物和双子叶植物盛花至结果期)叶面积指数值最大，此期过后，部分叶片老化变黄脱落，叶面积指数变小。最适叶面积指数的大小因生产水平、药用植物种类和品种而异。经验认为，叶片斜向上伸展，株型紧凑的药用植物，最适叶面积指数较大。而叶片平展披伏，株型松散的药用植物，最适叶面积指数较小。

2)净同化率(NAR)，是指单位叶面积在单位时间内所积累的干物质的数量。是测定群体条件下药用植物叶片光合生产率的指标。若某植物在此时间内，平均有 $1/2(I_1+I_2)$ 的叶面积进行光合生产，净积累干物质量为 ΔW，则有

$$\text{NAR}=\frac{\Delta W}{1/2(I_1+I_2)\times\Delta t}$$ 其单位为 g/(cm^2·d)

(三)植物生长的周期现象

药用植物在系统发育的进程中，由于地球的公转与自转，太阳能呈周期性的变化，与环境条件相适应的植物有机体的生命活动，也表现出同步的周期性变化，如在发芽、生长、现蕾、开花、结实、果实的成熟等过程中，都具有一定的顺序。这些周期性表现是与其生殖器官或繁殖器官的形成，以及经济产品产量的构成和品质优劣，有着密切的联系。中药材栽培须掌握植物生长周期性表现的规律，有利于因地制宜地制定各项栽培措施。

1. 生长大周期　在植物的生长过程中，不论是细胞、器官或整个植物的生长速率，都表现出慢一快一慢的规律。即开始时生长缓慢，以后逐渐加快，达到最高点，然后生长速率又减缓以至停止，这种生长速率的规律称为生长大周期。以生长量(cm^2)为纵坐标，以生长时间为横坐标，则整个曲线呈“S”形，即植物生长曲线图(图 3-1)。

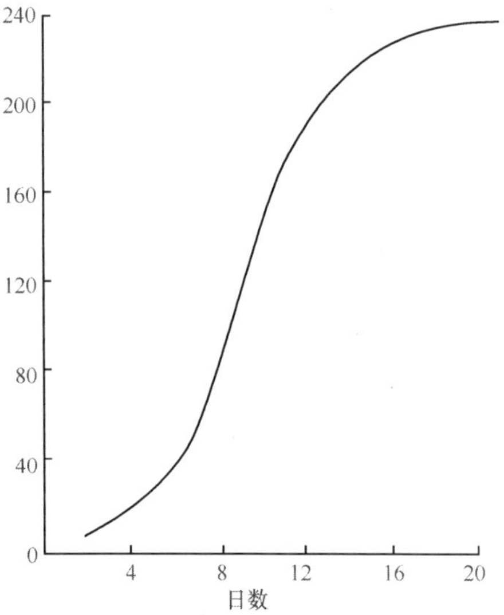

图 3-1　植物生长曲线图

生长大周期与细胞的生长过程有关。因器官或整个植株的生长都是细胞生长的结果，而细胞生长的三个时期显出慢一快一慢的规律，在器官生长过程中，初期以细胞分裂为主，这时细胞数量虽然迅速增多，但体积增大较少，因而表现出生长较慢。到中期则以细胞伸长和扩大为主，这是器官体积和质量增加最显著的阶段，也是生长最快的时期。到后期则以细胞分化成熟为主，体

积和质量增加不多，所以表现出生长又逐渐缓慢，以致最后停止。

生长大周期在中药材栽培中的指导意义。由于植物的生长是不可逆的，为了促进药用部位的生长，就须在生长最快速率到来之前采取措施才有效，如果在生长速率已开始下降，器官及株形已建成的时候才采取措施，往往效果很小或不起作用。其次是同一植物不同器官的生长大周期的时期是不一致的，在控制某一器官生长时，应注意对其他器官的影响。

2. 季节周期现象　在一年四季中时序推移，寒来暑往，北方植物的生长过程也表现明显的周期性。多年生药用植物，随着秋季日照的缩短，气温逐渐下降，植物适应于这些变化，准备过冬，落叶树的叶子凋零，多年生草本植物地上部分随之枯黄，植株呼吸强度减弱，体内淀粉转化为糖，以增强抗寒能力，植物随之进入冬季休眠。在另一些地区，夏季干燥而炎热，使一些植物代谢强度下降，生长停止，进入夏季休眠，待到炎夏过去，重新长出新叶，恢复生长。所以休眠是植物在进化过程中所形成的对不良环境适应性的表现。就温度而论，只有在季节温度变化符合植物各个时期的生育过程所要求的最适温度时，植物的生育良好。药用植物体内某些有效成分含量的高低，有时也呈现周期性变化，这可用于指导药用部位的采收期的确定。

3. 日周期现象　植物正常的生长发育既需要光与暗的昼夜节奏，也要求温度有昼夜差异。一般植物要求最适宜的夜温常低于日温，晚上的生长常较白天为快。这在某种程度上可能是由于白昼光照加强，温度升高，蒸腾强度大，易发生水分亏缺。夜间气温下降，蒸腾作用低，水分充足，因而加速生长。同时，白昼光照强，对细胞延伸也起抑制作用。但是，植物要求光与暗或温度高低的昼夜节奏，虽受光、温度、水分等因子的影响，而更重要的是光与暗、温度高低的信息，是植物体内在的节奏过程，恰与生态环境的节奏相吻合。如果生态节奏与植物内部节奏不同步，势必引起植物体内代谢紊乱，引起生理障碍。如将喜温植物曼陀罗昼夜 24h 都放于恒温的培养室中，将造成生长发育不良，甚至不能正常开花结实。如调节温度，使其处于较高的日温和较低的夜温条件下，以符合其内部节奏，则生长最好，花的产量最高。

二、药用植物的生殖生长

(一) 生殖生长时期

植物长大后，营养生长到了一定时间，便开花并形成果实和种子，这是植物生殖生长的过程。其内部发生了一系列的生理生化变化。这一时期可分为以下三个分期。

1. 花芽分化期　当植物生长到一定时期，植物体受到外界条件的刺激(主要是日照和温度的季节性变化)，便引起植物顶端分生组织的代谢类型发生变化，使其形状与构造也随之发生相应变化，引起生长锥发生花节分化，然后现蕾、开花、结实形成种子。因此花芽分化是营养生长转到生殖生长的转折点。

2. 开花期　此时过高或过低的温度与干旱，以及不足的光照，都会影响花朵的开放。

3. 结果期　关系到以果实和种子入药的产品的产量和质量。因此，中药材栽培在以果实、种子为收获对象时，应将这一时期安排在最适宜的季节，并适时、适量供以水肥，以利于果实和营养器官的正常生长，使茎、叶中的养分输入果实与种子。

（二）生殖器官的生长发育

花是显花植物的繁殖器官，因裸子植物的花较简单，无花被，成雄球花和雌球花，故我们所讲的花特指被子植物的花。花的形态构造因植物种类不同而异，由于在植物的一生中，花出现的时间相对短，受外界作用小，变异较小，因此在花中表现出来的遗传特征较稳定，常作为植物分类、药材原植物鉴别及花类药材鉴定的重要依据。

1. 花的生长发育　典型的被子植物的花一般都具有如下结构：花梗、花托、花萼、花冠、雄蕊群和雌蕊群等。其中具有花萼、花冠、雄蕊和雌蕊 4 部分的称完全花，缺少其中一部分或几部分的称为不完全花。一朵花中，只有雄蕊或雌蕊的称单性花，一中朵花中既有雄蕊又有雌蕊的花称为两性花。雄花和雌花同生于一株植株上的称雌雄同株，如蓖麻、胡桃。雌蕊和雄蕊分别生于不同植株上的称雌雄异株，如杜仲等。花在花枝或花轴上的排列方式或开放的次序称为花序。根据花轴的生长和分枝的方式、开花的次序及花梗长短，花序可分为无限花序（总状花序、圆锥花序、伞房花序、伞形花序、穗状花序、葇荑花序、头状花序、隐头花序）和有限花序。在自然界中，花序的类型比较复杂，有些植物是有限花序和无限花序混生的。如薤白是伞形花序，但中间的花先开，又有聚伞花序的特点。

2. 开花和传粉　不同的植物，开花的龄期、开花的季节、花期和长短也不同。一年生或二年生草本药用植物一生只开一次花，多年生植物生长到一定时期才能开花，少数植物开花后死亡（竹类植物），多数植物一旦开花，每年开花（但由于条件不适宜，也有时不开花），直到枯萎死亡为止。具有分枝（蘖）习性的药用植物通常主茎先开花，然后第一、二级分枝（蘖）渐次开放。同一花序上的花开放的顺序也随花序的不同而异。如无限花序的花是边缘的花先开，渐及中央，而有限花序的花由顶端或中央逐渐开到下面或外面。

花开后，花粉粒成熟，借外力的作用，从雄蕊的花药传到雌蕊柱头上的过程，称为传粉。传粉的方式分为：①自花传粉，指成熟的花粉粒落到同一朵花的柱头上的过程。在栽培学上，常把同株异花间的传粉也称自花传粉，有些甚至将同一品种不同植株间的传粉，也称为自花传粉。②异花传粉，是指不同花朵之间的传粉，在栽培学上常指不同植株间的传粉，如薏苡、益母草、丝瓜等。③常异花传粉，是指异花传粉占 5%～50%的传粉方式，以这种形式传粉的植物称常异花传粉植物。从生物学意义上来说异花传粉比自花传粉优越。因为异花传粉时，由于雌雄配子来自不同的植物体，分别在差别较大的环境中产生，遗传性的差异较大，由此结合而产生的后代就具有较强的生活力和适应性。

3. 果实和种子的生长发育　果实的生长过程一般也和营养生长一样，呈“S”形曲线，如枸杞等。但一些核果类的中药材，如桃、杏、胡桃等果实的生长则呈双“S”型，即在生长的中期有一个缓慢期，即核果的硬核生长期，果实生长缓慢。因此这类果实的生长可分为三个时期：第一期是迅速生长期，受精后子房壁、胚及胚乳的细胞分裂，使果实迅速增大；第二期是缓慢生长期，这时由茎叶运输至果实的营养物质主要供给胚、胚乳和果核的迅速生长，所以从外表看，果实的体积增长较为缓慢；第三期是迅速增长期，这时不但体积增大，更主要是质量的增加。

种子由子房内的胚珠发育而成，在种子形成初期，呼吸作用旺盛，因而有足够的能量供给种子的生长并满足有机物的转化和运输。随着种子的成熟，呼吸作用便逐渐降低，代谢过程也逐渐减弱，在种子的生长过程中，由其他部分运来的有机养料是一些较简单的可溶于水的有机物，如葡萄糖、蔗糖、氨基酸、酰胺及其他代谢产物，这些物质在种子内逐渐转化成复杂的不溶性物质。多数药用植物的果实和种子的生长，时间较短，速率较快，此时若营养不足或环境条件不适宜，都会影响其正常生长和发育。因此，靠果实、种子入药或靠种子繁殖的药用植物必须保证营养和适宜的外界条件，以保证果实和种子的正常发育。

第三节　营养生长转向生殖生长的条件

栽培药用植物的目的，是获取量大而质优的药用部位(根、茎、叶、花、果实、种子等器官或某一器官的某一部位，如柱头、茎皮等)，各种药用植物因收获的对象不同，故在栽培学上为了提高收获对象的产量和质量，有时需要促进植株开花，有时需要抑制开花，为实现这一目的，必须学习和掌握营养生长转向生殖生长的条件。

一、外界条件对植物开花的影响

影响营养生长转向生殖生长的外界条件是光照和温度。

(一)温度的影响——春化现象

1. 春化的概念　我国古代劳动人民在长期的生产实践中早已了解到冬麦在苗期必须经过低温才能在第二年抽穗结实。它们将萌动的麦种放在罐内，置于冷处40～50天，然后春播，可在当年夏季抽穗结实。现已发现，很多药用植物，如大多数二年生植物(牛蒡、菘蓝、芹菜)和有些多年生植物(菊花)也需经过一定时间的低温后，才能开花结实，这一现象称为春化现象或春化作用。如用低温来处理萌动的种子，使其完成春化作用，称为春化处理。

2. 春化作用所要求的条件　在春化作用中，除需要一定的温度条件外，还需要有适当的水分、充足的氧气和必需的营养物质等综合条件。这些条件如不合适或缺乏，植物也不能正常地完成春化作用。但一般来说，温度是春化的主导条件。

各种植物在春化作用中，所要求的温度范围及持续时间，与其原产地有关。一般来说，原产北方的品种，冬性较强，要求温度低，并且温度范围较窄，需要的时间也较长；原产南方的品种，春性较强，要求的温度范围不太严格，时间较短。

3. 植物感受春化的时期与部位 不同植物感受春化的时期不同。如芥菜、大叶藜、萝卜等药用植物感受春化的时期是种子萌动期；而当归、白芷、牛蒡、洋葱、大蒜、芹菜、菊花等药用植物感受春化的时期是营养体时期。萌动种子春化处理，掌握好萌动期是关键，控制水分是控制萌动状态的一个有效方法。营养体春化处理必须是在植株或处理器官长到一定大小时进行。没有一定的生长量，即使遇到低温，也没有春化反应。如当归幼苗根重小于 0.2g 对春化无反应，大于 2g 的根春化后 100%抽薹开花，根重为 0.2～2g，抽薹开花率与根重、春化温度和时间有关。营养体春化部位主要是生长点。

4. 春化的解除与春化效果的积累 如果在低温进行春化处理过程中突然遇到 30℃以上高温，会使春化作用逐步解除，这种现象称为“春化的解除”或“反春化”。春化进行的时间越短，高温解除的作用越明显。当春化处理的时间达到一定程度后，春化效果逐渐稳定，高温不易解除春化。解除春化的冬性植物，再给予低温处理，仍可继续春化，这种现象称为再春化现象。同时低温春化处理的效果可以积累。

5. 春化作用的生理变化 药用植物经过春化作用后，在外形上没有明显的差异，但内部生理过程却发生了深刻的变化。表现为：蒸腾增强，细胞持水力下降，水分代谢加快；根系吸收阳离子的能力增加；叶绿素含量增多，光合作用增强，累积干物质的速率也随之提高；体内许多酶的活性增强，呼吸作用增强。由于春化后作物的代谢强度升高，因此秋播植物的抗逆性下降，易发生冻害。

（二）光照的影响——光周期的现象

1. 光周期现象所需条件 许多药用植物要求每天有一定的光照与黑暗的时数，才能开花结实，这种现象称为光周期现象。根据药用植物对光周期的不同反应，可把它们分为以下三种类型。

（1）长日照植物：这类植物要求每天光照时数在 14～17h，才能开花。每天光照愈长，开花愈早；在连续光照或夜间增加灯光照射时，就能提前开花。反之则延迟开花或不开花。温带地区初夏开花的植物多属此类，如红花、大蒜、莱菔、当归、莨菪等。

（2）短日照植物：这类植物要求每天连续黑暗时数在 8～12h 才能开花。而且在一定范围内，每天黑暗时间愈长，开花愈早。如果每天日照延长或在连续光照条件下，就延迟开花，甚至只能进行营养生长而不开花。但短日照植物如果在每天日照很短或连续黑暗中，由于光合作用很弱或停止，造成营养不足，植物也不能开花，甚至还会死亡。一般每天光照时数不能低于 6h。秋、春两季开花的植物多属此类，如牵牛花、龙胆、菊花、紫苏、苍耳等药用植物。

（3）中间性植物：这类植物对每天日照长短要求不严格，只要其他条件适宜时，在任何日照条件下都能开花，如曼陀罗、丝瓜、荞麦等药用植物属于此类。

此外，还有所谓“限光性植物”。这类植物要在一定的光照度范围内才能开花结实。而日照长些或短些均不能开花。如某些野生菜豆只能在每天 12～16h 的光照条件下才能开花结果。

各种药用植物对日照长短的要求与其原产地有密切的关系。一般原产热带、亚热带低纬度地区的植物，多属短日照植物，而原产温带、寒带高纬度地区的植物，多属长日照植物。

植物的光周期反应要在有一定的温度、植株的生长状态和营养条件等环境下才能进行正常发育。在影响光周期效应的因素中，温度是个重要因素。如莱菔、芥菜等长日照植物，将其播种在高温长日照环境中，它们仍不能开花。这是因为高温足以抑制长日照对发育的影响。因此在药用植物栽培过程中，必须把光周期与温度结合起来。同理，还要与植株生长状态、营养环境等因素结合起来。

通常植物必须长到一定大小，才能接受光周期诱导。冬性植物经过春化作用后才能接受光周期诱导。除了开花以外，林木类药用植物的秋季落叶、芽的休眠及地下贮藏器官的形成也有光周期现象。

2. 光周期感受的器官和传导　菊花是短日照植物。如将菊花下部的叶片给以短日照条件，而把上部去叶的枝条给以长日照条件，不久就可看到枝上形成花蕾并开花。但如将下部的叶片给以长日照条件，而上部去叶的枝条给以短日照条件，则枝条的顶端仍在继续生长而不能开花。这就说明：感受光周期刺激的部位不是分生区而是叶片。叶片对光周期感受的能力与年龄有关，一般说来，幼嫩的和老叶感受的能力小甚至无，成年的叶片感受能力最强。

光周期反应发生在分生区，而感受光周期的器官是叶片，这说明叶片所感受的刺激能传导至分生区。有人认为这种传导是通过激素类物质作为转移的物质，并通过韧皮部的筛管进行传导的。

二、内在因素对植物开花的影响

植物的开花结果，除需要适宜的外界条件外，还与体内的水分、营养状况和激素的产生有关。

(一)植物体内营养状况对开花的影响及碳氮比学说

水和肥料适宜，氮、磷、钾配合适当，对营养生长和生殖生长都有利，但水和氮肥过多，对生殖生长不利。水、肥为什么有这样的影响，这与水肥能影响植物体内的营养状况有关。克劳斯(Kraus)和克拉比尔(Kragbill)早在 1918 年提出了 C/N 学说，认为植物体内的碳水化合物和含氮物质的比例，即碳氮比，与营养生长转向生殖生长有一定的关系，当植物体内 C/N 值高时，有利于生殖生长，促进开花；反之，有利于营养生长，延迟开花。在药用植物栽培过程中，这个学说有一定的实践意义。例如，对木本植物修剪根部，减少其吸收氮素营养，利用环剥、调节水肥、改善光照条件等有利于碳水化合物积累的技术，常可促进植物开花结实。反之，水肥过多或管理不当，引起碳氮率下降，则促进营养生长而延迟开花。必须指出，C/N 对植物开花的解释是不全面的。后来证明，C/N 值高，促进开花结实，只适合长日照植物和某些中间性植物，而对短日照植物是不适用的。

(二)生长素对开花的影响

许多试验发现赤霉素能部分代替低温和长日照的作用，能使许多需要低温春化的植物不用经过低温就能开花，也可以使许多长日照植物在短日照条件下开花。但不能使短日照植物在长日照条件下开花，脱落酸可使一些短日照植物在长日照条件下开花。但必须指出并非所有植物都有同样效果。

三、控制开花在中药材栽培中的意义

了解植物开花所需要的条件，就能够人为地控制开花。在中药材栽培中，按入药部位的要求，提前或延迟植物的开花期具有一定意义。具体应用如下。

(一)引种

中药材在品质方面，具有道地性等特点。因此，在引种时，首先要考虑的是品质问题，对于道地性不强的种类，可以引种，但这些种类如果移到另一地区就不一定合适。一般短日照植物南种北引，生育期会延长；北种南引，生育期会缩短。长日照植物则相反，如北种南引，生育期会延长，南种北引，生育期会缩短。所以在引种时就需要了解引入的种类开花所需要的条件，否则就会造成不必要的损失。如生育期太长就不能成熟，生育期太短则产量不高。

(二)育种

用人工来控制温度和光照时间，能加速或延迟植物开花，可使花期相差很远的两种植物在同一时间开花，便于进行有性杂交。育种所获得的杂种后代，常需要培育很多代，才能得到一个新品种，如能使花期提前，在一年中就能培育两代甚至多代，这就可缩短育种的年限，提高工作效率。

(三)确定播种期

在中药材栽培中要根据栽培种类的特性来决定适宜的播种期，才能使之健壮，产量高。例如，冬性药用植物播种过早，往往在越冬时就已完成春化作用，一旦天气暖和，植株便开始旺盛生长，抗寒能力降低，易受冻害；播种太晚，植株在越冬时细弱，抗寒性也差。

(四)抑制(促进)开花

提高茎叶(花、果、种子)的产量。对于以营养器官为收获对象的药用植物，如能抑制开花，就能使营养在茎、叶、根中积累，提高其产量。反之则可增加花、果实、种子的产量。

第四节　药用植物器官之间的生长相关性

植物体是有机的整体，其各器官在生理机能上存在着分工，有相对的独立性。但相互之间也存在着密切的关系，它们彼此间相互制约，又相互促进。植物各器官在生长过程中的这种关系，称为相关性。学习掌握器官之间生长相关性的规律，在中药材栽培上，可采用各种技术措施和手段，控制其生长进程，有利于药用部位产量的增多和品质的改善。

一、顶端优势

一般植物茎顶端的生长都较快，而侧芽的生长较慢，甚至潜伏不长，这种顶端生长占优势的现象称为顶端优势。很多植物的根系也具有顶端优势，当主根的顶端受到破坏或抑制时，就能促进侧根的形成和生长。顶端优势产生的原因，主要是由顶芽形成的生长素，在植物体内是由形态学上的上端往下端运输，使侧芽附近的生长素浓度大，从而抑制侧芽的生长，甚至使其潜伏不动，处于休眠状态，如果去掉茎的顶端，便去掉了生长素的合成加工厂，从而使侧芽附近的生长素浓度降低，就能促进侧芽的生长。

在中药材栽培学中，控制植物顶端优势具有重要意义。例如，喜树、银杏等以果或叶入药的植物，为使其多发枝、叶和开花，必须除去顶端或摘心，以破坏顶端优势。许多药用植物在移栽时，将主根切断，可促进侧根的形成，这也是消除了顶端优势的结果。

二、药用植物地上部分与地下部分生长的相关性

根与茎、叶相互之间具有密切关系，在生长过程中表现出相互促进又相互抑制。一方面茎、叶将其合成的产物如碳水化合物、蛋白质、维生素和生长素等物质供应给根系，另一方面，根系将其吸收的水、无机盐及合成的有机物如氨基酸、激素等供应给地上部分，对根与茎、叶协调发展起重要作用。可见，地上部分和地下部分是相互促进的。但地上部分和地下部分所处的环境不同，所要求的生长条件也不同。当环境中的某一因子发生改变时，常常对它们的影响并不一致，甚至使它们处于矛盾和相互抑制中。水分和氮肥过多，能促使茎、叶徒长，但能抑制根的生长，从而使根冠比降低；又如适当限制土壤水分供应时，根系常较发达，但地上部分生长又受到抑制，使根冠比增大，在干旱条件下，茎、叶及根的生长均不好。这说明根冠比受外界条件的影响。控制外界条件，就能控制根、茎、叶的生长，从而为中药材栽培业服务。

土壤水分、温度、肥料和光照强度及疏花、疏果、摘心、修剪等都能影响根冠比。当土壤较干燥、土壤氧气充足、氮肥供应适宜、磷的供应充足，光照较强，湿度较低时，采取疏果、摘心等措施，能提高根冠比。如栽培乌头时常采用此措施，提高入药部位的

产量。相反，土壤水分多、氮肥过多、磷的供应较少，光照较弱，温度较高及进行修剪时，在大多数情况下对地上部的生长更有利，根冠比降低。

当土壤含水量降低时，根系因直接和土壤接触，容易取得水分而不易缺水，而茎、叶在这时却容易感到水分不足，因此茎、叶的生长受到抑制。相反，土壤水分增多造成通气条件不良，根的呼吸受到抑制，从而抑制根的生长。旱长根、水长苗就是指水对植物根、茎、叶生长的影响。土壤水分少，则根冠比增大。反之，则减少。

施肥能促进植物生长，但肥料种类不同，施用量和方法不同，对根冠比的影响也不一样。一般氮素能降低根冠比，而磷素则增高根冠比。在中药材栽培过程中，必须结合入药部位，全面考虑，防止过大的施用量，保证药用植物的正常生长和防止环境污染。

光照增强能抑制茎的延长生长，因为光照时大气湿度较低，蒸腾作用增强，使茎、叶含水量减少。而且强光还促进光合作用，使根得到更多的养料，提高根冠比。

根部生长要求的温度通常比茎、叶低，因此温度增高，会使根冠比降低，在温床、温室育苗中温度过高，易使根系生长不良，地上部分细弱。

认识植物的根冠比，在中药材栽培上有重要意义。可以通过控制外界条件，调节地上部和地下部的生长，从而获得产量高、质量优的药用部分。

三、营养器官与生殖器官的相关性

营养器官和生殖器官之间既是相互依赖，又是相互制约的。因生殖器官所需要的养料，绝大部分是由营养器官供给的，故营养器官生长得愈健壮，生殖器官的分化与生长也愈好，花、果实、种子的产量也愈高。反之，生殖器官则不发达，表现出早熟现象。这是因为在水、氮肥缺乏的情况下，营养器官会提前衰退，并把本身的营养物质向生殖器官转移，从而产生早熟现象。营养器官生长过快，对生殖器官的生长也不利。因为水、氮肥过多时，会使枝、叶徒长，过多消耗营养物质，生殖器官便不能得到足够的营养物质。故增施磷、钾肥，适当供应氮肥，减少水分的供应，有利于生殖器官的生长。

生殖器官的生长同样会影响营养器官的生长。一次结果的一年生、二年生和多年生植物，开花结实后，营养器官便死亡，是最有力的证据。多次开花结实的植物，在开花结果期对营养器官的生长有抑制作用，这主要是由于果实消耗大量的营养物质，因此往往看到植物在大量结实后提早死亡的现象。适当供应水、肥，合理修剪或适当地疏花疏果能克服上述现象。

第四章　中药材栽培与气候条件的关系

每一个植物体都是靠自身的遗传性与外界环境条件的统一来完成自己的生命历程。气候条件是植物生存不可缺少的重要因子，它包括光照、温度、水分、空气和风等因子。各因子之间彼此互相影响，互相制约，某一因子变化就会影响其他因子。如光照强度发生改变，也会导致大气温度和湿度的改变。因此，当发现植物在某一个因子的作用下发生变化时，必须同时考虑到其他因子对植物的影响。如在强光下生长的植物，其生长的改变不仅由于该植物喜光的特点，还可能由于与强光相联系的干燥、高温、风力等因子对植物的综合影响。在中药材栽培中，必须了解各个气候因子对植物的作用和因子之间的相互关系，掌握植物与气候条件统一关系的规律，以便创造有利条件，促使药用植物更好地生长发育，从而提高产品的产量和质量。

第一节　中药材栽培与光的关系

一、光与光合作用的关系

光合作用是绿色植物吸收和利用太阳光能，将水分解放出氧气，并将二氧化碳还原，产生有机物的过程。其反应总方程式如下：

$$CO_2 + H_2O \xrightarrow[\text{叶绿体}]{\text{光能}} (CH_2O) + O_2 \uparrow$$

中草药干物质的90%以上是通过光合作用来积累的。所以，光是绿色植物进行光合作用不可缺少的条件。

光合速率与光照强度密切相关。在一定范围内，光合速率随着光照强度的增加而加快。但当光照强度超过一定范围之后，光合速率的增加转慢，当达到某一光照强度时，光合速率不再随光照强度的增加而加快，这种现象称光饱和现象。这一时刻的光照强度称光饱和值。如果光强度超过光饱和值时，有的植物光合速率反而下降。这是由于在强烈的光照下，呼吸强度增加，光合色素被破坏等原因所致。反之，当光照强度减弱，光合速率将随之减缓，当光强度降到某一程度时，光合强度与呼吸强度相等，光合作用所吸收的CO_2与呼吸作用所释放的CO_2达到动态平衡，此时的光照强度称光补偿值。植物只有处在补偿值以上时，才能积累干物质，植物利用光能越充分，积累物质越多，产量就越高。

二、光对植物的生态作用

不同类型的药用植物对光有不同的要求，根据植物对光照强度需要不同而分为阳生植物、阴生植物和耐阴植物。

(一)阳生植物

此类植物在较高强度的光照下才生育健壮，不耐荫蔽，在弱光下植物生长发育不良。如地黄、红花、蛔蒿、薏苡等药材在阳光充足的空旷地带生长，发育良好，若有荫蔽，则生长发育受到影响。如将地黄用芦帘遮阴，产量要比自然光照下的下降60%左右。

(二)阴生植物

此类植物种类很多，叶子较薄，要求散射的光照，适宜生长在林下或荫蔽的环境中，如人参、黄连、细辛等。因其输导组织比阳生植物生得稀疏而不发达，当强光照射时，叶片水分供应不足，光合强度下降。例如，在夏季露地烈日下三七叶子会枯萎，使其因光合作用无法进行而死亡。

(三)耐阴植物

介于阳生与阴生植物之间，适应性较强，在全日照或荫蔽的环境下都能进行正常的光合作用。例如，种植麦冬，可以与其他作物间作，也可以单独栽种。

了解与掌握药用植物对光要求的特点，对中药材栽培有重要意义，例如，选地、间作、套作时对药用植物种类的选择与搭配，整枝修剪，合理密植等都要适应植物对光照的要求。

三、光对植物生长发育的影响

光不但是绿色植物制造食物的能量来源，而且它对植物的形态建成也具有直接的作用。只有在有光的条件下，植物生长发育才能正常。如果把植物或幼苗放在黑暗环境中培养，虽然能短暂生长，但是与正常光照下的植株相比有显著差异，呈黄化现象。茎的节间异常伸长而脆弱，干物质含量少，容易倒伏。在中药材栽培中，如果植株过分密植，光照不充分，也常会发生此现象。可见，光与植物的正常形态分化有关，并且具有抑制植物异常伸长的作用。

光照长短对植物生长发育的影响已在光周期现象中述及，不再赘述。

光照强弱对植物的抗寒能力有很大影响。晴朗的秋季光照强烈，光合强度大，有利于植物积累营养物质而提高抗寒能力。反之将会降低植物的抗寒能力。

光质不同，对植物生长发育影响也不同。红光能促进茎的伸长，蓝紫光使茎粗壮，紫外光对植物有抑制作用。高山上日照强，紫外光丰富，昼夜温差大，使高山植物生长缓慢，植株矮小。

在栽培药用植物时，根据它们对光照强度和光照时间长短的要求，通过调整播种期，合理间套作，合理密植，调节荫蔽度等措施来控制，以达到提高产量和质量的目的。

第二节　中药材栽培与温度的关系

一、温度与植物生长发育的关系

温度是植物生长发育的基本条件。各种植物的各物候期，如种子萌动、发芽、生长、开花、结实、休眠等均需在一定温度范围内进行，温度过高或过低都会使植物生长发育不良，以至死亡。

(一)植物对温度的适应性

各种植物在生长期内所要求的积温有很大差别，按大于等于10℃以上活动积温分，可分为三类：喜凉植物要求1000～2000℃；中温植物要求2000～3000℃；喜温植物要求3000℃以上。

(二)植物的生长与温度的关系存在“三基点”

一般植物不能在0℃以下生长。温度在0℃以上时，植物生长随温度升高而加快，最适宜在20～35℃范围内生长。如果温度再升高，反而会使生长速率下降，当温度达到最高限度时，生长趋于停止。所以，植物的生长与温度的关系存在“三基点”，即最高温度、最适温度和最低温度。

(三)植物种类、同一植物的器官和生长发育阶段不同，温度的“三基点”也不相同

原产北方的药用植物其“三基点”较南方低，能忍受短时期内 0℃以下的温度，夏季30℃或35℃以上高温时就会生长不正常，或生长停滞。植物体地上部分茎叶生长的的温度范围常高于地下部分根系生长的温度范围。植物营养期所要求的温度亦高于休眠期。

(四)温度对植物生长发育的影响与其他气候因子密切相关

如果温度升高而大气湿度和土壤湿度都低，造成植物体内水分不能保持正常的动态平衡，则植物的生长发育均要受到限制，甚至遭受旱灾。另外，当光照强度发生变化时，植物的生长对温度的反应也将发生明显的变化。在一定范围内，光照强度增加，生长的最适温度有下降的趋势。

温度主要是通过影响体内各种酶的活性而影响植物生长发育的。植物体内所进行的生理过程是由一系列生物化学反应所组成，酶是植物体内产生的具有高度活性的催化剂。在一定范围内，酶活性与酶促反应的速率随温度升高而增快。当温度升到一定高度时，酶活性与酶促反应不再增加，反而降低。当温度继续升高，酶失去活性，酶促反应终止。所以，酶促反应与温度的关系同样存在着最高、最适和最低三基点。

研究酶促反应与温度的关系，在中药材栽培上具有现实意义。春化处理、种子萌芽等都是根据酶促反应与温度的关系，调控酶的活性，以达到提高产品产量和质量的目的。

二、低温的危害及抗寒锻炼

（一）低温对植物的危害性

在冬季久晴不下雨，阳光充足或风力猛而持久的条件下，一些越冬植物由于蒸腾作用失水较多，而土温偏低，根部吸水缓慢，植物体内水分失去平衡，使植物干枯。而当冰雪融化，水渗入土中后重又冻结，越冬幼苗和草本植物连根和冻土一道被拔起，甚至断裂，破坏了体内水分平衡，导致植物枯萎，称为冻拔。此外，热带和亚热带植物遇到0～5℃的低温常遭受伤害，称为冷害。而温带植物低温常发生在 0℃以下，组织内出现冰晶，称为冻害。它们直接危害植物。

（二）植物的抗寒性与抗寒锻炼

植物抗御低温为害的能力称为抗寒性。

1. 植物的抗寒性　植物的种类不同，或同一植物不同器官，组织的抗寒性差别很大，如繁殖器官最为敏感。一般植物休眠期比旺盛生长期枝条和花期的植株的抗寒能力强。这是因为有的植物在低温影响下，细胞内积累了较多的糖和部分氨基酸，能减少或推迟组织结冰。有的植物组织的原生质结构对机械力和物理化学的耐力强，能避免冰晶的机械损伤。

2. 植物的抗寒锻炼　植物的抗寒性还与季节的变化有关。多年生植物的抗寒性可随时序的推移而不断提高。这种从秋到冬提高抗寒能力的过程称为抗寒锻炼。分为以下两个阶段进行。

（1）第一阶段：秋季光照充足，气温逐渐下降，原生质内开始积累由淀粉转化的糖或脂肪等物质，细胞内自由水含量减少，有助于减少在低温下组织结冰的危险，从而提高抗寒性。

（2）第二阶段：随着季节变化，温度继续下降，原生质的微细结构和酶重新组合，使细胞能忍受因间隙结冰引起的脱水，进一步提高了抗寒性。冬末初春，植物脱离休眠状态，随着生长季节开始，抗寒能力消失。

在生产上，应对植物抗寒锻炼过程及其所要求的条件具体分析研究，使抗寒性提高到最大限度，以避免或减少低温危害植物。

第三节　中药材栽培与水分的关系

一、水对植物生活的作用

水是原生质的重要成分，原生质只有在水分饱和时才表现出生命的各种特征。它不仅直接参与光合作用和有机物质的水解等代谢反应，而且生化反应等都是在水溶液环境中进化。矿物质元素和气体必须溶解在水里才进入植物体，在体内形成蒸腾液流，起到散热降温并帮助无机盐在体内的运输与吸收的作用。水还能维持细胞及组织的紧张压和固有形态，使植物细胞生长、运动、发育等生理过程能够正常进行。

二、植物对水的适应性

植物的含水量因植物的特性及环境条件而不同，根据植物对水的适应能力和适应方式，可将其分为以下几类。

（一）旱生植物

此类植物生长在缺乏水分的地方，具有高度的抗旱性，能在气候和土壤干燥的环境中生长，它们在形态或生理上常发生变化，表现出特殊的适应性。常见的有肉质植物，如仙人掌、芦荟等；真旱性植物，如苦艾、紫苑等；深根性植物，如甘草、骆驼刺等。

（二）湿生植物

此类植物可以生长在潮湿地区，如沼泽、河滩、河谷等地，抗旱能力很弱，缺乏水分便影响其生长发育，甚至萎蔫。由于长期生活在水分充沛的环境，蒸腾强度大，叶片两面均有气孔分布。如秋海棠科的一些植物。

（三）中生植物

对水的适应介于旱生植物与水生植物之间，绝大多数陆生植物属此类。原生质的黏性及弹性均小于旱生植物，故其抗高温及抗脱水的性能都不如旱生植物。

（四）水生植物

此类植物的根必须在水下土壤中生长，根吸收能力很弱，输导组织简单，但通气组织发达。根据它们在水中情况，可分为：浅水植物，如泽泻、莲等，根在水下土壤中，茎叶露在水上；漂浮植物，如浮萍、满江红等，根在水中或水下土中，叶漂浮水面；沉水植物，根、茎、叶都在水下，如水王孙等。

三、植物的抗旱性及抗旱锻炼

（一）干旱及其危害性

植物常遇到的不良环境之一就是缺水。严重缺水现象称为干旱。它可分为：大气干旱，其特征是气温高，阳光强，大气相对湿度低(10%～20%)，植物蒸腾消耗水分大于根系吸收的水分，破坏植物体内水分动态平衡。土壤干旱，土壤中缺乏植物能吸收利用的有效水分，致使植物生长受阻或完全停止。如果大气干旱持续时间长，也将并发土壤干旱。生理干旱，由于土壤温度过低，或土壤溶液浓度过大，土壤透气性差，影响根部吸水，致使植物亏缺水分。

干旱对植物的危害性，主要表现在以下几方面。

(1)干旱影响原生质的胶体性质：降低原生质的水合程度，增大原生质透性，造成细胞内电解质和可溶性物质大量外渗，使原生质结构遭到破坏。

(2)干旱使细胞缺水：使其膨压消失，植物呈现萎蔫现象，叶内 RNA 代谢受干扰，蛋白质合成降低，延缓生长过程，同时促进叶子衰老。

(3)干旱使植物生长发育受抑制：水分亏缺影响细胞分生、延伸和分化，使分生生长、延伸生长提前结束，茎和根系生长差，枝条延伸度小，叶形小。

(4)干旱使气孔关闭：导致蒸腾减弱，气体交换与矿质营养的吸收与运输缓慢，同时使光合作用受阻而呼吸强度反而加强，干物质消耗多于积累。

(5)干旱造成细胞严重失水：当失水超过原生质所能忍受的限度时，导致细胞的死亡，植株干枯。

(二)植物的抗旱性与抗旱锻炼

植物抗旱性强弱随植物的种类、品种、生育阶段等而有差异。这是由于植物的形态、解剖特性及原生质的理化性质所决定的。

旱生植物抗旱性强，是因其形态结构有特异之处，主要表现在根系发达，叶形小或退化成鳞片，表皮角质层厚，体表密布茸毛，栅栏组织发达，气孔少而小，陷于表皮层下，且叶脉发达，组织和器官肉质化，贮水量大。

由于原生质理化性质和生理特点致使植物抗旱性增强，主要表现在：遇旱时，原生质亲水胶体含量高，含束缚水多，不易脱水；蛋白质和糖代谢等酶系统的活性能始终维持一定水平的合成作用；原生质的弹性较大，不易使细胞因干旱而失水变形，受机械损伤；气孔的调节能力强，使光合强度保持一定水平。

抗旱性强的植物可具有一种或几种上述特性。但是，生产上常要求栽培的药用植物既能显示其抗旱特性，又能维持较高的代谢水平和合成能力，保有一定产量。

为了提高植物的抗旱性，除进行抗旱育种外，在栽培中常采用抗旱锻炼的方法，用适当的干旱条件处理植物的种子。一般做法是将种子浸润 1～2 天后，在 12～25℃下干燥，反复数次，然后播种。此外，还可用微量元素，如用低浓度的硼酸溶液浸种，然后进行抗旱锻炼，效果更佳。近年来还采用“化学抗旱”，如用乙酸苯汞、8-羟基喹啉硫酸盐等抗蒸腾剂，使气孔闭合，减少水分丢失，增强抗旱能力。

四、水涝对植物的影响

水分亏缺对植物生长不利，但土壤水分过多，对陆生植物也会造成危害。当土壤空隙充满水分，氧气缺乏，植物根部正常呼吸受阻，影响水分和矿物质元素的吸收。同时，由于无氧呼吸而使乙醇等有害物质积累引起植物中毒。当土壤中氧分压降低，好气性细菌、氨化细菌、硫化细菌等活动受阻，影响植物对氮素等营养物质的吸收利用。另外，厌气细菌活跃，在土壤中积累有机酸和无机酸，使土壤反应趋于酸性。同时产生有毒的还原性产物，如硫化氢、氧化亚铁等，使根部细胞色素酶和多酚氧化酶受到破坏，呼吸窒息。

生产上要注意选择地下水位低而排水良好的土地种植药用植物，常采用排涝措施避免水涝产生的危害。

第四节　中药材栽培与空气、风的关系

一、空气与植物生长发育的关系

洁净的空气成分为氮气(78%)、氧气(21%)、氩气(0.93%)，还有少量的二氧化硫、水蒸气和一些微量的稀有气体。

植物的生长发育是一个十分活跃的生命活动，需要旺盛的呼吸作用提供大量能量。氧是植物呼吸作用的必要因素。空气中氧气浓度与呼吸速率有很大关系。当氧浓度降到20%以下时，茎、叶等呼吸速率开始下降；氧浓度降到5%以下时，呼吸急剧降低；缺氧时，有氧呼吸便完全停止。适宜根系生长的土壤含氧浓度为10%～15%，当氧浓度低于5%时，根系呼吸受阻。不良的土壤结构、不适当的耕作和灌溉都会使土壤通气条件恶化。在中药材栽培中常采取改良土壤、中耕松土、改进排灌技术等措施改善土壤的通气状况。

空气中的二氧化碳，是光合作用的主要原料，其浓度对光合作用影响很大。一般情况光合作用二氧化碳最适浓度为1%左右，在光照强度接近光饱和值时，大气中的二氧化碳浓度通常成为光合作用的限制因子。如适当增加二氧化碳浓度，光合速率便会明显提高。为提高光合生产率，生产上常采用人工补施二氧化碳的措施。

但是，二氧化碳是呼吸作用的产物，高浓度的二氧化碳会引起植物呼吸强度下降，生产上利用高浓度的二氧化碳抑制植物在贮藏期间的呼吸速率，减少干物质消耗，使产品贮存时间延长。

不同植物对大气污染的反应各不相同，有些植物非常敏感，而有些植物则表现出较强的抗性，具有吸收和净化作用。这一方面决定于污染物的化学性质、剂量和持续时间，另一方面取决于植物体的解剖结构、代谢类型、解毒能力，以及修补受害细胞的本领。种植药用植物时，应选育抗污染能力较强的植物种类和品种，改善栽培管理，喷施植物生长素等活性物质，增强植物生活力，减轻或抗御大气污染物对植物的危害。

二、风与植物生长发育的关系

我国由于受季风的影响，夏季从低纬度的东南海洋吹来含有大量水气的夏季风，形成湿热多云雨的天气；冬季从高纬度的西北大陆吹来冬季季风，造成晴朗而寒冷的干燥天气。风力加强了地面和大气的热量交换，促进土壤蒸发和植物的蒸腾作用，影响田间小气候的变化。在光照强时，微风可降低叶面温度，降低蒸腾强度，同时也加强了二氧化碳的交换，为植物光合作用提供充足的二氧化碳。所以在中药材栽培时，田间布局必须有一定的行列与间隙，以利通风透气，使植株内外各层次之间的温度和湿度得到调节，促进植物的生长发育。除此而外，风还能使花粉和种子传送到远方，帮助植物授粉和繁殖。但是，风也能传播病原体，还可引起害虫长距离迁移，使害虫蔓延，对植物造成危害。大风还可造成植物倒伏，枝叶机械损伤，落花落果，或吹散表土，使根系暴露，寒流尚可造成降温，使植物遭受冷害和冻害。有的地区夏季干热风使植物遭受旱害。在中药材栽培上，可以通过营造防风林、设置风障、架设棚架支柱等预防风害。

第五章　中药材栽培与土壤的关系

土壤是药用植物赖以立足和摄取水分、养分的基础物质，它具有同时满足药用植物对水、肥、气、热需要的能力，使药用植物正常生长发育，并获得产量。了解土壤的组成及特性，不断提高土壤肥力，因地制宜选用土壤和改良土壤，是发展中药材生产的重要环节。

第一节　土壤与肥力

一、土 壤 肥 力

土壤是指地球陆地表面能够生长植物的疏松层，它是由岩石经风化和成土过程逐渐演变而来的。土壤最本质的特征是具有肥力。土壤肥力是指土壤供给和协调植物生长所需的水、肥、气、热的能力。水、肥、气、热这 4 个肥力因素在土壤中并不是彼此独立的，而是相互联系，相互制约的。只有它们同时存在并相互协调，才能满足植物生长发育的需要。因此，生产上有目的地供应和协调好 4 因素，是获得高产优质的重要保证(江西中医学院，1980)

土壤肥力按形成原因不同，可分为自然肥力和人为肥力。自然肥力是在生物、气候、母质和地形等外界因素综合作用下，形成和发展起来的肥力，这种肥力只有未经开垦的自然土壤具有。人为肥力是在人类对自然土壤耕种的过程中，通过耕作、栽培、施肥、改良土壤等技术措施在自然肥力的基础上培育起来的肥力。可见在耕作土壤中自然肥力已成为人为肥力的组成成分，不再单独存在，也无法将它们分开。生产中土壤肥力在栽培植物的当季产量上的综合表现，称土壤的有效肥力。中药材产量的高低，是土壤有效肥力高低的标志(王荫槐，1992)。

实际上，我国各地土壤由于质地、结构、地形、地势及所处气候条件等因素不同，加上种植植物种类、密度、管理措施的差异，其土壤肥力差异很大。在自然条件下，药用植物种类不同，对土壤肥力的要求亦有差异。各种药用植物均生长在最适合自己生长发育的土壤上，绝大多数均要求深厚、肥沃而湿润的土壤。但自然界中土壤肥力完全符合其生长发育的较少。因此如何根据各类中药材的特点和栽培地块的肥力状况进行科学搭配，并通过相应耕作改土、施肥灌水、种植方式等措施来达到既可获得优质高产，又能对土壤肥力做到用养结合，这是科学栽培的重要任务之一(杨继祥，1995)。

二、土 壤 组 成

土壤是由固、液、气三相物质组成的复杂自然体。固相物质为矿物质、有机质和微生物；液相物质为土壤水分；气相物质为土壤空气。土壤水和空气共存于土壤孔隙中。三相物质彼此相互联系和相互制约，构成了一个统一体，成为土壤肥力的物质基础。

(一) 土壤矿物质

土壤矿物质是组成土壤最基本的物质。一般占土壤固相部分的95%左右，有“土壤骨骼”之称。其主要化学成分有磷、钾、钙、镁、铁等元素，故土壤矿物质可提供除氧素以外植物所需的各种养分。如土壤中的云母能供应钾元素，磷灰石能供应磷元素，等等。由于各种岩石矿物的化学成分不同，因此不同土壤能提供的养分种类和含量也有很大差异。

(二) 土壤有机质

土壤有机质是泛指以各种形态存在于土壤中的各种含碳有机化合物。我国大多数土壤的有机质含量一般为 1%～5%，和矿物质相比其含量虽然不多，但对土壤肥力的影响却很大。土壤有机质主要来源于动植物残体和人畜粪便。这些有机质在微生物的作用下，会慢慢地腐烂、分解和转化。其转化是向着两个方向进行，其中一个方向是把原来复杂的有机物，分解成为溶于水的无机盐，并放出二氧化碳。这种从复杂的有机物分解成为简单的无机物的过程，称为有机质的矿质化过程。矿质化的结果，释放了养分，供作物吸收利用。另一个方向是土壤有机质经分解成为简单的有机物后，在嫌气性微生物的作用下，又重新合成复杂的有机质——土壤腐殖质，称为腐殖化过程。腐殖化的结果，使土壤中积累了腐殖质，起着保存养分的作用。生成的腐殖质，在一定条件下，再经过矿质化过程，又可释放出养料，供植物利用。这两个过程是同时进行的，又是互相矛盾的。当一个过程强烈，另一个过程必然微弱。如果土温高，水分适当，通气良好时，则好气性微生物活动旺盛，就以矿质化过程为主；相反，当土温低，积水多，通气不良时，则嫌气性微生物活动旺盛，就以腐殖化过程为主。

腐殖质是土壤有机质的主体，能胶结土粒形成团粒结构，使土壤疏松透气；能吸附土壤里水溶性的养分，避免雨水淋失；能进一步分解释放养分，不断提供给植物吸收利用；能吸收较多的光热，提高土温。总之，腐殖质能调节土壤的水、肥、气、热，满足植物生长发育的需要，是土中之宝，应想办法增加土壤中腐殖质的含量。如增施有机肥料，秸秆还田等。配合灌溉管理，可迅速提高土壤腐殖质的含量，使土壤变得更加肥沃(宋育才，1991)。

(三)土壤微生物

土壤微生物种类很多，有细菌、真菌、放线菌、藻类和原生动物等。但以细菌为最多，其中许多是有益细菌，如对有机质在土壤中发生分散及转化过程起重要作用的腐生细菌；使空气中的氮气变成可被作物吸收利用的固氮菌；能分解磷矿石和骨粉而释放出磷素的磷细菌，以及分解钾矿石而释放钾素的钾细菌等。通过它们的作用，就能把植物不能直接利用的氮、磷、钾等营养元素转化为溶于水的速效养分。

土壤中除有很多有益的微生物外，还有很多有害的微生物。如反硝化细菌，它能把硝酸盐还原成氮气，逸散到空气里去。此外，还有使植物感染病害的微生物。

土壤中有益微生物愈多，土壤愈肥。由于微生物的生存与繁殖需要一定的条件，如营养、空气、湿度、温度、酸碱度等。因此满足有益微生物的上述生存条件，就能促进它们的生长、繁殖。如施用有机肥料，提供有益微生物的食物；好气性细菌需要通气条件，应通过耕作排水等措施来促使它的繁殖；多数细菌只能在接近中性的土壤中生存，因此过酸的土壤，要施用石灰加以调节。人们掌握了有益微生物的生存规律，可以有意识地人工培养有益细菌，为中药材生产服务。

(四)土壤水分

土壤水分影响着土壤的许多物理和化学作用，同时，也是植物生长过程中必需的物质。但在自然条件下，土壤很难给植物整个生育期提供完全适宜的水分。因此，认识土壤水分运动规律，人为地去调节土壤水分是提高中药材产量的重要措施之一。

土壤水分根据运动状况分为两类，一类是因土粒和水分子之间相互吸引而紧紧附着在土粒表面的水，称束缚水，在生产上这类水意义不大。另一类是不受土粒吸附而能自由运动的水，称自由水。自由水又分为毛管水和重力水两种。

毛管水就是土壤小孔隙(毛细管孔隙)中受毛细管力的作用而保持和运行的水。这种水在毛细管力的作用下有沿着毛管上升运动的能力。这种运动状态的水在生产上有着重要的意义，它能较长时间保蓄在土壤中，是植物直接吸收的主要水分。在土壤中，毛管水上升的高度与速率因毛管粗细不同而异，毛管越细、上升越高越快，而毛管粗细又与土壤质地、结构及剖面层次排列有关。随着毛管水的运动，土壤水和土壤中的养分就被带到植物根系附近，供植物吸收。但在盐碱土地区，地下水的上升，易使土壤表面返盐，对植物生长不利。因此，在盐碱土地上，必须大力降低地下水位，防止因毛细管的作用而把地下水引到地表。另外，毛细管力的作用也能把土壤水带至地面蒸发掉。所以干旱时，中耕松土，切断土壤毛细管，可以减少水分的蒸发。

土壤水分过多，超过了毛细管力的作用，水就沿土壤中的大孔隙(其孔径大于0.1mm的非毛管孔隙)向下移动，这种水称重力水。重力水向下渗漏，当遇到紧实的犁底层，就形成田间临时积水，遇到不易透水的黏土或岩石等就积聚起来形成地下水，这种水如果距根系很近，就会使作物受害，这时必须设法降低地下水位。

(五) 土壤空气

土壤空气是植物根系呼吸活动必不可少的条件。土壤空气一部分由大气进入，一部分由土壤中生物化学过程所产生的气体所组成。因此，土壤空气与大气的组成含量有显著区别。

土壤空气组成的特点首先是氧气的含量低于大气，而二氧化碳的含量则高于大气几十倍。这种差异，首先是由于植物根系及土壤微生物的呼吸作用不断消耗氧气，并产生二氧化碳所引起的。土壤有机质分解时，也消耗了土壤中大量的氧气，而放出很多二氧化碳。其次，在土壤通气不良的情况下，由于嫌气性微生物的活动，还会产生硫化氢、甲烷等对作物有害的气体。此外，土壤空气中的水蒸气经常处于饱和状态，而大气则一般是不饱和的。土壤有饱和的水蒸气，有助于土壤中化学变化的进行和微生物的活动、生长和繁殖。

在正常情况下，土壤空气总是和大气进行交换。交换的方式主要是部分气体的扩散。土壤空气与大气气体之间的交换性能，称为土壤通气性。土壤通气性能，主要决定于土壤孔隙度大小和土壤含水量的多少。孔隙度大、含水量少、结构良好的土壤，通气便好；反之，通气性便差。土壤通气性对中药材生产有很重要的意义。通气性不良的土壤，氧气不足，能影响植物种子的发芽与根部的呼吸。在缺氧情况下，好气性微生物的活动受到抑制，有机质进行嫌气分解，结果分解缓慢而不彻底，并产生有毒气体。因此，通气性不良的土壤，不利于药用植物的正常生长。

第二节　土壤与中药材生长发育的关系

土壤通过水、肥、气、热等因素影响药用植物根系的生长发育及其机能，而水、肥、气、热状况又要受土壤质地、土壤结构、土壤吸收性能和土壤反应等性状的影响。

一、土 壤 质 地

由于岩石的种类和风化程度不同，土壤中矿物质颗粒有大小、性质的不同。土壤质地是指根据土壤中各种大小不同土粒所占百分数的多少而进行的分类。根据土壤质地可把土壤分为砂土、黏土和壤土三大类，不同质地的土壤，对药用植物的生长发育所需水分、养分的供给并不同。

(一) 砂土

砂土中砂粒多，黏粒少。它的特点是疏松易耕，耕作阻力小，只要有水，就能保证出苗早而齐。砂土中大孔隙多，小孔隙少，因此，通气透水性好，但保水保肥力很差，含水量较低，有机质虽然分解迅速，早期供肥性较好，但不易在土壤中积累。所以，这种土一般养分缺乏，肥劲不足。植物生长往往表现出“早发”、发小苗不发老苗等现象。砂土昼夜温度变化大，早春及白天土温易上升，常称为热性土。由于土温高，小苗发得快，植物成熟早。适宜于在砂土中种植的中药材有珊瑚菜、仙人掌、北沙参等。

(二)黏土

黏土中的黏粒多而砂粒少，黏结力和胀缩性强。干时收缩裂开，坚硬结块，耕作阻力大，耕后大土块多；湿时膨胀难耕，常常造成整地不平，出苗难，不易达到全苗齐苗。这种土壤小孔隙多，保肥性好，透水透气性差，有机质分解慢，养分积累多，肥劲长，但迟效养分释放慢，供肥性差，表现在植物生长上为发老苗不发小苗。一般中药材都不适宜在黏土上种植。

(三)壤土

壤土中的砂粒和黏粒比例比较适中，因此兼有这两种土壤的长处，而克服了它们的缺点。含砂粒较多的称砂壤土，黏粒较多的称黏壤土。壤土中大小孔隙比例比较适当，既通气透水，又能保水保肥，使通气和保水之间的矛盾得到协调。养分含量较多，肥效快，既发小苗也发老苗。因此，是比较理想的土壤。适宜种植多种中药材，尤其是根与根茎类的中药材。

二、土壤结构

不论是未开垦的土地还是久经耕作的农田，土壤颗粒多数是互相胶结在一起，形成大小不一的土团(即土壤团聚体)，很少单独分散存在。土壤结构就是团聚体的大小、形状和排列状况的总称。生产上一般把土壤结构分为不良的非团粒结构和良好的团粒结构两种类型。

(一)非团粒结构

不良的非团粒结构土壤，土粒排列紧密或很分散，只有土粒之间有孔隙，下雨时充满了水，而赶走了空气，有机质不易分解，养分难以释放；天晴时水分大量蒸发，又充满了空气，土壤中有机质发生强烈分解，养分不断释放，但由于缺水也不能被植物利用。因此，在这种结构的土壤中，水和气之间存在着尖锐的矛盾。同时，下雨后土表泥泞，干后板结难耕，对植物生长发育很不利。

(二)团粒结构

具有团粒结构的土壤，其土粒凝聚成形态近似球状、直径为1～10mm的小土团，在水中仍不易散开。这种团粒结构土壤的团粒之间是较大的非毛管孔隙，能使空气流通；

团粒内部又具有细的毛管孔隙，能保持水分。这种土壤有利于水分、空气同时并存。在降雨或灌水时水分从大孔隙渗入土壤内部，使土壤的毛细管内充分吸收水分，而不致流失，以后再供给植物逐渐吸收利用。所以，团粒结构土壤是保水、通气性均好的土壤。

具有团粒结构的土壤，即使干旱时，由于表土团粒干燥后收缩，团粒之间出现更大的孔隙，把下面的毛细管割断，可以防止下层土壤水分向上移动蒸发，在一定时间内，仍可满足植物需要的水分。另外，团粒之间的大孔隙充满空气，好气性微生物活动旺盛，有利于有机质分解释放出养分。在团粒内部小孔隙中，由于氧气少，有利于嫌气性微生物活动，使腐殖质积累在内部，以逐渐转化释放出养分供植物吸收，因此团粒结构土壤是保肥、供肥性能都好的土壤。

此外，具有团粒结构的土壤，土温高而稳定，土质松软适度，有利于耕作和植物根系伸展。由此可见，团粒结构土壤能够协调水、肥、气、热之间的关系，从而使植物获得适宜的生活条件。

三、土壤的吸收性能

肥料供植物吸收利用一般必须通过土壤。要充分发挥肥料的效率，使植物高产，就必须了解土壤是怎样把肥分保蓄起来的。土壤保持肥分的性能称为土壤吸收性能。根据土壤吸收性能的方式可将其分为 5 种。

（一）生物吸收性能

植物根系微生物有选择、集中、积累和保蓄养分的能力。一些深根植物可以把土壤下层的养分吸收积聚到表土层；有些微生物和绿肥植物能吸收利用难溶性养分，随着它们残体的腐解再释放出来；豆科植物和固氮微生物有固定空气中氮素的作用，在提高土壤肥力方面有很大的作用。

（二）机械吸收性能

土壤中细小的孔隙，具有机械阻留某些固体养分物质的能力，如细土粒、有机残体、粪渣等。这种情况类似于过筛，比筛孔大的物质阻留在筛子上边。这些被阻留的物质对土壤肥力提高有一定意义。土壤颗粒越细，排列越紧密，阻留的能力越大，但这种吸收性能对可溶性养分的吸收和集中作用不大。因此，它不是土壤养分保存的主要方式。

（三）物理吸收性能

土壤的物理吸收性能是指土壤胶体依靠巨大表面能的作用对分子态养分的吸收能力。例如，圈肥、人粪施到大田与土壤混合后，臭味就减小了，这是由于土粒表面吸附了有臭味的氨分子，这样便可减少氨的挥发损失。土壤中细土粒越多，吸收性能越强。生产上常用细土垫圈，就是运用土壤的物理吸收原理。

（四）化学吸收性能

某些可溶性养分与土壤中一些物质起化学作用，变成难溶性的化合物，被固定和保存在土壤中。如北方含钙质的石灰性土壤，南方含铁、铝多的酸性土壤中施用过磷酸钙后，可形成难溶性磷酸钙、磷酸铁、磷酸铝，植物不易吸收，而保存在土壤中，一般把这种情况称磷的化学固定。这种作用降低了磷肥的有效性。为了减少土壤对可溶性磷肥的固定，最好将磷肥做成颗粒状施用；在植物生长后期施用可溶性磷肥最好配成溶液进行根外追肥。

（五）物理化学吸收性能

物理化学吸收性能是指土壤溶液中的离子与土壤胶体扩散层的离子进行交换的作用，有阳离子交换与阴离子交换两种作用。因为土壤胶体多带负电，主要是阴离子交换作用。例如，土壤胶体中原来吸附钙离子和钾离子，在土壤中施入硫酸铵肥料后，由于硫酸铵在土壤溶液中解离为铵离子与硫酸根离子。铵离子便与土壤胶体扩散层中的钙离子、钾离子进行交换，反应如下：

$$\boxed{\text{土壤胶体}}\begin{matrix}K^+\\ Ca^{2+}\\ K^+\end{matrix} +2(NH_4)_2SO_4 \rightleftharpoons \boxed{\text{土壤胶体}}\ 4NH_4+K_2SO_4+CaSO_4$$

通过交换，铵离子被土壤胶体吸收保存。铵离子从溶液中转移到土壤胶体上，钾离子、钙离子进入溶液的过程，称为离子交换过程，即土壤的保肥过程。阳离子交换作用是一种可逆反应，能向着两个方向进行，一般能很快达到平衡。如上式钙离子与钾离子为铵所交换进入溶液，当溶液中钾离子浓度增大时，钾离子又可重新为胶体吸收，把铵交换回溶液中，供植物吸收利用。交换吸收作用是按等价交换进行的，如一个二价的钙离子需两个一价的钾离子来交换。

上述 5 种保肥方式不是孤立的，而是互相联系、互相影响的。从土壤保肥与供肥矛盾统一的观点来看，以离子交换作用最为重要。

四、土 壤 反 应

土壤反应是指土壤的酸碱度。土壤溶液中氢离子浓度高的为酸性，氢氧离子浓度高的为碱性。土壤酸碱度通常用 pH 来表示，pH 等于 7 时是中性反应，pH 小于 7 时是酸性反应，pH 大于 7 时是碱性反应，土壤 pH 一般都为 4～9。

土壤酸碱度是在土壤的形成过程中产生的。因此，它受气候、母质、植被及耕作管理条件等影响很大。一般南方土壤比北方土壤偏酸，因为南方雨水多，大部分的碱性物质被冲入土壤下层，同时因气温高，有机质分解迅速，产生了酸性物质。一般耕地多为中性土，只是略为偏酸、偏碱而已。

土壤的酸碱度影响土壤养分的有效程度。过酸过碱的土壤易使磷素固定，难被植物吸收，也使氮素的转化受到影响。红壤、黄壤酸性重，应施用一些石灰以中和酸性，施磷肥时不宜施酸性的过磷酸钙，要施碱性的钙镁磷肥。有些地方如滨海平原的石灰性冲积土，本身已偏碱性，就不宜多施石灰，以免过多损耗地力。

土壤酸碱度不同，适于种植的药用植物种类也不同。酸性土壤适于种植肉桂、槟榔、黄连、罗汉果、天麻、荞麦、白木香、萝芙木等，碱性土壤适于种植甘草、枸杞、红花、土荆芥、藜等，而中性土壤则适于大多数药用植物材的生长。在生产上，一方面应根据药用植物对土壤反应的要求进行合理的田间布局，另一方面也可采取农业措施改变土壤反应，以适应药用植物生长发育的需要。

第三节　不良土壤的改良利用

在我国广阔的领域里，分布着各种土壤，有的肥沃，有的瘠薄，有的过酸，有的过碱。而药用植物的种类繁多，对土壤的要求也各不相同，为创造适合药用植物生长的土壤条件，除了对一些好的土壤不断地进行耕作、施肥、灌溉、排水和合理轮作等田间管理措施，进一步提高土壤肥力外，对一些不良的土壤必须采取积极的改良措施，对土、肥容易流失的荒山秃岭，应修筑梯田、改土培肥，并根据药用植物的特性加以合理利用，从而扩大中药材的种植面积。

一、黄　　壤

（一）低产原因

黄壤、红壤广泛分布于我国亚热带、热带的山丘坡地上，黄壤是贵州分布地域最广、面积最大的土壤，约占全省总面积的42%。红壤也是贵州的主要土壤之一，约占贵州土壤总面积的10%，主要分布在贵州东部、东南部低热河谷地区，黄壤和红壤的性质比较一致，低产原因可概括为浅、黏、瘦、酸、旱、蚀（见水土保持）这6个方面。

(1) 耕层浅：由于黄壤低产土壤分布在有一定坡降的地区，垦殖后有的耕作粗放，大多有不同程度的侵蚀，水土流失相当严重。加之质地黏重，土体紧实，垦殖过浅，通常耕层不超过10～15cm。植物根系下扎难，影响植物对水分及养分的吸收。

(2) 土质黏重板结：土壤黏粒含量很高。造成湿时糊烂，干时板结，透水透气性差，耕作不便、耕期短，不利于植物根系伸展。

(3) 有机质含量低，养分缺乏：经垦殖后，有机质逐年下降，氮、磷、钾、钙、镁较少。

(4) 土壤酸性强：pH为5.0～6.0，呈酸性或强酸性反应。钙、镁、钾等盐基淋失，可溶性的铁、铝、锰增多，使磷的有效性降低。有时植物发生铝中毒现象。

(5) 干旱缺水，水土流失严重：这类低产土主要分布于山、丘、坡、台，地表有一定的坡降的地方。降水强度大时，由于质地黏重，土体紧实，降水下渗困难，造成地表径流和水土流失。此外，由于土质黏重，有效水含量低，凋萎系数高，加之较强的蒸发损失，在旱季出现供水不足，植物受旱。

(二)改良利用

(1)搞好水土保持，防止土壤冲刷：分布区地势起伏，降雨丰富，搞好水土保持工作十分重要。有工程和生物措施两大类，工程措施如修造梯田、栏山沟等，来改变地形，达到减缓径流、拦截泥沙的目的。生物措施如植树造林、种草、栽培中药材等，以增加地表覆盖，减轻雨水对土壤的直接冲刷。两种防治措施可结合起来实施，以增大治理的效果。

(2)增施有机肥，合理施用化肥培肥土壤：黄壤养分含量较低，要种好绿肥，多积人畜肥，广辟有机肥料来源，增施有机肥料，改良土壤理化性质，同时还要合理施用化肥，增施氮、磷、钾、钙、镁肥。磷肥施用要集中施于根部，以减少土壤中铁、铝的固定，并且应施用碱性的钙镁磷肥为宜。

(3)施用石灰，中和酸性：除了少数植物喜酸外，一般植物都不适宜强酸环境。施用石灰，可中和土壤酸度，有利于大多数植物生长发育。同时，石灰是钙、镁等营养元素的来源，也是形成良好土壤结构的胶结剂。

(4)选择适宜植物进行合理轮作：新垦地土壤肥力低，只适宜种植部分耐贫瘠、耐旱、耐酸的植物，如喜树、木瓜、荞麦、肉桂等。为了使用地与养地相结合，在黄壤地上种植药用植物应与绿肥或饲料作物进行轮作，这样可以加速土壤熟化，提高土壤肥力。

总之，对黄壤类低产土的改良利用方法还有很多，但都必须针对造成低产的原因，有目的和重点地进行，它是一项长期而耗工的工作，也是一项综合性强的工程，尽量做到全面规划，综合治理，宜林则林，宜农则农，改革耕作制度，推广应用规范化的科学种植技术，才能把瘦地变为肥地，荒山变为宝地。

二、石　灰　土

(一)分布和主要特征

石灰土是我国热带、亚热带地区石灰岩母质上发育的土壤，主要分布于广西、贵州、云南境内的山地丘陵。贵州碳酸盐类岩石分布广泛，除东南部以板岩为主的地区外，全省其他地区均有面积较多的碳酸盐类岩层，形成面积较大、数量较多的石灰土，其面积占全省土壤面积的 17.5%，是贵州省仅次于黄壤的第二大土类。其主要特征有以下两方面。

(1)土层浅薄，质地黏重，剖面发生层次不明显：石灰土在坡面上一般土层厚 30～50cm，呈斑状分布于基岩露头之间或石缝中，群众称为石旮旯土，土层中黏粒有明显的淋溶淀积现象，土体质地较黏重，但团粒结构和小核状结构较多，土壤剖面发生层不太明显。

(2) 土壤呈中性反应，养分含量丰富：石灰土一般呈中性至微碱性反应，pH6.5～8.6，且土壤中含有少量碳酸钙。土壤胶体吸附的钙离子较多。矿物质养分较丰富，钾、钠、钙、镁等的含量和有效态都较高，是山地土壤中养分含量较高的一种类型。

(二) 改良利用

针对大多数石灰土土层浅薄、蓄水力差、易遭干旱、土质黏重、雨后易引起土壤板结、水土流失较为严重的特点，在改良利用上，一方面要通过水利建设、蓄水灌溉；另一方面要进行坡改梯，防止水土流失，此外，采取轮作、套种及增施有机肥料也为重要措施。至于分布在石山间，土层浅薄，地面岩石裸露较多和陡坡之地，应保护现有植被或造林绿化，可栽种一些喜钙、耐旱的用材林或经济林，如油桐、乌桕、柏木、棕榈、杨树、柠木、香椿、榆树、桑树等，林下可种植喜荫蔽的药用植物，如天麻、田七等。

三、盐　碱　土

盐碱土主要分布在滨海地区，以及西北、东北和华北等地。根据其所含盐类的不同，可分为盐土和碱土两大类。盐土中含有大量可溶性的盐类，其中主要以氯化钠和硫酸钠为主；碱土中主要以碳酸钠为主，碱性很强，pH 往往可达 9 以上。大量的是介于两者之间的盐碱土，这种土壤中氯化钠、碳酸钠等都有。

盐碱土由于可溶性盐多，结构差，影响种子发芽及药用植物生长发育。湿时泥泞，干时坚硬，耕性很差，肥力低，因此，盐碱土必须改良后才能充分利用。

盐碱土的改良措施如下。

(一) 物理改良

(1) 排水：排水是改良盐碱土的重要措施之一。因为土壤盐分在土壤中处于运动状态，土壤水分的运动支配着盐分的运动，经过排水后可以降低地下水位，防止返盐，在排水过程中，大量盐分也同时随水排出，所以排水沟的作用就是排盐。排水措施一般采取开沟及竖井排水两种，开沟可分明沟、暗沟两种方法；而竖井排水就是垂直排水，通过打井提取地下水而降低其水位，并用井水灌溉洗盐。在河南、河北、苏北等地实践证明，井排井灌是综合治理旱、涝、盐碱灾害的有效措施。

(2) 种稻洗盐，“用”“改”结合：种植水稻，用淡水灌溉，可以做到边改土边收益，采取日灌夜排，不断使盐随水流去。水稻田由于长时间浸水，可压住盐分上返。实践证明，大面积种植水稻是滨海盐碱地区改良土壤与利用土壤相结合的一项成功经验。

(3) 种植绿肥及增施有机肥　种植绿肥及增施有机肥，可以防止土壤返盐，还可改善土壤结构，提高土壤肥力。

(4) 客土换土：把表层盐碱土挖去，再垫上一层好土，这称为客土换土，客土层愈厚，抑制返盐效果愈好。

(5)耕耙松土：因为盐土结构差，地表易结成土壳，所以应经常耕耙松土，以改善通气性，有利于种子发芽发苗，同时松土后可切断土壤表层的毛细管，减少水分蒸发，削弱返盐作用。

(二)化学改良

含碳酸盐等多的碱土，可以加石膏改良。因为石膏主要成分是硫酸钙，其中的钙离子可以代换出土壤胶体及吸附的钠离子，使碳酸钠等变成无害的钙盐。代换出的钠离子在土壤溶液中可以结合灌溉排水、种稻等措施将其除去。

盐碱土改良的各种单项措施，在一定阶段可以起到积极的作用，但从盐碱土脱盐、培肥、高产的总要求来看，必须采取综合治理的措施，才能达到改好的目的，更加有利于中药材的栽培。

第六章　中药材栽培与肥料的关系

第一节　无机元素与中药材生长

直接或间接供给植物所需养分，改善土壤性状，从而提高植物产量，改良其品质的物质称为肥料。

一、药用植物生长需要的营养元素

据测定，药用植物在整个生育期中，所需的营养元素有 70 多种，其中碳、氢、氧、氮、磷、钾、钙、镁、硫、铁、锰、锌、钼、硼、钼和氯是目前公认的植物必需的营养元素。一般把占植物体干重千分之几以上的营养元素称为大量元素，万分之几以下的称微量元素。以上元素中碳、氢、氧、氮、磷、钾等是大量元素，而铁、钼、硼、铜、锌、锰等元素是微量元素。相应的，大量元素植物生长需求量大，而微量元素需要量少。碳、氢、氧在植物体中含量高达 90%以上，来源于空气中充足的二氢化碳(CO_2)和土壤中的水分(H_2O)，植物易于获取；而氮、磷、钾这三种元素植物需要量也较多，但土壤的供应不足，往往需要以肥料的形式加以补充，称之为肥料的三要素。

二、营养元素在植物营养中的作用

植物所必需的元素必须同时满足下面三个条件：对于正常生长或生殖，这种元素应该是必需的，在它完全缺乏时，生长和生殖都不能正常进行；植物需要而且必须是专一的，不能被其他元素所代替；这种元素必须是在植物体内直接起作用，而不仅仅使某些其他元素更容易生效，或者仅仅是对其他元素发生抗毒效应。此标准由美国生物学家阿诺和斯通 1939 年提出，一直沿用至今，肥料就是为植物提供符合这一标准的元素，即营养元素。现就营养元素在植物体内的作用归纳如下。

(一)参加植物有机体的构成，是植物体的结构物质和生活物质

结构物质是构成植物活体的基本物质，如纤维素、半纤维素、木质素及果胶等物质；而生活物质是植物代谢中最为活跃的物质，如氨基酸、蛋白质、核酸、脂类、叶绿素、酶等，它们都是由碳、氢、氧、氮、硫、钙、镁等元素组成。

（二）促进植物体内新陈代谢作用

铁、锰、锌、铜、钼等微量元素和钾、钙、镁、氮、磷等大量元素具有加速植物体内代谢过程的作用。这些元素大多是许多酶的组成部分或是酶的活化剂，或存在于维生素、生长激素中，调节植物体的新陈代谢作用。

（三）对植物体的生命活动具有特殊功能

例如，钾在植物体内含量较大，但它不是植物体内某种物质的组成部分，而以无机离子存在。钾的存在使细胞质体充水膨胀，有利于代谢作用的进行，减少水分蒸发。钾能提高光合作用的强度，有利于糖和淀粉的合成，增加作物的抗旱、抗寒能力。钙、镁在植物体内也有一些调节生命活动的特殊功能，如调节细胞透性，增强作物的抗逆性等。

（四）植物营养元素的同等重要性和不可替代性

各种营养元素在植物体内是同等重要和不可代替的。这就是说，不同营养元素在植物体内的含量虽然差异很大，多的达植物干重的10%，少的只有十万分之几或百万分之几，但是它们对植物的生长发育都是不可缺少的，它们各自所起的作用也不能相互替代。例如，硼在植物体内含量一般只有0.002%，但是如果缺少它，有的植物因此造成烂心，有的不能正常授粉和结实。所以硼对植物的生长发育来说，和大量元素一样，是十分重要和不可缺少的。另外，营养元素各有各的作用，植物缺磷应补磷肥，缺钾就应补钾肥，不能以磷肥代替钾肥。

（五）植物营养元素的最小养分律

最小养分律是指植物产品的产量高低受数量最少养分（即具体条件下作物最敏感缺乏的营养元素）所决定，在一定程度上产量随这种养分的增减而变化，同时随着数量最少养分的供给满足，以及其他营养元素和水热气等条件的改善，最少养分也在发展变化，要用发展的眼光来看最小养分律。

三、药用植物对养分的吸收及其阶段性

（一）药用植物是怎样吸收养分的

植物吸收养分的主要器官是根，被吸收的养分其主要形态是无机态的各种阴、阳离子。植物也可以吸收一些简单的有机化合物，如氨基酸、糖等，此外叶片和地上部分的幼嫩组织也能吸收养分。植物吸收的氮素主要是铵离子（NH_4^+）和硝酸根离子

(NO_3^-)，吸收的磷素主要是磷酸根离子($H_2PO_4^-$)、(HPO_4^{2-})。硫、硼、钼分别以硫酸根(SO_4^{2-})、硼酸根(BO_3^{3-})和钼酸根(MoO_4^{2-})形式进入植物体内。植物主要以它们的根系来吸收钾、钙、镁、铁、锰、锌、铜，如钾离子(K^+)、钙离子(Ca^{2+})、镁离子(Mg^{2+})等。

被动吸收：植物从土壤中吸收养分，首先养分必须到达根系表面。根系本身的生长可与表面的土壤离子或溶液中的离子接触。更重要的是由于土壤中溶液的离子浓度不同，由浓的地方向稀的地方扩散，以及土壤溶液中的离子随水向根部流动(由于植物的蒸腾作用，从土壤中吸收水分)使养分到达根系的表面。根的呼吸作用产生二氧化碳(CO_2)，与水结合后形成碳酸(H_2CO_3)，碳酸解离后产生氢离子(H^+)和碳酸氢根离子(HCO_3^-)，与土粒表面吸附的离子或土壤溶液中的离子交换，使养分进入植物体内，另外，已进入植物体内的养分也会发生自由出入或外渗。

主动吸收：主动吸收是指进入根表皮的养分，经植物的代谢作用，有选择地吸收进入细胞，之后通过细胞间的传递而转移到植物需要的部位。

植物除吸收离子态的无机养分外，还可以吸收一些分子态的简单有机物。如某些氨基酸、糖类、磷脂、生长素等。植物是通过渗透作用吸收这些有机物。另外，通过植物叶面的表皮和气孔，无机离子和简单的分子态化合物(如尿素)也可进入植物体内。

(二)药用植物吸收养分的阶段性

一般药用植物从发芽到第一片绿叶长成时，只需水分不需养分，在第一片绿叶长成后，就从土壤里吸收某种养分，它需要的量虽不多，但很迫切，如果缺少，就会对植物的生长和发育产生很大影响，以后供给这种养分也难以纠正或弥补损失，这类时期称为植物的营养临界期。此外还有一个植物生长过程中吸收营养最多的营养大量期。前者多出现在植物生长发育的转折点，如幼苗期，植物分蘖、孕穗分化期。后者多出现在植物生长最旺盛的时期，如返青、分蘖、茎叶生长、开花结实等阶段。

第二节　肥料的种类及特征

肥料的种类很多，按它们的作用可分为直接肥料和间接肥料，前者可以直接提供植物所需的各种养料，后者因为改善了土壤的物理、化学和生物学性质而间接影响植物的生长发育。肥料按其来源分为自然肥料(农家肥料)和商品肥料，前者指自行就地取材、积制，就地使用的各种有机肥料，后者指按国家法规规定，受国家肥料部门管理，以商品形式出售的肥料。另外按照它们见效的快慢可分为速效、缓效和迟效肥料，也可按植物生长发育的不同阶段对养分的要求分为种肥、追肥和基肥等。

在中药材栽培实践中，药材产量和质量的提高是与增施肥料及扩大施肥面积密切相关的。

一、农家肥料

是指含有大量生物物质、动植物残体、排泄物、生物废物等物质的肥料。施用农家肥料不仅能为药用植物提供全面营养，而且肥效长，可以增加和更新土壤有机质，促进微生物繁殖，改善土壤的理化性质和生物活性。

（一）堆肥

堆肥是以各类秸秆、落叶、杂草、湖草、人畜粪便为原料，与少量泥土混合堆积而成的一种有机肥料。

（二）沤肥

沤肥所用原料与堆肥基本相同，只是在淹水条件下（嫌气性）进行发酵而成。

（三）厩肥

厩肥指猪、牛、马、羊等畜禽的粪尿与秸秆垫料堆制成的肥料。

（四）沼气肥

沼气肥是在密闭的沼气池中，有机物在嫌气条件下腐解产生沼气后的副产品，包括沼气液和残渣。

（五）绿肥

绿肥指利用栽培或野生的绿色植物体作肥料，如豆科植物绿豆、蚕豆等。

（六）作物秸秆

作物秸秆含有相当数量的为植物所必需的营养元素。在适宜条件下通过土壤微生物的作用，这些元素再回到土壤中，被植物吸收利用。

（七）泥肥

泥肥指未经污染的河泥、塘泥、沟泥、湖泥等。

（八）饼肥

菜籽饼、棉粒饼、豆饼、芝麻饼、蓖麻饼、茶籽饼等油料种子榨油后剩余的残渣，因其含氮量高，也常视作氮肥。

二、商 品 肥 料

(一) 商品有机肥

商品有机肥指以大量生物物体、动植物残体、排泄物、生物废物等物质为原料，加工制成的商品肥料。

(二) 腐殖酸类肥料

腐殖酸类肥料指泥炭(草灰)褐煤、风化煤等含有腐殖酸类物质的肥料。

(三) 微生物肥料

微生物肥料指用特定的微生物菌种培养生产的具有活性的微生物制剂。它通过特定微生物的生命活动能改善植物的营养或产生植物生长激素，促进植物生长。

(1) 根瘤菌肥料：能在豆科植物上形成根瘤，可同化空气中的氮气，改善豆科植物的氮元素营养，有花生、大豆、绿豆等。

(2) 固氮肥料：能在土壤中和很多植物根系固定空气中的氮气，既为植物提供氮素营养，又能分泌激素刺激作物生长，有自身固氮菌、联合固氮菌剂等。

(3) 磷细菌肥料：能把土壤中难溶性磷转化为作物可以利用的有效磷，改善磷素营养，有磷细菌、解磷真菌、菌根菌剂等。

(4) 硅酸盐细菌肥料：能对土壤中云母、长石等含钾的铝硅酸盐及磷灰石进行分解，释放出钾、磷与其他灰分元素，改善植物的营养条件，有硅酸盐细菌和其他解钾微生物制剂等。

(5) 复合微生物肥料：含有两种以上有益的微生物固氮菌、磷细菌、硅酸盐细菌或其他一些细菌，它们之间互不拮抗并能提高植物一种或几种营养元素的供应水平，并含有生理活性物质的制剂。

(四) 半有机肥料(有机复合肥)

半有机肥料是指由有机和无机物质混合或化合制成的肥料。

(1) 经无害化处理后的畜禽类便：加入适量的锌、锰、铁、钼制成的肥料。

(2) 发酵废液干燥复合肥：以发酵工业废液干燥物质为原料，配合种植蘑菇或养禽用的废弃混合物制成的肥料。

(五) 无机矿质肥料

无机矿质肥料的特点是不含有机质，肥料成分浓厚，养分呈无机盐形式，按含主要养分的不同，可分为氮肥、磷肥、钾肥等几种。

(1)氮肥：氮肥中的氮有铵态氮和硝态氮。硝态氮能较快地渗入根内，易被植物吸收，但不被土壤吸收，易流失。铵态氮无此缺点。

(2)磷肥：土壤中水溶性磷酸盐极少，必须经过各种作用把难溶性的磷酸盐和有机磷释放出来，才能被植物吸收。

(3)钾肥：主要营养为钾元素。

(4)复合肥料：一种化肥中含有氮、磷、钾中的两种和两种以上的肥料称为复合肥料。

表 5-1～表 5-4 是常用无机肥料的元素含量、性质及施用方法(中国农业科学院土壤肥料研究所，1983)。

表 5-1　氮肥的元素含量、性质及施用方法

名称	含氮量/%	性质	施用方法
硫酸铵	20.8	白色结晶粉末，有时淡黄色，易溶于水，速效	多作追肥或种肥，水旱地均可施用。不能与碱性肥料混施。每亩*施 2～40kg
碳酸氢铵	17.0	白色或灰白色粉末，有气味，易挥发损失，易潮解，速效，生理中性，最适于酸性和中性土壤	多作追肥，开沟深施覆土，切不可与叶、种子接触，以免烧伤。水田施用时应保持水层，不能与碱性肥料混合施用
尿素	46.0	白色小粒状结晶，中性，吸湿性强，应贮于通风干燥处，肥效较前几种稍慢	可作水、旱田基肥或追肥，追肥时应较其他氮肥提前数天施用，施时不宜接触茎叶，不宜作种肥，以免烧苗
氯化铵	25.0	白色结晶，或淡黄色，易溶于水，生理酸性	水旱田均可施用，水浇地宜作追肥，盐碱地不宜施用

*1 亩≈667m²

表 5-2　磷肥的元素含量、性质及施用方法

名称	含磷量/%	性质	施用方法
过磷酸钙	16～18	灰白色粒状或粉末，酸性，有吸湿性和腐蚀性，速效	水旱田均可施用，主要作基肥，不宜与草木灰等碱性肥料混合施用，石灰质土壤最好与有机肥或配合其他氮肥施于肥力较低的土壤，也可作根外追肥
钙镁磷肥	16～18	褐色粒状碎块或粉末，不溶于水	肥效慢，与堆肥堆置腐熟后作底肥，不宜与氨态氮肥混合施用

表 5-3　钾肥的元素含量、性质及施用方法

名称	含钾量/%	性质	施用方法
硫酸钾	48.0	灰白色或灰黑色结晶，不吸湿，易溶于水，生理酸性	作追肥，砂土易流失，可分次施或与有机肥料混合施用
氯化钾	50～60	白色结晶粉末，或略带黄色，生理酸性，易溶于水	作追肥，不宜施于烟草等作物，盐碱地不宜施用

表 5-4 复合肥料的元素含量、性质及施用方法

名称	含氮量/%	含磷量/%	含钾量/%	性质	施用方法
磷酸一铵 磷酸二铵	11.0 16.0	48.0 20.0	— —	浅灰色或黄色粒状，遇石灰则成为不溶性的磷酸钙	可作水、旱地基肥、追肥。最好作基肥使用，不能与碱性肥料混合施用
硝酸钾	13.5	—	45.0	纯品为白色结晶，有助燃性	作基肥、追肥，适于需钾多的作物，水田不宜施用，不要存放在高温和有易燃品的地方
磷酸铵	18.0	46.0	—	常呈深灰色(纯品白色)，易溶于水，中性。有一定的吸湿性是磷酸一铵和磷酸二铵的混合物，贮存时要注意密封，防潮	可用水、旱地基肥，每亩施 5～7.5kg。若作追肥可溶解于水中泼施，每亩用 2.5kg

(六)叶面肥料

叶面肥料是喷施于植物叶片并能被其吸收利用的肥料，其中不得含有化学合成的生长调节剂。

(1)微量元素肥料：以 Cu、Fe、Mn、Zn、B、Mo 等微量元素及有益元素为主配制的无机化合物。

(2)植物生物辅助物质肥料：用天然有机物质提取液或接种有益菌类的发酵液，再添加一些腐殖质、藻酸、氨基酸微生物、糖等配制的肥料。

第三节 施 肥

植物为了满足对养分的需要，就要从土壤中吸收养分。土壤一方面为植物的需要提供适宜形态的养分数量，另一方面又要维持自身肥力不衰竭，因此土壤就难以承担起供应养分的全部责任，需要人为地向土壤补充各种养分。这种人为地向土壤补充养分的过程称为施肥。药用植物的生长需要大量的营养元素，无论是大量元素和微量元素都不可缺少，但各元素之间及其与药用植物的生长和结实等过程之间，都有极其复杂的相互联系和相互制约的关系，施用不当均会影响药用植物的生长和结实，因此，必须科学施肥。

一、合理施肥的依据原则及影响施肥的因素

(一)合理施肥的依据原则

1)首先看药用植物的需要，也就是看药用植物需要养分的种类、数量和需要的时期。

2)看土壤对养分的供应能力和数量。

3)看肥料的性质，也就是养分含量、养分形态、养分在水里的溶解度和土壤里的变化。

(二)影响施肥的因素

1. 药用植物的种类、生长时期与施肥的关系　不同种类的药用植物对养料的要求不同。因各药用植物部位不同，有叶、茎、根入药的，也有花、果实、种子入药的。根据各部位对肥料的要求情况，可适当增施某种肥料，一般氮肥能促进叶子生长，磷肥能提高种子产量，钾肥能促进块根、块茎的发育等。但也仅能将其作为施肥时的参考，不要单纯施用某一肥料，而应视具体情况三者配合施用。根据药用植物不同的生长期，合理施用基肥、种肥或追肥以满足不同时期药用植物对养分的需求。一般植物从发芽到第一片绿叶长成时，只需要水分，不需要养分，第一片绿叶长成后，就需要从土壤里吸取养分，这一时期即植物的营养临界期，应供给一些速效肥料作种肥，施在种子旁边，供发芽后植物直接吸收。当药用植物开始旺盛生长时对养分需要很多，土壤供应难以满足营养大量吸收期，如返青、分蘖、茎叶生长、开花、结实等不同生育阶段的需要，应进行追肥，追肥也多用速效肥。在播种前或移栽前耕地时施的肥料称为基肥(底肥)，这是供应药用植物整个生长期的肥料，常用有机肥等迟效肥料。

施肥是提高中药材产量和质量的主要栽培措施。种植一年生或二年生及全草类药材，苗期应多施氮肥，促进茎叶生长，在生长后期应配合施用磷、钾肥。多年生及根和地下茎类药材，除在晚秋或早春结合整地施足基肥外，生长期至少应追肥三次：第一次在春季萌发生长后，第二次在开花前，第三次在开花后、结果前。冬季还要重施一次“腊肥”。木本花果、种子类药材，肥料应在秋季树木休眠期前施入。由于树木在早春萌芽，直到开花结果所需的养分，主要靠前一年贮藏在树体内的有机养分，同时，树体内养分的积累是在秋梢停止生长和果实采收后进行的，因此，秋冬季将大量的有机肥配合少量化肥施下，为增强树体叶子的光合效率，提高根系吸收和合成养分的能力，增加体内养分的积累，以及下一年丰产打下物质基础。

2. 土壤与施肥的关系　土壤的性质不同，如土壤结构、化学成分、土壤中有效养分含量等，都能影响施肥效果，所以应根据不同土壤合理施肥。如黏土板结不透气，应多施有机肥，需浅施以加快分解，改善土壤物理性状，从而改善养分供给；砂土保水保肥力差，应施用半腐熟的堆肥、厩肥，不应施完全腐熟肥，以防流失。施速效肥料时应分期多次施用，并控制灌溉量，防止大水漫流。

土壤的酸碱性对肥料也有很大影响，有的肥料能溶于酸但不溶于水，如骨粉、磷矿粉、钙镁磷肥等。它们施入酸性土壤中可以慢慢溶解，供给植物吸收。而施入碱性土壤和石灰性土壤就不能溶解，因而效果不显著。

土壤中的养分是不断变化的，施肥前，应了解土壤中含有多少可被植物吸收的养分，以及土壤养分的总含量，药用植物所需的养分中哪些可由土壤所贮藏的养分来供应，哪些可由肥料来补充，以此为依据作施肥时的参考。

3. 肥料与施肥的关系

(1)迟效性和速效性肥料：大多数有机肥料，如厩肥、堆肥、绿肥及无机肥中的磷矿粉、骨粉等属迟效性肥料，这类肥料肥效慢、肥力长，施用到地里逐渐分解，供植物吸收利用多作基肥施用，对多年生药用植物应多施基肥。大多数化肥及人尿粪等有机肥属速效肥料，一般作追肥施用，施用要适量，多次分施，施用过量易流失或烧苗，造成不必要损失。

(2)肥料的施用规则：施肥前，应了解施用的一些规则，如绿肥最好在盛花期翻压翻埋，其深度为 15cm 左右，盖严土，压青后 15～20 天才能播种或移苗；叶面肥料最后一次喷施必须在收获前 20 天进行；微生物肥料可用于拌种，也可作基肥和追肥，但使用时应严格按说明书操作进行；一般化肥与有机肥配合施用或化肥与有机肥、微生物肥配合施用时，最后一次追肥必须在收获前 30 天进行。

(3)肥料的性质和含量：施肥前，应了解肥料的性质和含量，有的肥料只含有一种或两种成分，有的肥料三要素都含有，在施肥时，首先应根据药用植物的需要选择适当的肥料，不要错用；其次要了解肥料所含的肥分数量，按肥分数量计算施肥量。

(4)肥料的混合施用：长期施用某种肥料特别是单一性质的化肥，容易使土壤性质变坏，如氨水、草木灰等碱性肥料使土壤变成碱性；粉状过磷酸钙使土壤暂时局部变酸；硫铵、氯化钾等被植物吸收铵和钾后，剩下硫酸根和铵离子，也使土壤变酸变硬，若在酸性土壤上施用需加石灰中和。只要氮、磷、钾化肥配合施用适当，不会降低土壤肥力也不会引起土壤物理性状恶化。

不论是有机还是无机肥料，混合施用，必须满足下述三个条件：第一，不能使其中任一养分的有效性降低或引起养分的损失；第二，能使肥料的物理性状得到改善，至少不会产生不良物理性状，便于贮藏和施用；第三，混合后的养分种类和比例要适合植物营养的需要。常用肥料能否混合施用见表 5-5。

表 5-5 常用肥料混合施用表

人畜粪尿														
厩肥	+													
硫酸铵	O	O												
尿素	*	O	O											
氯化铵	O	O	O	O										
碳酸氢铵	*	*	O	*	O									
氨水	O	+	*	*	*	*								
钙镁磷肥	O	+	O	O	O	*	O							
过磷酸钙	+	+	+	O	O	O	O	*						
磷矿粉	+	+	O	O	O	*	O	*	*					
骨粉	+	+	O	O	O	*	O	*	*	O				
草木灰	*	*	*	*	O	*	*	O	*	*	*			
氯化钾	O	O	+	O	+	O	O	O	*	+	+	O		
硫酸钾	O	O	+	+	+	O	+	O	*	+	+	O	+	
	人畜粪尿	厩肥	硫酸铵	尿素	氯化铵	碳酸氢铵	氨水	钙镁磷肥	过磷酸钙	磷矿粉	骨粉	草木灰	氯化钾	硫酸钾

注：“+”可以混合；“O”混合后立即施用；“*”不能混合

4. 施肥与气候因素的关系 在风、热、雨、电等气候因子中，对施肥影响较大的是温度和雨水两个因素，在高温多雨的地区，肥料分解快，有机肥料的施入不宜过早，雨水多易使化肥流失、减少肥效。因此，不宜在连续下雨和雨前施用化肥，最好在晴天早、晚进行施肥，在低温少雨地区，有机肥分解慢，应施腐熟有机肥，同时，应提早施入。

二、施肥方法

为获得高产、优质的中药材，并最大限度地发挥药用植物的生产潜力和增产效应，除了使用基肥、种肥、追肥三种施肥方法外，还有一种常用的施肥方法是根外施肥法。

根外施肥又称叶面施肥法，即将肥料溶解于水中，用喷雾器选择晴天无风的傍晚或阴天喷洒于植物叶面或果实上。此法见效快，喷洒 5h 后，植物即开始吸收。能延续 7～10 天，一般最后一次应该在收获前 20 天左右进行，以免肥料残留。

第七章　栽培制度与土壤耕作

实现中药材的高产、稳产，必须从提高整个农田生态系统的生产力为基准，用地与养地相结合，不断提高土壤肥力，建立起一套综合生产技术措施，为中药材的可持续增产提供理论依据。

这套技术措施，是由中药材栽培制度和土壤耕作措施组成。中药材栽培制度包括中药材布局、复种、休闲、轮作、连作、间作、混作、套作等；土壤耕作措施包括土壤的基本耕作和表土耕作。

中药材栽培制度是土壤耕作的基础，各种土壤的耕作技术，都是结合一定的栽培制度所采取的养地措施，随着栽培制度的改变，土壤耕作措施也必须作相应的改变。

药用植物是药用农田生态系统中的主要生物组成部分，中药材栽培制度安排是否合理，不仅影响中药材的品质、产量，而且会影响到整个农田生态系统的物质循环和能量转化，直接影响到医药工业原料的供应。因此，必须合理制定中药材的栽培制度，将各种药用植物安排在最适宜的生长条件之中。

土壤耕作是根据栽培制度所制定的一系列技术措施，它是栽培制度实施的基础和保证，也是中药材栽培不可缺少的组成部分。

第一节　栽 培 制 度

中药材栽培制度是指一个地区或一个生产单位的药用植物结构在空间上和时间上的配置布局，以及所采用的复种、休闲、轮作、连作、单作、间作、混作、套作、再生作等种植方式所组成的一套种植技术体系。它要解决的是种什么、种多少、种在何处、如何种等技术问题，它和单种某一种中药材的播、栽、管、收等栽培技术不同。栽培制度是全局性的，中药材栽培技术必须根据药用植物所属的栽培制度来制定。

一、中药材布局

中药材布局是指一个地区或生产单位的中药材种植计划或规划，就是安排种植的种类、面积、比例和配置地点的一种中药材栽培布局。不同地区生态条件不同，中药材布局也应有所差别。

(一) 中药材布局在生产上的意义

合理的中药材布局，就是将各种中药材安排在相对最适合的生态条件和生产条件下，充分发挥中药材的生产潜力，获得较多的优质中药材产品，提高总产量和总产值，取得最大经济效益和生态效益。

合理的中药材布局是中药材生产规划的重要组成部分，它可以解决各种药用植物争地(光)、争肥、争水、争季节、争劳力的问题，达到高产、稳产、多收，促进中药材栽培产业全面发展。

合理的中药材布局，可以决定一个地区中药材复种程度的高低，又不影响复种、间作、套作的方式和方法，以及轮作、连作的安排。布局不合理，各种中药材种植比例不当，相互不协调，势必影响复种、间作、套作、轮作、连作的合理运用，也会影响合理的土地耕作，以及影响合理施肥、排灌及田间管理技术体系的建立，最终影响中药材的产量。这种不良影响，不仅影响当季、当年的中药材栽培生产，而且会影响到下年度乃至今后的生产。

(二)中药材布局的原则

中药材的合理布局，应以当地自然条件和经济条件为依据，以中药材的生态适应性为基础，在具体布局时应遵循以下原则。

1. 面向市场，按社会需要安排中药材 中药材种类在市场经济时期的生产受市场调控，一个生产单位、地区种什么，种多少，一定要注意市场信息，要产销对路，才能提高经济效益。

2. 统筹兼顾，全面安排，满足社会对中药材的不同需求和不断增长的需要 社会对中药材的需求是多种多样的，有的种类市场需求量非常大，栽培经济效益明显；有的种类市场需求量极小，但又是中药材加工生产中不可少的一部分，尽管经济效益不十分明显，但从社会效益角度来看，也应在布局时予以考虑，合理安排。为便于管理，各种中药材安排时要注意相对集中，既要防止中药材的单一化，又要防止中药材种类过多，过于复杂。

3. 充分利用当地自然资源 因地、因土种植，合理的中药材布局，既要充分利用当地的自然资源，又要注意保护自然资源，才能进行连续不断的生产。因此，必须选择能发挥当地资源优势，栽培最适于当地气候、土壤的中药材。例如，砂仁、槟榔等热带、亚热带中药材不耐严寒，不适宜在北方露地栽培；当归、黄连等山区生长的中药材喜凉爽，在平原高温地区就生长不好。因此，栽培何种中药材，主要决定于当地的气候、土壤条件和中药材的生态适应性。而种多少则决定于市场需求和生产条件。

4. 根据当地生产条件和技术水平，确定中药材种类和熟制的面积比例 不同生产单位的自然条件虽然比较相近，但在生产条件[如劳(畜)力、农机具、水肥条件、资金等]、管理水平(生产管理、经营管理)和科学技术水平(包括劳动者的科技水平)等方面则有差别。因此，要根据这些特点来安排中药材种类和熟制面积的比。一般说来，在水肥条件好、劳(畜)力充裕、机械化程度高、季节长、科学种田水平高的生产地区、单位，三熟制的面积可适当大一些。反之，则应多安排两熟或一熟制的面积，并选用早熟(或中熟)、需肥中等、产量较高的品种。

5. 坚持用地与养地相结合 合理的栽培制度，是用地和养地相结合的基础，各种养地措施都要和栽培制度相配合。中药材栽培制度是否合理，能否因地、因土种植，能否建立合理的用养结合的复种轮作制度，取决于有无合理的中药材布局。其中重要的指标之一是用地中药材、养地作物和兼用作物的种植面积比例是否恰当。例如，应安排一定比例的豆科作物、绿肥作物；在半干旱、半湿润地区，安排一定比例的休闲地并进行一系列耕作；在一年多熟地区，安排一些季节休闲，有利于改善土壤理化性质，提高土壤肥力。

（三）按中药材区划进行中药材的合理布局

我国幅员辽阔，地形、地势、气候极为复杂，绝大部分国土处于温带，一部分接近寒带，一部分延伸到热带；有平原、丘陵、高原、河流、湖泊。这些优越的地理条件使得我国盛产多种多样的中药材。由于各地自然条件不同，中药材的分布种类也就不同，各地中药材栽培情况也不一致。在我国中药材的长期栽培历史过程中，造就了许多当地著名的栽培中药材，即所谓“道地药材”。各地形成了道地药材主产区，如贵州的天冬、白芨、杜仲、天麻、黄精等，云南的三七、云木香等，东北的人参、细辛、龙胆，内蒙古的黄芪，甘肃的当归，山西的党参，江苏的薄荷，安徽的白芍，四川的雅连，宁夏的枸杞，新疆的紫草，广西的桂皮等。

在长期的生长实践中，广大科技人员和人民群众积极开展了野生变家栽，就地生产，就地供应；南药北移，北药南种，一药多用，老药新用，出现了许多新的药材产区，发现了许多新的中药材种类。在加强本地区道地药材生产的同时，成功地引种试种了外地乃至国外的中药材，使我国中药材的分布状况发生了很大的改变。例如，人参过去只在吉林省东南部山区种植，现全国许多地方都有种植；河南的生地、红花，现全国多数地区已能生产；西洋参、颠茄、金鸡纳、安息香、儿茶等过去依靠进口，现通过引种栽培，基本做到自给自足，还有部分出口创汇。

中药材栽培，不仅要获得高产、稳产，而且应当注意质量。中药材栽培应注意因地制宜，扬长避短，充分发挥地区优势进行中药材种类与品种的合理布局，提高对自然资源的利用率并实现可持续利用。根据中药材的区划特点，尽量安排在最适生长区，做到地尽其利，充分发挥各种作物的自身优势，取得良好的经济效益和社会效益。

二、复　　种

（一）复种的概念及意义

复种是一个农业生产概念，是指在一年内在同一块田地上收获两季或多季作物的种植方式，如小麦-水稻，一年两熟，油菜-水稻，一年三熟。根据地区不同，还有两年三熟、两年五熟等，习惯上又称这种种植方式为多熟制。

由于自然条件、生产条件及技术水平不同，各地区、各生产单位在不同地块上一年内可有不同的作物复种次数。复种程度的高低，通常用“复种指数”来表示。

$$\text{耕地复种指数}(\%)=\frac{\text{全年收获总面积}}{\text{耕地总面积}}\times 100\%$$

复种能扩大播种面积并提高单位面积产量，因而在中药材栽培中具有很重要的意义。我国人口众多，耕地面积少，通过复种能缓解粮药争地、农药争地的矛盾，解决和缓解争劳力、争水肥的矛盾。合理的复种，有利于粮食作物、经济作物及中药材的全面丰收。通过种植绿肥，还可以恢复、提高、维持地力。在山区、丘陵地区，复种还可以增加地面覆盖，防止水土流失，起到保护生态系统的作用。

（二）复种的条件

合理提高复种指数，推广多熟种植，能促进农业生产与中药材栽培的全面发展，是一项增产潜力大的措施，应大范围推广应用。但一个地区能否复种和复种程度的大小，是有条件的。超越条件的复种不但不能增产，反而还会减产。现将主要影响条件分述于下。

1. 热量资源　热量资源一般以积温表示。安排复种时，既要了解当地气温变化和全年大于等于 0℃、大于等于 10℃以上的积温状况，又要了解各种植物对平均温度和积温的要求。一般情况下，大于等于 10℃以上的积温小于 3500℃的地方，基本上为一年一熟；3500～5000℃的地方，一年可两熟；5000～6000℃的地方，一年可三熟；6500℃以上的地方，一年可三至四熟。

2. 水分资源　在热量允许的前提下，水分资源也应丰富，才能满足复种之需。水分资源包括自然降水、灌溉和地下水。在无灌溉和地下水的情况下，降水量不仅要看年降水总量，而且要看月分布量是否合理。如过分集中，必然出现季节性干旱，复种就要受到限制。

3. 肥力资源　在田间栽培中药材时，中药材要消耗地力，特别是在提高复种指数的情况下，地力消耗更为严重。为此，除安排必要的养地植物外，还必须扩大肥源，增施肥料，否则将多种而不多收。

4. 人、畜等动力资源　复种必须与当地生产条件、社会经济条件相适应。多熟复种要求每次工作必须及时完成，特别是“抢收”、“抢种”，有无充足的人、畜等动力资源，也是复种成败的关键。所以，自然条件相同时，当地的生产条件、社会经济条件的承受力则是决定复种的重要依据。

5. 技术水平　复种时，技术水平高，就能制定一套与之相适应的耕作栽培技术，以克服季节与劳力的矛盾，平衡各作物间热、水、肥、气的关系，使复种成功。

三、间作、混作、套作

（一）间作、混作、套作的概念

在同一块田地上，同时或同一季节成行地种植两种或两种以上生育季节相近的作物的种植方式称间作。若是生育期相近的两种或两种以上作物各行一组间隔种植，又称带状间作。也就是在播种一种作物之后或同时把另一种生长期相近的作物播种在其行间或间隔种植，以充分利用行间的土壤和日光。

两种或两种以上生育季节相近似的作物同时混合地种在同一块田地上，缺乏规则的行间排列的种植方式，称为混作。

间作和混作是两个不同的概念，但作用相似，只是配置形式不同而已。都是利用不同作物的生物学特性，合理提高田间密度，充分利用土地和日光，以提高单位面积产量的一种栽培制度。在生产上有时还把间作和混作结合起来。例如，东北地区药农在栽培贝母时，在贝母下种之前，先种玉米，并在玉米株间点播大豆。玉米出苗后，再在行间种贝母。形成农药间混作形式。

套作是指在前作物的生长后期，在它的株行间播种或栽植后作物的种植方式。与间作不同，它是将两种生长期不同的植物不同时期地播种在同一块土地上。

间作的不同作物间，其共生期占全生育期的主要部分或全部，而套作的不同作物间，其共生期只占生育期的一小部分时间。套种是不同植物“老少结合”，充分利用时间和空间，提高土地利用率和复种指数，达到提高单位面积产量的一种种植方法。

在农业生产实践中，间作和套作有时单独采用，有时结合采用，如陕西栽培姜黄与玉米套种，湖北贝母产区实行玉米-黄连-贝母间套作。先种贝母，再播种玉米，待玉米长高，能为黄连遮阳时栽种黄连，解决了栽培黄连需砍树伐林问题，同时又增加了粮食产量。

(二)间作、混作、套作增产的原因及技术原则

1. 增产原因

(1)空间上的竞争与互补：不同类型作物间作、混作，其高矮、株型、叶型、需光特性与生育期等各不相同。把它们合理地搭配在一起，就能充分利用空间，提高了作物的种植密度。由于作物密度增大，减少了漏射到地面的光能，提高了光能的利用效率。

(2)水分养分的竞争与互补：不同作物根系不同，对水分、养分、空气的要求也不尽相同。间混作可充分利用土壤中各层的各种养分、水分。

不同作物利用各种营养物质的能力不同，通过间作、混作，作物根系的互相影响改善了土壤的营养元素的平衡状况。另外，植物还通过根系向土壤中分泌糖类、有机酸、无机盐、维生素和酶等。某种植物的根系分泌物对本身无用甚至有害，而对其他植物或微生物有重要作用。

(3)增加边行优势：在间作中常采用几行高秆作物与几行矮秆作物相间搭配，如玉米和大豆间作等。矮秆作物生长的地方，成了高秆作物通风透光的“走廊”，地下养分、水分条件也较优越，产生了边行优势，达到了增产。

(4)增强了抗逆能力：利用一些植物本身生物学特性上的异质互补作用，在间、混作时，可减轻自然灾害，达到稳产。如麦冬与玉米间作，就是利用玉米生长迅速，麦冬喜阴凉、在生育期间怕烈日暴晒的特性，起到自然荫蔽作用，有利于它们的正常发育。

(5)改变田间小气候：合理的间作和套作可使田间小气候发生改变，影响病虫害的发生。如十字花科的中药材和葱、蒜等间作能减轻蚜虫危害。麦、棉套作，可减轻棉蚜的危害。

(6)其他作用：套种争取了季节，保证后作有充分安全的生育期，前后作均能高产。套种增加了复种指数，解决了前后作季节矛盾问题。在南方山区和丘陵旱地，实行前后茬套作，还有避灾保收、防止水土流失的作用。由于套作改变了播种期，改变了生态环境，还可减少某些植物的病虫害。

2. 间、套作的技术原则　尽管间作、套作对农业生产有诸多好处，但是，不是每一种植物、中药材都能任意间作、套作。要达到增产的目的，还必须遵守一定的原则。

(1)植物搭配：根据作物和中药材种类及品种的形态、生态特征，如株高、株形、叶形、根系深浅、生长期长短及对环境的要求等，把它们安排在适合于生育的小生境中，进行合理搭配，组成合理的田间结构。主要有以下几点具体要求。

1)一高一矮：指高秆作物与矮秆作物搭配，乔木与灌木、草本搭配。如玉米、麦冬套种。

2)一深一浅：指深根植物与浅根植物相搭配，合理利用土壤中的水分和养分。如玉米与半夏搭配。

3)一早一晚：指生长期长的植物与生长期短的植物搭配，充分利用土地和生长季节。如大豆与贝母间作。

4)一阴一阳：指阳生植物和喜阴植物搭配。如玉米与黄连套作。

5)一尖一圆：叶形上宽圆形与尖长形互相搭配。

(2)合理的种植结构与作物配置比例：实行间套作后，田间作物结构变得复杂。田间结构除考虑密度与株行距以外，还要考虑不同作物的排列位置，作物间间距、带宽、行比等问题，确定种植结构的原则是：密度适当，以截取更多的光能，创造较好的透光通风条件，减少竞争。确定种植密度的原则是：基本上不减少或稍减少主作物的密度，或间作时密度比单作时减少。

确定配置比例时，应根据种植的目的为原则，考虑作物的主次、地力条件及田间管理措施、水平。如以药为主，则多安排中药材行数。

(3)采取相应的栽培技术和加强田间管理：实行间作、混作、套作，各种作物的生长速率往往不一致，生长慢的往往受到抑制。在栽培管理上就要通过播种期，及时间苗和中耕除草，按作物不同需求分别进行追肥，以促进它们的生长平衡。

3. 中药材间、混套作方式　我国中药材资源种类、品种繁多，土壤、地形复杂，间作、混作、套作的方式很多。但归纳起来，主要有以下几种类型。

(1)粮食-中药材间套作：禾本科作物(如玉米)+中药材(如川芎、麦冬等)。

(2)蔬菜-中药材间套作：菜地土地肥沃，排灌条件好，适于种植中药材，并能获得高产。如地黄与四季豆间作。

(3)林、药间作：许多中药材原野生于林下，属阴生或半阴半阳植物，需不同的郁闭条件才能正常生长发育。可以利用林下土地栽培中药材，实行林药间作。如林下栽培黄连。

(4) 果树间作：我国果树分布范围广，面积大，可以利用果树行间间隙种植常用中草药。

(5) 药药间作：中药材中有些是乔木和灌木，这些药材需利用山地种植。可以间种其他中药材，以利用行间空地。

总之，间作、混作、套作是中药材栽培获得增产的重要途径，要充分推广利用。间套作由于种植次数多，中药材种类多，方式复杂，时间紧，季节性强，必须对间套作时间作出合理的安排。尽管进行了作物搭配、田间结构的合理安排，但作物种间和种内仍有争光、争水肥的矛盾。因此，水肥充足，精耕细作，加强田间管理，适时追肥、灌水，是间、套作大幅度增产的前提和基础。

四、轮作与连作

在同一块田地上，有顺序地轮换种植不同类型的作物或轮换不同复种方式的种植方式称为轮作，又称倒茬。农药轮作是中药材与大田作物轮换种植。农药轮作是合理利用土地，提高单位面积产量，完成中药材栽培任务的一项重要技术措施。与轮作相反，若连年在同一块田地上重复同一种作物或同一复种方式，称为连作。又称重茬。重茬常使许多药用植物生育不良，产量降低，甚至使某些药用植物不能生长。只有为数不多的药用植物耐连作，因此，生产上多不采用。

(一) 轮作的意义

与连作相比，合理轮作具有以下几方面意义。

1. 土壤中的养分和水分能被合理利用，改善土壤理化性质，提高地力和肥效 植物必须从土壤中吸收水分、养分，不同植物对土壤营养元素要求不同，吸收能力也不同。例如，谷类作物对氮、钾的消耗较多，豆科植物有固氮作用，对土壤中氮的需求较少，而且能增加土壤中氮含量。因此，不同类型的植物轮换种植，能较全面地利用土壤中的各种营养元素，充分发挥土壤的生产潜力，不至于引起土壤中营养元素的片面消耗。

不同植物对土壤中营养元素的利用能力也不相同，小麦、甜菜等只能利用土壤中的易溶性元素，十字花科作物却能溶解、吸收难溶性磷，能增加土壤中的营养元素。不同植物的根系深浅不一，有的根系庞大，可以吸收土壤下层的水分、养分；有些只能吸收表层土壤的养分、水分。深根系植物与浅根系植物轮作，可充分利用土壤备耕层的营养元素和水分，减少流失，节省肥料。

不同类型的作物实行轮作，能改善土壤结构，提高土壤肥力。如水稻与旱作轮作，可改善土壤通气条件，增加非毛细管孔隙，清除有毒物质，促进有益的土壤微生物繁衍。

2. 清除土壤有毒物质，减少病虫害 许多病虫害通过土壤传染，如水稻纹枯病、花生线虫病。每种病虫害都有一定的寄主，害虫也有专食性和寡食性。实行轮作，这些病虫害由于没有寄主，就会减少或消失。

作物根系分泌物及残体分解时的有毒物质对自身有危害，常引起中毒。如果与其他作物轮作，这些物质对其他作物无害，甚至可能被加以利用，从而起到清洁土壤的作用。

3. 改变田间生态条件，减少杂草　不少严重危害作物的田间杂草，它们的生长习性和生长条件与作物相似，如稻田中的稗草、豆科植物中的菟丝子，不易根除。通过更换作物，改变了生态条件，使得这些杂草失去了适宜的生活环境，从而逐渐减少，消灭。如水田改旱地，水生性杂草被消灭，旱地改水田，旱地杂草则被淹死。

总之，实行合理轮作是经济有效、安全可靠、低成本、高效率的增产技术。

(二)轮作的技术原理

合理轮作，要有合理的植物组成，每种植物对前茬作物种类都有不同要求。选择得当，就有利于植物的生长，提高产量。选择不当，就会影响生长，降低产量，如地黄以谷类为前作，生育好，产量高。以花生为前作，就易感染线虫病。因此，必须根据各种作物的生物学特性和对养分、水分的要求，来选定茬口。

植物种类繁多，每一种植物的茬口特性各不相同。茬口特性，指植物对前作的要求和对后作的影响的特性。其表现有：前作收获和后作播种季节的早迟；对土壤理化性质的影响；对后作病、虫、杂草的影响。

我国农作物种类繁多，根据它们对土壤的影响和对后作的影响，大致分为以下几类。

1. 养地作物　包括豆类作物和绿肥作物，豆类如大豆、绿豆、赤豆、花生等，它们的作用是固氮，增加土壤有机质，改善土壤结构，是用地作物的良好前作。可与其他作物间作、混作、套作或复种，也可单作，是轮作作物的重要组成部分。

2. 兼作作物　包括棉花、油菜和芝麻等经济作物及饲料，蔬菜作物。它们收获后有大量残体返回田里，可以基本维持原有地力，它们具有改善土壤理化性质、增加营养元素含量等作用。

3. 用地作物　包括禾谷类、块根、块茎类作物。这类作物生育期需消耗大量养分，收获时仅留下少量地下部分，因此，对土壤的地力影响大。种植这类作物时，必须大量施用肥料，并要与养地植物轮作。

由于药用植物种类多，入药部位各不相同，有乔木、灌木、藤木，一年生草本和多年生草本。因此，轮作问题极为复杂，须根据药用植物的特点、特性，结合轮作原理综合考虑。

根和根茎类药用植物如地黄、玄参、山药等。一般要求土质疏松，磷、钾肥丰富，所以最好安排在谷类作物之后。因为栽培谷类作物的田地施肥足，耕作好。

叶和全草类药用植物要求较多的氮肥，因此，最好以豆类、绿肥和蔬菜作物为其前作，如薄荷、毛莨等。

另外，有些药用植物与农作物有相同的病虫害，如地黄与花生的线虫病，薏苡与小麦、玉米的地下害虫等，若它们互为前作，就会引发这些病虫害的大量发生。必须在实践中不断注意总结。

第二节 土壤耕作

药用植物种类多，生长习性各不相同，入药部分也不一样，因而对土壤的性状及肥分的需求各有差异。因此，在中药材栽培实践中，必须从药用植物对土壤理化性质、光照、水分、温度等的要求出发，结合具体情况，因地制宜，创造各种条件，选择合适的土壤进行种植。

绝大部分药用植物都喜土层深厚、肥沃，结构良好，易于排水，pH 呈中性的壤土和砂质壤土，如人参喜排水良好、腐殖质丰富、pH 呈微酸性及中性的砂壤及壤土。如甘草等深根性植物喜土层深厚的黄土，菘蓝对土壤要求不十分严格，微酸性至微碱性土壤均能生长，蕨类药用植物喜阴湿环境，泽泻、藕等须生活在水中。热带、亚热带中药材在北方不能露地栽培，喜光药用植物在遮阴条件下生长不好。所以，要获得中药材优质高产，必须选地并进行合理耕作。

一、土壤耕作的任务

土壤耕作就是利用机械方法，改善耕地土壤的物理状况，调节土壤固相、液相、气相的比例关系，建立良好的耕层构造，以协调土壤中水、肥、气、热诸因素，充分发挥土壤中水、肥、气、热对植物生长的有利作用。

人类为了获得更多的植物产品，采取了各种各样的技术措施，对土壤产生了强烈的影响，加上各种环境条件的变化，使得土壤与生产出现矛盾。植物生长需要的水、肥绝大多数是靠根部从土壤中吸收，土壤理化性质的好坏直接影响植物的正常生长。气候条件(光、热、降雨、空气)的变化直接影响土壤，也就影响植物根系的生长发育。有时这种变化对植物生长发育有利，有时又不利，甚至产生负面影响。因此，不得不采取一系列耕作措施，如施肥、灌溉和田间管理等技术手段来加以调节，使土壤朝着有利于植物生长的方向变化。

(一)创造良好耕作层

耕作层(熟土层)是指耕地表层 15～25cm 的土壤层，是植物根系分布最多的土层。此层的水、肥、气、热等条件对植物的影响最大。合理的耕作，能创造适宜的固、液、气三相比及合适的土壤松紧度，增强土壤保水保肥能力。此外还能为土壤微生物创造良好环境，促进养分转化。

(二)创造适宜播种的表土层

播种地一般要求土壤疏松，上虚下实，地面平整，无大土块，种子播后不下沉，又能覆盖一层松土，满足种子萌发对水、肥、气、热和光的需要。

(三)掩埋作物残渣、有机肥料，使土肥混合

通过翻耕，可将前作残渣、各种有机肥料及化学肥料翻入土中，并经一系列耕作手段，使土肥混合，调节耕层养分均匀分布，供幼苗生长需要。

(四)防除杂草及病虫害

作物收获后立即整地，可以消灭杂草及土中害虫、虫卵、病菌孢子。植物生长期内中耕，也能防除杂草。

总之，土壤耕作的任务是为药用植物创造平整、疏松、肥沃、深厚的耕作层，使土壤的水、肥、气、热从植物播种到收获都保持协调，让药用植物具有良好的生长环境，从而获得优质、高产。

但是，不合理的土壤耕作也会对土壤产生不良影响。如斜坡地耕作不当，会造成水土流失；干旱地块耕作次数过多，会加重旱情。土壤过湿耕作，会造成土壤板结。土壤耕作费工费时，成本较高，要尽可能减少消耗和降低成本。土壤耕作的实施，还必须与其他农业生产技术相结合才能收到事半功倍的效果。

二、土 壤 耕 性

土壤耕性指土壤的黏结力、黏着力和可塑性等在耕作时的综合反映(浙江农业大学，1984)。适于耕作状态的土壤耕性称土壤宜耕性。研究和掌握与土壤耕作有关的土壤特性，确定宜耕期，采取正确的耕作措施，是提高耕作质量的保证。

土壤耕性的好坏，受土壤质地、土壤有机质含量、土壤含水量等影响。土粒越细，黏结力越强，黏着力和可塑性也越大。因此，黏土耕作时阻力大，质量差，效能低。砂壤土和砂土黏结力、黏着力和可塑性较小，土质疏松，易耕，宜耕期较长。但砂土保水、保肥能力较差。为了改变黏土的宜耕性，生产上常采用黏土掺砂的办法。壤土土质疏松，耕性最好，保水、保肥能力也较强。土壤中有机质含量对土壤耕性影响很大。土壤有机质多，能使黏土疏松，黏结力、黏着力、可塑性减小。砂土有机质多能使吸收能力、黏结力增强。土壤中的有机质多，结构好，土质疏松，耕性最好，肥力也高。土壤最适宜耕作的含水量范围称为宜耕范围或宜耕期。在影响土壤宜耕性的诸多因素中，土壤水分是变化最剧烈的，是影响土壤耕性的主要因素。土壤含水量过高过低都不利于耕作，只有当土壤含水量为 40%～60%时，才宜耕作。它的标志是，土壤表面发白，干湿相间呈斑状，脚踏土块能碎，手捏成团，平举自然下落易碎时为适宜耕作状态。

三、土壤耕作措施

土壤耕作包括土壤的基本耕作和表土耕作。基本耕作影响整个耕作层，对土壤的影

响较大，表土耕作主要影响表层土壤，在基本耕作基础上进行，是土壤基本耕作的辅助性措施。土壤耕作对改善土壤环境，调节土壤肥力因素，提高土壤肥力和中药材的产量，起着重要的作用。

(一) 土壤基本耕作

耕地是土壤基本耕作措施，它在土壤耕作措施中占有重要地位。它具有以下作用：翻转土壤，改善土壤物理、化学和生物状况，调节土壤三项比例关系，促进土壤熟化；疏松耕层，有利于植物根系的发展；加深耕层，有效消灭杂草和病虫害，掩埋肥料。

1. 耕地方法　耕地是使用各种各样的有壁犁和各种牵引工具进行全耕层翻土。耕地时先将土地划成若干耕作地段，采用内翻法或外翻法耕地。内翻法是从地段中间开始，由内向外翻。翻过的土向中间起垄，最后在中间形成一条垄背。外翻法从耕作地块的外边开始，翻起的土靠向两边，最后在地段中间形成一条垄沟。单独采用一种方法耕地，都会造成地面不平。为达到地面平整，在同一块田地内可采用两种耕作方法交替运用，相邻的耕作区也可采用两种不同的方法，每年各耕作地段也应注意两法交替使用。同时，还要避免漏耕、重耕。

耕地深度要根据植物种类、土壤特性及气候特点而定。深根性、具有主根和植株高大的植物，应尽量深耕，如大黄、沙参、牛膝等。黏土通透性差，质地细、紧密，土壤养分含量高，但根系生长不良，深耕后增产显著，因此适于深耕。砂土质地疏松，通透性好，保水、保肥力差，但根系易下扎，深耕效果不显著。上黏下砂的土壤，不能过分深耕，以免砂层上翻，造成漏水、漏肥。上砂下黏的土壤，可适当增加耕翻深度，使砂层上翻，增强保水、保肥能力。土层深厚、肥沃的土壤，耕地深度不受土壤质地限制，可根据植物的生长需要和其他条件决定。对肥力差、缺乏养分的灰化土、白浆土应逐年加深耕层，不能一次耕得太深。对土层浅薄，下层又多石砾、结核的土壤，不能深耕，可采取客土法来加深耕作层。

地下水位高的地块，耕地深度应与地下水位保持一定距离，否则对根系生长和微生物活动不利。或先挖好排水沟，待地下水位降低后再进行深耕。

干旱地区，不宜深耕，一般耕地深度 10～15cm，否则会加重跑水，造成旱情。多雨地区，可以深耕，以利保水，还可改善通气性。

通常情况下，旱地耕作深度以 20～25cm 为宜，水田耕地深度以 15～20cm 为好。

2. 耕地时期及次数　耕地最好在前作收获后、土壤宜耕期立即进行。将前作残茬及杂草翻入土中，使其腐烂，减少后作病虫害，加速土壤熟化，能接纳较多雨水。在南方一年多熟地区，一般每季收获后，都要进行耕地。北方一年一熟地区，仅进行秋耕或春耕。多年生药用植物播种前耕地一次，以后要在收获后才能再次耕作。一般情况下，春耕不如秋耕有利。若有特殊原因须进行春耕，以早耕为好。

(二) 表土耕作

表土耕作是用农机具改善土层 0～10cm 内的土壤状况，是配合耕地所进行的辅助性措施。它能弥补耕地的不足和完成耕地所不能完成的任务，包括耙地、镇压、作畦(开厢)等。

1. 耙地 耙地是用圆盘耙、钉耙、“而”字耙等农具进行的一项表土耕作措施。它具有疏松表层土壤、碎土、平整地面、混拌肥料、清除杂草等作用。耙地深度 3～5cm。

耕地后耙地的作用是碎土、平地和保持水分。秋耕、春耕后须及时耙地，以免水分蒸发，造成板结。地势低洼地带，秋耕后可不进行耙地，以促进水分蒸发，加速土壤风化，待水分适宜时再耙地。播种前的耙地可使土壤表层疏松，消灭杂草。

北方干旱地区在耙地后还要用耢来进行耢地，以减少表土水分蒸发，并有平整土地及轻度镇压作用。

2. 镇压 镇压是用各种镇压器作用于土壤表层，使土壤变紧的耕作措施。它有压实土壤、压碎土块和平整地面的作用。可防止土壤下陷，使种子与土壤紧密接触，改善土壤水分状况，为种子萌发创造良好条件。并使播种深度一致，出苗整齐粗壮。

镇压时必须注意土壤水分情况，土壤过干过湿镇压后都会造成不良后果。镇压后必须进行轻微耙地。播种与镇压必须紧密衔接。镇压后立即播种，播完后镇压，根据植物特性和土质、镇压目的，选择合适的镇压器。特别要注意的是盐碱地不能镇压，以免引起返盐，不利于植物生长。

3. 作畦 土壤翻耕之后，为了管理上的方便和植物生长的需要，整地后应随即进行作畦，南方又称开厢。畦的形式因气候条件、土壤条件、作物种类等不同可分为高畦、平畦、低畦三种。

(1)高畦：畦面比畦间步道高 10～20cm，具有提高土温、加厚耕层、便于排水等作用。适于栽培根及根茎类药用植物。一般雨水较多，地下水位高，地势低洼地区多采用高畦。

(2)平畦：畦面与畦间步道相平，保水力好，一般在地下水位低、风势较强、土层深厚、排水良好的地区采用。

(3)低畦：畦面比畦间步道低 10～15cm，保水力强，一般在降雨量少、易干旱的地区或种植喜湿的药用植物采用此方式。

畦的宽度一般以 1.3～2.0m 为宜，过宽不便于操作管理，太窄步道增多、可利用土地面积减少。作畦时，要求畦面平整。

坡地耕作除上述技术要点外，还要注意防止水土流失。坡度大于 20° 的坡地，要采取横坡耕作和修筑梯田等技术措施。生荒地耕作时应充分破碎草根层，消灭杂草，尽可能减少对土壤结构的破坏，创造良好的透气条件，活跃土壤微生物，加速有机质的分解，提高土壤养分含量。

第八章　药用植物的繁殖

药用植物产生与自己相似的新个体的过程称为繁殖。种子植物的繁殖方法包括有性繁殖和无性繁殖。用来繁殖后代的一切材料，在栽培学上均被称为种子，包括植物学上所说的种子、果实、营养器官(叶、茎、根、根茎、鳞茎、块茎、球茎等)、孢子等。随着科学技术的发展，组织培养技术已成为药用植物繁殖后代的一种重要手段。

第一节　有性繁殖

有性繁殖是指由雌雄配子交配后所形成的种子通过一定的培育过程产生出新植物，又称种子繁殖。具有繁殖系数大、方法简便而经济的特点，有利于引种驯化和培育新品种，在中药材栽培中应用较广。但是种子繁殖的后代容易产生变异，开花结实较迟，尤其是木本药用植物用种子繁殖，成熟年限较长。

一、种子及其特性

药用植物种子的形态千姿百态，不同的种子具有不同的形状、大小和颜色，是植物分类的重要特征。种子的内部结构基本相同，一般由种皮、胚乳、胚组成。种皮由珠被发育而来，有1～2层。有两层者，分内种皮和外种皮。外种皮由外珠被形成，内种皮由内珠被形成。外种皮常为厚壁组织，起保护作用。内种皮薄，一般为薄膜质，透明或不透明。有的植物在种皮以外还有一层包被，起源于胚珠或胎座，或种子的先端，包于种子外围，称假种皮，如辛夷、麻黄等。种皮上有与胎座相连接的珠柄的断痕，称为种脐。种脐的一端有个小孔，称为种孔。种子发芽时，胚根经种孔生长到种皮外。

胚乳是贮藏养料的组织，供给胚发育时所需的养料，通常胚乳包被于胚的外围。有些种子的胚乳在发育前期即逐渐被胚吸收，而使营养物质向子叶转移，使子叶相当发达，形成无胚乳种子，如苦参等豆科植物的种子。

胚是构成种子的最主要部分，是新生植物的雏体。通常有不分化与分化两种类型。不分化的胚很小，只是一团未分化的原生质很浓的小的分生组织，如人参、黄连、三七、细辛、银杏、贝母等。分化的胚一般由胚芽、子叶、胚轴、胚根组成。胚芽为未发育的地上枝。子叶为幼胚的叶。单子叶植物种子具有一枚子叶，双子叶植物具两枚子叶，裸子植物具三枚以上子叶。胚轴为胚芽至胚根的部分，其上着生有子叶，子叶着生处至胚芽间的一段为上胚轴，子叶着生处至胚根的一段为下胚轴。胚根为未发育的根。

二、药用植物种子的采收

种子采收的方法和时间是否适当，直接影响种子的质量和数量。要想获得品质较高的种子首先要做好种子的采收工作。

（一）采种母株的确定

母株生长状况的好坏，直接影响种子的数量和品质。株形优良、健壮而生长旺盛者才能作为采种的对象，避免从株形低劣、分枝过多、颜色异常、生长畸形或者感染病虫害的植株上采种。

（二）采种时期的确定

药用植物种类繁多，其种子成熟季节各不相同，其中大部分在秋季成熟(如人参、厚朴、杜仲等)，有的在夏季成熟(如蒲公英、山杏等)，也有在冬季成熟的(如土麦冬、虎刺等)，还有在春季成熟的(如秋牡丹、枇杷等)。有些种子成熟时间持续较长，种子可一直悬挂在植株上，有些种子成熟时间持续较短，季节一过，种子就全部脱落。在确定采收期时，首先要确定该种子是在什么季节成熟的，然后在此季节内根据种子的成熟状况来确定采收时期。同一种种子，因其分布的地区及年份不同等原因造成的气候变化也影响种子成熟期。如在华南、华东的采种时期就要比华北和东北早。因此选择合适的采种时期，不能千篇一律，而应根据具体的产地和植物来定。最好的方法是勤于观察，根据种子成熟时的特征来确定采收时期。

（三）种子成熟时的特征

药用植物的种子从胚珠受精后，就开始发育，当种子由小变大，颜色由浅变深(呈现品种的固有色泽)，质地由软变硬，籽粒干重达到最大值，含水量很快降低时即已成熟，便可采收。在实际工作中，还要考虑到果皮的颜色变化，一些果实成熟时其形态特征也不同。浆果、核果类(多汁果)果皮软化、变色(如木瓜果皮由绿变黄、山茱萸果皮由绿变红等)；干果类(蒴果、荚果、翅果、坚果等)果皮由绿变为褐色，由软变硬，其中蒴果和荚果果皮自然裂开(如浙贝等)；球果类果皮一般由青绿色变成黄褐色，大多数种类的球果鳞片微微裂开，即为种子成熟的标志，可以采收。

有些药用植物的种子虽然已具备上述成熟特征，但给以适宜的发芽条件，仍不能发芽，如人参、红豆杉等，必须让它们经过休眠期后，才使其具备正常的发芽能力，此时它们才成为成熟的种子或完全成熟的种子，这在中药材栽培过程中具有十分重要的应用价值。

（四）种子和果实的采收

按照药用植物种子和果实的脱落方式不同，采收时也应按不同的方式进行。如萹蓄果、荚果、蒴果、长角果、球果等，这些果实成熟时，往往自然裂开、落地，对此类种子在掉落以前，直接从植株上采集，不容易掌握其成熟度，可于地面上铺塑料布或帆布等，收集成熟落地的种子。对于种子成熟时果实不开裂的植物(如禾本科中的薏苡等)可将植物割下，晒干后再脱粒。对于大多数肉质果的种子，采收时可以直接剪下或摘下果枝，并在采后及时脱去果皮果肉，否则这些含水量较高的果实，在受热的情况下，易受微生物侵染而损伤种子，影响种子的品质。

三、种子的贮藏与寿命

药用植物种子的寿命，是指种子保持发芽能力的年限。药用植物种类不同，种子发芽年限的长短也不一样，可分为三个类型：短命种子(寿命在3年以内)；中命种子(寿命为3～15年)；长命种子(寿命为15～100年或更长)。大部分药用植物种子属于短命种子，如薏苡、龙胆、小茴香、曼陀罗、桔梗、玄参、菘蓝、红花、枸杞等为2～3年；党参、紫苏、当归、白芷等小粒种子为1～2年；天麻、肾茶、细辛、平贝母、草果等不足半年或一年。属中命种子的药用植物有大黄、黄柏、胡桃、杏、桃、甘草、黄芪等。在长命种子中，以豆科植物居多，其次是锦葵科植物。

种子寿命长短一方面由植物遗传基因决定，另一方面，种子收获前的生长发育完善程度，收获时的气候条件，以及收获后是否进入一个最适宜的保管条件等都会影响其寿命。在中药材栽培中，人们可通过采种时间控制种子成熟度，通过控制贮藏条件，来抑制种子生理生化过程，使其新陈代谢作用减缓，从而延长种子寿命。一般条件下，充分成熟的种子比未成熟的种子寿命长，如成熟穿心莲种子贮藏4年后仍有53%的发芽率，而未成熟的嫩种子仅有 1.5%～4%的发芽率。绝大部分药用植物的种子适宜干藏，许多实验结果证明，种子水分为5%～14%时，水分每降低1%，就可使种子的贮藏寿命延长一倍，如当归种子含水量达到20%时，贮存3个月发芽率为10%，而含水量降至4%时，发芽率在 90%以上。但也有例外，如一些喜阴植物及种子在夏季成熟的种类(细辛、黄连、孩儿参等)，以及大多数热带性强的药用植物，干藏会导致种子发芽率降低(如青皮，新种子水分为41.6%，发芽率为55%；水分降至23%，发芽率降为21%)。因此根据种子在贮藏期对水分的要求，可将种子分为干藏型和湿藏型两类。

在中药材栽培过程中应予以注意，区别对待。温度是影响种子寿命的另一重要因子，一般认为当贮藏温度在0℃以上时，温度每增加5℃，可使种子的贮藏寿命减少一半，故许多药用植物种子在室温下不耐贮藏，但放于冰箱中即能延长种子寿命。空气组成不同，贮藏的种子寿命也不同，特别是含脂溶性成分多的种子，尤其是含挥发性成分的种子，除了低温存放外，还要限气保存，防止氧化变质而失去活力。在种子贮藏中，常用密封充氮、增加CO_2等方法来延长种子寿命。

药用植物种子的常规仓库贮藏，要求房顶防漏，地面防潮，内壁光滑无缝。种子进仓时，将不同种类、品种及等级的种子分别装袋，袋堆不宜过高。为了便于适当通风，堆垛间应留适当空间(包括各种子袋之间和各堆垛之间)，贮藏期中应经常检查，在夏季和梅雨季节，应特别注意仓库虫害发生。贮藏湿藏型种子时宜与湿润的基质混匀，也可用尼龙网纱包裹，与沙、泥、蛭石、珍珠岩、苔藓等保湿材料层积，保湿材料的含水量以2%为宜，并适当放在较低温度下以减少其萌发的可能性，从而延长种子的寿命。

四、种子的休眠

种子休眠通常是指种子在有利于种子萌发的条件下仍然不能萌发的现象。种子在母株上或刚脱离母株时便进入休眠状态，这种生理休眠受遗传基因决定，称为原初休眠。种子离开母株一定时间后，因环境的温度、水势、氧或二氧化碳等不适宜条件导致的休眠称次生休眠。学习药用植物种子休眠的原因，掌握打破休眠的方法，在中药材栽培中具有重要意义。

（一）种子休眠的原因

很多药用植物种子的休眠是由种皮（这里的种皮包括种壳、果壳及胚乳）的存在而引起的。其原因在于：种皮限制水分透过；种皮限制气体的交换；种皮对胚的生长起机械的阻止作用，使胚根不能突破种皮。种皮不透水、不透气的原因很多，如果壳中含有橡胶，种皮中多酚氧化酶氧化生成亲脂性聚合物，种壳坚硬，种壳中有蜡质层、木栓层、厚壁栅栏组织及骨状石细胞层等都会导致种皮的透水性差，从而引起休眠。人参、杜仲、银杏、芍药、细辛、桃、杏等药用植物休眠的原因是胚尚未成熟，包括胚的形态发育不健全和胚生理发育未完成两个方面。前者的胚在种子采收时，还处于原胚阶段，需要经过特定的条件才能分化出胚芽、胚轴和胚根，成为分化胚，这一过程称为胚的形态后熟。后者的胚虽已分化完全，但在适宜条件下，仍不萌发，如红豆杉、桃、杏等，它们一般需要低温与潮湿的条件，经过几周到数月之后，种子的休眠才能被解除。其间在种子内部发生着复杂的生理生化过程，这一过程称为生理后熟。完成形态成熟和生理成熟的种子才能被认为是成熟的种子或完全成熟的种子。种子内（包括种皮或果皮、胚乳、子叶或胚）含有发芽抑制物质，如某些盐类、氨、氰化物、芥子油、有机酸、醛类、酚类、生物碱等，也会导致种子休眠（三七、山楂、桃、杏等含有发芽抑制物）。

在休眠种子中，有的种子是由一种原因引起的，有的种子是由两种或两种以上原因引起的（孙昌高，1990）。

（二）打破种子休眠的方法

1. 浸种处理　该处理的目的在于使阻碍透水的种皮软化，增强透性，同时使种皮内抑制发芽的物质浸出体外，最终促进种子萌发。其方法为用冷水、温水或冷热水交替浸种。如桑、鼠李种子用45℃的水浸24h；吐根用常温水浸48h；穿心莲种子用40～80℃的水先烫种，边烫边搅动，使水快速冷至常温，再浸渍24h；使君子种子用40～50℃的水浸渍24～36h等，即可促进萌发。

2. 机械损伤种皮　对种皮厚而粒小的种子可用粗砂或碎玻璃擦破种皮；对豆科、

藜科、锦葵科等药用植物种子，可将种子放入电动磨米机内，划破种皮；杜仲可剪破种皮等。

3. 药剂处理 是采用某些药剂除去种子表面的油质、蜡质、胶质、黏液质等，以及除去种子内含有的某些发芽抑制物质而促进种子发芽的一种方法。如厚朴种子用60%的硫酸溶液浸3min后，再用清水洗净即可增加种皮透性；荜茇种子用30～40℃草木灰水浸2h，可去油质等。

4. 激素处理 需要生理后熟的种子，特别是需要低温后熟的种子，播种前用一定浓度的激素处理，不经低温后熟过程，就可正常萌发出苗。生长素(2,4-二氯苯氧乙酸，即2，4-D)、激动素(K)、6-苄基嘌呤(BA)、赤霉素(GA)等均促进发芽，但生产上应用较普遍的是赤霉素。如用2×10^{-5}～5×10^{-5}的赤霉素溶液浸种，可使一些种子休眠期缩短。

5. 层积处理 层积处理是把种子和湿润的沙子混拌后一层一层地堆积起来进行催芽的方法。适宜于具有形态后熟、生理后熟时间较长、坚硬的核果类种子，或多种因素引起休眠的种子。如人参、黄连、芍药、黄柏、红豆杉、核桃、杏等。层积材料一般选洁净的河砂或砂与腐殖土3∶1混合;湿度以手握成团而不滴水(约为最大持水量的50%)为宜；用量视种子类型而定。一般对中小粒种子而言，其用量为种子容积的3～5倍，对大粒种子而言，为种子容积的5～10倍。层积容器一般用底部有孔的木箱或花盆。层积时，先用水浸泡种子，使种皮吸水膨胀，然后与调好湿度的层积材料按比例混拌，在容器底部和四周用湿砂垫隔好，将混拌好种子的层积材料一层一层均匀堆积，最后在顶部用湿砂盖好。层积时的温度因植物种类而异，一般需生理低温的种子以2～7℃为宜，层积时间因植物种类而异，如山杏需45～100天，山楂需200～300天。一般来说后熟期长的种子(如黄连、山楂等)层积时间应长，应早处理，后熟期短的种子(如北沙参、紫草等)层积时间短，可晚处理。

五、种子萌发的条件

具有生活力的种子才能萌发，但需要满足一定的条件，主要是水分、氧气和温度。

种子萌发需要吸足水分，才能进行各种生化反应和生理活动。药用植物不同，其种子萌发所需水量也不同。含脂肪类成分的种子吸水少，含淀粉类成分的种子吸水量居中，含蛋白质高的种子吸水量最大。在播种时，土壤湿度必须适于种子萌发对水分的要求，过干过湿都有碍种子萌发。

由于药用植物种类和原产地的不同，种子萌发的温度范围也不相同。原产热带、亚热带的药用植物，其种子萌发一般需较高的温度；原产温带、寒温带的药用植物，其种子萌发需要较低的温度。所以在中药材栽培中，必须根据药用植物种子萌发的温度范围和当地的气候条件确定适宜的播种期。

药用植物种子萌发时，需要能量来维持各种生理生化反应，能量的产生离不开呼吸链的运行，而呼吸链的运行离不开氧气，可见氧的存在是种子萌发的必要条件。一般药用植物的种子需要10%以上的氧浓度，才能正常萌发。若播种入土过深，土壤水分过多，表土板结，就会使氧气缺乏，妨碍种子萌发。

此外，有些种子萌发还需要短时间的光照，如党参、地黄等种子具需光特性，但多数种子的萌发与光照无关。

六、种子的品质检验

种子的品质检验是正确判断种子质量好坏和使用价值的一项措施。种子在贮藏和调配运输等环节中，往往发生品种混杂或霉烂变质现象，若不经过检验，有可能会给生产带来不良后果，因此该项工作十分重要。

（一）检验样品的抽取

检验样品必须从被检验的大批种子中抽取一小部分种子作为检验的样品。为了使检验的结果能代表被检验的大批种子的品质，必须选择有代表性的样品。越是有代表性的样品，检验的结果代表性也就越大。因而应掌握正确的取样方法。取样时用探针从种子袋中分上、中、下三层扦取，扦取出来的样品称为原始样品，其数量视种子数量多少和种粒大小而定，一般以 1～2kg 即可。

取得原始样品之后，还须从原始样品中取出能代表全部原始样品的种子作为平均样品。获得平均样品的方法，一般常用十字形划分法或分样器法。

1. 十字形划分法　又称四分法，是将原始样品的种子倾倒在平滑的桌面上，充分混匀后，平铺成厚度在 1.5cm 以内的薄层四边形（大粒种子铺成不超过 5cm 的薄层），然后用板条按对角线划分为 4 个三角形，任意去掉其中两个相对的三角形，剩下两个对角三角形的种子再混拌在一起，按上述方法继续再分，直到剩下的两个对顶三角形中的种子够检验用的数量时为止。

2. 分样器法　适用于种粒小、流动性大的种子。将原始样品倒入分样器漏斗，不可振动分样器，很快拨开漏斗下面的活门，使种子迅速下落至两个盛接器内，关闭漏斗口，然后取其中一个盛接器的样品按上法继续分取，直至分出的样品够检验用的数量为止。

取得平均样品后，将其分为两份，一份供检验用，另一份作为保留样品用。应立即放入密闭容器内，外贴标签，注明品种名称等，以备用。

（二）种子品质检验的内容和方法

1. 种子纯度　又称种子净度或种子纯洁度。指在供试样品中，除去杂质后剩余的纯属该样品好种子质量所占的百分数。净度越高，种子质量越好。在中药材栽培中，生产通用品种要求达到 95%；对于小粒种子，如荆芥之类，因为花梗、细茎残体与种子大小、密度相近，难以分开，所以要求达到 70%左右；刚开始野生变家种的品种，要求达到 50%左右。

2. 种子绝对质量的测定　种子绝对质量是指 1000 粒自然风干种子的质量，以克为单位。测定该项目是为了了解种子的大小、充实程度和均匀性，同一种植物或品种的种子，绝对质量高，说明种子充实饱满，播种之后能获得强壮的幼苗和植株。

3. 发芽率 指种子在适宜条件下，发芽种子数与供试种子数的百分比。发芽率的高低是种子质量好坏最基本的标志，对正确掌握播种量也有一定意义。其检验方法，是从经过纯度检验除去夹杂物质的纯净的种子中随机取出400粒(大粒种子200粒)平均分成4组，分别摆放于垫有湿滤纸(滤纸下还可垫上海绵，以保证滤纸上的湿度均匀)的发芽皿内，并在发芽皿上贴上标签，写明品种名称、组号和开始日期等，然后把发芽皿放在温度相当于20～30℃的地方，并经常给以适当的水分，使其发芽，以后每天定时观察一次，发现有正常发芽的种子应立即拣出，并记录于表中，到了一定的发芽期限内，即可统计每组正常发芽的种子数目，4组重复的平均数就是该批种子的发芽率。

4. 发芽势 是指种子在发芽试验初期，在一定期限内，集中发芽粒数占供试种子总粒数的百分比，也就是说种子在短期内一致发芽的能力。发芽势高的种子，出苗早而整齐，且以后的生育、成熟都一致，便于田间管理，是判断种子好坏的一个重要指标。

5. 种子生活力的测定 种子生活力是种子发芽的潜在能力或种胚具有的生命力。药用植物种子寿命长短各异，很多种子休眠期较长，为了在短期内了解种子的品质，用发芽的方法显然是不行的，必须用快速的方法测定种子的生活力，才能判断种子是否能用及估算播种量。测定种子生活力的方法很多，现介绍以下两种。

(1)胭脂红法：先把待测种子用30℃左右温水浸泡2～3h，之后将胚(连同子叶)剥出，同时放入0.2%的胭脂红溶液中，在30℃条件下浸渍3～4h，取出检查，胚细胞不着色者为有生活力种子，被染成红色者为死种子。

(2)氯化三苯基四氮唑(TTC)染色法：又称四唑染色法。按胭脂红法剥胚浸泡，然后放在0.25%的2,3,5-氯化三苯基四氮唑溶液中，在40℃条件下浸泡2h后取出检验，凡胚芽、胚根着色者是有生活力的种子，否则为死种子。

七、播　　种

(一)播种量

播种量是指单位面积上所播的种子质量。播种量应根据播种方法、密度、种子绝对质量、发芽率等情况而定，同时还应结合当地气候、土壤肥力等环境条件酌予增减。就气候而言，一般温度高、雨量充足、相对湿度大、生长季节长的地区，植物体较高大，分枝多，密度可小些，反之，密度宜大。在地区、肥力、品种相同的情况下，晚播的要比适期播种的适当增加播种量。在地区、品种及播种期相同的情况下，瘠薄土地或施肥量少的条件下，要适当密植，反之应稀植。

此外种子粒小的，播后需要间苗的，苗期生长缓慢的，抗御自然灾害能力弱的品种，都应适当增加播种量。理论上穴播的播种量按下列公式计算。

$$播种量(g/667\,m^2)=\frac{(667\,m^2/行距\times 株距)\times 每穴粒数}{每克中种子粒数\times 纯度(\%)\times 发芽率(\%)}$$

(二)播种前的种子处理

1. 种子的清选处理　播种前应除去混杂在种子中的异物及秕粒、烂种。常用的方法有粒选、筛选、风选、液选等。一般使选后种子的纯度不低于95%，发芽率不低于90%。

2. 晒种　将清选好的种子在播种前翻晒1～2天，使种子干燥均匀一致，增加种子透性，保证浸种吸水一致，促进种子内酶的活性，提高生活力，同时对杀菌防病也起一定作用。

3. 消毒　红花炭疽病、人参锈腐病、薏苡黑粉病、罗汉果根结线虫、贝母菌核病等是由种子传播的，因此种子消毒是预防中药材病虫害的重要环节。常用方法如下。

(1)温汤浸种：先为附着在种子表面的病原物孢子创造一个适宜萌发的环境(一般用常温水浸种)，待其萌发后再用较低温度的水将其烫死，而使种子不受损伤的方法。如薏苡种子的处理，先将种子浸入10～12℃的水中12h，捞出，放入52℃水中2min后，再转入57～60℃恒温水中浸烫8min，最后转入冷水即可将黑粉病的病原物杀死。

(2)烫种：该法只适用于带硬壳的种子。方法是，将种子装于铁筛网中(种子不可装多，一般3～5cm即可)，放入沸水中几十秒后，迅速取出后冷却。

(3)药剂浸种或拌种：该法可杀死种皮上的病菌及种子周围土壤中的病菌。因药剂有可能污染环境及药材，故在无公害中药材栽培中应慎用。常用浸种药剂有高锰酸钾、石灰、链霉素、退菌特、波尔多液等。常用拌种药剂有多菌灵、代森锰锌、敌克松、萎锈灵、福美锌、敌百虫粉等。

4. 浸种催芽　就是在播种前人为地为种子创造适宜发芽的条件，促进种子萌动发芽，以使播种后能迅速扎根出苗，达到安全有效的目的。

(1)浸种：浸种时间因药用植物的种类而异，同一药用植物又因季节变化有长有短。一般标准为，种子吸水膨胀后即可，这表明此时种子吸足了水。浸种温度应视种皮结构而定，一般小粒种子，种皮薄的、种翅纸质或膜质、喜低温的植物种子，如党参、桔梗、大黄等用20℃水浸6～12h即可；种皮坚硬、致密或附着亲脂性成分的种子，因吸水慢，可先用50～70℃的热水浸烫(水的用量为种子质量的5倍)，边烫边搅动，在8～10min内降至25～30℃，再浸10～48h，即可使种子膨胀，如皂角、颠茄、使君子等种子。

(2)催芽：种子吸水膨胀后，能否促进种子内各种生理生化过程运行，是胚能否生长发芽的关键所在。因此催芽的关键技术在于为吸水后的种子提供一个适宜的温度、空气相对湿度的环境。方法为：用多层潮湿的纱布、麻袋布、毛巾包裹种子(操作时应尽量用干种子表面的水)，之后置于20～30℃的地方，经4～5h后要松动一次包裹的种子，以保证空气的供给。此外在浸种催芽过程中加入某些生长调节剂(如赤霉素、硫脲等)、微量元素(如硼、钼、铜等)和化学药剂(如磷酸氢二钾等)可提高催芽效果。

(三)播种期

药用植物的播种期应根据植物的种类、当地的气候条件和土壤水分等情况做到适时播种。通常以春、秋两季播种为多。一般耐寒性差、生长期较短的一年生草本植物及种子无休眠特性的木本植物宜春播，如薏苡、紫苏、川黄柏等。耐寒性较强、生长期较长或种子具休眠特性的植物宜秋播。最早播种期，一般看当地气温或地温能否满足植物种子发芽时的要求，能满足时，则为最早播种期。由于我国南北气候的差异，在南方春播于 3～5 月，秋播于 9～10 月，北方寒冷，生长季节较短，春播多在 4～5 月，秋播较困难，但有些长期适应本地区生长的药用植物，如党参、细辛、紫草等也可在秋末播种。有些药用植物，在不同地区播种期的差异较大，如红花在南方宜秋播，而在北方则多为春播。根据当地气候条件适当调节播种期，还可避免或减轻病虫危害，如红花在北方适期早播，可以错过雨季，而避开炭疽病和红花实蝇的危害；薏苡适期晚播，可减轻黑粉病的发生。所以，药用植物的播种期，应根据药用植物种类的生物学特性和当地的气候条件，以及栽培制度、种植方式、病虫发生等情况综合考虑而确定。

（四）播种方法

1. 撒播　一般多用于生长期短的（如贝母、夏枯草）、营养面积小的（如平贝母、石竹、柴胡等）及种粒小的（如党参、桔梗等）药用植物的播种上，有些药用植物在育苗时也采用撒播方式。方法为把种子均匀地撒在畦面或垄面上，再在上面覆土盖种。操作时，手不宜过高，以免把种子撒到畦或垄外或被风吹走，但过低也难于把种子撒均匀。撒播小粒种子时，为使出苗均匀，应与细砂拌匀后撒播。

2. 点播(穴播)　根据不同植物的特点，按一定的行株距在畦面或垄面上挖成穴，再在穴内根据种子发芽的情况播二至数粒种子，然后覆土。

3. 条播　按一定的行距在畦或垄面上开浅沟，然后在沟内均匀撒种，并覆土。为使种子在沟内分布均匀，植株得到均衡发展，开沟时沟底要平，沟的深浅要一致。

（五）播种深度

播种深度与种子萌发、幼苗生长及将来的产量都有一定的关系。播种过深，氧气缺乏，温度过低，不利于种子发芽出土；播种过浅，水分缺乏，不易萌发，还有被风吹走的可能，造成缺苗。种子大的可适当深播，反之宜浅播；同样大小的种子，单子叶植物种子可深播；双子叶植物种子宜浅播；在质地疏松的土壤，可适当深播，黏重板结的土壤，则要浅播；气候寒冷，气温变化大，多风干燥时，要稍深播，反之则应浅播；需光种子应浅播，反之应适当深播。一般盖土厚度为种子直径的 2～3 倍。

八、育苗和移栽

（一）育苗

育苗是争取农时、增多茬口、发挥地力、提早成熟、增加产量、避免病虫和自然灾害的一项重要措施。

1. 冷床育苗　由床框、透明覆盖物、不透明覆盖物、风障构成，是不加发热材料，仅用太阳能进行育苗的一种方法。该法具有设备简单、操作方便、保温效果好等特点，在生产中被广泛采用。

冷床应建在向阳背风、排水良好的地方。一般按东西长不等(一般 4m)、南北宽 1.3m 挖床坑，坑深 10～13cm，在其四周用土或砖(也可用木材或草等)筑成床框，北床框高出地面 30～35cm，南床框高出地面 10～15cm，床底整平即可装入培养土。在床框上加盖透明覆盖物(夜间为防止热量散失，应加盖不透明覆盖物)。最后在床的北面建一高 2m 左右的风障即可。

2. 温床育苗　温床与冷床的不同之处是温床不仅利用太阳的热能，而且在床内用人工方法(如火热、水热、电热和酿热等)来增加床温，因而温床的保温能力比冷床高，这是寒冷地区延长药用植物田间生长期的一种有效的育苗方法。

酿热加温是就地取用农村的农副业废弃物和城市的垃圾等作酿热物，无需特殊设备，简便易行，生产上应用较多。

酿热温床的结构是在冷床的基础上，在苗床底部挖出一个填充酿热材料的床坑即可，为使苗床底部温度均匀，坑底挖成南边较深、中间凸起、北边较浅的弧形。

酿热材料有：畜禽粪、垃圾、秸秆、树叶、杂草、纺织废屑等。酿热材料在填床前，要充分拌匀，最好是用人畜尿充分湿透(增加氮素)，使含水量达 75%左右。填床时，应使其分布均匀，养分层填充，分层踏实最好。在我国南方填入酿热物的厚度多为 15～25cm，北方多为 20～50cm。填床后在床框上加盖透明覆盖物，当酿热材料几天后产热至 50～60℃时，即可加入培养土。

3. 培养土(床上)的调制　培养土是培育壮苗的营养基础，应具有有机质含量丰富、吸肥性好、保水能力强、透气性好、土面干时无裂纹、浇水后不板结等特点，故需专门调制。一般用腐殖土、壤土、砂土或沙子、腐熟的饼肥粉末按 4∶3∶2∶1 充分混拌而成，也可用腐熟后的堆肥、壤土、砂土或沙子按 4∶5∶1 制成。培养土在苗床中的厚薄应根据所播药用植物的种类来决定，一般小粒种子的药材为 5～7cm，大粒种子应稍厚一些。

除温床、冷床育苗外，还有露地育苗和温室育苗。露地苗床就是在苗圃里不加任何保温设施，大量培育种苗的一种方法，多适用于木本药用植物的育苗。温室育苗是防寒和人工加温最完善的一种设施，室内的温度、湿度、空气及光照等都可以用人为的方法加以控制，各种药用植物均可在一定的温室中进行繁殖。

4. 苗床管理　播种后和幼苗生长期间，应注意浇水工作，使床上经常保持湿润状态，利于种子萌发和幼苗发育。一般在上午 9 点和下午 4 点左右浇两次水，水温应控制在 15～20℃为宜，原则上是连续晴天、床温较高时多浇水，阴天少浇或不浇，播种后和幼苗初期宜少浇，以后随着温度升高和幼苗生长而逐渐增加浇水量和次数。用水必须清洁，否则易引起病虫害。

冷床、温床等保护地育苗时，要保持一定的温度。为此晚上应在透明覆盖物上加盖不透明覆盖物，早上再打开不透明覆盖物，接受阳光，提高床内温度。打开不透明覆盖物的时间，根据天气情况，晴天太阳好，可早打开，阴天或风天可晚打开，早盖上。

在移栽前，为了使幼苗适应露地环境条件，增加移栽后的成活率，需对幼苗进行 5～7 天的锻炼。具体措施为：在移栽前减少浇水次数，同时打开透明覆盖物进行放风，就可实现通风降温减少土壤湿度的目的，从而完成炼苗工作。

（二）移栽

1. 草本植物的移栽　移栽时期主要决定于地温。当离地表 10cm 处的地温达 5～10℃时，可将喜凉的药用植物定植于露地；当距地表 10cm 处的地温达 10～15℃时，可将喜温的药用植物定植于露地。定植方法：按规定的行株距开穴，将苗置于穴中央，覆土并适当压紧，之后浇水，最后取细土覆盖于定植穴表面即可。

2. 木本植物的移栽　木本植物根据落叶情况分为落叶植物和常绿植物两类。落叶植物的移栽时期一般为落叶后至春季萌动前；常绿植物则为新梢停止生长的一段时期。移栽方法为：在苗木移栽前，应先按规划将穴挖妥，穴的直径应较根部大一倍，深浅要适中（栽植的深度与原来的相同为准）。栽植时将树穴表土与肥料混合，取其中一半填入坑内，培成丘状，将苗木放入坑内，使其根系均匀分布在坑底的土丘上，校正苗木位置后，将另一半掺肥的土分层填入坑内，每填一层都要踏实，踏前应将苗木稍稍上下提动一下，使根系舒展，踏实的目的是使根系与土壤充分接触，将余土填入树穴内，直到与地表平为止。在苗木四周筑一直径为 1m 左右的灌水盘，灌足灌透水后，用土堆成丘状。

3. 栽植密度　栽植密度关系到药材产量的高低。合理的密植不仅可提高产量，而且有保持土壤湿度、抑制杂草生长、改变田间小气候、增强农田系统的稳定性等作用。移栽时的密度要考虑药用植物的生长习性、土壤条件及栽培品种的生育期长短等因素。党参、栝楼、罗汉果、金银花等属蔓生或藤本类植物，栽培时需搭架，要适当密植；茎秆直立的药用植物，视茎叶伸展的幅度大小来确定。伸展幅度大者要稀植，反之则应密植。土壤肥沃者，供植物吸收利用的养分多，植物长得大，应稀植，反之则应密植。生育期长的应稀植，反之应密植，此外还与栽培过程中的管理水平有关，一般人力充足、管理水平高的，应稀植，反之应适当密植。

4. 移栽后的保苗措施　还苗为移栽时因损伤根部而影响水分和养分的吸收，而使秧苗停止生长，待新根长出后恢复生长的过程。为了提高还苗率，多推行营养钵、营养杯或营养袋育苗；采用一般方法育苗者，可带土移栽（带土越多，根受损伤越少）。阳光过强时，应适当遮阴并注意浇水；当气温下降时，应覆土防寒，或熏烟、灌水防冻；木本植物可结合修剪定型适当短截而防止植株干死。此外，还要及时除草、防治病虫、追肥、灌水等。

第二节　无 性 繁 殖

无性繁殖又称营养繁殖，是由营养器官直接产生新个体的一种繁殖方法。无性繁殖的后代来自同一植物的营养体，是母体发育的继续，而不是重新开始，因此其子代的变异较小，能保持母本的优良性状和特性，并能提早开花结实。但无性繁殖的繁殖系数不如有性繁殖的高。

一、分离繁殖

分离繁殖又称分割繁殖或分株繁殖。是用人工方法将植物的营养器官(如有根、有芽的部分等)分离下来，培育成独立新个体的繁殖方法。被分离下来的营养器官，称为种栽。根据采用母株的部位不同，可分为鳞(球)茎繁殖(如贝母、百合、大蒜、半夏、番红花等)、根状茎繁殖(如鱼腥草、款冬等)、块茎(根)繁殖(如地黄、山药、何首乌等)、分根繁殖(如芍药、附子等)、珠芽繁殖(如百合、半夏等)和分株繁殖(如沿阶草、砂仁、雅连等)。分离时期因药用植物种类和气候而异，一般在秋末(10～11 月)或早春(3～4 月)植株休眠期内进行。

二、压条繁殖

压条繁殖适用于扦插、嫁接等不易成活的植物，是让仍旧连着在母株上的枝条形成不定根，然后再切离母株成为一个生长在自己根上的新植株。压条时期因药用植物种类和当地气候而异，一般常绿植物宜在雨季，而落叶植物多在 7～8 月。选材应选营养物质丰富的 1～3 年生枝条，否则成活率不高。对生根困难的植株，可用刀将压入土中的茎皮划破，促其愈伤分化生根。常用的方法有下面几种。

(一)普通压条法

将选择好的枝条弯曲并压入土中，之后加以固定，枝梢应露出地面，用支柱扶直扎牢，生根后与母株分离另行栽种，如忍冬等。

(二)空中压条法

适用于树身高大、枝条短而硬或弯曲不能触地、扦插生根困难的药用植物，如枳壳、肉桂等，在母株适当位置选取适宜枝条(直径 1.5cm 左右)，用刀环割皮层，并用对开竹筒或花盆盛土套缚在环割处，也可用塑料布包裹苔藓与土包缚环割处，其下端扎紧，上端扎松。生根期间应注意保持生根处土壤的湿度，严防过干或过湿。

(三)堆土压条法

适用于植株基部生有许多分枝，枝条较硬不易弯曲，扦插出根困难的植物，如丁香、辛夷等。在植物进入旺盛生长期之前，将枝条基部皮层环割，然后用土把环割部分埋入土中，使其生根。生根后与母株分离栽种。

三、扦插繁殖

剪取植物营养体(根、茎、叶、芽等)的一部分(称为插穗)插入一定的基质(土、砂、草炭、蛭石等)中，使其生根，长芽形成独立个体的繁殖方法。该法经济而简便，在中药材栽培中广泛采用。根据插穗来源的不同，将其分为：根插(如使君子、山楂、吴茱萸等)、叶插(如落地生根、秋海棠等)、芽插(如芦荟等)和枝插(如菊花、忍冬、肉桂等)。其中枝插又根据枝条是否木质化分为硬枝扦插和软枝扦插，前者主要指以木本植物已木质化的枝条作插穗的扦插，后者指以草本植物茎或未木质化的木本植物的枝条作插穗的扦插。在中药材栽培中，应用最多的是枝插法。现将该法简介如下。

将选好的枝条剪成10～20cm长的小段，其上要求有3～5个芽。小段顶端距芽1～2cm、基端距芽3～5cm处斜向剪截，剪口为斜面(马耳状)。在生长期扦插者，插穗上的绿叶不能过多，一般在其顶端留1或2片叶，叶片大的要将其剪去一部分，边剪边插。在准备好的插床上按行距15～20cm先开浅沟，将插条按一定株距斜倚沟壁，上端露出土面部分为插穗的1/4～1/3，覆土按紧，使插穗与土壤密接。插后浇水、保温、保湿，并搞好苗床管理。

扦插成活率的高低与药用植物种类和品种有关。如菊花、忍冬、连翘等成活率高，而杜仲、黄柏等因难生根而成活率低。枝条年龄对扦插影响很大，枝龄较小，皮层幼嫩，其分生组织生活力强，再生能力也强，易生根成活。故扦插时一般选1～3年生的枝条。枝条内营养物质的多少也可影响扦插成活率的高低，插穗中的淀粉和可溶性糖类含量高时发根力强，含氮有机物和硼等对根原基的形成和分化有一定的作用，故扦插时一般取营养丰富的中段枝条作插穗。此外，适宜的水分、温度和土壤空气是保证扦插成活的外界环境条件。因此在插穗生根期间，大气中应保持较大湿度，避免插穗因失水而枯萎，土壤含水量不低于田间持水量的50%～60%，在高温、强光照条件下更应保持水分含量。各种植物插穗虽对温度要求各有差异，但一般插穗生根的最适土温为15～20℃。土壤通气好，有利插穗发根。故插床应选土质疏松、通气和保水较好的砂质壤土。

为使插穗容易生根成活，可在母株上剪取插穗前，对选定的枝条进行环割、刻伤、缢伤等机械处理，使营养物聚集在伤口区，在伤口长出愈合组织而未完全愈合时，剪下枝条进行扦插。此外也可用吲哚乙酸、萘乙酸、2,4-D等生长调节剂处理插穗，能促进发根，提高成活率。如用1000×10^{-6}的2,4-D处理枳壳插穗，可使其100%成活。

四、嫁接繁殖

嫁接繁殖法是指把一种植物的枝条或芽(称接穗)接到另一株带根系的植物体上(称砧木)，使其愈合生长成新的独立个体的繁殖方法。该法能保持接穗原植物的优良种性，如生长快、结果早等，同时还能利用砧木的优良性状，如矮化、乔化、抗寒、抗旱、耐涝、耐盐碱、抗病虫等性状来增强栽培品种的抗性或适应性，便于扩大栽培范围。根据所嫁接植物的部位，可分为枝接、芽接、靠接、叶接、鳞茎和块茎的芽眼嫁接等。

(一)枝接

枝接是用一定长短的一年生枝条为接穗进行嫁接。根据嫁接的方式又分为劈接、切接、舌接和合接等，其中最常用的方法是劈接法，现将其方法简介如下。

1. 嫁接时间　多在早春进行，在植物开始萌动又尚未发芽前最好。

2. 方法步骤　选离地2～3cm处横径为2～3cm的植物作砧木，在距地面2～3cm处横截断，选皮厚、纹理顺的部位垂直劈下，劈深3cm左右，将选好的枝条截成5～6cm长，其上要求带2～3个芽，在其基部削成两个长短不等的切面。长面在顶芽同侧，约3cm长，在长面的对面削长约1cm的短面。将制作好的接穗插入砧木切口，并使两者的形成层尽量对齐，接合后随即用塑料布条扎缚。

(二)芽接

芽接是在一株植物上削取一个芽片作接穗，将其嫁接于砧木上，成活后由接芽萌发形成植株的方法。具有经济、易愈合、接合牢固、成活率高、工作效率高、可接时期长等特点。根据接芽形状不同可分为盾状芽接、哨接、管芽接和芽眼接等几种，其中盾状芽接应用最广。现将盾状芽接法简介如下。

1. 嫁接时间　芽接时间较长，一般常绿树种在6～10月均可进行，而落叶树种最好在8～9月进行。

2. 方法步骤　选径粗0.5cm以上的砧木，在离地面3～5cm处选平滑少节的位置，横切一刀，再从横切刀口的中部往下纵切一刀，长约1.8cm。切的深度要切穿皮层，不伤或微伤木质部，切口要求平直。接着，用芽接刀削取盾形稍带木质部的芽，由上而下将芽片插入砧木切口内，使芽片和砧木皮层紧贴，然后加以扎缚。芽接后7～10天，轻触芽下叶柄，脱落者已成活，反之未接活，应重接。

(三)靠接

将两株准备相靠接的枝条，相对一面各削去形状大小一致、长2～5cm的树皮一片，然后相互贴紧，用塑料布条绑扎结实即成。成活后将接穗从母株上截下。

(四)影响嫁接成活的因素

1. 亲和力　是影响嫁接成活的主要因素，是指接穗和砧木愈合生长的能力，一般规律是亲缘关系越近，亲和力越强，成活率就越高。所以，嫁接时接穗和砧木的配置要选择近缘植物。

2. 生活力和生理特性　生活力强的植物一般生长健壮，营养器官发育充实，体内贮藏的营养物质较多，这样的植物用于嫁接容易成活。接穗与砧木的萌动期也可影响成活率，一般砧木已开始萌动，接穗尚未萌动者，成活率高，否则成活率低。

3. 形成层细胞的活动情况 影响接穗形成层细胞活动的因素主要是外界温度和其自身的含水量。前者通过控制酶促反应来影响形成层的生理生化过程，温度过高过低形成层均不活动，愈伤组织均不产生。各种植物形成层活动的最适温度各不相同，在生产中应注意观察加以利用。后者是生理生化反应的介质，同样影响形成层的活动。一般接穗含水量在 50%左右最好。

4. 嫁接技术 嫁接成活的关键是接穗和砧木两者形成层的紧密结合，这一关键与操作者的嫁接水平高低和熟练程度有关。因此，正确而熟练地运用嫁接技术，对于提高嫁接成活率有着重要的作用。

第三节　离体组织培养繁殖

离体组织培养繁殖是一种无性繁殖方法，是用组织培养手段把植物离体部分(器官、组织、细胞等)放入含有合成培养基的瓶中，在无菌条件下，使其生长、发育成无数新个体的繁殖方法。除具有无性繁殖的一些优点外，还具有繁殖系数高等特点。因此，该法在中药材栽培中多用于加速自然条件下难于繁殖或繁殖速率缓慢的药用植物的繁殖，用于培养繁殖无病毒的材料或特殊的基因类型。

一、离体组织培养繁殖的理论基础

离体组织培养繁殖的理论基础在于细胞具有遗传全能性，即每一个细胞含有产生一个完整有机体的全部遗传信息，在适当的条件下，一个具有全能性的活细胞，其发育和分化受其 DNA 上面的部分基因的被活化或阻抑所控制。一个细胞可以形成一个全新的有机个体。离体组织培养繁殖，是离体培养物的细胞在各种环境因子的刺激和作用下，经脱分化后形成愈伤组织，再在一定条件的诱导下再分化的结果，在离体培养繁殖中，特异化的细胞比较容易经脱分化恢复全能性，全能性的脱分化细胞经过再分化，产生完整的小植株，完成繁殖。

二、离体组织培养繁殖的 4 个阶段①

(一) 获得无菌外植体阶段

进行初代培养，建立起无菌培养体系。应在无菌条件下进行，以利于植物材料的生长，并获得愈伤组织或各种器官，是整个繁殖工作中十分重要的一步。

① 引自裘文达，1987

(二)增殖阶段

不断分化产生新的植株，或直接产生不定芽及胚状体。也可根据需要反复进行继代培养，以达到大量繁殖的目的。

(三)生根培养阶段

该阶段是将产生的植株转移进行生根培养，准备移栽入土。可转入生根培养基培养，也可直接切取进行扦插生根，并逐渐进行锻炼，增加光照强度，培养植株的抗性，以提高植株的移栽适应能力。

(四)移栽培养驯化锻炼阶段

该阶段是试管苗的移栽培养驯化锻炼。应从温度、湿度、光照、营养等方面的条件上，逐渐改变，使其提高对外界条件的适应能力，而健壮生长。

三、离体组织培养繁殖的基本途径

(一)器官发生途径

该途径通常由离体培养的组织或细胞产生愈伤组织，再产生芽和根。包括以下三种方法。

1. 通过茎尖培养产生大量腋芽　茎尖叶腋处有腋芽分生组织，但由于受顶端优势的抑制，只有少数可长成侧枝。在离体茎尖培养中，可调整培养基中细胞分裂素的浓度，促进腋芽生长。

2. 通过器官培养直接诱导产生不定芽　在离体组织培养繁殖中，可以利用植物器官(如根、茎的下部，花茎，鳞片，花器等)的一块组织在培养基上培养直接诱导产生不定芽，此法材料来源广，繁殖的数量大。

3. 通过愈伤组织培养再诱导产生不定芽　植物的离体部分在含有较高生长素浓度的培养基上生长，可使切口处的细胞去分化而形成愈伤组织。再将愈伤组织转移到低生长素含量、高细胞分裂素浓度的培养基上，才会分化产生不定芽，而有的在不含生长素的培养基上也可分化。

(二)无性胚发生途径

该途径由培养的离体组织产生愈伤组织，通过悬浮培养，或直接产生大量胚状体，再长成植株。胚状体培养可以得到大量的植株，大大提高繁殖率。

四、离体组织培养繁殖的实验设备、灭菌方法和基本培养基

（一）离体组织培养繁殖的实验设备

1. 实验室的设置　实验室的合理设置，是为了承担以下任务：能完成玻璃器皿的洗涤、干燥、保存；药品的保存及称量；培养基的配制、分装及灭菌工作；能完成植物材料的消毒、分离、接种、转移等操作，能对接种后的材料进行培养。因此，在进行离体组织培养繁殖时，应具有以下设置。

（1）无菌操作室：内有供接种用的净化工作台，放置接种用具和培养物的工作边台，天花板或墙上安装紫外光灯管供灭菌用。有条件的地方应安装细菌过滤通风装置。

（2）培养基配制室：用于配制各种培养基，室内须有平面工作台及放置各种化学药剂和器皿的框架，存放配制好的培养基母液的冰箱，蒸馏水制备及贮存的设备及容器。

（3）恒温培养室：培养室应有控温设备，一般保持在 20～27℃，同时还应保持一定湿度，所以最好安装窗式空调机或调温调湿机。在每层培养架的上侧应安装日光灯管，以供补充光照用。

2. 仪器和用具　常用的仪器和用具有解剖针、解剖镜、分析天平、酸度计、温箱、烘箱、冰箱、电炉、容量瓶、烧杯、量筒、玻璃棒、牛角勺、高压灭菌器、超净工作台、接种箱、接种工具（镊子、剪子、手术刀等）、酒精灯、广口瓶、培养皿、三角瓶、分注器（分液漏斗、注射器等）、移液管、烧杯等。

（二）离体组织培养繁殖的灭菌方法

1. 培养基、培养器皿的灭菌　培养基高温消毒的时间不宜过长，否则有些物质易分解破坏。一般情况下，在 1.2 个大气压①条件下，15min 即可完成消毒。培养皿、工作服、口罩、帽子等一般在 1.2 个大气压下，高温灭菌 20～30min 即可。金属器械的消毒，一般于使用前用 70%乙醇中浸泡，用时在火焰上点燃消毒，冷后即可使用。

2. 接种室、超净台及接菌箱的灭菌　接种室在初次工作前要用甲醛加少量高锰酸钾熏蒸 5h 以上，再开紫外灯照射 40～60min，以后作用时，用 70%的乙醇喷洒。超净工作台和接种箱使用前要用紫外灯照射 30min 后，方可使用。

3. 操作人员消毒　操作人员在进入无菌操作前，应搞好个人卫生，将双手洗净，并将在紫外灯下照射过的工作服、帽子穿戴好后方可进行操作。

4. 植物材料的灭菌　植物材料的灭菌主要是外部灭菌，首先将材料在肥皂粉溶液中仔细刷洗并用流水冲洗干净，然后将其放入广口瓶中，根据材料的种类及对杀菌剂的敏感性选择适宜的消毒液（常用杀菌剂有 9%～10%次氯酸钙、2%次氯酸钠、10%～12%过氧化氢、1%～2%溴水、1%硝酸银、0.1%～1%氯化汞、4～50mg/L 抗生素等），将选好

① 1 个大气压=1.013 25×10^5Pa

的消毒液倒入广口瓶中，使其充分浸没材料，浸泡一定时间后，拿到超净工作台上，用无菌水冲洗 3～5 次，沥干水分即可。

(三) 离体组织培养繁殖的基本培养基

所有接种材料都要在培养基上培养，培养基的成分是影响培养繁殖的重要因素。不同植物、同一植物的不同部分、不同的培养阶段及目的，所要求的培养基成分亦不相同。目前可供选择的培养基配方有 250 余种，但基本培养基通常由以下几类物质组成(颜昌敬，1990)(表 8-1)。

表 8-1 常用培养基配方(mg/L)

组成	MS (1962)	White (1963)	Nitsch (1956)	Blaydes (1966)	Gamborg (B_5) (1968)	N_6 (1975)
KCl		65	1500	65		
$MgSO_4 \cdot 7H_2O$	370	720	250	35	500	185
$NaH_2PO_4 \cdot H_2O$		16.5	250		150	
$CaCl_2 \cdot 2H_2O$	440				150	166
KNO_3	1900	80	2000	1000	3000	2830
$CaCl_2$			25			
Na_2SO_4		200				
$(NH_4)_2SO_4$					134	463
NH_4NO_3	1650			1000		
KH_2PO_4	170			300		400
$Ca(NO_3)_2 \cdot 4H_2O$		300		347		
$FeSO_4 \cdot 7H_2O$	27.8			27.8	27.8	27.8
Na_2-EDTA	37.3			37.3	37.3	37.3
$MnSO_4 \cdot 4H_2O$	22.3	7	3	4.4	10	4.4
KI	0.83	0.75		0.8	0.75	0.8
$CoCl_2 \cdot 6H_2O$	0.025				0.025	
$ZnSO_4 \cdot 5H_2O$	8.6	3	0.5	1.5	2	1.5
$CuSO_4 \cdot 5H_2O$	0.025		0.025		0.025	
H_3BO_3	6.2	1.5	0.5	1.6	3	1.6
$Na_2MoO_4 \cdot 2H_2O$	0.25		0.025		0.25	
$Fe_2(SO_4)_3$		2.5				
肌醇	100				100	
甘氨酸	2	3		2		2
烟酸	0.5	0.5		0.05	1	0.5
维生素 B_1	0.1	0.1		0.1	10	0.5
维生素 B_6	0.5	0.1		0.1	1	1
D-泛酸钙		1				
半胱氨酸		1				
蔗糖	30 000	20 000	34 000	30 000	20 000	50 000

1. 无机营养物　有 12 种元素是植物必需的元素：氮、磷、钾、钙、镁、硫、铁、硼、锰、铜、锌、钼。前 6 种为大量元素，后 6 种属微量元素。碘虽不是植物生长的必要元素，但几乎所有组织培养基中均含有碘，有些培养基还加入钴、镍、钛、铍等元素。

2. 有机物质　一类有机物作为营养物质，为植物细胞提供碳、氢、氧和氮等必要元素，如糖类、氨基酸及其酰胺类；另一类有机物是一些生理活性物质，在植物代谢中起一定作用，如硫胺素（B_1）、吡哆醇（B_6）、烟酸、生物素、肌醇、单核苷酸及其碱基。

3. 植物生长刺激物质　主要加入植物天然的 5 类激素物质及其人工合成的类似生长激素物质。如生长素中常用的有吲哚乙酸（IAA）、萘乙酸（NAA）、2,4-二氯苯氧乙酸（2,4-D）、吲哚丁酸（IBA）；细胞分裂素中常用的有激动素（6-呋喃氨基嘌呤、KT、KN、KIN），6-苄基氨基嘌呤（BA、BAP），玉米素（ZT、ZN、ZEN）；赤霉素类（GA）中常用的有赤霉酸（GA_3）；脱落素类中常用的有脱落酸（M3A）；乙烯类中常用的有乙烯和乙烯利。

4. 其他附加物　这些物质的加入对细胞生长有益。如琼脂能使培养基固化，利于培养；活性炭可以降低组织培养物的有害代谢物浓度，对细胞生长有利等。

5. 其他对生长有益的未知复合成分　一般为植物的天然汁液，如椰乳、苹果汁、生梨汁等，其作用可能是提供一些必要的微量营养成分、生理活性物质和生长激素物质等。

五、离体组织培养繁殖技术

（一）离体组织培养繁殖中外植体的选取

1. 取材季节　春季一般植物体内源激素含量最高，生长最旺盛，成功的可能性最大；梅雨季节，因高湿、高温，材料带菌多，培养过程中易受污染。因此，春季优于秋季；秋季优于夏季；夏季优于冬季。

2. 取材年龄　以幼嫩者为宜，如刚萌发的茎尖、侧芽，新生尚未展开或刚展开的叶片，以生长、代谢旺盛，分生能力强的幼嫩材料为好。

3. 取材部位　植物的营养器官和生殖器官皆可作为培养材料，但使用较普遍的是 1cm 长的茎尖和侧芽，因为其形态已分化，生长速率快，遗传性稳定。

（二）外植体的消毒

外植体的消毒按前述“植物材料的灭菌”方法进行消毒。

（三）外植体的分离接种

为保证分离接种在无菌条件下进行，应按前述灭菌方法，对所有用具和设施进行消毒。操作时，动作要熟练，这样可减少污染的机会，而成功的把握大。解剖刀要快，通常在无菌滤纸上进行切割，根据接种瓶大小取数块材料置于放入培养基的培养瓶中。用棉塞塞紧，用牛皮纸或耐高温的塑料薄膜包好，注明材料名称和接种日期即可。

(四)无菌培养

1. 培养的外界条件

(1)室内清洁少菌：培养室常有人、物的进出，空气的交换等，会带入各种菌类。因此，最好在室内装上紫外灯，定期开灯杀菌，也可用新洁尔灭喷射灭菌。

(2)保持恒温：植物细胞的生长发育和组织器官的分化，皆需在一定的温度下才能进行，因此培养室的温度一定要能全年控温，使其处在一定的昼夜温度或全日恒温下，以保证组织正常生长。培养室的温度一般保持在20～27℃，最好有日夜温差，如白天26℃，晚上20℃，对植物生长有利。

(3)控制光照：光照的作用主要是诱导分化，促进生长。在诱导愈伤组织时期，有无光照影响不大。但愈伤组织分化成植株的过程中，则需要光。光可增加小植株数，一般用日光灯来解决光照需要，每天照明 12～16h，个别也可连续照明。不同波长的光对芽的诱导形成和苗的形成影响是不同的，有些波长的光对芽和苗的形成有作用，而有些则没有，对绝大多数植物而言，光照强度为300～10 000lx范围内，一般1000～3000lx。在生根壮苗阶段光照强度可适当增大，最高可达10 000lx。

(4)湿度：培养室的湿度随季节变化而变化。湿度过高过低都是不利的，过低会造成培养基失水而干枯，或渗透压升高，影响培养物的生长和分化；过高会造成杂菌滋长，导致大量污染。一般培养室内常年应保持70%～80%的相对湿度。

2. 培养过程

(1)愈伤组织的培养：愈伤组织通常产生于外植体伤口的表层细胞。愈伤组织的生长特性取决于植物材料、培养基和环境条件，从外植体到愈伤组织建立，大体上经历诱导、细胞分裂和脱分化阶段。在培养基中植物激素的作用下，少数细胞被启动，新陈代谢加强，而进入活跃的细胞分裂，外植体细胞脱分化为愈伤组织。将这一部分移植到同一成分的新培养基上进行扩大培养，通常每4～6周转接一次，经过连续的继代培养，便能得到大量的愈伤组织。

(2)新个体植株的诱导

1)通过器官发生实现新个体的产生：在有些情况下，器官是从分离的外植体中已存在的器官原基诱导而成，但大多数情况下，是从愈伤组织再分化，进行形态建成，而产生完整植株实现繁殖的。在组织培养中最常见的再分化是根的形成，就是同一植物取不同部位的外植体培养，也往往是根最易诱导再生，以后再诱导产生芽，得到完整植株。但先诱导形成根者，往往抑制芽的形成，因此在生产中一般先诱导芽的产生，再诱导根的产生。生长素与细胞分裂素的比例决定着愈伤组织再分化是长根或是长芽。不同激素及其浓度会诱导产生不同的形态发生过程。这具体到每种植物也有不同变化。大多数双子叶植物要诱导愈伤组织出芽可采用提高细胞分裂素与生长素比例的办法，而单子叶植物就不能采用这种办法，它常常不需要激动素，即便除去生长素亦可诱导芽的分化。

2)通过无性胚的发生实现新个体的产生：由外植体产生愈伤组织，通过悬浮培养，或直接产生大量胚状体，由胚状体生长发育成植株。诱导产生胚状体的因素，至今仍不完全清楚。但据一些实验结果来看，在其他培养条件稳定后，激素是目前诱导胚状体发生最有效的一个因素。

在培养过程中为了促进器官的分化和胚状体的形成，应注意下列几点：除去或降低所使用的生长素浓度；调整培养基中生长素、细胞分裂素的比例，既要注意激素的比例，也要注意所添加的绝对量。

（五）移栽

1. 移栽前应做的工作　为了提高移栽成活率，应在诱导生根阶段，选择生长矮壮的芽来接种培养生根，诱导生根时的温度应比诱芽阶段低 3～5℃，而光照强度应由诱芽阶段的 3000lx 提高到 6000lx，其目的在于提高植株的素质。此外，也可在培养基中添加 10～20mg/L 的 B_6 生长抑制剂，使植株节间缩短，茎粗壮，叶色变深，达到壮苗目的。

为使小植株能适应新的环境，在移栽前几天，最好将其放到移栽场所，但强光照射时应遮阴。移栽前 1～2 天，应将瓶口由小到大逐渐打开，降低瓶内空气湿度，以提高小植株对外界的适应性。

2. 移栽　移栽取苗时，不要伤苗，对大植株来说，可将其先倒过来，让根部先出来。取出的植株，应用水冲去其上培养基基质，以免招菌，使小植株烂根。然后用废报纸将其水分吸掉。

移栽基质应选通透性好、干净、不带杂质的材料。如可用砂、珍珠岩、硅石等，也可将其按一定比例混合使用。用竹签在基质上开穴，然后种下小植株，应使其根系舒展，再埋上基质、轻压。之后盖塑料薄膜保湿；温度控制在 20℃左右；强光时应遮阴。保湿一周后可逐渐降湿，两周后可与正常苗一样管理，以后可移至土壤栽培。

第九章　真菌类中药材的栽培

第一节　真菌类中药材的一般知识

一、真菌类中药材栽培的意义

真菌入药在我国源远流长。《神农本草经》及历代医学古籍中记载的芝草、茯苓、猪苓、雷丸、马勃、冬虫夏草、银耳及蝉花等菌类，至今仍广泛作为药物。目前已阐明疗效的真菌有100余种(曹恒生等，1986)。

真菌用作药物，一是直接利用它的子实体、菌丝体或菌核，如灵芝、猴头菇、平菇、茯苓、麦角等；二是用来作为生产菌，如用青霉菌生产青霉素，用头孢霉菌生产先锋霉素等。近年来还发现不少真菌具有特殊作用，如猴头菌、单色木云芝是具有生物活性的抗癌真菌。我国真菌资源极为丰富，而被发掘作为药物开发利用的仅是极少部分。由于野生资源远远不能满足临床的需要，必须进行人工培育。

二、药用真菌的形态特征及生活习性

(一)形态特征

真菌是自然界里种类多、分布广的低等植物，在分类学上属于真菌门。大多数种类的细胞都是丝状的，菌体细胞具有真正的细胞核。营养体无根、茎、叶的分化，各种大型组织都是由菌丝分化形成的。细胞内无叶绿素，以寄生或腐生的方式取得营养。在其生长发育过程中，都可看到菌丝体、孢子和着生孢子的繁殖体(子实体)。

(二)生活习性

真菌菌丝是真菌的营养器官，它可以吸收水分和养分供菌体生长发育需要。几乎菌体的任一碎片或一段菌丝在适宜的条件下都可以发育成为一个新的菌丝体。在人工培育真菌时常利用其这一特性，如切割真菌子实体进行组织分离获得菌种。

真菌细胞内无叶绿素，是以寄生或腐生的方式取得营养。按其生活方式不同，可分为以下几类。

1. 专性腐生菌　只能生活在各种生物死体上的真菌称专性腐生菌(包括木腐生型和粪土腐生型)。

2. 兼性寄生菌 以腐生为主，但在一定条件下可以转移到活的有机体上继续生活的，称兼性寄生菌。

3. 兼性腐生菌 以寄生为主，但也具有腐生能力的，称兼性腐生菌。

4. 专性寄生菌 只能生活在活的有机体上的种类，称专性寄生菌。

在人工培育真菌时要根据它的生活习性，供给一定有机物质，作为其营养的物质基础。如灵芝是腐生真菌，如果用鲜土豆或活的段木培养，就不能生长。

三、药用真菌栽培中的重要生态因子

真菌的药用部分，包括菌体及其代谢产物等。为了得到需要的药用部分，在人工培养中要注意掌握其生长和繁殖所需的生态因子。

(一)营养

栽培药用真菌需供给碳源、氮源、无机矿物质和水等营养。碳源是构成细胞壁的主要成分，也是真菌生长发育过程中所需能量的重要来源。氮源是细胞合成蛋白质、核酸和细胞质的主要成分。药用真菌种类不同，对营养的要求亦不相同。同一种药用真菌在不同生长发育阶段对营养要求也有差异。不同的碳源、氮源对子实体和孢子产生的时间、数量、大小及形态都有一定影响。有些种类还需要某些特殊营养。

(二)温度

药用真菌的最适温度，因种类不同或发育阶段不同而不一。一般菌丝体生长最适温度为 18～28℃，属中温型，如银耳；温度超过 24℃为高温型，如灵芝。有些药用真菌变温对子实体分化有促进作用，如香菇菌丝，在 22～25℃条件下生长一年也不分化子实体，如把它放在 15℃以下，过段时间便出现子实体，称为变温型。

(三)湿度

药用真菌通常要在高湿度条件下生长，对空气相对湿度的要求随种类不同和生长发育阶段不同而异。大多数真菌的孢子萌发需在相对湿度 95%以上，菌丝体需在相对湿度 70%时生长才好。低于 50%时，菌丝体生长缓慢；若高于 70%时，反而抑制菌丝生长，同时易污染杂菌。

(四)空气

大多数药用真菌是好气菌，必须在有氧条件下才能生长。所以在培育过程中通风透气有利于子实体的形成。如灵芝，在通风不良的环境下，常不能形成正常的子实体，只长伞柄，不长伞盖。

(五)光照

一般情况下，菌丝生长可不需要光照，但有些种类的子实体分化及发育阶段，在无光条件下才能发生，如灵芝、猴头菌。

(六)酸碱度

多数药用真菌在 pH 为 3～8 时都可能生长，但最适 pH 为 5.5～6.5，形成子实体时对酸碱度要求比菌丝生长时要严格。

第二节　真菌类中药材栽培的一些必要设备及操作

药用真菌培养和基本设备及操作与一般微生物培养相同。

一、一般设备及用具

培养真菌类中药材的一般设备及用具基本上与第八章“离体组织培养繁殖”相同。

二、基 本 操 作

(一)玻璃器皿的清洗

玻璃器皿清洗干净与否，直接影响试验和培养的质量。在试验前，均需洗刷干净，或再经灭菌、晾干或烘干后备用。

新购买的玻璃器皿含有可能对微生物有害的可溶性物质，一般先用 20%盐酸或铬酸洗涤浸泡数小时后，再用清水洗净。

1. 重铬酸钾洗涤液的配制方法

(1)配方：①浓配法，重铬酸钾(工业用)40g，浓硫酸(工业用)800ml，自来水 160ml；②稀配法，重铬酸钾(工业用)50g，浓硫酸(工业用)100ml，自来水 250ml。

(2)配制方法：把重铬酸钾溶解在水中，慢慢加入浓硫酸，边加边搅动(切记不可把重铬酸钾往浓硫酸里倾倒，以免烫伤)，溶液呈红色，浓厚，有红色小结晶。配好后，贮存在广口瓶中，盖紧瓶塞备用。应用此液时，器皿必须干燥，同时应注意不要把大量还原物带入。

2. 各种玻璃器皿的洗涤　有微生物或染菌的玻璃器皿，应先放入高压锅内灭菌 20～30min，趁热再用热肥皂水洗刷并冲洗干净。以壁不挂水珠为准。

含有凡士林和蜡的玻璃器皿，需预先除去油腻。必要时，可先在 5%苏打液里煮，然后再用热肥皂水洗刷干净。如果玻璃器皿用来装化学药品，或做精密实验，则需先用洗涤液浸泡，再用自来水、蒸馏水冲洗后烘干备用。

带菌的移液管，应立即投入5%苯酚溶液灭菌一次(约24h)，再用自来水冲洗。

新的载玻片和盖玻片，要先浸在肥皂水(或盐酸乙醇)里1h，用水冲洗后，软布擦干，保存在95%的乙醇中。

(二)培养基的配制

培养基是根据真菌生长繁殖需要的各种营养，人工配制的基质。除含有水分、碳水化合物、含氯化合物和少量无机盐外，有时还需各种必要的维生素。

培养基种类很多，凡是利用含有丰富的化学药品配制成的培养基，称合成培养基，如察氏培养基。通常采用一部分天然物质作为碳源、氮源及生长因素的来源，再适当加一些无机盐类，称半合成培养基，如马铃薯葡萄糖培养基。

培养基除了满足真菌所需要的营养外，还需调节适宜的酸碱度。常用的培养基有固体和液体两种。

(三)消毒灭菌

为了分离得到所需要的真菌，必须对培养基、器皿或用具进行严格的消毒灭菌，常用的方法如下。

1. 干热灭菌　主要在烤箱中进行。适合玻璃器皿。灭菌前须用纸包好，温度慢慢上升到160℃，保持1h即可。

也可将燃烧不变性的物品，如接种针、镊子、试管口直接放在火焰上燃烧灭菌，又称火焰灭菌。

2. 温热灭菌　含有水分的培养基，常采用高压灭菌锅进行灭菌。通常在蒸汽压达到 $1kgf/cm^2$①、温度达120℃保持30min即可。而锯木屑培养基需延长到1h。也可采用蒸笼进行间隙灭菌，即蒸煮1h后降温，保持25～30℃培养24h，再蒸煮1h，反复3或4次。

3. 药物灭菌　常用0.1%的升汞液、10%漂白粉溶液、70%乙醇、40%甲醛溶液及新洁尔灭等药物。

4. 紫外线灭菌　用于接种室和接种箱灭菌。紫外线波长2000～3000Å具有杀菌作用，一般用波长2537Å的紫外线灯管照射20～30min即可杀死空气中的细菌。

(四)接种培养

接种必须在无菌条件下进行。

1. 斜面接种　接种时，把待接种的斜面培养基和原菌种两个试管并列放在左手中，使中指夹于两试管中间，斜面向上，管口齐平。右手拿接种针，蘸乙醇在火焰上灼烧片刻，用右手中指、无名指拔掉试管塞，以火焰微烧管口一周，烧死管口可能污染的杂菌。这时接种针通过火焰伸入菌种管内，稍冷却，挑取少许菌丝连同培养基一起迅速转入待

---

① $1kgf/cm^2=9.8\times10^4Pa$

接种的试管内，放在斜面的中央处。注意不要接触试管壁使菌种污染，然后将瓶塞好，放在恒温箱或温室培养。

2. 液体接种　即把菌种由斜面培养基上接种到液体培养基上，再放到适宜条件下振荡培养，其方法与斜面接种基本相同。

第三节　菌种分离培养、选育、复壮和保藏方法

一、纯菌种分离培养

为了取得某种真菌的纯菌种，必须把它从周围的其他生物或微生物中分离出来。纯菌种的分离方法可分三种：组织分离、孢子分离及寄主分离(贵州省菌蕈协会，1988)。

(一)组织分离法

组织分离法是接种中最简便的方法。它是利用幼嫩组织中的菌丝，接种在培养基上，在适宜的环境条件下，重新恢复为没有组织分化的菌丝体。

1. 分离材料的选择　选择纯正、肥壮、幼嫩而无病虫害的新鲜子实体或菌核、菌丝作为分离材料。

2. 分离材料的消毒　用清水洗净外面黏附的杂物，然后用1%升汞浸泡0.5～3min，再用无菌水冲洗掉附着的残液，揩干备用。

3. 接种与培养　用无菌刀切取一小块，迅速接种在斜面或平面的培养基上。在25℃左右条件下培养，萌发出菌丝，再经纯化和扩大培养，便可获得纯菌种。

(二)孢子分离法

孢子分离法是利用真菌中的孢子，在适宜的培养基上萌发生长菌丝体而得纯菌种的方法。此法在香菇、茯苓、银耳等分离时应用。可分为多孢子分离法和单孢子分离法两种。

1. 多孢子分离法　必须选用壮实且未开伞破裂的子实体，经表面灭菌后置于无菌的培养皿中央，罩以无菌玻璃缸。经数小时后在培养皿上便可收集到大量的孢子。采集方法如下。

(1)褶上涂沫法：把接种针迅速准确地插入褶片之间，轻轻蘸取子实层还未弹射的孢子，接种在培养基上，在25～28℃条件下培养。

(2)孢子印采集法：用灭菌的玻片、试纸或黑布，放在子实体下菌褶下方，24h后，落下的孢子形成印痕，即孢子印。挑取少量孢子移植到培养基上。

(3)珠上采集法：取灭菌的玻璃球，放在子实层上24h，使成熟的孢子落在玻璃珠上，然后用无菌镊子夹入装有培养基的试管中，使孢子随珠涂在培养基上。

(4)空中孢子捕捉法：此法在多孔菌类采用较多，如灵芝菌。当子实体成熟时，孢子

粉会向空中扩散，取预先制好的带培养基的平皿，打开盖后进行捕捉，使孢子附着在培养基上。盖好器皿，进行保温培养。

以上方法均需在无菌条件下进行。

2. 单孢子分离法　主要用于杂交育种。利用单孢子分离器挑取单一的孢子置培养基中培养。此法先进，但设备昂贵，广泛采用的是菌液连续稀释法。即用无菌水把孢子冲散，尽可能降低孢子在无菌水中的密度，直至每滴稀释液只含 1 或 2 个孢子。然后用无菌注射器或吸管吸入孢子悬浮液滴在斜面培养基上，经保温培养，选优良菌落纯化。

（三）寄主分离法

从生长有某种药用真菌的寄主体上进行分离的方法。一般只在上述两种方法达不到目的时应用。

二、菌种选育和复壮

（一）菌种选育

药用真菌的“种”不同，其药用价值和培养条件也不同。即使是同一“种”的不同菌株，同样也有差别。因此，在栽培中应选用药效好、生产周期短、产量高、生产力强的菌种。有效成分明确的真菌，应选用有明显药理作用、疗效好、产量高的菌种。

（二）菌种复壮

1. 菌种的退化　菌种在生产和保藏过程中，常因多次传代培养及保藏条件不适，出现优良性状的退化，这种现象称为菌种退化。它是一个逐渐衰退的过程。

2. 菌种的复壮　针对菌种退化的原因，复壮措施主要有：①低温保藏，使其代谢强度降低，防止退化；②减少菌种传代移植，传代次数控制在 2 或 3 次；③改善培养条件；④采用单孢子分离。

三、菌 种 保 藏

菌种保藏的目的在于使菌种经过较长时间后，仍保持着生活能力和原来的性状。如果管理不好，就会引起衰退和死亡，或者污染杂菌。常采用的菌种保藏方法有以下几种。

（一）斜面低温保藏法

将菌种保藏在营养丰富的斜面培养基上，培养到菌丝旺盛生长时，移放到 4℃冰箱中保藏，每隔 3～5 个月转接到新鲜的培养基上。

(二)液体石蜡保藏法

此法可以作为定期移植保藏的辅助方法。在长满菌丝的试管斜面中，注入经 2 或 3 次灭菌的冷石蜡油。注入量要足够覆盖全部斜面，并高出培养斜面 1cm。然后再在棉塞外包塑料布，放在室温或冰箱中保藏。用此法可保存菌种一至数年。

(三)麸皮法

麸皮加水拌匀，比例 0.8∶1，分装小试管，厚约 1.5cm，要求疏松不要压紧。塞好棉塞，经过高压灭菌冷却后，把要保藏的菌种接入麸皮中，在适宜的温度下培养，待孢子长好后，封住管口，放在低温下保存。

(四)冷冻干燥法

此法是采用低温、干燥、真空三结合保藏方法。在这些条件下，微生物的生命活动处于休眠状态，所以能使保存期长达 10～20 年。具体做法是将孢子制成悬浮液，装入安瓿管中，骤然降温冷冻，并抽出空气呈真空状态，使培养物从固态升华脱水，熔封瓶口后，在低温下保存。

(五)液态氮冰箱保藏法

该法是将保存的菌种密封在安瓿管中，经过控制速率冷冻后，贮藏在−190～−150℃液态氮超低温冰箱中。这是近年来国际上广泛应用的一种保存新技术。具有高效、使用范围广、操作简便等优点，但仪器价格昂贵。

第四节　药用真菌的栽培技术

一、段木栽培技术

段木栽培技术是模拟药用真菌在自然条件下的生态环境，而进行人工栽培的一种生产方式。具有成本高、浪费木材、运输不便等缺点，故该法只适宜在木材丰富的山区使用。

(一)段木的制备

1. 树种选择　除含树脂、芳香类化学成分的树种(如松柏科植物、香樟、檀香、香楠等)外，均可选用，其中以壳斗科植物为佳。

2. 树龄与粗细　树龄过小、过大均不适宜，一般以 10～20 年生为适宜树龄，树木粗度以胸径 6～20cm 为宜。

3. 砍树期　常在晚秋树叶脱落后至第二年春季树木尚未萌发前进行，此时营养丰富、水分适中。

4. 截断与架晒　树木砍伐后，首先应把树椏自下而上用刀砍掉(为防止损伤树皮，树椏基部应留 1cm)。之后截成 1～1.2m 长的木段，按粗细分组并以“井”字形堆叠在通风、向阳、干燥的地方，让其组织脱水、死亡，以满足真菌的生长所需。每隔 10～15 天，应内外翻动一次，使干燥一致。

(二)接种

在接种前必须要检查段木组织是否枯死，水分状况是否适中。再根据各地气候和栽培种类的习性等选定适宜的接种时期。接种方法如下。

1. 打孔(又称打眼或打穴)　一般用电钻、手钻或打孔锤按栽培品种特性的要求，确定孔穴的行株距后打孔。

2. 下种　把制好的菌种装入孔穴中，使之与树皮、木质部相贴，但不可过紧。装入量以八分满为宜，加上厚度适宜、比孔穴略大的树皮盖，敲紧即可。

(三)上堆发菌

为使段木种穴中的菌种尽快恢复，并长入段木中去，应把段木堆积起来。上堆前，对环境要进行检查清理，在地面辅好砖石或枕木。后将段木按“井”字形分层堆高成 1m 左右的堆。段木间要保留一定空隙，以保持堆内温度、湿度、空气的适宜。堆的表面及四周应覆盖好薄膜及树枝。每周翻堆一次，若见干燥应适量喷水。堆温保持在 22～28℃；空气的相对湿度保持在 80%左右，上堆发菌一个月左右即可完成。

(四)散堆排场

散堆排场是上堆发菌的继续和发展，其目的是使菌丝向木质部纵深生长蔓延，增加营养的积累，创造由营养生长向生殖生长过渡的物质条件。其场地要求潮湿向阳。成排的段木铺在地上，或一端稍微垫起，以利吸收泥土潮气，接受阳光雨露。散堆排场期间每天早晚要求各喷水一次；每 10 天左右段木应翻转一次，待原基大量形成后，则应及时转入起架管理阶段。

(五)起架管理

起架管理的时期应在完成营养生长，达到生理成熟时。此外，还必须保证栽培场地有充足的空气。

起架管理时，段木排列方式以鱼鳞式、人字形、井字形、架式单层或多层及直立式等为多见。

(六)子实体发生阶段

从接种到子实体形成，所需时间因药用真菌的种类不同而不同。如香菇需7～8个月，接种后第二年大量发生，银耳需30～60天，就可陆续出耳。子实体发生时的条件随药用真菌种类的不同而异。一般低温结实的菇类(如平菇、金针菇、猴头等)多在17～16℃以下的秋冬季节发生，而适合较高温度结实者(如银耳、木耳等)，多在20～28℃左右的春、秋时期产耳。相对湿度都要求为80%～95%。

(七)采收

从菇蕾或耳芽的出现到采收只需3～7天，要适时采收，过早影响产量，过迟质量下降。伞菌类要求在菌幕刚破裂，盖缘仍内卷为采收适宜期。而耳类等胶质子实体，以子实层发育成熟，孢子大量发生时为采收适宜期。

二、代料栽培

以来源广泛的农林副产品及城乡部分垃圾等含纤维素类及其他多种营养物质，代替木材栽培药用真菌的方法，称代料栽培法。代料栽培具有原料来源广泛、生产周期短、经济效益高、不受地区限制、培养条件容易控制等优点，是目前生产的主要方法。

(一)材料种类

目前应用较为普遍的代用料中的主料有锯木屑、棉籽壳、稻草、玉米芯、甘蔗渣等。辅助料有麦麸、米糠、石膏、碳酸钙、硫酸镁、蔗糖及葡萄糖等。杂木屑78%、麦麸或米糠20%、庶糖1%、石膏或碳酸钙1%。

(二)栽培方式

1. 瓶栽　用瓶可由玻璃或塑料制成。其种类，应根据栽培对象而定。如灵芝应当用细口的蘑菇瓶，而银耳和菇类多用罐头瓶。瓶栽用料以锯木屑、棉籽壳、甘蔗渣为多。

(1)配料：锯木屑78%，麦麸或米糠20%，糖1%，石膏或碳酸钙1%，加水130%，拌和均匀。

(2)装瓶：将拌好的培养料装入瓶中，边装边用手墩实，用小铲把表面压平，用锥形棒在中间穿到瓶底的洞。用两层牛皮纸将瓶口包好，并用线绳扎紧。

(3)灭菌：高压灭菌(1.5kgf/cm^2)2h，常压灭菌(100℃蒸汽)6～8h。

(4)接种：灭好菌者可送无菌室(箱)内接入试管种，每支试管种可接6～8瓶，原样包扎好。

(5)培养：送26℃温箱中恒温培养，经15天后菌丝即能长满全瓶，即得原种。按相同过程将原种接入灭菌的装培养料的瓶中，经培养后即为栽培种。每瓶原种可扩大成50～80瓶栽培种。栽培种可直接用来培养子实体，也可做床栽、露地栽培、人防工程栽培等栽培方式的菌种。

瓶栽的投资大、效益低，主要用于对环境条件要求较严格的一些种类。如灵芝、猴头、银耳等。

2. 袋栽　是用耐温的聚丙烯制成不同规格的圆筒形，其规格有长18～20cm、直径10～12cm，长50cm、直径12cm等多种。常被称为PP袋。使用时先将一端扎紧，再用蜡火烧熔密封；装料完成后，用同样的方法密封好。再用直径2cm的打孔器，在袋的一侧，每10cm，打一个深约1.5cm的接种口。后用大小适宜的药用胶布贴在孔口上，进行灭菌、接种、培养。

此外，在装料完毕后，不密封，而是镶入用硬塑料管制成的瓶口，以线绳扎紧，即可按瓶栽方法进行栽培。

3. 床栽　在清洁的房屋内搭好单层、双层或多层床架，床宽1m左右，长依房屋大小而定，多层床架层间距约60cm。床底铺好消毒的耐温塑料薄膜，分上、中、下三层铺料，分层播种，培养下层厚、上层薄，而播种量则相反，下层少、上层多。为防止杂菌污染床面应均匀布满菌种，使早期占领床面(此法称层播)。为便于菌丝生长，播后应覆盖塑料薄膜。当床面形成大量原基后，应及时揭去塑料薄膜，进行增湿、降温、通气与透光等出菇处理。

床栽主要适于蘑菇栽培。

4. 箱栽　塑料箱、木箱、纸箱及扁筐等均可，规格不限，以深度为10～15cm为宜。箱内壁衬有塑料薄膜，按床栽方法装料、接种之后用薄膜包严，进行恒温培养。可用于平菇、凤尾菇、滑菇等适应性较强的种类。

5. 阳畦、沟畦栽培　栽培形式近于床栽，各地可根据当地气候特点，在适宜季节，选择平地或半地下式栽培，床底铲平，并略高于地面，阳畦的床面四周要用砖头砌成南低北高的矮墙，利用采光增温。辅料、接种方法同床栽。上面加盖弓形塑料薄膜，封闭培养。主要适用于凤尾菇等。

6. 露地栽培或与粮、菜混作　此法与床栽相似，它们主要靠阴棚或混作植物遮阴，由于管理粗放，因此产量不高。主要适于适应能力较强的种类，如平菇、凤尾菇等。

7. 菌砖、菌柱栽培　此法适用于不能生料开放式栽培的种类，同时能克服瓶栽出菇面小、影响产量或延长生产周期的缺点。将聚丙烯薄膜衬在模具内壁，装料成型，打孔包严、灭菌、接种培养。或将长满菌丝的培养料从瓶中取出，压入砖形模具成型。平放两三天，待菌丝体重新愈合后，置于培养架上，进行出菇处理。

此外，人防工程也可用作真菌类的栽培地，但因其具有较低的恒温和通风透光条件差等特点，最好栽培那些低温型的种类，如平菇、金针菇、猴头等。

第十章　中药材栽培的田间管理

田间管理是药用植物从播种到收获的整个生长期间，在田间进行的一系列管理措施。其目的是为了获得优质、丰产的药用植物栽培产品。它的任务是在整个植物生长发育过程中，根据各种植物的生物学特性和需要，用人为的方法，创造满足植物生长发育的条件。常用的田间管理措施主要有间苗、定苗、补苗、中耕、培土、除草、灌排水、施肥、修枝、覆盖、搭架遮阴等。中药材种类不同，其田间管理措施也就相应有所不同。如人参、黄连需遮阴，地黄要摘花，牛膝要打顶，白芍要修根等。

第一节　间苗、定苗、补苗

用种子、地下茎等繁殖的幼苗，由于出苗、出芽太多、过密。为避免争光、争水、争肥，必须拔除一部分细弱幼苗，使保留下来的幼苗都有一定的营养面积，这一工作称间苗。它的目的是去掉不良幼苗：保留壮苗，避免幼苗由于过密、生长纤弱而造成倒伏、死亡，保证药用植物生育良好。

间苗的时期一般宜早不宜晚，过晚植株已扎根较深，间苗易使附近植株受伤，而且间去的幼苗已耗掉土壤中的养分、水分。但若病虫害较多，幼苗生长缓慢，气候变化较大时不宜过早间苗。间苗次数视不同种类而定，一般一或两次。播种小粒种子，间苗次数可多些。第一次间苗时去掉病苗、弱苗，并在缺苗地方进行补种。

定苗，最后一次间苗时，按照一定的株行距将多余的植株除掉。

补苗，最后一次间苗定植后，缺株的地方要进行移苗补植，以达到全苗丰产的目的。补植用苗可以从间出的幼苗中筛选，也可专门培育补植用幼苗。

对一些名贵、种源稀少的药用植物，不采取间苗，而是精选种子，精耕细作，等距播种。播种、定苗一步到位。

第二节　中耕、培土与除草

一、中　　耕

中耕是在药用植物生育期间常用的表土耕作措施，它可以疏松表层土壤，破除板结，增加土壤通气性，提高土温，消灭杂草，加强土壤养料分解，促进土壤好气微生物的活动，有利于根系伸展和植物的生长发育。此外，在不同的条件下，适时中耕，可以防止和加速土壤水分的蒸发，调节土壤含水量。

中耕的时间和次数，应根据药用植物种类、播种期、杂草蔓延程度、土壤水分状况来确定。如降雨次数多，植物生长期长，杂草多，土质黏重，土壤水分少；则中耕次数要多。长期未经耕翻的土地，栽培药用植物，应适当增加中耕次数，改变田间土壤的不良状况，为药用植物创造良好的生长条件。

中耕深度视药用植物种类、行距、生育情况等确定。深根性药用植物宜深，浅根性药用植物宜浅。多年生药用植物在生育期间中耕宜深，苗期中耕要浅，以免伤根，影响幼苗正常生长。生长中期中耕可适当加深，可起到促进根系发育的作用，轻微伤根还能促进根系的生长。生长后期中耕要浅，以免妨碍后期生育，提早成熟，影响产量、品质。行距较宽、种植药用植物种类又需培土的，则中耕要有足够的深度，使行间有松土，便于培土，并有利于吸收和保蓄雨水。干旱地区中耕宜浅，以免水分蒸发加剧，加重旱情。潮湿无结构的土壤，中耕宜深。

二、培　　土

培土是在药用植物生育期间把土壤壅在植株基部的作业。主要作用有固定植株，防止倒伏，增厚土层有利于根部的发育，防止表土板结，提高地温，改善土壤通气性，覆盖肥料，掩埋杂草等作用。一般多运用于块茎和块根类药用植物。通过培土，可防止块茎、块根外露，提高产量和品质。

培土一般结合中耕与除草进行，从第二、三次中耕开始，封行前结束，一般 2～4 次。如培土次数多，应随着培土的次数逐渐加高垄台。培土作业必须运用得当，否则也会产生不良影响。苗期培土过早、过高，会妨碍次生根发育，幼茎基部节间因光照不好而不够粗壮，反而不抗倒伏。干旱地区和干旱季节培土，反而会引起水分大量蒸发。

三、除　　草

杂草是指生长在田间的，适应田间生态条件，带有野生特性的植物。田间杂草种类很多，适应能力很强，生长繁殖很快，对栽培的药用植物危害很大。不仅与栽培的药用植物争光、争水、争肥，同时又是病虫害的寄主，增加病虫害的繁殖与传播，降低了中药材的产量与质量。因此，除草工作必须及时、彻底，生产上一般与中耕、培土结合进行。

除草的时间及次数应根据田间杂草情况、气候条件、土壤水分情况、植株生长时期来确定。一般苗期药用植物生长缓慢，要勤除；春、夏气温高，杂草蔓延快，宜勤除。

在预防杂草蔓延方面，可以通过清除栽培地周围的杂草，在开花结实前将其彻底消灭；播种前精选种子，高温堆肥，杀死混入其中的杂草种子和营养繁殖器官；及时收获，清洁田园等方法。还可通过合理轮作，特别是水旱轮作，消灭一些顽固性杂草。土壤耕作上，可以采取深耕，收获后浅耕灭茬，播前除草等措施。除上述物理手段防除杂草外，还可通过施用化学除草剂来消灭和控制杂草，但应注意避免除草剂对中药材质量的影响及残留问题，需要反复试验，慎重使用。

第三节 灌溉与排水

水是植物生长发育不可缺少的物质基础，土壤里水分的多少直接影响药用植物的正常生长发育、收获产量、品质、乃至生存。土壤水分不足时，植株发生萎蔫，轻则减产，重则死亡。水分过多，引起茎叶徒长，延迟成熟，诱发病虫害。若形成水涝，会使根系窒息，中毒死亡。因此，灌水和排水是调节药用植物生长期内对水分需求的重要措施。在中药材栽培过程中，必须根据植物对水分的需要和土壤的水分情况，适时、适量地灌水或排水，以保证植物从土壤中获得充足的水分。一般灌排水的原则是：当药用植物需水量多而土壤含水量少时，必须进行灌溉，当药用植物需水量少而土壤含水量高时，应注意排水。

一、灌 溉

当土壤水分不足，而又不能通过自然降水满足时，必须通过人工灌溉，补充水分。灌溉的任务是用最少的用水量获得最大的效果。灌溉时期、灌溉量、灌溉次数应根据植物种类、生长时期、当地气候及土壤条件而定，以确保植物能得到充足的水分，又不要因土壤含水量过高，而影响植物的生育为原则，做到适时、适量、合理灌溉。

(一)灌溉依据

1. 根据药用植物需水特性 各种药用植物对水分的需求不一样。有的喜干旱，如麻黄，一般不需灌水或除旱情严重外，尽量少灌；而有些喜湿润，就需适时、适量灌水，保持土壤适宜的含水量。同一种植物不同的生长发育时期对水分的需求不同，一般苗期需水量多，不耐干旱，必须勤灌、浅灌；而随着生长发育，需水量不断增加。因此，生长旺盛期应定期灌透水；开花盛期后，需水量减少，可减少灌水。药用植物对水分要求比较严格，灌溉不适时，或过量、不足，都会影响产量，而且会降低有效成分的含量，通常采收前一周不进行灌溉。

2. 根据土壤性质和水分状况 土壤质地和结构不同，吸水、保水性能也不相同。砂土吸水快而保水差；黏土吸水慢而保水力强；有团粒结构的土壤，吸水性和保水性好；无团粒结构的土壤，吸水性和保水性差。所以，灌溉量的多少要根据土壤性质和结构、改土施肥情况来决定。

通常可以从观察植物生长情况来了解土壤水分是否满足植物生长需要。如果叶片墨绿色，叶面有光泽，说明土壤水分充足。如果叶色浅黄，并有萎蔫现象，表示土壤已缺水。

3. 根据气候条件 干旱及炎热季节，植株所消耗的水分比正常气候条件多，要多浇水。特别在苗期，更要注意浇水抗旱，以保证全苗。

(二)灌溉方法

1. 畦灌法 引水经畦沟灌水，顺畦沟依次进行。灌溉时，从畦埂一端引水，水量由小渐大。坡度大，畦短的流量小，反之要大，使水均匀地渗入土中。当水流到整个畦长的 3/4 时，就要堵住缺口，停止放水，让水慢慢浸润到畦的末端，此法适用于密植或平畦栽培方式。但是灌水后土表水分蒸发量大，破坏表土团粒结构，造成表土板结，影响通气性。因此，灌后要结合中耕锄土。

2. 沟灌法　将水引入沟内，水流进沟后，渗入沟底与沟壁，浸润土壤。此法适用于条播和宽行种植法，它的优点是土壤能被毛细管水浸润透，土壤结构破坏小。表层土不板结，不影响通气，水的利用率高。一般沟长 20～30m，灌溉深度为沟深的 1/3～2/3，不能超过沟顶。

3. 孔喷灌法　利用水泵将水加压，通过喷头将加压后的水喷射到空中形成小水滴，均匀地洒在田间的灌溉方式。

它与地面灌溉相比，能更适时、适量地为植物供水，改善植物的生活条件，促进植物生长，能显著提高产量。由于喷灌基本上不产生深层渗漏和地面径流，能节水 30%～50%，还能防止土壤次生盐碱化和植物受霜冻危害。

4. 滴灌法　利用装有滴头的管道系统，水和溶于水的化肥经一个个滴头，一滴一滴地，均匀而又缓慢地浸润植物根部土壤，满足植物对水肥的需求。具有省水、省肥、省工等优点，灌溉质量好，植物产量高。

5. 淹灌法　将水引入田中，并保持一定的水层深度。此法适用于栽培水生药用植物，如莲、藕等。

（三）灌溉种类

根据灌溉时期及所起的作用，灌溉大致可分为播种前灌水，催苗灌水，生长期灌水和冬季灌水 4 种。

1. 播种前灌水　作用是浸润土壤，为种子萌发创造适宜的水分条件。如先播种后灌水，会冲走种子，造成表土板结，影响出苗率。

2. 催苗灌水　为保证土壤湿润，有利于出苗和幼苗成活，在播种和小苗移栽后要多次进行灌水。

3. 生长期灌水　植物根系形成后，进入营养生长和生殖生长时期灌水。灌水次数、数量可根据植物的需求，土壤水分情况而定，一般营养生长阶段耗水较多，不能缺乏，开花时水分不宜过多，果实生长阶段需较多水分，成熟时一般不宜灌水。

4. 冬季灌水　北方地区冬季封冻以前进行灌水，可以提高地温，增加土壤水分，防止第二年春季土壤干旱。

二、排　　水

当地下水位高，雨水多，造成土壤含水量过高或田间积水时，就要以人为的办法，排除多余的水分，避免涝害对植物产生不利影响。通过排水可改善土壤通气条件，增强土壤中好气性微生物的作用，促进植物残体分解。

(一)明沟排水

在田间挖排水沟，目前多采用此方法。简单易行，但占用耕地，减少栽培面积，肥分易流失，沟边杂草多，易发生病虫害。

(二)暗沟排水

在地下挖暗沟或埋装暗管排水，能节约耕地面积，大面积栽培时应大力推广。

第四节　整枝修剪

整枝修剪是植物生长到适当的时期，人为地控制其生长，去掉一部分营养器官和生殖器官而采取的对植株进行修饰整理的各项技术措施。整枝修剪的目的是调节植株体内营养物质的分配和减少不必要的消耗，使养分集中到药用部位去。创造良好的生长条件，增加药用部位的产量和品质。整枝修剪必须根据药用植物种类，生长发育规律和生物学特性为基础，结合当地生态条件，栽植密度和栽培方式，以及其他综合农业技术而进行，才能发挥最大作用。修整株形多用于藤本、木本药用植物。修根、摘花蕾、摘芽、打顶、去分蘖等适用于草本药用植物。

一、整形与修剪

整形是在植物生长过程中，通过人工修整，控制幼树生长，把树体培育成一定的树冠形式。合理地培育主枝，配置侧枝、副枝，保持适当的距离和角度，便于形成良好的树体与冠幅。修剪则是在水、肥、土的管理基础上，所采取的调节植物体内养分分配、主副枝条的长势、植物的生长与结果、衰老与更新的一项重要技术措施。整形与修剪相互依存，不可分割。整形修剪一般在冬夏两季进行，冬季主要修剪主、侧枝，剪除病虫枝、枯枝、纤弱枝等，夏季修剪主要是去赘芽、摘梢和摘心等。

药用植物种类繁多，入药部位不一样，对整形修整的要求也有差别。对于树皮类入药的木本植物，应控制侧枝，培养主干。对以果实、种子入药的植物，则应以培养结果枝为主，尽量缩短地上部与根系距离，便于养分运输，果实采收。

二、修　　根

主要用于根及根茎类入药的药用植物，通过去除部分侧根或全部侧根，保留部分侧根或主根，促进部分侧根或主根肥大，符合入药要求，达到高产、优质。如白芍每年都要进行修根，将主根所生侧枝或凸出部分去掉，避免无用的养分消耗，促使主根粗壮。乌头要去除过多的侧生块根，促使留下来的部分侧根或主根生长肥大。

三、摘蕾打顶、人工授粉

摘蕾的目的是抑制植物的生殖生长，减少开花的养分消耗，将供给生殖生长的养分调整供给营养生长，促进代谢产物向药用部位运输贮藏，提高药用部位的产量与品质。摘蕾时间及次数决定于花芽萌发、现蕾时期及萌发数，宜早不宜迟，过迟已消耗养分，效果不显著。药用植物生长发育特性不同，摘蕾的方法也不同。如牛膝、玄参等于现蕾前剪掉花序和顶尖，而白术、地黄只摘去花蕾。另外还可以疏掉过密的花蕾，达到疏花、疏果的目的，促使果实发育和增加种子质量。但以花、果实、种子入药的药用植物和留种田不进行摘蕾。

打顶是去掉顶芽、茎尖，破坏顶端优势，抑制药用植物主茎生长，促进侧芽发育。打顶多用于花及全草类药用植物。如菊花打顶促进分枝，增加花朵，薄荷打顶能促进枝叶繁茂，提高产量。此外，还可以通过不断打顶和去除侧芽，抑制地上部分生长，促进地下部分发育。打顶时间、次数应根据药用植物种类、生长习性而定，一般也宜早不宜迟。如乌头不断摘除侧芽，促进地下块根生长和优质高产。

由于气候因素，环境条件等原因可造成植物授粉不良而降低结实率，这时可以通过人工授粉来提高结实率，提高果实和种子产量。此法适用于以果实、种子入药的药用植物及留种的药用植物。

第五节 其他管理

一、遮阴与支架

许多喜阴的药用植物，生长期内忌强光直射。如三七、黄连、细辛等，在进行人工栽培时必须给予适当的遮阴条件，才能正常生长发育。遮阴的方法有自然遮阴和人工遮阴两种。自然遮阴法是选择适宜的树种或大田作物，实行林药间作、果药间作、农药间(混)作、菜药间(混)作、套种，使林木、果树、大田作物成为药用植物的遮阴物。如林下栽黄连、麦冬与玉米间作等。这种方法既起到了遮阴作用，又充分利用了土地。人工遮阴法是在畦上搭阴棚栽培药用植物。阴棚的高矮、朝向、透光率等要根据药用植物的生长习性及栽培地区的自然条件而定。有的需要散射光，如三七，黄连等，有的需要早晚阳光。不同的生长发育时期，对光的需求也不一样，一般开花结实期需要较多的光照，如三七在开花结果期需光较多，而其余时期需光较少。因此在不同的生长时期要调节光照。棚的走向要根据植物需光特性、栽培地的地理、气候等因素来综合考虑。棚的质地有既透光又透水的双透棚和只透光、不透水的全阴棚。

许多药用植物具有缠绕茎、攀缘茎、叶卷须或茎卷须，当生长到一定的时候，茎不能直立，需搭架支撑，支持植物体向上生长，使植株枝条分布均匀，通风透光，降低温度，减少病虫害的发生。有利于植物生长。如栝楼、何首乌等。

二、防霜、防寒

许多多年生、宿根性药用植物和部分一年生药用植物，往往到了霜期来临时，还没有完全成熟。如遭受霜冻危害，会影响产量、品质、乃至植株的生存；必须采取必要的防寒措施加以保扎。常用的防霜、防寒方法有以下几种。

(一)熏烟

在栽培地内用树枝、枯草、植物残体等燃料堆积在一起，然后点燃使它发出浓烟。熏烟时所产生的烟愈浓愈好，因为烟幕弥漫在接近土壤的地面上，能阻止地面上的热向上辐射散失。同时，水蒸气与烟粒凝结，放出热量，能提高地温，使药用植物免受霜冻。熏烟时间一般从晚上开始，到第二天早晨结束。

(二)促进早熟

在霜降较早的地区，适当地提前播种和移栽，及时采取摘心、打顶、整枝去叶等措施，可使植物提前成熟，及早收获，从而避免霜冻。

除上述两种常用方法外，还可采用秋季灌水、培埋覆盖、搭棚、设置风障等方法。此外，还有选用早熟品种，增施钾肥等手段克服。

对不能露地越冬的药用植物，应在霜降前从地上挖起，移至温室或地窖内贮藏越冬。可在露地越冬的药用植物，也应采取在畦面加盖防寒物(树叶、稻草、土壤等)，冬季堆雪，用稻草把树干包扎起来等办法帮助其顺利越冬。

三、覆　　盖

覆盖是利用稻草、草木灰、农家肥、枯枝落叶、土壤撒在土层表面，或用塑料薄膜盖在地面上。它可以调节土壤温、湿度，防止杂草滋生蔓延和表土板结。根据不同时期覆盖目的不同，可分为生长期覆盖，如党参播种后发芽慢，为防止土壤干旱影响正常出苗，常常需要用稻草覆盖，如三七在生长期间在畦面上覆盖稻草和草木灰。休眠期覆盖，如贝母休眠时需覆盖，降低地温，以便安全越夏。药用植物露地越冬时往往需要覆盖物。采用塑料薄膜覆盖技术近年来发展较快，并取得了很好的经济效益。

此外，施肥及病虫害的防治也属田间管理的重要内容，详见第十一章。

第十一章　中药材栽培过程中的病虫害及防治

第一节　中药材栽培的病害

病害是指药用植物在其生长发育和贮藏过程中由于受到环境影响或受病原微生物侵染，新陈代谢受到影响，在生理和形态结构上发生一系列变化，出现反常病变，如枯萎、腐烂、斑点、粉霉、花叶等，致使植物表现异常甚至死亡，并造成经济损失的现象。

引起植物发病的各种直接原因，统称病原。它包括生物和非生物因素两方面。由生物因素，如真菌、细菌、病毒等侵入植物体所引起的病害，有传染性，称侵染性病害，或寄生性病害。由非生物因素，如旱涝、严寒、营养失调等影响和破坏植物的生理机能而引起的病害，没有传染性，称为非侵染性病害，或生理病害。

一、病害的症状

药用植物发病后，在形态上所表现的病态，称症状。症状可分为病状和病症。药用植物感病后，本身所发生的病变称为病状；病原物在发病部位所表现的特征称为病症。病状易被发现，而病症常常是在病害发展到某一阶段才能表现出来。

(一) 病状

各种病害都有一定的症状。常见的病状主要有以下几种类型。

1. 变色　是植物病害最常见的病状。是指因病部细胞内的色素发生变化、出现的“黄化”、“白化”、变红变紫等现象。这是由于营养失调或病原物侵染引起变色。

2. 斑点　多发生在叶、茎、果等器官的病部上，局部组织坏死，产生各种形状的病斑和条纹。按病理呈现的颜色和形状分别称为褐斑、灰斑、黑斑、圆斑、条斑、轮纹斑等。有些病斑到后期脱落形成小孔。

3. 花叶　叶片发生不均匀的变色呈现黄绿或黄白镶嵌状，形成花叶，这是病毒病常见症状。如白术花叶病。

4. 腐烂　根、茎、叶、果实等部位受病原物侵染腐烂坏死。按腐烂的形状和部位，分干腐、湿腐、软腐、根腐、茎基腐等。

5. 萎蔫　病理上的典型萎蔫是指根部或茎部的维管束因受到破坏而使输导受阻所产生的凋萎现象。有的是全株性的，有的是局部的。除生理原因外，多由真菌，少数由细菌或线虫寄生引起。

6. 畸形　植物由于受病原物寄生的刺激，细胞异常分裂，生长过度，或生长发育受到抑制，引起畸形。如叶片皱缩、茎叶卷曲、肿瘤、植物矮化、丛生、缩果等。

(二)病症

不同病原物引起的病症表现不同。寄生性种子为害时，很快便会看到它的形体。真菌病害常见的病症有霉状物(霉霜、灰霉、黑霉等)、粉状物(白粉、黑粉、锈粉等)、小黑点、粒状物等。细菌病毒多在病部产生菌脓，干燥后形成菌痂。病症的存在有利于病害的诊断和防治。

二、侵染性病害的发生和流行

(一)侵染性病害的病原物

侵染性病害是由于病原生物寄生在植物体上所引起的病害。能够引起植物病害的病原生物有真菌、细菌、病毒、线虫及寄生性种子植物等，这些引起植物发病的生物统称为病原物。由病原物所引起的病害具有传染性，所以称为侵染性病害，也称传染病。真菌引起的病害最普遍。

1. 真菌　真菌分布广而数量多，是主要的病原物。在中药材栽培中，绝大多数病害是由真菌引起的，如人参锈病、红花炭疽病、斑点病、薏苡黑粉病、延胡索霜霉病、白术白绢病等。真菌病害的症状多为枯萎、坏死、斑点、腐烂、畸形、隆肿等。

2. 细菌　细菌是单细胞的微生物，它比真菌小，比病毒大，靠寄生或腐生生活，没有营养体或繁殖体的分化。植物病原菌一般为杆状，多有鞭毛，多数为好气性，最适宜在27～30℃生长繁殖，致死温度为50℃左右，对干燥有一定抵抗力。细菌病害多为急性坏死病，常见症状有腐烂、斑点、枯焦、萎蔫、溃疡、癌瘤等。在潮湿情况下常从病部溢出带细菌的黏液，称“菌脓”，常伴腐败臭味。常见的细菌性病害有人参细菌性烂根病、浙贝软腐病、佛手溃疡病等。

3. 病毒　病毒是仅次于真菌的重要病原物，它是一类非细胞生物，比细菌还小，只有在电子显微镜下才能看到它的形态。不同种类的病毒其形态、大小、结构差异很大。植物病毒的形状主要有杆状、球状和纤维状三种。病毒是由核酸和蛋白质组成的核蛋白，只能在活的寄主细胞内生活和繁殖，能改变寄主的正常代谢途径，所以受害植株通常全株表现出系统性的病变。常见症状有花叶、黄化、卷叶、萎缩、矮化、畸形等。常见的病症有半夏、洋地黄病毒病、白术花叶病和地黄斑病。病毒病害较为普遍，其危害性仅次于真菌病害。

4. 植物寄生线虫　线虫是分布较广的低等动物。它为害植物后，除了能造成机械损伤外，还能引起植物一系列病变。寄生在植物上的线虫比较小，在显微镜下才能观察到。虫体细长，两端稍尖，口器位于头部尖端，呈刺状吻针，用以穿刺植物组织吸取汁液。受害植株生长缓慢，茎叶卷曲，根部常肿大或有瘤状突起，如地黄胞囊线虫病。

5. 寄生性种子植物　某些高等植物，由于缺少叶绿素或器官退化，不能自养，需寄生在其他植物上才能生存。全寄生植物叶片退化，不能进行光合作用，完全依靠吸取寄主植物内养分生活，如丹参、白术上的菟丝子，黄连上的列当等。半寄生植物，一般具有茎叶，可进行光合作用，而根部从寄主体内吸取水分和无机盐，如桑寄生和樟寄生等。寄生性种子植物为害较慢，受害植株矮小，生长衰弱，开花减少，落果或不结果实。

(二)病害的发生与流行条件

1. 病害的发生过程 病原物从侵入寄主植物到引起病害发生，要经过一定的过程，这个过程称为侵染过程，它可以划分为以下三个时期。

(1)侵入期：从病原物与寄主接触、侵入到建立寄生关系为止的这段时间，称为侵入期。不同病原物侵入的途径不同，如病毒只能由伤口侵入；细菌可以从伤口和自然孔口侵入；真菌除由伤口、自然孔侵入外，有的还可以直接穿透寄主表皮角质层侵入寄主细胞内。

(2)潜育期：从病原物侵入寄主建立寄生关系后到出现明显症状以前这段时间，称潜育期。这一阶段是病原物在寄主体内繁殖、扩展的时期，也是寄主植物对病原物侵染产生反应的时期。潜育期的长短与病原物的生物学特性、寄主植物的种类和生长状况，以及湿度等环境条件有关，短的2～3天，长的数月、几年或更长时间。

(3)发病期：寄主植物受病原物的侵染后，经过一定的潜育期，寄主植物发生反常的状态而出现症状，就是发病期。

2. 病害流行条件 各种侵染性病害由于病原物的生物学特性及寄主植物的感病性和外界环境条件不同，有各自的流行规律。一般侵染性病害的流行需同时具有以下基本条件：①大面积感病寄主植物的存在；②致病力强的病原物的大量积累；③有利于病害发生和发展的外界环境条件。

(三)病害的侵染循环

侵染循环是指病害从前一个生长季节发病开始，到下一个生长季节再度发病所经历的过程。它包括病原物的越冬越夏、病原物的传播、初次侵染和再次侵染三个环节。

1. 病原物的越冬(或越夏) 指寄主植物收获后或进入休眠期到下一季的初侵染。病原物不同，越冬(或越夏)的场所亦不同。

(1)土壤：土壤是病原物越冬(越夏)的主要场所。有些病原物的休眠体可以长期存活在土壤中，而有些病原物还可以腐生方式在土壤中潜伏，但大部分病原真菌和细菌只能在寄主残体上存活，不能单独在土壤中生存，当残体腐败分解后便随之死亡。采取深耕、倒茬、合理灌溉，改变土壤条件，可以消灭存活在土壤中的病原物。

(2)病株残体：病株残体可能带有病原繁殖体，成为病原物继续生长繁殖的场所。

(3)种子、种苗及其他繁殖材料：病原物常潜伏或混在种子或地下茎等繁殖器官里，在播种前对繁殖材料进行检验和适当处理，可有效地防治病害。

(4)粪肥：粪肥中病原物多数是人们把病株残体用作积肥而掺入，或用作饲料随牲畜排出的粪便中带菌。如果粪肥未充分腐熟施用，就可能把病原物带到田间。

2. 病原物的传播 病原物从它的来源处传到寄主植物的表面称为传播。其主要传播途径如下。

(1)风力传播：真菌产生的孢子小而轻，风力易使其远距离传送。如锈病孢子、霜霉病的分生孢子都是借风力传播的。

(2)雨水传播：病原细菌和一些真菌的孢子常借雨水传播，如遇风夹雨更能使病原物远距离扩散，造成大面积灾害。

(3)昆虫传播：昆虫最适合传播必须从伤口侵入的病原体。其不但本身携带病原体，而且在植物上造成新的伤口，常成为细菌侵入的重要途径。许多病毒是以昆虫为传播媒介，如蚜虫、叶蝉等。

(4)人为传播：带病的种子、苗木及其他繁殖材料调运而造成人为远距离传播。

3. 初次侵染和再次侵染 在发病季节病原物第一次侵染寄主称为初次侵染。经过初次侵染引起发病后，病原物在寄主体内外产生大量繁殖体并通过传播再侵染更多的寄主，这种初次浸染以后的重复侵染称为再次侵染。环境条件越有利于病害的发生，侵染次数也就越多。

第二节 中药材栽培的虫害

在为害植物的动物中，除少数鸟类、兽类外，绝大多数是有害昆虫，其次是螨类、软体动物、鼠类等。

一、昆虫的生长发育

(一)昆虫的形态特性

昆虫属于节肢动物门昆虫纲，成虫由头、胸、腹三部分组成，每个部分上分别着生不同的附属器官(吴振廷，1995)。

1. 昆虫的头部 头部是昆虫取食和感觉外界环境的中心，位于身体的最前端。头部生有口器、触角、复眼、单眼等。口器是昆虫的取食器官，由于各种昆虫取食的食物种类和取食的方式不同，口器也有多种类型，主要有咀嚼式口器(如甲虫、蝗虫等)和刺吸式口器(如蚜虫、叶蝉)两大类。此外还有虹吸式口器(如蝶蛾类)、舐吸式口器(如蝇类)、嚼吸式口器(如蜜蜂)。触角是昆虫的感觉器官，长在复眼之间。

2. 昆虫的胸部 胸部位于头部之后，由颈膜与头部相连，胸部由前、中胸和后胸三节组成。胸部有前、中、后三对足，两对翅生在前胸和后胸的背侧方。但有的昆虫翅已退化。

3. 昆虫的腹部 腹部是昆虫的第三体段，前端与胸部紧密相连，腹部由10或11个体节组成，其内包藏着内脏器官。体节两侧有通向体内的气管开口，称气门。腹部末端有交尾产卵的外生殖器。

（二）昆虫的生长发育

昆虫的个体发育分两个阶段：第一阶段为胚胎发育，由卵受精开始到孵化为止，是在卵内完成的；第二阶段为胚后发育，是卵孵化成幼虫后至成虫性成熟为止的整个发育时期。

1. 卵　卵是昆虫个体发育的第一阶段。从卵刚产下到卵孵化所经历的时间称为卵期。

卵是一个大型细胞。卵表面被有卵壳，有各种刻纹和色泽，具有高度不透性，起保护作用。用农药杀卵时，须选用渗透性较强的药剂才有效果。害虫种类不同，其卵的大小、形状、色泽也不相同，常见的有圆形、椭圆形、扁平形、馒头形、柄形等。掌握卵的形态，可以识别害虫的种类，采取措施适期防治。

2. 卵的孵化、生长和脱皮　当卵完成胚胎发育后，幼虫破壳而出，这个过程称孵化。卵期长短依昆虫种类和气候条件而异。幼虫期是昆虫生长期，经过取食，个体逐渐长大。但昆虫生长到一定程度，必须脱去旧皮才能继续生长发育，这种现象称为脱皮。从卵里孵化出来的幼虫，称为一龄幼虫，此后每脱一次皮就增一龄，最后一次脱皮就变成蛹或直接变为成虫。幼虫最后停止取食，不再生长，称之为老熟幼虫。昆虫脱皮次数依种类不同而异。昆虫的食量随龄期的增加而急剧增加，许多害虫在高龄阶段进入暴食期，对药用植物危害极大。低龄幼虫食量小，抗药力弱，是用药防治的有利时机。

3. 变态　昆虫由卵孵化出幼虫开始，到发育为成虫，要经过一系列外部形态和内部结构的变化，这种变化称变态。在个体发育过程中，只经过卵、幼虫、成虫三个发育阶段，为不完全变态，如蝼蛄、蝗虫等。在个体发育过程中经过卵、幼虫、蛹、成虫四个阶段称为完全变态。幼虫与成虫的形态，生活习惯极不相同，老熟幼虫要经过蛹期再羽化为成虫，如蛾蝶、蝇等。

4. 羽化和产卵　昆虫从末龄若虫脱皮或由蛹脱去蛹壳，变为成虫的过程称为羽化。刚羽化的成虫，绝大部分性的器官未完全成熟，特别是雌成虫需经过几天甚至几十天的取食，补充营养，待性成熟后才能繁殖。昆虫产卵的方式和场所随种类而不同，有的单粒散产，如菜白蝶；有的是数十粒或数百粒聚集成卵块，如黏虫；多数昆虫卵产在裸露的植物表面，有的则产在隐蔽处。

5. 世代　昆虫自卵或幼体产下到成虫性成熟并开始繁殖称为一个世代，简称一代。不同种类昆虫世代历程长短不同，而同一种昆虫因其分布不同或同一地区因环境条件不同，其世代历程不一。有的昆虫一年只有一个世代，如白术籽虫；有的一年中发生多代，如北沙参钻心虫一年发生4～5代；蚜虫、红蜘蛛等一年中发生20～30代。同一种害虫，在不同地区，常因气候条件不同，发生代数亦不相同，如黏虫在华北一年发生3～4代，在华南一年发生7～8代。

昆虫完成了一个世代的发育史称为生活史。有些昆虫，在一年中的同一时期，常可发现前后世代的各种不同虫态，这种现象称为世代重叠。了解害虫的生活史，每个世代的发生期，以及每个虫态的初发期、盛发期等，便可抓住害虫生活中的薄弱环节，进行有效的防治。

二、昆虫的生活习性

不同种类的害虫，生活习性也不相同。掌握害虫的生活习性，为制定防治措施提供重要依据。

（一）食性

昆虫的食性很复杂，按采食种类可分为以下几种。

1. 植物性　以植物为食料。药用植物害虫大多属于这一类。

2. 肉食性　以其他动物为食料。多为益虫，如寄生蜂、食虫瓢虫等。

3. 腐食性　以动植物的残体或粪便为食料，如有些金龟子的幼虫、蝇、蛆等。按昆虫的取食范围又可分为：单食性，只取食一种植物，如白术籽虫；寡食性，以同科属或近科属植物为食料，如黄凤蝶食伞形科植物；多食性，能为害多种不同种的植物，如小地老虎、银纹夜蛾等。

（二）趋性

昆虫对某种外部刺激来源（光、温度、化学物质、水）产生的反应运动称趋性。这些运动带有强迫性，有的趋向刺激源，有的回避刺激源，所以趋性有正和负的区别，趋向于刺激来源的称正趋性，避开刺激来源的称负趋性。在防治害虫时可利用这些特性来诱杀害虫。例如，对正趋光性的害虫（蛾类、金龟子、蝼蛄）可以设蛾灯诱杀。

（三）假死性

有些害虫，当受到震动或惊扰时，立即从植株上掉落地面，暂时不动弹，这种现象称为假死性。如金龟子在植物上受到惊动时则跌下地面。人们利用这种假死性设计了震落捕虫工具，进行器械防治。

（四）休眠

昆虫在发育过程中，由于环境条件的影响或食料不足等原因，暂时停止生长、不食不动的现象称休眠。以休眠状态度过冬季或夏季，分别称为越冬或越夏。休眠是害虫生存的薄弱环节，因此，利用害虫休眠习性，调查害虫越冬或越夏的分布范围、密度大小、潜藏场所，采取措施，集中歼灭，能有效地防治害虫。

三、害虫的发生和环境条件的关系

害虫能否大量发生和严重为害，除了决定于本身的内在因素（繁殖力、适应性、为害习性等）外，还与环境条件密切相关。主要有以下几个方面。

（一）气候因子

气候因子包括温度（热）、湿度（水）、光、风等因素，其中最基本的是温度和湿度。

1. 温度　温度是气候因子中对昆虫影响最明显的因素。昆虫是变温动物，其体温基本取决于太阳辐射的外来热，新陈代谢与活动都受外界温度的支配。一般害虫的有效温区为10～40℃，适宜温度为22～30℃，当温度高于或低于有效温区时，害虫就进入休眠状态；温度过高或过低，害虫就要死亡。

2. 湿度　湿度主要是影响昆虫的成活率和生殖力。害虫种类不同对湿度的要求范围不同，有的喜干燥，如蚜虫之类；有的喜潮湿，如黏虫在16～30℃范围内，湿度越大产卵越多。温度在25℃时，相对湿度40%以下的产卵量，仅是相对湿度90%时的一半。

一般害虫对温度、湿度各有特殊的要求，但在温度适宜时，对不适宜湿度的适应力稍强些，而在温、湿度都不适宜的情况下，将抑制其生长繁殖，甚至使其死亡。

3. 光、风　光、风等气候因子对害虫的发生也有一定的影响。光与温度常同时起作用。光还影响寄主植物的生长发育，间接地影响害虫。风能影响地面蒸发量、大气中的温度、湿度和害虫栖息的小气候条件，从而影响害虫的生长发育。风还可影响一些害虫的迁移、扩散及其为害活动。

（二）土壤因子

土壤是害虫的一个特殊栖息地，绝大多数的害虫在它的生活史中的某一时期都与土壤环境有密切关系。有些种类终生生活在土壤中，如蝼蛄；有的昆虫某些虫期生活在土壤中，如地老虎在土壤表面或植物上产卵，幼虫孵出后钻入土中；某些害虫则在土壤中越冬。所以土壤的物理结构、酸碱度、通气性和温湿度等影响害虫的生长发育和分布。例如，蝼蛄在砂质壤土中利于活动，为害重，而不能生存在黏土和砂土中。又如蛴螬多在腐殖质多的土壤中活动，金针虫喜在酸性土壤中生活，而小地老虎多分布在湿度较大的土壤中。

（三）生物因子

生物因子包括食物因子和天敌因子两个方面。主要表现在害虫和其他动、植物之间的营养关系上。害虫一方面需要取食其他动、植物作为自身的营养物质；另一方面它本身又是别的动物的取食对象。它们之间有着互相依赖、相互制约的关系。食料的种类和数量与害虫的生长、繁殖和分布密切相关。单食性害虫的分布首先取决于食料的分布，多食性害虫食料对其分布影响较轻，但每一种害虫都有其最适宜的食料，此食料的多少，影响其生长发育和繁殖。如黏虫喜食薏苡，银纹夜蛾喜食佩兰、玄参等。

在自然界中，凡能消灭害虫的生物，通称为天敌，天敌的种类和数量是影响害虫消长的重要因素之一。害虫的天敌主要有捕食性（如食蚜瓢虫）和寄食性（如寄生蜂）昆虫及害虫的病原物等。

第三节　中药材病虫害防治

寄主植物(药用植物)，病原或害虫和适宜性，以及虫害发生的环境条件，是药用植物病虫害发生的三个必须具备的要素。因此通过保护寄主植物，避开病虫害，杜绝病、虫来源或直接消灭病、虫害即可达到防治目的。为此人们设计了多种防治方法，它们包括：植物检疫防治，农业防治，生物防治，物理、机械防治和农药防治等。其中前5种防治方法是无公害中药材栽培用于防治病、虫的主要方法，将在“无公害中药材栽培”中讲述。故本节只重点讲授农药防治法。

一、农药的种类

(一)按原料来源分类

1. 有机农药　是由碳素组成的复杂化合物，主要以有机合成原料制成，如敌百虫、乐果、多菌灵等，目前在农药中占重要地位。

2. 无机农药　主要由天然矿物质原料制成，是由不含碳素的化合物制成，如波尔多液、石硫合剂等。

3. 植物性农药　以植物为原料，经过溶剂提取而制成的，如除虫菊、鱼藤等。

4. 微生物农药　用微生物及其代谢产物制成的农药，如青虫菌、春雷霉素等。

(二)按用途和作用方式分类

1. 杀虫剂　根据药剂进入的途径，又可分为触杀剂、胃毒剂、熏蒸剂和内吸剂等。

(1)触杀剂：通过接触表皮渗入害虫体内，使害虫中毒死亡的药剂，如除虫剂、鱼藤等。

(2)胃毒剂：通过消化系统进入害虫体内，使害虫中毒死亡的药剂，如砷酸铅、敌百虫等。

(3)熏蒸剂：药剂以气体形式通过昆虫的气门、气管进入体内，发生中毒，如敌敌畏、磷化铝等。

(4)内吸剂：药剂通过植物的茎、叶或根部吸收进入植物体内，并传导到其他部位；当害虫吸食植物汁液后中毒死亡，如乐果。

2. 杀菌剂　根据药剂防病灭菌的作用，可分为以下两类。

(1)保护剂：是植物发病前，施用化学药剂消灭病菌或防止病菌侵入的药剂。目前所使用的杀菌剂多属此类，如波尔多液。植物发病后再施用保护剂无效。

(2)治疗剂：对病害有治疗作用的药剂，如石硫合剂可防治白术、元胡等多种药用植物的锈病。

3. 除草剂　能杀死杂草和有害植物而对栽培植物无害的药剂，主要有触杀性和内吸性两类。

(1) 触发性除草剂：这是直接触杀杂草的药剂，一般用于防治由种子萌发的一年生杂草，如除草醚、敌稗等。

(2) 内吸性除草剂：由杂草茎叶、根部吸收后输导到体内其他部分，妨碍杂草正常生长发育而杀死杂草的药剂，能防除多年生杂草，如茅草枯等。

除以上药剂种类外，还有杀螨剂、杀线虫剂、杀鼠剂、植物生长调节剂(植物激素)等。

二、农药的使用方法

农药的种类很多，各有其特点、使用范围和防治对象。在使用农药时，应首先了解此药的性能和运用范围，根据田间发生的病、虫和杂草的种类，对症下药(冉懋雄和周厚琼，1999)。

(一) 农药的合理选择

1. 禁止使用的农药　在中药材栽培过程中下列三类农药，若无特殊规定，通常为禁用农药。

(1) 高毒农药：3911、苏化 203、1605、甲基 1605、1059、杀螟威，久效磷、磷胺、甲胺磷、异丙磷、三硫磷、氧化乐果、磷化锌、磷化铝、氰化物、呋喃丹、氟乙酰胺、砒霜、杀虫脒、西力生、赛力散、溃疡净、氯化苦、五氯酚、二溴氯丙烷、401 等。

(2) 高残留农药：六六六、林丹、DDT、培福朗等。

(3) 具致癌、致畸、致突变作用的农药：二溴乙烷、三氯丙烷、谱特丹、敌枯双、杀虫脒等。

2. 限制使用的农药　拟除虫菊酯类农药(溴氰菊酯、顺式氯氰菊酯、功夫、二氯苯醚菊酯、联苯菊酯、来福灵、马扑立克等)虽属中等毒性，但对鱼类、蜜蜂、家蚕等有益生物有很高毒性，应予限制使用。乙酰甲胺磷、三氯杀螨醇虽属低毒，但因前者含甲胺磷，后者含 DDT，故亦应限制使用。此外，低毒农药敌百虫、克螨特托尔克、百菌清、粉锈宁、恶霉灵、琥胶肥酸铜、速克灵、甲霜灵锰锌、杀毒矾锰锌及辛硫磷，中毒农药乐果、敌敌畏、嗪硫磷、伏尔硫磷、抗蚜威、毒死蜱等亦须严格限制使用，并制定其常用药量、最高用药量、使用次数及安全间隔期。

3. 推荐使用农药　主要有植物性农药和微生物农药。具体内容将在本书第十二章中介绍。

(二) 农药的合理施用

在合理选择农药的基础上，具体施用时，应特别注意以下几个具体问题，以达合理施用的目的。

1. 交替施用与合理混合　交替施用作用机制不同的农药，有利于防止或延缓病源物和害虫产生抗药性。其交替施用的一般原则是有机与无机农药、化学农药和生物农药、不同作用机制的农药交替使用。农药合理混用的目的是能有效延长新农药的使用寿命，利于老农药恢复生物活性和兼治多种病虫害。农药混合时其生物活性要增强，不得产生减效或降解作用；理化性质不得发生变化。因此，碱性农药不得与有机磷酸酯类、氨基甲酸酯类等农药混用，以免发生酯键水解而失效。在使用混合农药过程中，要防止病虫害的抗药性和交互抗性的产生，做到对口农药与混用配方交替施用。

2. 施用对象与有效剂量　正确研究划分施用对象是农药合理使用的重要环节之一。对病害来说，应以防治地块为单位，充分调查掌握苗情和病情，以苗情为基础，病情为依据，了解当地气象和实际情况及病害流行规律，综合分析其发展趋势，然后才能划分施用对象。对虫害来说，应以防治指标为依据。防治指标的确定，应在加强中药材害虫和天敌等田间调查的基础上，根据以往害虫发生的规律和天敌控制的能力、天气，以及药用植物与其他间、混、套作的作物的生育期等情况，经过综合分析后才能确定。一般情况下，需要多年历史调研资料，才能科学制定防治指标。从长远角度出发，在实施防治指标的过程中，控制用药面积和减少用药次数，有利于提高病虫害防治的总体效果。但减少用药应根据病虫、天敌、苗情等实际情况，做到能兼治的不单治，能缓治的不早治，能一次防治的不多次防治，能低剂量防治的不高剂量防治。

关于有效剂量的确定，在农药施用前须经无数次试验，才能确定其最低有效剂量、常用剂量和最高剂量。有效剂量一经确定，不得随意增减，只有这样才能达到防治目的，同时又可减少或避免农药过量造成的危害。

3. 施药技术与适时施药　施药时应根据不同的防治对象、作物种类、气候条件及农药种类和性质应用相应的施药技术和确定适宜的施药时间，做到以下几点：施药方法与农药作用相协调，如毒饵适用于胃毒剂；施药方法与病虫发生为害部位相协调，如种子施药处理适用于苗期病害，土壤处理适用于防治根病和苗期病虫害，喷雾、喷粉适用于防治地上部病虫害；施药方法与农药剂型相协调，如水剂、乳油剂和可湿性粉剂适用于喷雾施药；施药方法与保护利用天敌相适应，如土壤处理法可保护天敌，使其不受伤害；施药方法与施药时天气相协调，如大风天不宜喷雾施药，天气干旱不宜在根区施颗粒剂农药，气温过低不宜以熏蒸法施药等；施药方法与农药毒性及残留相协调，如高毒农药不适用于低容量喷雾等。施药时间的选定应适宜，其依据有：掌握害虫盛发期和在对杀伤害虫最有利的虫龄阶段进行防治；在天敌非敏感期、病虫易侵染及为害的生育期防治；并有安全间隔，即在收获前一定间隔时间内禁止施药。

应加强调查研究，搞好预测预报，正确掌握病、虫动态以确定施药适期，这是有效控制病虫发生消长，保护有益生物和避免农药残留的重要途径。

（三）农药的使用方法

农药有多种加工剂型和使用形态，其主要使用方法有以下几类。

1. 喷撒法

(1) 喷雾法：将药液用喷雾器喷雾施药的方法称喷雾法。喷施量以植株充分湿润为度。此法使用效果较好，药效长。可分为常规喷雾法、低容量喷雾法和超低容量喷雾法。

(2) 喷粉法：用喷粉器或其他器械将药粉均匀撒布在植物表面或病虫体上的方法称喷粉法。此法的优点是工效高，不受水源限制，对施药工具要求不严。喷粉宜在早晨露水未干或小雨之后使用。一般每亩喷药量为 1.5～2.5kg。其缺点是黏附力差，残效期短，药效不如喷雾法好。

(3) 撒粒法：将颗粒状药剂撒施田间的方法，称撒粒法，颗粒剂具有施药的方向性好、受风影响小、不扩散污染环境和药效释放速率可控等特点，近年来发展迅速。

2. 毒饵法　用害虫喜食的毒饵料与一定比例的农药混合配制成毒饵(如敌百虫药饵)来诱杀杂食性害虫及鼠类的方法，称毒饵法。这种方法省药，杀虫率高。撒施毒饵宜在夜间进行，用药量随药剂种类不同而定。

3. 熏蒸法　利用农药挥发出来的有毒气体消灭病虫害的方法，称为熏蒸法。如用氯化苦土壤消毒防治人参根腐病，用磷化铝熏蒸药材仓库防治害虫等。必须有密闭的条件，要准确计算单位体积的用药量。

4. 种子(苗)处理法

(1) 拌种法：将药剂按一定比例与种子均匀拌和后播种的方法称拌种法。此法简便，省工省药，效果好。如用 5%氯丹粉剂 1kg 拌种 50kg 防治地下害虫。用五氯硝基苯 70%粉剂拌薏苡种子防治黑粉病等。

(2) 浸种法：用农药溶液浸泡种子或种苗的方法称浸种法。如用波尔多液浸泡人参根，防治人参根腐病。药液温度对药效影响很大，操作时应特别注意，温度过高会使种苗烫死或产生药害，温度过低又会降低防治效果，调节适当，再行浸种。

5. 土壤处理法　将农药施于土中以防病虫害或杂草的方法称为土壤处理法。可将农药全面喷洒在土表，然后翻入土中，也可将药喷洒或灌进播种沟或穴中。

6. 烟熏法　利用农药的烟剂或雾剂消灭病虫害的方法称为烟熏法。目前主要用于防治森林、仓库及温室等处病虫害。

7. 飞机防治　运用飞机防治病虫或杂草效率高，适应性广，可以在人力不足或不便进行地面操作的地方，迅速完成防治任务。

第十二章　中药材的采收与加工

第一节　中药材的产量与品质

一、中药材的产量

（一）产量的含义

中药材栽培的目的是获得有经济价值的药用部位。产量是指有经济价值的药用部位的总量。而栽培学意义上的产量包含生物产量和经济产量。

1. 生物产量　指药用植物通过光合作用形成的净的干物质量，是根、茎、叶、花和果实等的干物质量的总和。

2. 经济产量　是指药用植物栽培的目的所要求的有经济价值的药用部位的数量或质量。药用植物种类不同，药用部位也不相同，这是由于有效成分在植物各器官中的分布不一样等原因造成的。如黄柏、厚朴只用茎皮；党参、桔梗、当归、玄参只用根；菘蓝用叶（大青叶）和根（板蓝根）；枸杞用果实（枸杞子）、嫩叶（天精草）和根皮（地骨皮）等。随着新药的不断开发，原来没有入药的器官，也可成为新的药用部位。

3. 生物产量与经济产量之间的关系　若用 Y_b 代表生物产量，用 Y_x 代表经济产量，则对某种特定的药用植物而言，Y_x 比 Y_b 常在一定的比例范围内，称之为经济系数或收获指数（又称相对生产率），用 K 表示。药用植物的经济系数随药用部位不同而异，如石斛、绞股蓝、紫苏等全草入药的中药材，其 K 值接近 1。而以果实、种子入药的中药材（如吴茱萸、栀子、沙仁等），其经济产量的形成要经过有性器官的分化发育，有机物质要经过复杂的转运，同时这段时间内又易遭受环境的影响，所以 K 值较低。

（二）产量的构成因素

中药材产量的计算是按单位土地面积上的有经济价值的产品数量来计量的。中药材产量构成因素因种类不同而异。如根类药材产量的构成因素包括每 667m^2 有效根数、单根重；块茎、球茎、鳞茎类药材产量的构成因素包括每 667m^2 株数、每株块茎（球茎、鳞茎）的个数、块茎（球茎、鳞茎）的质量；果实（种子）类药材产量的构成因素包括每 667m^2 株数、每株有效分枝数、每分枝上的果实（种子）数、每果实（种子）的质量；叶类药材的产量的构成因素包括每 667m^2 株数、每株叶数、每叶质量；全草类药材的产量构成因素包括每 667m^2 株数、单株重；花类药材产量的构成因素包括每亩株数、每株有效分枝数、每个分枝上的花（花头、花冠、柱头）数、单花（花头、花冠、柱头）重；皮类药材的产量构成因素包括每亩株数、单株皮重。

构成产量的各个因素的数值越大，药材的产量越高，但这些因素很难同步增长，它们之间有一定的相互制约的关系。如红花以花冠入药，花头多，花冠大而长，产量就高，但花头多少除与品种的遗传因素有关外，还与密度相关，分枝(花头)多少与密度成负相关，与花头大小成负相关；花头大小一定时，花冠大小与小花数目多少成负相关。在田间当播种量超过一定范围后，单位面积株数也不再增加，这种现象称自然稀疏现象。因此在一定范围内增加播种量可提高药材产量。

(三)提高药材产量的途径

要想获得较高的经济产量，首先必须有较多的光合产物；其次要减少植物体在代谢过程中的物质消耗，尽可能多地将代谢产物(药效成分)贮藏于药用部位，产量才能提高。

1. 中药材产量形成的源流库　在药用植物的药用部位中，含有药效成分。药效成分一般说来是药用植物的二次代谢产物，如生物碱、黄酮、皂苷等，是由一次代谢产物进一步代谢产生的，而一次代谢产物源于光合作用产生的有机物。没有光合作用就不可能有药效成分的积累。因此从这一角度来讲，源应当包括所有能制造有机物的器官。库则有广义和狭义之分，广义者包括贮存代谢产物的器官，也包括正在生长的需要营养物的幼嫩器官；狭义者专指收获对象。流则是指源与库之间运输物质的能力。源、库、流三类器官的功能并不是截然分开的，有时可以互相代替。在中药材栽培过程中，首先必须有大的源以供应大的库；其次，库之间的物质分配问题也很重要，这种分配既有竞争关系，也由外界环境及物种的遗传性所限制。

2. 提高药材产量的途径

(1)提高源的供给能力：源的供给能力决定于药用植物绿色面积的大小、光合作用的能力和光合作用时间长短三个方面。因此通过下列手段可提高源的供给能力。

1)增加光合作用的器官：药用植物叶面积的大小，在一定范围内，叶面积愈大，光合积累的有机物质愈多，产量便愈高。合理密植、肥水充足和良好的田间管理，能使叶面积得到合理的发展。但是叶面积不能无限度地增加，如果超过一定的范围，由于过度的荫蔽，田间光照条件不足，光合强度反而下降，以至引起倒伏、脱落等不良后果，反而影响产量。

2)增加群体的光照强度：在饱和光照强度内，光照越强，光合积累越多。药用植物种类繁多，需光强弱各异，光饱和点低的药用植物，具有能充分利用弱光的特性，可与光饱和点高的植物搭配种植，使光能得到充分利用，从而增加群体的光照强度。

3)延长叶的寿命：在其他条件相同的情况下，适当延长光合作用的时间，能增加产量。在中药材栽培时，采用适时早播、早栽、套种和育苗移栽等措施，都可以增加光合作用的时间。对具体的药用植物而言，则着重考虑如何延长叶的寿命，防止其早衰。具体措施是创造适于药用植物生长发育的温、水、肥条件。特别在最佳叶龄期时，要适量灌水和追肥。

4)增加昼夜温差：昼夜温差大时，白天光合积累多，而夜间呼吸消耗少。增加昼夜温差对于保护地栽培较为容易；对于露地栽培，应从选地、播期、增设保温棚等措施入手。

(2)提高库的贮积能力：光合产物的运转、分配及呼吸消耗是影响药用植物库的贮积能力的因素。通过以下措施可提高库的贮积能力。

1)减少光合产物的消耗：正常的呼吸作用是药用植物生命活动必不可少的生理过程。但在干旱、高温等不良环境条件下，所增加的呼吸作用，释放出来的能量不能用于各种生理生化过程，而是以热的形式散发，这种情况的呼吸称为无效呼吸。无效呼吸浪费大量有机物质，对药用植物是极其不利的。要减少呼吸消耗，主要是控制温度。因为呼吸作用的最适温度比光合作用的最适温度高，所以温度较高时，呼吸消耗便相对增加。在光照强度较弱或光照时间较短时，影响更大。因此在温室栽培及温床育苗中，冬季和阴雨天及夜间的温度都不宜太高。

2)满足库生长发育的条件，防治病虫害：药用植物的采收对象(库)各异，它们的数目决定于分化期，而它们的大小决定于生长时期。在自然情况下，药用植物的源与库的大小和强度是协调的，源大的时候，必然建立相应的库。人为的能动作用在于促进其生长，保证满足药用植物分化期、生长期的光、水、肥、气的条件，同时根据药用植物各器官之间生长相关性的规律，采用各种技术措施和手段，控制生长进程，有利于药用植物库的增大和品质的改善。此外还应防治病虫害，使药用植物健康生长，避免因此而造成的损失。

(3)缩短流的途径：药用植物代谢物由源到库是由流完成的。库与源相对位置的远近也影响运输效率和代谢物的分配，通常情况下，库与源相对位置越近，能分配到的同化物就越多。故矮化株型是药用植物育种研究的一个方向。

二、中药材的品质

(一)中药材品质的内涵

中药材的品质包括内在质量和外观性状两部分。内在质量主要指中药材药效成分的多少、污染物种类及数量等。外观性状是指中药材的色泽(整体外观和断面)、质地、大小和形态等。其中内在质量处于主导地位，起决定性作用，而外观性状是内在质量的反映。

1. 中药材药效物质基础 中药材药效物质基础是中药材中能实现该中药材功效和性能的一系列化学成分。目前已明确的中药材化学成分有：糖类(包括单糖、低聚糖和多糖)、蛋白质、氨基酸、多肽、酶、甾体类化合物(包括甾体皂苷、强心苷、植物甾醇、脱皮素类、胆汁酸等)、生物碱、苷类、挥发油、萜类、木脂素、香兰素、有机酸、鞣质和脂类等成分。

中药材中所含化学成分十分复杂，一种中药材所含成分少则几十种，多则上百种。这些成分是特定的物种在特定的气候、土质等生态环境条件下形成的代谢产物。我国幅员广大，但完全相同的生境不多，这就是中药材道地性的成因。因此在栽培中药材时，一定要根据产地适宜性和地理学原理，进行中药材区域划分，在适宜种植的区域内进行栽培，才能得到符合中医要求的高品质中药材。

2. 中药材中的污染物 主要包括重金属污染物、农药及化肥等农业生产资料污染物，病原微生物污染物，病毒污染物及寄生虫污染物等。上述污染物在一些国家的药典中已明确规定不得检出或限量检出，否则不能药用。可见此项内容已与药效成分有了同样重要的作用，不可忽视，是构成药材品质的重要指标。

3. 色泽 色泽是药材的外观性状之一，不同的药材其色泽特征不同，如丹参色红、黄连色黄、紫草色紫、乌梅色黑等。药材的色泽主要是由药材内部所含化学成分的种类及数量造成的。从这种意义上讲，色泽特征是药效成分在药材中分布多少的表现，因此是评判药材质量优劣的一个重要指标。应注意的是药材因加工或贮藏不当，就会改变其固有的色泽。因此在中药材栽培过程中，特别是在产地加工上和贮藏中应密切注意药材色泽的变化，及时防止错误操作发生。

4. 气、味 药材之气、味，是鼻闻口尝之感受。含挥发油的药材，大多有特殊的香气。如艾纳香、肉桂等。药材的味道也与本身含有的成分有关，如乌梅以味酸为佳，黄连、黄柏以味苦为佳，党参以味甜为佳，草芨以味辛辣为佳等，都是与其所含化学成分的种类及含量的多少有密切关系。可见气、味也是衡量药材品质的标准之一。有强烈刺激性且剧毒的药材，口尝时要特别小心，取样要少，尝后立即吐出，漱口，洗手，以免中毒，如半夏、乌头等。

另外药材的质地、大小与形状也常用来判断药材的品质(任仁安，1996)。如大多数药材都以大者为佳，小者等级低下；用药材质地的坚韧程度、粉质状况等指标来评判药材等级等。但这些方法是传统遗留下来的，随着科学技术的不断发展及测试手段的改进，将药效成分与外观性状结合起来判断药材的品质才更为科学。

(二)影响药材品质的因素

遗传基因，植物体不同的器官、组织，植物个体的发育时期，生态环境条件，栽培技术，采收时期，产地加工及贮藏方法等多种多样的因素均可影响药材的品质。这些因素的作用是错综复杂的，这里只介绍几个主要的因素。

1. 遗传因素 同一药材来源于不同种的植物，如大黄，中国药典收载其可来源于掌叶大黄(*Rheum palmatum* L.)、唐古特大黄(*R. tanguticum* Maxim. ex Balf)、药用大黄(*R. officinale* Baill.)。近年通过分析比较，它们在质地、成分含量、产量等方面均有一定差距，导致药材品质也有较大差异。这些差异主要来源于自身内部的遗传基因。此外独活、贯众、石斛等药材，其植物来源均在10种以上，有的甚至来源于不同科属的植物，如贯众等。

有的药材虽然来源于同一种植物，但在栽培过程中已形成不同的栽培品种、品系或类型，如枸杞、地黄、薄荷等。由于各地选育工作进度不一，各品种、各品系或各类型的植物在不同地区同时生产，也导致了同种药材品质有高低之别。如享有盛名的宁夏枸杞，以大麻叶品种最佳，有果大、肉厚、汁多、味甜等特点，其他品种远不及大麻叶，但在宁夏栽培的枸杞中，仍有许多地区不是大麻叶品种。类似情况在红花、当归、地黄、菊花等药材中均存在，致使这些地区或单位的此类药材的品质仍停留在原有水平上。

2. 生态因素的影响　药材品质除与药用植物的遗传性有关外，还受生态环境条件的影响。药材的药效成分是植物新陈代谢的产物，是植物体内各种生理活动协调进行的结果，因此凡能影响这些生理活动的外界条件均能影响药材的品质。如在植物的生长期间，高温高湿的环境可促进有机体无氮物质的合成；而干燥和高温条件，则可促进氨基酸、生物碱及蛋白质的合成。又如世界广布种青蒿，只有分布于我国西南地区者才含有较高含量的青蒿素。当归挥发油含量随生长环境不同而异，如武都为 0.65%、丽江为 0.5%、四川为 0.25%等。生态环境对植物化学成分的影响主要体现在地理纬度、海拔、光照与温度、矿质营养、土壤结构特点及环境污染情况等方面。

3. 栽培技术对中药材品质的影响　很多野生药用植物经人工栽培后，因生长条件的改善，植株高大，药效成分也有增加。如人工栽培的青蒿中的青蒿素含量为 0.50%～0.61%，而野生者为 0.41%～0.46%。播种期和移栽期很多情况下不但对产量而且对药效成分含量有很大影响。如灰色糖芥秋播于北京，次年生长良好，苷类含量高；若为春播，则不开花结果，苷类含量低。此外若栽培技术操作不当，特别是在农药、化肥等农用生产资料的施用量及施用时间上操作不当，易引起污染物超标，降低中药材品质。

4. 采收、加工和贮藏对中药材品质的影响　将在本章二、三节中介绍。

(三)提高药材品质的途径

1. 对药材原植物种和品种、品系及类型进行全面调查和鉴定　选择产量高、品质好的药用植物作为栽培对象，是提高药材品质的两条途径。若无现存的品种选择，则应开展品种的选育工作，并与良种的推广工作相结合，药材品种的选育应兼顾产量和品质。其方法除了采用常规手段外，还可借助组织培养等手段，并与良种提纯复壮结合起来进行。

2. 控制或创造良好的外界条件　药材的品质决定于药用植物的代谢途径，而代谢途径则受控于酶，酶的活性受外界条件的影响。因此根据植物不同的代谢类型，用人为的方法选择和创造适合某种类型的条件，来加速某种代谢类型，使中药材有效成分得以形成和转化，是提高药材品质的途径。如在光饱和点内增加光照强度，可增加人参中皂苷类成分的含量，也可增加挥发油在薄荷中的含量。对于含生物碱、蛋白质、氨基酸等药效成分的植物，则可采用合理地、适时地加强氮素营养和给植物以缺水条件等措施，促进药效成分的转化，加速药效成分在体内的积累过程。此外控制环境污染，可提高药材品质，这一点将在本书第十二章中加以说明。

3. 完善栽培技术措施

(1)采用合理的栽培技术：在栽培措施中，播种期、播种密度，施肥种类、施肥量、施肥时间，灌水，生长调节剂的使用，农药的使用等均对药材品质有较大影响。例如，合理施用氮肥能提高药材中的生物碱、氨基酸等药效成分的含量。一些药用植物对播期敏感，应尽量早播，如红花，早播者发育健壮、病害少、产花产籽量高、质量好。有些植物播种晚了因种子生活力下降，导致发芽率不高，对病虫害抵抗力下降，最终影响药材品质。因此采用合理的栽培技术是提高药材品质的途径。

⑵采用合理的种植方式：不同的药用植物有不同的入药部位，其内的药效成分也有一定差异，它们从土壤中吸收的营养元素有很大差异，如豆科药用植物对钙、磷量要求高；而叶类及全草入药的药用植物则对氮量有较高要求；各种药用植物的根系不同，有长有短，短者吸收土壤表层营养，长者吸收深层土壤的营养。如贝母根系短，而红花、黄芪根系长；各种药用植物光能利用率不同，有的喜光，有的耐阴。药用植物的上述特性要求建立合理的轮作、套种、间种等种植方式，可消除土壤中有毒物质和病虫杂草的危害，改善土壤结构，提高土壤肥力和光能利用率，达到优质高产的目的。

4. 采收加工及贮藏 也是提高药材品质的重要环节，将在本章二、三节中加以说明。

第二节 采 收

药材的采收期直接影响药材的产量、品质。适时收获对药材的产量、品质有良好作用。若收获不及时，遇上干旱、阴雨、低温、霜雪等天气。常会引起发芽、霉变、落粒、工艺品质降低等，使生产受到较大损失。

一、适时采收的意义

药材采收是药材生产中十分重要而又复杂的工作。因为栽培中药材的目的是要获得既产量高又品质好的药材，而采收期是否适当，对药材的产量和品质有十分密切的关系。古书中曾记载：“药物采收不知时节，不知阴干曝干，虽有药名，终无药实。不以时采收，与朽木无殊”。现代药农说：“三月茵陈四月蒿，五月茵陈当柴烧”。这些从古到今的语句，充分说明了对中药材适时采收的重要意义。

(一)适时采收可提高药材产量

采收期对产量的影响很大。如强心新药灰色糖芥地上部分产量：莲座期为10.7kg/667m^2，孕蕾期为 56.66kg/667m^2，花开初期为 65.6kg/667m^2，花开盛期为72.0kg/667m^2，花谢种子形成期 97.5kg/667m^2，种子近成熟期 76.89kg/667m^2。又如四川栽培的黄芪，8 月采收鲜干比为 7∶1，9 月采收鲜干比为(5～6)∶1，10 月(接近枯萎期)采收鲜干比为(3～4)∶1，11 月(完全枯萎后)采收鲜干比为(2～3)∶1。

(二)适时采收可提高药材品质

药材品质的高低，是由药材内所含的药效成分的多少决定的，药效成分是植物代谢过程所产生的，因此各种化学成分在植物体内均有其自身的产生和消亡的过程。如贵州沿河产的宽叶缬草(*Valeriana officnalis* L. var. *latifolia* Wiq)，其根中所含挥发油在倒苗后含量大为减少，在返青后又逐渐增多。又如灰色糖芥地上部分强心苷含量：座丛期为1.17%，孕蕾期为1.82%，花开初期为2.15%，花开盛期为2.31%，花谢种子形成期为1.99%，种子近成熟期为1.39%，以花开盛期为佳。又如甘草(*Glycyrrhiza uralensis* Fisch)中甘草甜素的含量：生长初期为6.5%，开花前期为10.0%，开花盛期为4.5%，生长末期为3.5%。以开花前期为最高。

对多年生药用植物而言，药材的产量和品质不仅与一年的生长季节有关，还与其生长年限有关，如人参、黄连等随生长年限的增加，其产量和品质均能提高。

二、药材采收期的确定

(一)确定药材采收期的原则

药用植物种类繁多，药用部位又各不相同，有的用根、茎、叶、花，有的用果实、种子和皮，有的则用植物的分泌物等，而这些不同的药用部位，都有一定的成熟期，且其中化学成分的含量除与环境条件有关系外，也因植物的生育时期而有所不同。因此，对药材的采收，必须根据植物的各个生育时期，选择含药效成分最多、单位面积产量最高的时期进行采收。这就是确定药材采收时期的原则。

(二)适宜采收期的确定

要确定药材的适宜采收期，必须把有效成分的积累动态、消长关系与植物生长发育阶段结合起来，综合考虑，这些指标有时是一致的，有时是不一致的，因此必须加以研究，区别对待。

1. 药效成分的高峰期为适宜的采收期　在药用植物的生长期内，药效成分的含量有一显著的高峰期，而药用部位的产量变化不显著。此时含量高峰期即为适宜的采收时期。

2. 产量高峰期为适宜的采收期　在药用植物的生长期内，药效成分的含量在药用部位的含量比较恒定，无高峰期，而药用部位的产量有一高峰期，此时的产量高峰期即为适宜的采收期。

3. 药用部位中药效成分含量最大时为适宜的采收期　在药用植物的生长期内，药效成分含量高峰与药用部位产量高峰不一致时，要考虑药用部位有效成分的总含量。总含量最大时，即为适宜的采收期。

药用部位有效成分总含量=药用部位的单产量×有效成分的百分含量。

此外，有些药材含有毒性成分，此时情况更为复杂，应区别对待。当毒性成分是药材的药效成分，即无此毒性成分时药材不能发挥原有功效，此时可将此毒性成分作为药效成分按上述三种方法来确定采收期。当毒性成分的有无不影响药材原有功效时，则应把药用部位的药效成分含量最高、有毒成分含量最低的时期作为适宜的采收期。

三、传统采收经验介绍

用含量及产量指导药材采收较为合理，但还需要做大量的科研工作，同时很多药材的化学成分目前尚未明了。因此将各类药材传统的采收经验简介如下，有一定意义。

（一）根及根茎类

一般在秋、冬季节植物地上部分将枯萎时及春初发芽前或刚露苗时采收，此时根或根茎中贮藏的营养物质最为丰富，通常含药效成分也较高，如党参、黄连、大黄等。有些因药用植物枯萎时间较早，则在夏季采收，如半夏、太子参等。

（二）茎木类

一般在秋、冬两季采收，如夜交藤、忍冬藤等。有些木类药材全年可采，如苏木、降香、沉香等。

（三）皮类

通常在春天或初夏采收。此时植株体内汁液营养分充沛，形成层细胞开始活动，分生出许多新的薄壁细胞，树皮容易从木质部剥下，伤口较易愈合，如黄柏、厚朴等。但有些根皮类药材往往以秋季采收为佳，如丹皮秋天采收粉性大、品质好。采收野生皮类药材如黄柏，最好与伐木相结合。

（四）叶类

通常在花蕾开放时或正当花朵盛开时采收，此时植物正是生长最旺盛时期，如艾叶、臭梧桐叶等。但有些叶类药材需在秋天霜降后采收或从地上扫起落叶入药，如霜桑叶等。

（五）花类

花类药材的采收时间，必须特别注意，因一般花期较短，而且各种花部入药的药材是在花期中某一段时期采收的，如金银花、辛夷、丁香、槐米等在含苞待放时采收；红花、洋金花等在花初开时采收；菊花、番红花等在花盛开时采收；除虫菊应在舌状花冠尚未全展开时采收，如果采收时期不当，对品质影响极大。

（六）果实种子类

通常果实多在自然成熟或将近成熟时采收，如括蒌、山楂等；有的在成熟结霜后采摘为佳，如山茱萸等。有的采收未成熟的幼果，如枳实、青皮等。有的果实成熟期不一致，要随熟随采，如山楂、木瓜等。种子类药材须在果实成熟时采收，如牵牛子、决明子等。

(七)全草类

多在植株充分生长、茎叶茂盛时采收，如青蒿、穿心莲、淡竹叶等；有的在开花时采收，如益母草、荆芥、香薷等。

四、采收方法

(一)摘取法

花类药材、果实类药材一般都采用摘取法。在进入采收期后，边成熟边采摘。叶类药材也要采用摘取法，部分种子类药材也可采用摘取法。

(二)割取法

果实类药材中的薏苡仁和大多种种子类药材都采用割取法，如牛蒡、水飞蓟等。对于全草类药材，可一次割取或分批割取，如荆芥、穿心莲等。

(三)掘取法

根及根茎类药材的采收，一般先将地上部分割去，然后用掘取法采收，采收时应避免损伤药用部位。另外部分全草类药材的采收也采用掘取法，如细辛等。

(四)剥取法

皮类药材都采用剥取法。一般在茎的基部先环割一刀，接着在其上相应距离的高度处再环割一刀，然后在两环割刀痕之间纵割一刀，沿纵割刀痕剥取皮类药材。

第三节　产地加工与贮藏

一、产地加工

(一)产地加工的目的和意义

药材采收后，除少数鲜用外(如鲜生地、鲜石斛、鲜芦根等)，都要在产地进行加工后备用，目的和意义如下。

1. 去杂净药　不论采用何种采收方法采收的药材，均有可能掺有杂质。如根及根茎类药材常附有泥土，有的带有茎叶残体；花类药材常带有部分苞片；果实类药材常带有果柄，等等。若不将这些非入药部位的杂质除去，则影响药材总的药效成分的含量，最终影响药材疗效。

2. 防止霉烂　药材采收后，其内部含有充足的水分，同时含有较丰富的营养物质，如糖类、氨基酸、蛋白质等碳源和氮源，为各种微生物的生长繁殖提供了基础。若遇温度适宜，微生物活动频繁，可使药材霉烂，同时产生各种毒素成分，危害患者健康，如黄曲霉菌的代谢产物(黄曲霉毒素 B_1 最多，黄曲霉毒素 B_2、G_1、G_2 较少)对肝脏有强烈毒性。产地加工的目的之一就是降低药材组织内部的水分，破坏微生物的生活环境，使其不能生长，从而保护药材品质。

3. 抑制酶活性，保证药材品质　药效成分是药材发挥疗效作用的物质，而在各类成分中，基团与基团间的键合方式各异，有的以苷键结合，有的以酯键结合，有的以肽键方式结合，等等，这些键均能在相应酶的作用下发生水解，使药效成分丧失生物活性，失去疗效。而酶一般与药效成分同存于药材的组织细胞中，因此产地加工的另一目的是通过降低水分和加热等手段抑制或杀灭酶的活性，保证药材疗效。

(二)加工方法

1. 拣、洗　将采收的新鲜药材除去泥沙和非药用部位等杂质。如牛膝去芦头、须根；牡丹皮去木心等。

2. 切片　较大的根及根茎类、藤木类和肉质的果实类药材大多趁鲜切成块、片，以利于干燥，如大黄、木瓜、山楂等。但对于某些含挥发油成分或药效成分易被氧化的药材，不宜切成薄片干燥，如当归、缬草等。

3. 蒸、煮、烫　含浆汁、淀粉或糖分多的药材，须经蒸、煮、烫后再行干燥。其目的为：易于干燥，便于刮皮抽心；能杀死各种微生物和寄生虫卵，防止生物污染；抑制酶的活性保持药效；有的能起滋润作用，如黄精、天冬等。

4. 熏硫　有些药材为使其色泽洁白，防止霉烂，常在干燥前后用硫磺熏制，如人参、山药、川贝母等。

5. 发汗　有些药材在加工过程中为了促使变色、增强气味或减小刺激性，有利于干燥，常将药材堆积放置，使其发热、“回潮”，内部水分向外渗出，这种加工方法称发汗。如厚朴、杜仲等。

6. 干燥　干燥的方法通常有晒干、烘干、阴干等，有些药材可放置石灰缸中吸湿干燥，有条件的地方还可采用远红外干燥机或微波干燥机进行干燥，含挥发油类的药材，或易变色、变质的药材，一般应放置通风处阴干，如金银花、红花等。

(三)加工时应注意的事项

加工是中药材生产技术中的重要环节，若方法措施使用不当，必将影响药材的内在品质，降低药效成分含量，因此在加工过程中必须注意以下事项。

1. 温度不宜过高　药材中的药效成分，有的是热敏性的，即在一定的高温条件下，易发生氧化、还原及异构化，如酚类成分易被氧化成酮或酸，而木脂素类成分在光照条件下易异构化而使之失去生物活性。含挥发油的药材，在高温情况下易挥发丧失。因此干燥或蒸、煮、烫的温度一般不超过60℃，最高不宜超过100℃(梁光义，1998)。

2. 水洗、浸漂时间不宜过长　药材中的药效成分可分为水溶性成分和脂溶性成分。若在水中浸漂时期过长，可导致药材中水溶性成分的减少；若水溶性成分为皂苷类，则因皂苷有助溶作用，还能使部分脂溶性成分溶于水而含量降低，因此在水洗、浸漂过程中，时间应越短越好。

3. 干燥标准　各种药材对干燥标准的要求不可能完全相同，但是基本原则是一致的，以贮藏期间不发生变质发霉为准。

二、贮　　藏

采收后的药材经产地加工后，需要一段时间的贮藏，在此过程中，因受周围环境和自然条件等因素的影响，常会发生霉烂、虫蛀、变色、泛油等现象，导致药材变质，影响或失去疗效。因此必须贮存和保管好药材，以保证其品质。

(一)影响药材变质的因素

1. 外界因素　指空气、温度、湿度、日光、微生物、昆虫等。药材在其中某些因素的综合作用下常发生一些变质现象。如贮藏药材的温度过高、贮藏时间过长或受日光照晒过长，与空气接触会引起药材“走油”；在适当的温度和湿度下，会被微生物污染而生霉；通常温度在16～35℃，相对湿度在60%以上，药材中含水量在11%以上，会发生虫蛀；在空气、湿度、日光等因素的作用下会发生变色等。

2. 内在因素　指药材所含化学成分的性质。药材的成分不稳定，有的易被氧化或还原，如还原型蒽醌易被氧化；有的有挥发性，在高温条件下易被挥发而降低含量；有的在光照条件下易异构化，而失去生物活性，如木脂素类；有的富含糖类及蛋白质，是昆虫和鼠的良好食物；有的在适宜的条件下易水解，如苷类；有的含吸湿性成分，致使药材吸湿后发生霉变等。因此在贮藏药材时，一定要根据药材及药材所含成分的性质，结合外界因素，选用适当贮藏方法才能保证药材的品质。

(二)常用的贮藏方法

贮藏时间短时，只需选择地势高、干燥、凉爽、通风良好的室内，将药材堆放好，或用塑料薄膜、苇席、竹席等防潮即可。

1. 冷藏法　是防治害虫及霉菌比较理想的办法，但需制冷设备。北方可利用冬季严寒季节，将药材薄薄摊晾于露天，温度在-15℃，经12h后，一般会冻死各种害虫。

2. 干砂贮藏法　干燥的沙子不易吸潮，又无营养，不仅能防虫，而且霉菌也无法蔓延。一般将砂铺在水泥晒场上，经地面温度40℃左右暴晒至充分干燥，装入缸或木箱中，再将药材埋于其中。根及根茎类药材适于此法。

3. 防潮贮藏法　将石灰等吸水材料置于贮藏药材的室内，并不断更换吸水材料，使室内保持干燥。此法适于吸湿性强的药材。

4. 气调贮藏法　密封仓库，充氮降氧，使库房内充满98%的氮气，害虫就窒息而死，而且库内贮存物不会发霉变质、变色。是一种科学而又经济的贮藏方法。

5. 密封防潮贮藏法　地面铺木板，板上铺油毛毡和草席，再铺上大块塑料薄膜，药材堆放于薄膜上，用薄膜包裹密封，并将接缝粘接起来。

（三）贮藏时应注意的问题

1）对药材水分含量应经常抽检，以免产生霉变等不良后果。

2）堆放要整齐，要留有通道、间隔和墙距，以利抽检及空气流动。

3）不同种类药材应分别堆放，特别是吸湿性强的药材更应分别堆放，以免引起其他药材受潮。各种药材应挂上标签，并在上面注明植物学名、产地、数量、加工方法及等级等。

4）易碎药材，不能重叠堆放。

第十三章　无公害中药材栽培

无公害中药材栽培是获得无公害中药材产品的重要手段和方法。无公害中药材产品又可称为无污染“绿色药材”产品或“GAP 药材”产品，是指在生态环境质量符合有关规定标准的产地，生产过程中不使用超限量规定的有害化学物质，按特定生产操作规程生产、加工、包装，经质量检测符合规定标准，并经专门机构认定的中药材产品。无公害中药材产品具有无污染、高品质的特点。发展无公害中药材产品，从保护、改善生态环境入手，实现中药材栽培业和制药业的可持续发展，促进环境、资源、经济、社会发展的良性循环。因此，发展无公害中药材产品，是一项具有重大的现实意义和深远意义的事业，具体表现为：第一，保护环境，维持生态平衡；第二，保障人民身体健康；第三，增强中药材在国际市场上的影响力和竞争力；第四，维护和优化我国农业基础生产条件；第五，促进中药材栽培向产业化发展。

第一节　生态学基本知识

生态学是研究生物之间及其与非生物环境之间相互作用的规律与机制的科学。当今社会，由于人类对自然资源不合理的开发利用，忽视对环境的影响和缺乏对生态学的认识，导致一系列的问题，使人类生存的环境遭到污染，生态平衡受到破坏，使某些生物的正常生长发育、生存繁衍受到严重影响，不同程度上使生态系统的结构功能丧失良性循环，并直接或间接危害到人类自身的健康(林成谷，1996)。无公害中药材的栽培，其目的一方面是获得无污染、高品质的防治疾病的中药材，另一方面是保护农业环境，维护生态平衡，追求最大产量的可持续发展。因此，必须学习和掌握一定的生态学知识。

一、生 态 系 统

(一) 生态系统的概念

在陆地表面包括浅海及近大气层，即地壳与大气接触的一个圈，有生物存在，是地球上最大最广泛的生物系统，它包括动物、植物、微生物及其周围的自然环境，我们称之为生物圈。生态系统是生物圈的主要组成部分，是在特定范围内，生物群落和外界自然环境之间，相互作用，相互制约，进行物质和能量交换传递的综合体。如农田生态系统、水生生态系统等。

（二）生态系统的组成

生态系统是一个极其复杂的系统，主要包括生物和环境两个方面。生物指植物、动物、微生物，其中绿色植物能利用光能将二氧化碳、水、无机矿物质等制造成有机物。植物体合成的各种有机物，是其他非绿色植物和动物赖以生存的物质和能量的来源，因此绿色植物是生态系统的核心，不存在绿色植物就不存在生态系统。环境因素十分复杂，对药用植物来说，主要是光、热、氧气、二氧化碳、水、无机矿质元素及氮素，以及影响上述因素的有关条件，如地形、地貌、海拔等。生态系统中各种不同类型的生物在物质和能量的传递和交换中具有不同的作用和功能，它们与环境在物质和能量循环中形成统一体。其组成包括以下 4 部分。

1. 生产者　指具有叶绿素的绿色植物和一部分化能自养微生物。绿色植物能同化外界提供的光、热、气、水、矿质元素及氮素，形成有机物质，包括糖、脂肪、氨基酸、肽、生物碱、蛋白质等有机物。

2. 消费者　主要是动物，它们只能依靠生产者所制造的有机物以获得物质和能量，按食物的情况，分为一、二、三、四级消费者。一级消费者主要是草食动物，包括蹄类、多数鸟类及昆虫。它们通过同化植物性有机物而转化为动物性有机物，所以又称之为二级生产者。另外，一部分动物以一级消费者作为食物，获得物质和能量，称为二级消费者，它们同化一级消费者转化为自己的身体，如青蛙等动物，又称为三级生产者。以二级消费者为食物的称为三级消费者，此类以大型食肉动物为主，包括虎、豹等。人类是最高级消费者，一切不含毒的动植物均可成为人类的食物。

3. 分解者(还原者)　是将一切有机物质，包括植物性的和动物性的有机质分解成为简单无机化合物的微生物。分解产物（二氧化碳、水、矿质元素的氧化物）一部分扩散到大气中，一部分滞留于土壤中，此时所有被分解的有机物中的能量基本上已消失殆尽，其他矿质元素又为生产者提供必需的营养物质，使物质又在生态系统中得以再循环。

4. 无机物　是生态系统中无生命的部分，也是生物的外界环境条件，是生物生存发展不可分离的部分，包括光、热、水、气、矿质元素及氮素。也是农业环境的主要内容，中药材栽培的目标就是研究利用外界环境条件，提高药用植物对环境充分利用的可能性，以提高中药材产品的产量和品质。外界环境中任一因素的不利变化都会影响到药用植物的生长发育，甚至破坏生态平衡，如土壤中的污染物、灌溉水的质量、农药的残毒等。

（三）生态系统的特征

1. 生态系统的多样性　在一定的范围或地段内，只要具有生产者、消费者、分解者和无机物这 4 个组成部分，它们之间根据一定的循环方向，不断地进行着物质循环和能量传递，均可成为一个单独的生态系统。可见，生态系统在自然界中可大可小，形式多种多样，最大的生态系统是地球上的生物圈，一般限定在高出地面 15km 和海面下 11km 的范围内。在这个大的生态系统中又可分为若干独立的生态系统，每个独立的生态系统又可分为更低一级的生态系统，只要是在特定的范围内有生命存在，它和周围物理环境不可分隔地相互联系相互作用，具有物质循环与能量传递功能，均可形成单独的生态系统，所以生态系统可大可小，具有多样性。

2. 生态系统构成了一个食物链　在任一生态系统中，都存在着多种多样的生物群落。它们由食物关系将其联系起来，这种关系就是物质和能量的传递。生产者以植物性的物质作为消费者的食物，取得物质和能量，二级消费者又以一级消费者为食物，获得物质和能量。在物质和能量的转移过程中，通过呼吸、排泄与残余物质使物质和能量的累积越来越少，最后全部转化为矿物质，且能量全部消失。可见，在生态系统中的生物群落，成为相互取食的对象，一种生物以另一生物为食物，而另一生物又作为其他生物的食物，这种因食物而形成的关系称为食物链，其中高级消费者以低级消费者为食物。

食物链一般不是单线的形式，而是非常复杂的。在任何一个生态系统中，都存在大量不同种动物，有的单纯以植物性有机体作为食物，有的完全是肉食动物，有的则是杂食性的，还有的是以活生物为食物，另一些则以死体为食物，所以在生态系统中存在着若干食物链，构成一个复杂的食物网。在食物网中，进行着有规律的物质、能量的转化和流动。

二、生 态 平 衡

(一)生态平衡的概念

生态平衡是指生物与其外界环境之间或生物类别之间保持某种动态平衡，在动态平衡过程中生物能维持日常生存和持续发展。生物与其外界环境的关系及生物类别之间的关系主要是指物质的循环和能量的传递。在生态系统中，能量的传递和物质的循环是不断进行着的。在一定的时期中如果外界环境保持一定的稳定，那么生产者、消费者和分解者之间总是保持一种动态的平衡。也就是说，在这一生态系统中，其能量的流动和物质的循环，以及物种的数量均处于相对的稳定和通畅状态，是相对的稳定，也就是动态的平衡，这种动态平衡就称为生态平衡。

(二)生态系统中的能量传递

太阳辐射提供的能量，通过绿色植物的光合作用转化为化学能储存在植物体内的有机物中，进入生态系统。然后以食物链的方式，在生态系统中沿着营养级由一种生物转移至另一种生物，这就是生态系统中的能量传递。在此过程中，由于生物的呼吸而不断消耗能量，转移次数愈多则能量消耗也愈多，最终在分解者的作用下，将其耗尽。虽然有若干能量以煤、石油、天然气、木材、粮食等形式储存起来，但在人类开发利用过程中，仍以二氧化碳及水的形式回到大自然中，于是能量就完全消失在空间。所以在生态系统中，能量的流动是单向的。

在研究生态系统中的能量状况时，了解其能量收支情况，决定其收支项目，是从能量角度估计生态系统是否处于相对稳定或平衡的重要内容。如在研究中药材栽培的生态系统是否处于平衡状态时，首先应测定药用植物的生长量和它所含有的热能，也就是净光合产物的能量，除太阳能外，还要测定其他投入的能量。其包括各种生产资料（如油料、农药、化肥、有机肥等），以及人工、畜力、电力等。然后计算能量的支出，包括口粮、饲料、积肥、留种等；最后计算收支是否平衡，能否满足需要，是否有发展的可能，是否会破坏生态平衡等。

（三）生态系统中的物质循环

生态系统中进行循环的物质是生命所需的一切元素，其中 97%属于碳、氢、氧、氮、磷、硫、钾等。它们以不同的量及比在生态系统中以有机物合成与分解的方式进行不断的循环，保持着生态系统的平衡。当环境被污染而生态系统遭到破坏时，物质循环也会相应遭到破坏。如在中药材栽培中，超限量地使用农药或化肥，一方面会污染环境，使病虫的抗药性增强，另一方面还能杀死天敌，从而切断食物链，最终影响物质的顺利循环。

1. 水循环　水是其他物质在生态系统中循环的介质。生物体吸收无机营养，只能以可溶性物质形态通过水来完成。水循环不仅是氢、氧循环，而且对其他物质的循环也起着十分重要的作用。所以没有水的循环就不可能形成有机体，也就无生命可言，更不会有各种各样的生态系统。

在自然界水的循环中，由于蒸发和降雨的比例基本是稳定的，因此地球上所获得的水量是基本保持稳定的。但在某些地区，可能蒸发量大于降水量，而另一些地区则降水量大于蒸发量，有的降水量变率高，降水保证率低，进而使当地生态系统平衡遭到破坏。其原因除决定于当地经纬度、地形、地貌、海拔等自然因素外，还决定于当地生态系统各组成成分之间的关系。如灌溉水体被污染，使栽培植物中毒死亡，则将导致水土流失、雨量减少，最终使当地生态系统的动态平衡遭到破坏。

2. 碳循环　生态系统中生产者通过光合作用将外界环境中的二氧化碳转化形成糖类，在进一步的生理、生化条件下，合成其他有机物质。之后通过食物链，在消费者和分解者的作用下，将有机物转化分解，最终以二氧化碳的形式回到无机环境中，参与下一次循环。目前世界上由于对化石燃料无节制的消耗，再加上森林被大面积砍伐，二氧化碳在大气中的浓度逐年增加，造成二氧化碳污染。这已引起了世界的关注。

3. 氮循环　地球上大部分氮贮存于地壳沉积物和大气中，不能被绝大部分生产者直接利用，只有通过微生物，如根瘤菌、自生固氮菌、蓝藻等，使游离的氮素形成氮的化合物后才能被一般生产者所利用。此外，工业固氮目前已成为生产者可直接利用的氮素的重要来源。空气中的氮，在土壤中能被胺化、硝化细菌转化为铵盐和硝酸盐或醚胺态，保留于土壤中，供植物根系吸收；在一定条件下，在植物内形成氨基酸、生物碱、肽、酶和蛋白质，成为供给消费者的氮素营养，在食物链各营养级间传递，最终被分解者分解为胺盐或硝酸盐，其中部分重新参加循环利用，部分被反硝化菌还原为游离氮回到大气中，开始进入下次循环。

4. 磷循环　磷是生物体中核蛋白、核酸、磷脂、磷酸腺苷及移动酶的组成成分。在自然界中，磷主要贮存在岩石和磷酸盐沉积物中。因风化和雨水溶蚀或开采用作肥料，其可被植物根系吸收而进入食物链，并在各营养级间传递，最后在各种磷酸化微生物的作用下分解为简单的磷酸盐。有些磷酸盐可被植物再次吸收利用，另一些靠水的携带由陆地向海洋移动，在海洋中贮存或沉积，而海洋沉积物通过地壳运动成为陆地是一个漫长的地质过程。因此，磷的循环在一定的时间内看起来是单方向的、不完全的循环。正因如此，陆地上的磷量在逐渐下降，解决的途径是加强繁荣陆地生态系统，并大力开发利用海洋磷资源。

5. 硫循环　硫是生物所必需的大量营养元素，是蛋白质、酶等的构成成分。硫在土壤、大气和陆地、水体中的含量均较小，其来源主要是通过有机物分解释放的硫化氢或形成可溶性硫酸盐和火山喷发所产生的硫化氢、二氧化硫等气体。生产者吸收土壤中的硫酸盐和土壤空气中的硫化氢及二氧化硫气体，是靠土壤中的微生物将硫转化为各种形态而完成的。据有关资料报道，全球每年有 1.5×10^{16}t 硫，被生产者吸收进入食物链，在各营养级中转移传递，最终复归环境，再次参加循环。

6. 污染物在生态系统中的循环　土壤中的污染物，一般包括酚、氰、重金属、化肥、农药、病原微生物和寄生虫卵等。它们在生态系统中，也和其他物质一样不断进行循环，在复杂的生态系统中通过食物链不断迁移、转化和富集。如农药 DDT，全世界已用去 150 亿 t。它们被过量地施入土中。其中一部分被植物吸收进入食物链，另一部分流入海洋生态系统，被水生植物吸收进入食物链，经过迁移和转化，从而使南极洲的企鹅、海鸟和鱼类的体内均有 DDT 存在；甚至在北极的爱斯基摩人妇女的乳汁中也发现有 DDT。这都是 DDT 在生态系统的物质循环中，沿各种途径以食物链的方式而进入生物体内的。因此，应注意的是，一些污染物在物质循环过程中还存在一个富集过程。如 DDT 在水中浓度为 2×10^{-7}。通过水、藻类、浮游生物、虾、鱼、鸟的食物链的富集过程，在鱼类身体中 DDT 含量已高达水中的 14.3 万倍，鸟类高达 88.3 万倍。而鱼和鸟类必然将所带的 DDT 向人类迁移，这会给人类带来危害。由此可见，在中药材栽培过程中，若对农用生产资料的使用不当，必将危害人类健康。因此，学习必要的生态学知识才能控制污染的危害和扩大，以确保中药材的无公害栽培。

（四）生态平衡

1. 生态平衡是靠系统内的自动调节来实现的　在天然森林中物质和能量的输入和输出，在较长时间内是保持相对稳定和动态平衡状态的。在平衡中如果某一环节出现了功能异常，如食叶害虫大量发生，若不及时调节必然会使森林受到严重影响甚至毁灭。但在自然状况下就会出现大量的天敌，它们的大量繁殖则可使害虫受到控制，从而又恢复了森林的原貌，这就是系统内的自动调节。但系统内的调节能力是有一定限度的，超过了这个限度，系统内部就失去自动调节能力，使有机体的产量下降，生产力衰退，功能失调，导致生态平衡的破坏。系统内自动调节能力的强弱，取决于生态系统的组成成分。一般说来，其组成成分越多则调节能力越强。如中药材栽培中，间、混、套种比单一作物的抗病虫能力强，这是由植物之间的相互关系造成的。所以间、混、套种方式的农田生态系统容易保持生态平衡。在一个生态系统中，由于组成成分复杂，其中某一部分的功能变化，都会对系统的平衡产生影响，因此，它就处于不断的自我调节、自我平衡的过程中，是一种动态的平衡。

2. 影响生态平衡的因素　影响生态平衡的因素很多，主要有两个方面，一是自然因素，二是人为因素。

(1) 自然因素：主要是自然界发生的异常变化，如火山爆发、地震、水灾、旱灾、泥石流、台风等。这些异常变化均可给生态平衡带来严重影响，甚至破坏生态平衡。

(2) 人为因素，包括人类生活和生产所产生的废弃物污染和对自然资源的过量或不合理开发利用等。如滥伐森林，毁林开荒，超出了森林生态系统的自我调节能力，这不仅破坏了森林，还引起生物赖以生存的环境条件发生巨大改变，引起生物种类成分的改变、生物繁殖状况的改变。

3. 无公害中药材栽培得以持续发展的基本观点和依据　自然界任何一个生态系统都由生物与非生物组成，它们之间不是孤立存在的，而是相互联系、相互制约的统一的综合体。单独改变某一组成成分时，会影响甚至破坏平衡。但当这种改变是控制在一定范围内时，生态系统会自我调节、自我平衡。在中药材栽培的过程中，按有关质量管理规范和相关准则进行操作，施入规定量的生产资料(包括化肥、农药等)，对环境也可能不会造成污染。因此，发展生态农业(或称可持续农业)不是消极的保持生态平衡，而是在不超过生态系统内最大的自动调节能力的范围内加以利用和改造，或利用各种科学技术提高生态系统内的自动调节能力，以保持物质和能量的正常循环和流动，从而获取药用植物的最高生物量。这就是保持生态平衡，防止环境恶化，阻止中药材产品遭受污染，使中药材栽培业得以持续发展的基本观点和依据。

第二节　环境污染及危害

环境污染是指因某种原因而引起的环境质量下降，对人类及其他生物的正常生存和发展产生不良影响的现象。按其产生的原因可分为人为污染和自然污染(贾炅和李建会，1998)，前者由人为原因引起，后者由自然原因(如火山爆发、森林火灾、地震等)引起。当物理、化学和生物因素进入大气、水体、土壤环境，其数量、浓度和持续时间超过了环境的自净能力时，就造成了环境污染。环境污染的产生是由量变到质变的过程。人为污染的原因主要是资源的浪费和不合理使用，使有用的资源变为废物进入环境而造成。

一、原生环境的污染

原生环境是指天然形成，并未受人为活动影响或影响较小的环境。可见原生环境一般无人为污染。但是由于地球结构或自然灾害等原因，造成地球化学元素分布的不均匀性，使土壤中的重金属或其他有害物质的含量超标，而使原生环境受到自然污染。其结果导致一些地方性疾病，主要为元素的慢性中毒，如地方性氟病、慢性砷中毒、慢性硒中毒等。因此不能因为是原生环境，而放松对药材生产基地的环境监测和环境质量的现状评价工作。

二、次生环境的污染

次生环境是指在人类活动影响下，其中的物质交换、迁移和转化，能量、信息的传递都发生了重大变化的环境。这种环境随着人类的生活活动对自然环境施加的影响增大，受“三废”的污染日渐明显。主要表现在以下方面(杨洁彬等，1999)。

(一)大气污染

洁净的空气成分比较简单，通常氮气占78%，氧气占21%，氢气占0.93%，还有少量的二氧化碳、水蒸气和一些微量的稀有气体。当大气中某些气体异常增多，或增加了某些新的成分时，就会危及生物的正常生活，造成大气污染。其污染物可由人为因素或自然因素产生，目前常见的有如下几类。

1. 氟化物 包括氟、氟化氢、四氟化硅和含氟粉尘等。它们来源于民间燃煤；以含氟物作原料的化工厂、铅厂、钢铁厂和磷肥厂的烟囱及火山活动。它们不仅污染空气，而且污染土壤，如我国某钢铁厂附近被污染土壤含氟在每千克3000mg以上，最高达每千克9000mg，而对照区仅为每千克300mg。

2. 煤烟粉尘和金属飘尘 由冶炼厂、钢铁厂、焦化厂等企业产生。烟尘由碳黑颗粒、煤粒和飞灰组成。其粒径一般为0.05～10μm，一般每吨煤产生4～28kg烟尘；金属飘尘的粒径小于10μm，能长时间漂浮空中，常见的有铅、镐、铬、锌、镍、砷和汞等，它们可沉积或随雨雪下降到地面，造成土壤污染。

3. 沥青烟尘 由工厂或沥青筑路产生，为一种红黄色的烟尘。其化学成分复杂，主要含苯酚、萘和多环芳烃类的3,4-苯并芘等致癌物质。

4. 二氧化硫(SO_2)和氮氰化物(NOX)SO_2 主要来源于工业生产过程中排出的废气，如火力发电厂、有色金属冶炼厂和化工厂等。NO_X来源于有机化合物的燃烧；也可来源于硝酸和大量使用硝酸的生产过程，如电镀酸洗厂、有色金属冶炼厂等，当燃料燃烧时，空气中的部分氮气被氧化，也可产生NO_X。SO_2和NO_X在湿度大的环境中会发生一系列反应，形成酸雾和酸雨，当它们进入土壤后，超出土壤的自净能力(主要是土壤中有机质的缓冲作用)时，会使土壤中的锰、铜、铅、汞、镉、锌等元素转化为可溶性物质，从而造成土壤的重金属污染。

(二)水体污染

由于雨水对各种矿石的溶解作用所产生的污染，以及火山爆发和干旱地区的风蚀作用所产生的大量灰尘落入水体而引起的污染属于自然污染；由工业废水、生活污水和各种废弃物造成水质恶化，属于人为污染。被污染的水流入土壤或用于灌溉，又造成土壤污染。其污染物概括起来，一般可分为以下几类。

1. 无机有毒物　包括各类重金属(汞、镉、铅、铬等)、氰化物和氟化物等。重金属具有化学性质稳定和能在生物体内富集的特点，其污染源为金属矿山、冶炼厂、电镀厂、化工厂、染料厂等。氰化物是一种剧毒物质，且毒效极快。由人的口腔黏膜吸进一滴氢氰酸，一瞬间即可致死，当其随水流入土中，则难以分解破坏，其污染源为焦化厂、煤气厂、化肥厂、有机玻璃厂等。

2. 有机有毒物　目前已经知道的有机化合物至少有170万种，其中不少是有毒物质，如滴滴涕、六六六、狄氏剂、艾氏剂等有机氯农药，以及多氯联苯、芳香族氨基化合物如苯胺、联苯胺、氯硝基苯等。它们的化学性质在一定条件下比较稳定，不易分解。能在自然环境和生物体内不断聚集。它们来源于农药厂、塑料树脂厂、炸药厂、染料厂等。

3. 致病微生物　包括各种病毒、细菌、原生动物等，能传染疾病并且有很强的繁殖力，主要来源于生活污水、禽畜饲养场、医院废弃物及排放的废水中。

4. 耗氧废弃物　包括可生物分解的天然有机物和一些还原性无机物，如亚硫酸盐、硫化物、亚铁盐和氨等。排放这些污染物的主要是造纸、皮革、制糖、印染、石油化工等工厂及生活污水。其危害主要是破坏水的自净能力，使水体污染，进一步恶化。

5. 石油废水　由各类炼油厂产生，含多种成分，其中有致癌物3,4-苯并芘及一些有毒重金属元素。它们在用于土壤灌溉时，可造成土壤污染。如用未处理的含石油 5mg/L 的炼油废水灌溉农田，土壤中3,4-苯并芘比一般农田土壤高出5～20倍。

(三)土壤污染

土壤由岩石风化而成，本身存在着许多的矿物质元素，如钙、镁、铁、汞、镉、砷、铬等，这些土壤本身就存在的矿物元素的含量，称土壤的自然本底。

土壤固体有很大的表面积，很强的吸附力。污染物进入土壤能被土壤固体颗粒吸附和固定住，使污染物毒性降低；土壤中还存在着其他物理、化学作用，对污染物的毒性产生强大的解毒作用；土壤中存在着无数土壤微生物和小动物，它们在为植物制造营养的同时，使许多有毒物质变为无毒物质，以上三方面组成土壤的自净过程。

有害物质进入土壤，如果其数量超过了土壤的自然本底和土壤自净能力的限度，就会在土壤中累积，造成土壤污染。此外，在自然界中，某些元素的富集中心或矿床周围，往往形成自然扩散晕，使附近土壤中某些元素的含量超出一般土壤的自然本底，这是一种自然污染。

土壤污染的发生途径，首先，是农用施肥、农药施用和污灌；其次，土壤作为废弃物(垃圾、废渣秆污水等)的处理场所，使大量的有机和无机的污染物质进入土壤；再次，土壤作为环境要素之一，因大气或水体中的污染物质的迁移和转化而进入土壤。土壤中的污染物质与大气和水体中的污染物质很多是相同的，其污染物的种类常与所处的环境相关，且种类复杂。

1. 工业和城市废水对土壤的污染　这种污染大都来自不科学地利用工业废水和生活污水灌溉农田。污水中含有一些植物所需的养分，如氮、磷、钾等。但如果污水未经必要的处理，任意实行污灌，会造成严重后果，因为污水中含有各种有毒有害物质，如重金属、酚、氰化物等。这些物质进入农田，被植物吸收，最后达到人体，就会对人体的健康造成危害。我国不合理引用污水灌溉造成土地污染的情况较严重。

2. 施用化肥对土壤的污染　化肥的应用对粮食及药材的增产起着极其重要的作用。目前化肥的使用仍在不断发展，据估计，当今全球化肥产量在 3 亿 t 左右。由于用量过大，对土壤必然带来一定的影响。如硝酸盐的累积，富营养化，非营养物质的积累，重金属的渗入，形成了对土壤的污染，不仅对作物带来不良影响，特别是通过食物链影响人畜的健康。

(1)化肥中所含的杂质：化肥生产过程中由于原料中含有各种杂质，导致生产的化肥或中间产物混杂各种成分，如一些微量元素和重金属。长期大量施用，势必造成对土壤的重金属污染。如长期大量施用磷肥，会使土壤中 As 和 Cd 大量累积。此外磷矿石中氟量较高，若脱氟处理不好，也会导致土壤中氟的积累。

(2)氮肥的亚硝酸化：氮肥施用量过大，特别是硝酸盐，将会引起亚硝化过程产生亚硝酸盐。硝酸盐在还原条件下生成亚硝酸和氮氧化合物，氮氧化合物对动物会产生毒害，而亚硝酸能与胺类生成亚硝胺，成为土壤污染物。氮肥在施用后，一般的利用率不超过 60%，除对土壤造成污染外，还能渗入地下水，造成水体污染，也能富集于药材中，对人体产生危害。

3. 施用农药对土壤的污染　农药进入土壤的途径较多，有的直接进入，有的随动植物残体回归土壤，有的随大气飘移及降水等进入。农药进入土壤后，一部分会被植物及土壤生物吸收；另一部分经过物理、化学、生物等反应过程而被分解、降解和消化，大大降低其毒性；还有一部分则能以生物活性的形式残留于土壤中。各类农药因其性质不同，在土壤中的时间差别较大，如 DDT 可残留 30 年(指消失 95%所需的年数)；六六六需 6.5 年，由铅、砷、铜、汞为组分的无机农药，半衰期长达 10～20 年；而氨基甲酸类农药的半衰期仅有 0.02～0.1 年。农药在土壤中的消失途径，有吸收、迁移、挥发，以及在日光、空气、水、黏土、矿物、微生物作用下的分解等，土壤的温度、质地、水分含量、pH、有机质含量及耕作制度等均会对农药的残留产生重要的影响。

4. 固体废物对土壤的污染　固体废物按来源可以分为矿业固体废物、工业固体废物、城市垃圾、农业废物和放射性固体废物。它们的种类繁多，所含有毒物质各异：矿业固体废物与工业固体废物中含各种有毒元素；城市垃圾中含有各种病原生物；农业固体废物中含有各种腐烂有机质和残留农药等；放射性固体物含有铀、锶、铯等放射性元素。这些固体废物任意堆放，经雨水浸淋，其渗浊液会污染土壤、灌溉水及地下水源，使土质和土壤结构发生改变，影响土壤中微生物的活动等。

5. 生物对土壤的污染　造成土壤污染的生物污染源主要是未经处理的粪便、垃圾、医院废水、生活污水、屠宰场的污物等。其中危害最大的是传染病医院未经消毒的污水和废弃物，它们含有各种病原菌，如伤寒杆菌、大肠杆菌，以及蛔虫、钩虫等寄生虫卵。这些病原生物有的可以自然净化或消失，有些则在土壤中继续繁殖，污染药材，使人们服用这些药材后，染上疾病或遭受毒害。

6. 工业废气对土壤的污染　排入大气中的工业废气，如烟尘，其中含有许多有毒物质，它们受重力作用或随降雨而最终落在土壤表层。特别是在工业城市和大型工矿企业附近常常造成严重的土壤污染。如在有色金属冶炼厂附近，由于废气中含有大量的铅、锌、铜等重金属成分，土壤中铅、锌、铜的含量比未受污染的土壤高得多。

7. 污泥　污泥是由城市污水处理厂处理工业废水、生活污水时产生的。其中富含氮、磷、钾等元素，但由于污泥的来源不同，常含有不同有害物质，如汞、镉、砷、铬、铅、铜、锌等重金属。此外污泥中还含有一定数量的病源微生物和寄生虫卵，大量使用或利用不当会造成土壤污染，使药材中的有害物质增加，影响其用药的安全性。

三、环境污染的危害

（一）对中药材的危害

危害可分为急性和慢性，或可见伤害与不可见伤害。其中前者是当浓度较高，在短时间内肉眼可发现的伤害症状；后者是在污染物浓度较低，作用时间较长引起的内部伤害，到一定时间后才能发现症状。在症状出现前，药用植物的各种代谢过程已发生紊乱，生理功能已受到影响，导致药材产量及品质下降，同时还因污染物富集于其中，产生用药的安全隐患。

1. 大气污染物对中药材的危害

（1）二氧化硫：硫是药用植物生活的必需元素，其主要靠根吸收土壤中的 SO_4^{2-}，也能从气孔吸收 SO_2。但当 SO_2 浓度过高，叶片不能迅速转化为 SO_4^{2-}，致使药用植物受害。SO_2 进入叶片后，气孔周围的细胞首先受害，然后扩散到海绵组织和栅栏组织，叶片出现伤斑，失去光泽，叶绿素被破坏，出现脱绿现象。功能旺盛的叶片受害较重，幼叶和老叶受害较轻，受害叶片逐渐转变为灰白色，脱水干枯坏死。当浓度较低时出现慢性危害，仅在气孔较多的叶背出现病斑，但受害时间较长时则叶表面与背面均出现受害症状。其症状常出现在叶脉间。

（2）氟化物：氟化物在废气中毒性最强，毒性比 SO_2 高 10 倍以上，当浓度达到几个 ppm（10^{-6}）时就对药用植物产生危害。其危害症状主要在嫩叶、幼芽上首先发生，氟化物危害药用植物的原因是氟化物与叶片中的钙发生反应而干扰酶的作用，阻碍代谢机能，破坏叶绿体和原生质，从而使其失水变干，成为深褐色或黄褐色。另外，氟化物还影响药用植物的光合作用和呼吸作用。氟化氢是一种积累性毒物，即使在大气中浓度不高时，也可通过药用植物的富集，而影响人体健康。

（3）氮氧化物：其种类较多，造成大气污染的主要是 NO 和 NO_2。NO_2 危害药用植物的症状与 SO_2 引起的症状极为相似，表现为叶脉间或叶缘出现不规则水渍状伤害，逐渐坏死，变成白色、黄色或褐色斑点。

（4）粉尘：当大气被粉尘污染后，部分粉尘沉积在叶片上，使叶片气孔被堵塞，影响药用植物的光合作用和呼吸作用，水泥粉尘含有大量的碱金属和碱土金属的化合物，使叶面上的水滴变成碱性，最终使叶片失绿枯黄。

2. 水体及土壤污染物对中药材的危害 由于水体污染物的作用，可对药用植物产生直接危害，使药材减产，品质降低，也可对土壤产生影响，间接危害药用植物的发育。

(1)重金属的危害：重金属盐随灌溉水进入农田后，积累到一定程度，有害金属能与药用植物体内的蛋白质结合，使细胞死亡，即使在少量的情况下，也能置换植物蛋白中铁、锰等元素，使酶的活性受到抑制，阻碍呼吸等一列代谢过程。例如，铅的危害主要表现为光合作用及蒸腾作用强度降低，最终表现为生长发育不良，植株矮小，产量降低；砷的危害主要表现为根系生长受阻，影响药用植物水分和养分的吸收，使叶片枯萎、整株生长发育不良，逐渐枯死，此外，砷还能抑制磷的代谢，使植株出现缺磷症状；汞能使药用植物生长矮小，根系发育生长不良，叶片失绿，等。

(2)间接危害：水体污染可使土壤理化性状发生变化，影响微生物活动及土壤功能，从而间接影响药用植物生长。例如，Cr^{6+}能抑制土壤中的硝化作用，影响药用植物的氮素营养(当土壤中含Cr^{6+} 1mg/kg 时，土壤硝化作用下降 14%，50mg/kg 时下降 36%)；而无机盐含量过高能使土壤板结等。

此外在污染物中，某些化学物质在药材内富集，并通过药物的服用影响人类健康。

(二)中药材中的污染物对人体的危害

药用植物生长于被污染的环境中，可被各种污染物污染而成含污染物的药材，这些污染物按其来源来分，可分为化学污染物和生物污染物。

1. 化学物质污染物对人体的危害 药材中的化学污染物，主要包括农药、重金属、硝酸盐和亚硝酸盐等。

(1)农药：长期施用有机磷农药的药材，可表现出一系列病理变化，如肝功能下降、血糖升高、白细胞吞噬功能减退等，并有致畸、致癌、致突变作用。中毒后主要表现为血液中胆碱酯酶受抑，活力下降，使分解乙酰胆碱的能力丧失，从而引起一系列的中毒表现，如出汗、肌肉颤动、心跳加快、瞳孔缩小等，重者可导致中枢神经系统功能失常。

随药物摄入人体内的有机氯农药，经过肠道吸收，主要在脂肪含量较高的组织和脏器中蓄积。对人体的损害主要在肝、肾和神经中枢，它不仅引起肝脏和神经细胞的变性，而且常伴有不同程度的贫血、白细胞增多等病变。

氨基甲酸酯类农药可使人发生急性中毒和慢性毒害。急性中毒表现为流泪、颤动、瞳孔缩小等胆碱酯酶抑制症状，其慢性毒害有资料表明可致癌、致畸和致突变。

(2)重金属：通过药材进入人体内的重金属一般只产生慢性中毒。重金属及其化合物在人体各部位的累积是不相同的，如大脑对镉、铋、铅、铝，胃对砷、镉、铋、铅、硒，肺对锡、硒、铬、铅，骨对氟、镉、铅，淋巴结对铀、钍、锰、锑、铝等累积较多。当累积量接近中毒剂量后才表现中毒症状。如长期服用被砷污染的中药材，经过数年甚至数十年的蓄积才出现症状，主要表现为末梢神经炎，四肢末梢有蚂蚁爬行感觉，继而出现四肢对称性感觉障碍，四肢疼痛，活动困难，皮肤有弥漫性灰黑色或深褐色色素沉积斑点，然后融合为一片，手足皮肤角质化，赘状物增生，头发变脆脱落，被称为“黑脚病”。

重金属在人体内的毒害机制主要是它们可以与酶结合从而抑制酶的活性，导致新陈代谢失调，中枢神经紊乱，溶血、麻痹、增加细胞渗透性等，从而产生疾病。如铅可引起儿童患视力发育迟缓、癫痫、脑性瘫痪和神经萎缩等永久性后遗症；镉能导致肾功能损害，使肾中维生素 D_3 的活性被抑制，干扰正常代谢，妨碍钙在骨质上的正常沉积，同时也妨碍骨胶原的正常固化成熟，导致骨损害(称疼痛病)，此外镉还可能引起高血压、动脉粥样硬化、睾丸损害、前列腺癌和睾丸肿瘤等慢性病变。

(3)硝酸盐和亚硝酸盐：在药材生产中，如果施用氮肥过高，特别是硝酸盐，将会引起药用植物体内硝酸盐的累积，当它们随药物被人服用，经过人体口腔，可通过唾液微生物活动将硝酸盐还原为亚硝酸盐进入人体。由硝酸盐和亚硝酸盐引起的对人的危害主要有：①由于人体内大量的亚硝酸盐与血液中血红蛋白结合，使正铁血红蛋白含量上升，而正铁血红蛋白不能与氧结合，使人缺氧，即出现了正铁血红蛋白症，通常表现为皮肤出现发绀、人感到疲乏，过量将导致死亡。此危害常发生于婴儿，故称为婴儿正铁血红蛋白症。②孕妇摄入含大量硝酸盐的药材后，会引起婴儿先天畸形，主要是中枢神经瘤。③已有研究报道，认为硝酸盐能减少人体的碘的消化吸收，从而导致甲状腺肿。④亚硝酸盐的衍生物和多种有机成分反应，生成亚硝基化合物(NOC)，如亚硝胺、亚硝酰胺，它们均是致癌因子，从而引发癌症。

2. 生物污染物对人体的危害 药材中的某些药效成分是热敏性的，受热易破坏；有些具有还原性，加热或存放过久易氧化；有的有挥发性，在煎煮过程中易挥发。因此，中医对含这些药效成分的中药材，常常要求鲜用或生用；在中成药的生产过程中这些中药材常被打粉直接加入浸膏。而中药材在传统栽培、加工、贮藏等过程中易被真菌、细菌、病毒、寄生虫卵等污染。因此，造成了使用中药材的又一安全隐患。

真菌中的霉菌主要是在药材上产生毒素而危害人体健康，如黄曲霉、寄生曲霉产生的黄曲霉毒素类，可危害人体的肝脏，使之癌变；微孢子属产生的展青霉素及黄绿青霉产生的黄绿青霉素，均能危害人体的神经，使之病变；由橘青霉产生的橘青霉素，能危害人体肾脏。药材上的细菌可感染、也可产生毒素危害人体，如肠出血性大肠杆菌能产生强毒素，造成肠出血，约有10%可发展成肾出血，主要症状是突发性腹痛，并危及肝、肾。在小儿中常导致溶血性尿毒综合征，威胁生命。药材上的病毒主要是通过粪便、污水污染的，其存在时间的长短与病毒的种类和污染程度有关，如脊髓灰质炎病毒在污泥及污水中可存留10天以上，如小儿生服此水灌溉的鲜药，就有可能致病。中药材产品中可污染多种寄生虫卵，如布氏姜片吸虫、十二指肠钩虫、似蚓蛔虫等，可引起人畜共患病，危害健康。

第三节 无公害中药材产地的选择

无公害中药材产地的选择是为了保证中药材的内在品质。一方面中药材需要含有符合中医要求的药效成分；另一方面又要尽可能少含有污染物，以避免对人体的危害。因此，无公害中药材产地的选择应包括中药材栽培区域的选择和产区生态环境质量的选择。

一、无公害中药材栽培区域的选择

根据物种生物学和生态学的原理，生长于不同生态环境中的同种植物在长期的趋异适应中，往往形成在体内生理生化特性与形态特征上具有一定差异的不同的生态型或居群，这种现象使同基源的中药材在不同产区出现药效成分在种类及数量上的差异，而产生了“道地药材”和“非道地药材”。为保证药材中的药效成分，使之满足中医用药的要求，必须根据中药材的地理学原理，研究中药材质量与生态因子的关系，找出其主导因子，并综合考虑各地的中药材生产、经济发展及土地资源利用状况等因素，对中药材进行合理、科学的区划。因此，中药材区划对无公害中药材栽培区域的选择具有十分重要的作用，若不以此为依据，就难以保证中药材的疗效。这是中药材生产的基础，也是保证中药材栽培优质高产的关键。

二、无公害中药材产区生态环境质量的选择

(一)生态环境质量选择的目的和意义

生态环境受到污染，就会影响中药材的质量，进而危害人体健康。因此通过生态环境质量的选择，可以较全面、深入地了解产地及其周围的环境质量现状，为建立无公害中药材产地提供科学的决策依据，为中药材质量提供最基础的保障条件；通过生态环境质量的选择，可以减少许多不必要的环境监测，从而提高工作效率，并减轻生产单位的经济负担；通过生态环境质量的选择，可以发现产地及产地周围环境中存在的问题，从而为保护产地环境、改善产地环境提供最基础的资料。

(二)生态环境质量选择的内容

所谓选择就是通过调查研究和现场考查，并作出合理判断的过程。对生态环境质量进行调查研究和现场考查的主要内容包括如下诸方面。

1. 自然环境特征调查　主要调查气象、地貌、土壤肥力、水文、植被等。

2. 社会、人群及地方病调查　对产地内社会、人群及地方病进行调查。

3. 对有关原始监测数据的收集　包括产地土壤、水体(地表水、地下水)和大气的有关原始监测数据。

4. 农业生产及土地利用状况调查　包括农作物、水果、蔬菜种植面积及耕作制度等；也包括近三年来种植施肥、植保农药使用情况，如使用品种、数量和方法等。

5. 产地及其周围自然污染源调查　主要是酸性水、碱性水、因地质形成所致含有害物质的水源、金属或非金属矿山等。

6. 产地及其周围社会活动污染源调查　主要包括工业污染源(重点调查污染物种类、数量和途径等)调查，农业污染源(重点调查化肥和农药使用种类、数量、时间，污

泥、垃圾肥料的来源等）调查，污水灌溉（主要调查污水来源、污水量、主要污染物种类、浓度、灌溉面积及次数等）调查，生活污染源和交通污染调查等内容。

（三）无公害中药材产地对环境条件的要求

无公害中药材产地的生态环境主要包括大气、水和土壤。无公害中药材产地应选择在空气清新、水质纯净、土壤未受污染、农业生态环境质量良好的地区，应尽量避开繁华都市、工业区和交通要道。边远省区、农村的农业生态环境相对良好，是无公害中药产地的首选地。城市郊区次之。

1. 产区对大气的要求　产区及其周围应无大气污染源，特别是上风口不得有污染源，如化工厂、铝厂、钢铁厂、水泥厂、火电厂等，不得有有毒、有害气体的排放，也应无烟尘和粉尘。生产生活用的燃煤是大气中二氧化硫和飘尘的重要来源，需要安装除尘除硫设备。汽车尾气中会产生二氧化碳及铅等污染物，故产地应远离公路主干道，或周围应设防尘林带等。

2. 产区对水的要求　灌溉水不能含有污染物，特别是重金属和有毒有害物质。这些污染物可以通过灌溉在土壤中积累，然后通过根系吸收进入药用植物体内，在入药部位富积，而危害人体健康。因此无公害中药材产地要选择在地表水、地下水水质清洁无污染的地区，要远离对水造成污染的工业厂区，产地应位于地表水、地下水的上游。水的自然污染源也应避开。

3. 产区对土壤的要求　要求土壤中各种元素的含量应处于正常的自然本底范围内，产地及其周围没有金属或非金属矿山，并未受到人为污染。土壤中无农药残留。同时要考虑土壤肥力，选择有机质含量较高的地区。对于土壤中重金属及其他有害物质超标的地区，不宜作为无公害中药材产地。

（四）无公害中药材产地环境质量标准

为了强调无公害中药材必须产自良好的生态环境地域，以保证无公害中药材的无污染和无危害性，以及促进无公害中药材产地环境的保护和改善，必须制定“无公害中药材产地环境质量标准”，应按《中药材生产质量管理规范（GAP）指导原则》有关规定的标准执行（GAP 起草专家组，1999）；对于既可食用又可药用的中药材，则应执行《绿色食品产地环境质量标准》，最终使中药材质量符合无公害中药材质量标准的要求。

第四节　无公害中药材栽培技术

无公害中药材栽培是一种全新的栽培方式，它既不同于现代“石油农业”，也不同于传统农业，而是综合运用现代各种先进理论和科学技术，吸收传统农业之精华，并实行全程质量控制而形成的一种栽培模式。在这一模式中要求以生态学为理论依据，合理地利用各种资源，保护生态环境，维护良好生态平衡，生产技术措施重点围绕控制化学物质的投入，减少对中药材和环境的污染。因此，通过无公害中药材的栽培，可以逐步建立和实现生态系统的良性循环，并使产地形成综合可持续发展的能力，最终达到经济效益、社会效益、生态效益的统一。

一、种 子

(一)种子与无公害中药材栽培的关系

种子是中药材栽培过程中重要的生产资料，在无公害中药材栽培中发挥着重要的作用。通过优良品种种子的推广应用，可以极大地提高中药材的产量并改善其品质。由于无公害中药材特定的标准及生产规程要求，限制了农用生产资料(化肥、农药等)的使用，在这样的栽培条件下，不仅需要高产优质的优良品种的种子，而且需要抗虫、抗病等抗逆性强的优良品种的种子，这样就能减少农药的施用和污染。因此在无公害中药材栽培时，一定要调查研究，购买优良品种的种子，并对其进行物种鉴定，确定其种名、变种、栽培品种、化学型及来源。

(二)无公害中药材栽培对种子工作的基本要求

1. 对种子遗传性的要求 在选择、应用种子时，在兼顾高产、优质遗传性的同时，要注意高光效及抗性强的遗传性，以增强抗病虫和抗逆的能力。

2. 对遗传多样性的要求 无公害中药材栽培基地，在不断充实、更新品种的同时，要注意保存原有地方优良品种，保持遗传多样性。

3. 对种子繁育基地的要求 种子繁育基地对传统“道地药材”的优良品种应注意保存、复壮及繁育工作；应研究与扩大种质资源的引进、选育、推广及应用。保证种子、种苗的供给，实现种子生产专业化、加工机械化和质量标准化，并逐步实行中药材种子认证、种子证书及中华人民共和国种子管理条例。

(三)种子检验

为了保证为无公害中药材栽培提供高纯度的优良种子，严防病虫害、杂草的传播，就要对种子进行检查，这项工作是检查种子质量的一项技术措施，无公害中药材栽培基地应重视此项工作，建立起检验制度和标准，对自留和购进的种子，按规定进行检验，符合标准后才能进行栽种。

二、耕作制度

(一)耕作制度与无公害中药材栽培的关系

耕作制度是一个地区或生产单位的作物栽培制度，以及与之相适应的养地制度的综合技术体系。

在无公害中药材栽培基地建立一套科学合理的耕作制度，有利于提高中药材品质，有利于良性农业生态系统的建立，有利于提高土壤的综合生产能力，并保持持续生产力。

基地中科学合理地配置药用植物种类，因地制宜地确定轮作、间套作、复种等栽培制度，在有限的土地上不仅可提高当地资源的利用率，而且因增加了生物的多样性，从而使这一生态系统的能量流动和物质循环的途径增多，最终导致该系统自净力的提高，减少基地农业的污染。合理科学的耕作制度强调土壤支出和收入的平衡，并以一系列技术措施，使农田营养、耕层结构得以改善，避免或减少土壤恶化过程，合理调节和保护现有土地资源，不断提高土壤生产力，实现药材的全面增产，并为持续增产创造条件。故合理科学的耕作制度是无公害中药材栽培基地稳步、持续发展的保证。同时，无公害中药材栽培的发展也决定或影响着耕作制度。丰富和扩展了耕作学的内容。

(二)无公害中药材栽培对耕作制度的基本要求

1)在田间通过对不同种类药用植物的配置，建立无公害中药材的栽培制度，充分合理利用土地及其相关的自然资源。

2)采取科学的耕作措施，改善生态环境，创造有利于药用植物生长、有利于土壤微生物繁衍的条件，抑制和消灭病、虫、草害的发生，并不断提高土壤生产力，保证药用植物持续地增产。

(三)措施

1. 科学的轮作　科学轮作对无公害中药材栽培的作用体现在如下三方面。

(1)减轻药用植物的病、虫、草害：要实现这一目的，科学合理地选择轮作的药用植物至关重要。一般同科、属药用植物或同为某些严重病、虫寄主的药用植物不能被选为轮作物，否则不仅不能起到轮作防治病虫害的目的，反而会起相反作用。例如，枸杞、颠茄、泡囊草同为枸杞负泥虫为害；玄参、附子、白术等同为白绢病等根腐病病菌的寄主，在无公害中药材栽培中它们不能被选为轮作物。轮作还能减轻杂草的危害，不少药用植物有其伴生性杂草，进行轮作可改变其适宜的生态环境，就能抑制和防止杂草的危害。

(2)调节土壤矿质营养和水分的供应：一个田块栽培某种中药材后，其营养元素总量及其比例必然发生改变，依据改变后田块肥力状况，选择适宜的药用植物进行轮作，就可减少施肥和投入，从而减少污染，保证无公害中药材的内在品质。如豆科药用植物能增加土壤中的氮素含量，故应选如细辛、棘蓝、穿心莲、紫苏等要求土壤肥沃且需氮肥较多的叶类、全草类药用植物作后茬。

同样，不同药用植物耐旱力、对水分要求也不同，利用对水分适应性不同的作物轮作，能充分合理地利用全年自然降雨和土壤中贮积的水分。

(3)改善土壤物理化学性状：由于轮作的药用植物根系分布深浅不一，遗留于土壤中的茎秆、残茬、根系和落叶等补充土壤有机质和养分的数量和质量不同，从而影响到土壤理化状况。

2. 提高复种指数　在自然条件可能的前提下，无公害中药材栽培应充分利用农田、时间和空间，科学合理地提高复种指数，实行种植集约化，不仅可增加无公害中药材的产量，而且有利于扩大土壤的物质和能量的循环。首先通过田间多茬药用植物的种植，可增加土壤有机物，增多土壤的有益微生物，促进农田有机物的分解循环，提高土壤肥力，从而可降低化肥及其他有关化学物的施用量，进而减少环境遭受污染的环节。同时还可通过药用植物的综合利用，促进经济发展。

在增加复种的生产地，应利用前、后作生长间隙期，对土壤进行耕作，目的是创造良好的生态环境。

(1)施用有机肥：无公害中药材栽培要求以有机肥为主，尽量减少或完全不用化学肥料，而有机肥在药用植物生长期内施用费工且困难，休闲期内施入则简便易行，而且可结合其他操作措施(如耕翻)进行，即可减少养分的损失。同时在药用植物栽培前施入经一段分解过程，正好为稍后生长的药用植物提供养分。

(2)翻耕土地：药用植物经过一个生长季节的生长，频繁的田间农事操作活动造成一定程度的土壤板结和肥力下降。在休闲期结合施肥和及时翻耕土壤，将肥料翻入土中，加速肥料的分解，提高土壤肥力。通过此项工作将前作根茬及杂草翻入土中，既增加了土壤有机质，又清洁了田园，减少和清除杂草的危害，有利于减少病虫害发生；翻耕还疏松了土壤，改善土壤物理结构有利于有益微生物的生存和活动。这样就为无公害中药材栽培地创造了一个良好的生态环境。

(3)防治病虫：无公害中药材栽培过程中，为了减少化学农药的使用，一定要在药用植物生长间隙期内采取措施做好对病虫的预防工作，木本药用植物在冬闲期，要“刮皮”去除隐藏于老树皮下越冬的害虫或虫卵，在树干上涂白，阻止害虫产卵。要清除药园内的病虫源，并将其烧毁或深埋。

3. 科学合理的间作套种　间套作是我国传统农业的精华组成部分，许多研究和实践证明，合理的间套作与单作相比具有一定的优越性，更能充分利用土地和太阳能、土壤中养分、水分等自然资源。

植物群落中的种间关系，不仅表现在对阳光、空气、水分、养分的竞争或互补上，而且表现在植物之间通过产生分泌物来抑制或促进对方的生长上。人们把植物之间通过生物化学物质所产生的相互影响称为对等效应。药用植物产生的某些分泌物除了直接对另一种植物发生作用外，还可能通过抑制或刺激某些细菌、昆虫对另外一种植物进行间接作用，也可遗留在土壤中对后茬作物产生这样或那样的影响，因此植物分泌物是农田生态环境中的一个重要因素，了解中药材的对等效应，便于我们利用有益的对等效应，克服不利的对等效应。是正确选择或搭配间混套作的科学依据。

无公害中药材栽培应充分掌握植物群落中的相互关系，既要利用互补作用发挥其长处，又要注意防止其消极有害的因素出现。在具体操作时应注意以下几点。

(1)有利于药用植物群体之间的互补：尤其间混套副作物要为主作物(药用植物)创造一个良好的田间生态环境。通常情况下主作物应占较大的比例，其密度可接近单作时的密度，副作物占较小比例，密度小于单作。如高矮药用植物搭配时，高秆药用植物行数应少，矮秆药用植物行数应多，才能满足其互补性。

⑵间混套种时药用植物的选择：在株型方面要选择高秆与矮秆、垂直叶与水平叶、圆叶与尖叶、深根与浅根植物搭配；在适应性方面，要选择喜光与耐阴、喜温与喜凉、耗氮与固氮等植物搭配，以削弱竞争。同时还应考虑植物种类间的对等效应。

⑶有利于病、虫、草害的抑制和防除、对自然灾害的防御：实行间混套作后，丰富了该生态系统的组成成分，使系统适应外界的能力增强，同时还增强了自身的自净力，从而可更有效地减少污染和防御自然灾害。由于药用植物之间的相互关系，还有利于减少和抑制病、虫、草害的发生。如在棉田、油菜田中种大蒜，有预防棉蚜和油菜菌核病的作用；急性子(凤仙花)有预防西瓜(或香瓜)霜霉病作用。

⑷绿肥作物的间混套作：无公害中药材栽培基地应尽量利用空间和时间的间隙，栽培绿肥作物。绿肥种类多，适应性强，生长期可长可短，它可直接作为田间肥料，具有养地、提高土壤肥力的作用。

4. 土壤耕作　土壤耕作的作用有松碎土壤，增强土壤透气性；翻转耕层将上层残茬、有机肥、杂草埋入土中有利于有机肥的保存和分解，消灭或减少病、虫、草害，使下层土熟化；混拌肥料和土壤，使营养环境均匀一致；恢复耕层的团粒结构，最终创立适合药用植物生长发育的土壤环境。

无公害中药材栽培时，应按药用植物生长对土壤环境的要求，灵活运用耕作的具体措施，发挥其养地、改善药用植物营养状况的作用。

5. 杂草防治　杂草能与药用植物竞争光、热、水、肥、气等，降低药用植物的产量和品质，因此在制定栽培制度时，对杂草防治应予以足够重视，针对当地杂草情况采取综合防治措施。

⑴预防措施：建立杂草检疫制度；清除田地边、路旁杂草；施用腐熟的有机肥、清选种子等措施，是杜绝杂草种子进入田间的有效方法。

⑵农业技术措施：建立科学合理的轮作制度及土壤耕作制度，根据杂草及药用植物生长情况掌握好灭草时机，适时中耕除草。也可利用覆盖、遮光、窒息等原理除草，如黑色地膜的覆盖等。

⑶化学除草剂的应用：因化学除草剂会给环境带来污染，在无公害中药材栽培中尚无除草剂的使用标准，因此只有在杂草感染度达到临界期，即杂草发生密度足以抑制药用植物生长发育，影响收割或造成减产时才能使用，其使用的除草剂种类、用药量、使用时间和方法等应参照《生产绿色食品的农药使用准则》执行。

三、施　　肥

(一)施肥与无公害中药材的关系

1. 科学施肥　随着药用植物种植年限的延长，土壤肥力将逐渐降低。保持和提高土壤肥力最有效的办法就是施肥。如施入有机肥，能增加土壤中有机质含量，改善土壤结构，调整土壤 pH，并使之稳定在一定范围内，以保持药用植物生长发育和土壤微生物活动的适宜环境。另外，通过合理而科学的施肥，还可以缓解土壤中不良因素如酸壤或盐渍土的影响，改良土壤，稳定生态环境。可见施肥为无公害中药材栽培创造了良好的环境。

土壤肥力的提高和平衡，改善了药用植物所需的营养物质的供应状况，使药用植物生长健壮，增强了药用植物抗病虫的能力，从而减少农药的使用量，减少对中药材和环境的污染。同时根据药用植物的某些代谢途径，选施一些肥料，还可提高中药材中药效成分的含量。如某些含生物碱的中药材，可增施氮肥而使其生物碱的含量提高。可见合理科学的施肥不仅能使无公害中药材的产量提高，而且能提高和保证其优良的内在品质。

2. 不合理施肥　由于施用肥料种类、用量及施用方法不当，也会带来很多不良影响。如当氮肥施用量过大，会使药用植物徒长，根系变短，出现贪青、晚熟，抗逆性差，若遇大风或早霜冻，则可减产；当硝态氮的施用量过大时，不仅会在药材中累积危害人体健康，而且会对土壤、水质、大气造成污染。

可见，施肥与无公害中药材的关系密切，直接影响到无公害中药材产地的环境质量、无公害中药材的产量及质量，是无公害中药材栽培过程中不容忽视的环节。

(二)无公害中药材栽培的施肥原则与要求

无公害中药材栽培总的施肥原则是以生态学基本原理为依据，通过施肥促进药用植物生长，提高产量和品质，有利于土壤的改良和肥力的提高，而不造成对中药材和生态环境的污染。无公害中药材栽培对化学肥料有如下使用要求。

(1)必须符合有关标准规定要求：选用的肥料品种必须达到产品标准及无公害中药材栽培对肥料规定的卫生标准。

(2)允许使用的化肥种类：允许使用尿素及其他含氮复合物(禁止使用硝态氮肥)。可使用矿物磷肥、煅烧磷酸盐；碱性土壤可使用粉状硫肥；酸性土壤可使用石灰；还可使用矿物钾肥的硫酸钾，以及铜、铁、锰、锌、硼、钼等营养元素为主配制的微肥。

(3)化肥的合理施用：必须与有机肥配合使用。有机氮与无机氮的比例以 1∶1 为宜，大约 1000kg 有机肥加尿素 10kg。最后一次施肥必须在收获前 30 天进行。

(4)严格按各药材栽培生产技术标准操作规程(SOP)执行：SOP 是根据各种药材质量标准及其生态环境要求，根据药用植物生长需要、化肥特点及病虫害防治特点等具体要求，运用相关技术反复实践而研究制定的，在生产实践中应严格执行。

2. 无公害中药材栽培对有机肥的使用要求

(1)有机物的应用：尽可能使有机物质和养分还田，除病虫害发生特别严重的地块外，尽可能避免选择烧灰还田的做法，在有机肥料的制作过程中，应做到无害化处理和腐熟后施用，以杀灭寄生虫卵、病原菌、杂草种子，达到无害化卫生标准。

(2)慎用城镇垃圾：对于一些成分不清楚的较为复杂的城镇垃圾，应指定专业部门对其进行经常性营养成分监测，特别要对一些重金属等有害成分含量进行监督，其质量达到国家标准后可用于无公害中药材栽培。但应严禁使用工业垃圾、医院垃圾及粪便。

(3)外来有机肥：无公害中药材栽培应用的有机肥料，原则上就地积造，就地生产，就地使用。对外来有机肥应在确认符合有关标准后才能应用；商品肥料及新型肥料，必须通过国家有关部门的登记认证及生产许可，符合要求后方可用于无公害中药材栽培。

(4)有机肥与无机肥的主次：在无公害中药材栽培过程中应以有机肥为主，有机肥料是全营养肥料，不仅含有药用植物所需的大量营养元素和有机质，还含有各种微量元素、氨基酸等；此外它还具有缓效性和持久性特点，不会出现烧籽、烧苗等现象。有机质在分解时，生成许多结构复杂、带有多种功能基的复杂有机物，可以大量络合或螯合多种重金属离子，从而减少药用植物对它们的吸收量，保证药材的无公害性。在施用无机肥料时，应严格掌握最小有效施入量，严防对环境和药材造成污染。

四、灌　溉

(一)灌溉与无公害中药材栽培的关系

无公害中药材栽培要获得高产，就必须满足药用植物对水分的需要。灌溉是控制和调节土壤水分的重要措施。其作用在于：保证药用植物对矿质营养的吸收、运输和合成转化，使其正常生长；调节药用植物的生活环境，改善小气候，维持生态平衡。但灌溉不合理，易使土壤水分过多，造成药用植物根系缺氧和二氧化碳的积累，易遭受病菌侵染造成烂根致死。反之则使土壤水分不足，而影响药用植物正常的生理生化反应，如光合作用变弱等，最终影响中药材的产量和质量。此外，灌溉水如不符合有关标准，则会对环境和中药材造成污染，不能保证无公害中药材的内在质量。所以，灌溉在无公害中药材栽培中是一个不可忽视的重要环节。

(二)无公害中药材栽培灌溉制度确立的原则

1. 灌溉要保证无公害药用植物正常生长的需要　药用植物的需水量因其种类及不同生育阶段而有所不同。土壤水分除供药用植物吸收外，还消耗于地表挥散、土壤渗漏及药用植物蒸腾。因此，灌溉不仅要考虑药用植物的需水量，还要根据气候情况(如降水、温度等情况)、土壤挥散量及土壤保水能力等因素来确定，才能满足无公害中药材栽培对水的正常需要，保证其产品质量和产量。

2. 灌溉不得对无公害中药材和环境造成污染或其他不良影响　为避免对无公害中药材和环境造成污染，必须按“农田灌溉水质标准 GB5084—92”对灌溉水进行检测，合格后方可灌溉。此外灌溉水中的泥沙和过高的矿化度(含有的各种离子及化合物的总量)也会给无公害中药材栽培造成不良后果，如大量泥沙随灌溉水流入农田，会改变土壤结构状况。影响药用植物的生长发育，还会淤塞渠道；当灌溉水矿化度高时，会使土壤溶液的浓度增加，从而减小细胞内外的浓度差，使药用植物不能吸水而影响其生理机能，造成中药材产量及品质的下降，严重者致药用植物死亡。因此当水中含泥沙量大于 15%时，不宜作灌溉水。当水的矿化度大于 5g/L 时，不宜作灌溉水；当矿化度为 1.7～3.0g/L

时，应作具体分析，一般钙、镁盐类不易造成危害，而钠盐的危害大；当矿化度小于 1.7g/L 时方可作为灌溉水。

3. 节约用水，科学合理地利用水资源　地球表面积的 70%被水占据，其中绝大多数为海洋咸水，可供人类使用的淡水占地球总水量的 1%。在淡水中，由于水污染将继续加重，从而导致淡水资源日趋短缺，体现了水的极其宝贵性，因此在无公害中药材栽培中，必须建立节约用水的观念，科学合理地依据药用植物的生理需水和生态需水量进行灌溉。

4. 在抓好灌溉工作的同时应注意排水工程的建设　灌溉不合理或因洪涝灾害，会使土壤水分过多而影响土壤的透气性，破坏土壤结构，降低土壤肥力，甚至破坏土壤环境的生态平衡，最终影响无公害中药材的产量和品质。因此，无公害中药材栽培基地在建有灌溉设施的同时，必须抓好排水工程的建设。

（三）措施

1）对灌溉水加强监测，并采取防污保护措施。

2）总结和应用节水的耕作措施，应用先进的灌溉技术。

3）充分应用井水和雨水。

五、病虫害防治与无公害中药材栽培

（一）病虫害防治与无公害中药材栽培的关系

农药和化肥一样，是目前农业上用量最大、使用范围最广的化学物质。我国农药的全年产量约 20 万 t，占世界第四位，为满足农业生产的需求，我国还需进口大量农药，使我国平均每公顷施药量达 1.5kg。可见农药的用量十分惊人。在中药材栽培中，大量地使用农药可有效地防治病、虫、草害的发生，对提高中药材产量起着重大作用，但它却给环境及中药材造成极大污染，直接危害人类健康，与无公害中药材栽培的宗旨及要求背道而驰。

因此，病虫害防治是无公害中药材栽培过程中避免和减少病虫危害、确保中药材优质高产的一项极为重要的工作。

（二）无公害中药材栽培过程中病虫害防治的基本原则

在中药材栽培过程中，农药是重要的污染来源之一，因此在无公害中药材栽培过程中，应积极预防病虫害的发生，尽量减少农药的使用而避免和减少污染，为此必须坚持以下原则。

1. 预防为主的原则　要创造和建立有利于药用植物生长、抑制病虫害发生的良好生态环境，同时要保护天敌并提供天敌的栖息地，有利于它们的繁衍，从而实现以预防为主。主要是通过科学合理的耕作栽培措施，提高药用植物的健康水平和抗病虫及有关的免疫能力，创造不利于病虫发生的条件，减少病虫的发生并减轻其危害。但在预防过程中应禁止喷洒预防性农药，包括非有机化学合成农药在内的一类农药。

2. 综合防治原则 无公害中药材栽培的目的是保护生态环境，并生产出优质、高产、低耗、无污染的中药材，为人类健康服务。无公害中药材栽培追求的是经济效益、生态效益和社会效益的统一。因此必须从中药材栽培全局出发，根据病虫与中药材、耕作制度、有益生物与环境等各种因素之间的辩证关系，充分发挥自然控制因素的作用，因地制宜，合理应用必要的防治措施，将有害生物控制在经济危害水平以下，经济、安全、有效地消灭和控制病虫害的危害，才能体现无公害中药材栽培追求的目标。否则将影响到开发无公害中药材目的的实现。

3. 优先使用生物防治技术和生物农药的原则 在无公害中药材栽培过程中，应充分应用各种有益生物对药用植物的病虫害进行防治，其目的在于：可大大降低农药的施用量，减少对中药材及环境的污染，符合无公害中药材栽培的要求。同时也应优先使用生物农药。生物农药来源于天然存在的动物、植物和微生物，它们的毒性一般较小，而专属性强，不易伤害用于生物防治的有益生物，而易被微生物消化分解，因此在无公害中药材栽培过程中，不易造成污染，应优先使用。

4. 尽量不施或少施农药的原则 在无公害中药材栽培过程中，必要时，应采用最小的有效剂量并选用低毒、易降解的农药；根据病虫害的发生规律、农药每日允许摄入量等制定中药材农药安全使用标准，其内容包括药用植物种类、药用部位、农药种类、剂型、最高使用次数、安全间隔期及施用方法等项目。对施用过农药的药用植物，收获时应专项检测农药残留量，超标者不得上市交易。

（三）综合防治的技术措施

在无公害中药材栽培过程中，为了真正减少中药材的农药残留量，限制了化学防治法的应用。因此要实现无公害中药材栽培的目的，唯一的途径就是要综合实施以下技术方法：植物检疫、农业防治、物理机械防治、生物防治等。

1. 植物检疫 植物检疫是根据国家制定的一系列检疫法令和规定，对植物检疫对象进行病虫害检验，防止从别的国家或地区传入新的危险性病、虫、草害，并限制当地的检疫对象向外传播蔓延。植物检疫是防治病虫害的一项预防性和保护性措施。病虫分布有一定的地区性，但也存在扩大分布的可能性，传播途径主要是随药用植物种子的调运交流而扩大蔓延。一种病虫传入新地区，常常由于原产地或多年发生地的天敌及其他抑制因素没有一同传入，在新区一旦发生，其危害程度有时此原产地更为严重。

无公害中药材栽培基地在引种和调运种子等材料时，必须依靠植检机构，根据植物检疫相关法律法规的规定，做好植检工作。否则有可能引起危害，导致中药材产量及品质的下降。

2. 农业防治技术 农业防治技术与药用植物正常的栽培管理是一致的，不增加生产成本，不会产生病虫抗性，不会出现杀伤天敌、污染环境等副作用，同时易于大面积应用，其防治具有累积性和相对稳定性。

⑴水肥控制：土壤的水肥含量，对农田的小环境影响极大，可利用灌溉淹死一些土壤中的害虫；反之，在土壤排水不良的地块，有的病虫害却容易发生。应根据药用植物种类和病虫害特点，适时调节水量，即可控制病虫的发生发展。

施肥种类及施肥水平对病虫害的发生有明显影响，如氮肥施用过多，常导致药用植物徒长，抗性减弱，易发生病虫害。平衡施肥，或科学合理地增施钾肥，可有效地增加药用植物抗病虫的能力。

⑵选用抗病虫害能力强的品种：同一种药用植物不同品种之间对病虫的抗性和耐性表现是不一样的。如地黄农家品种金状元对地黄斑枯病比较敏感，而小黑英则比较抗病；有刺型红花比无刺型红花能抗炭疽病和红花实蝇；白术矮秆型抗术籽虫等。无公害中药材栽培基地应充分利用品种资源，来增强自然抗病虫能力。在具体操作时还应注意品种的高产优质等优良的农艺性状。

⑶种子处理：通过机械可除去种子中夹带的草籽；热水处理可杀死种子表面的病菌；另外地膜覆盖，利用太阳能使土壤温度升至 50℃，既能杀死部分病菌，又可去除某些杂草。

⑷耕作措施：是指在农田中的翻、耕、耙、松等技术措施，可有效地破坏害虫的生存条件，减少有害生物的数量。如秋季翻地，可使越冬害虫暴露于地表，被冻死或被其他动物取食；过深埋入，使其不能羽化等。

⑸轮作与间作套种：科学合理的轮作与间作套种是抑制病虫害发生的有效方法，这方面的内容在本节中已有论述，故不赘述。

⑹调节播种期：有些病虫害的发生常与药用植物的某个生长发育时期有着密切关系。设法使这一生长发育阶段避开病虫大量侵染危害的危险期，就可减轻或避免病虫的危害程度。如薏苡在北方适当晚播，可以减轻黑粉病的发生；红花适当早播，可以避过炭疽病和红花实蝇的为害；黄芪夏播，可以避免春季苗期害虫的危害；地黄适期育苗移栽，可以有效地防止斑枯病的发生。故在无公害中药材栽培过程中，应深入实际，了解病虫害发生与药用植物生长阶段的关系，制定适宜的播种期，以控制病虫的发生和危害。

⑺清洁田园：包括清除病株病叶或其他病部，清除物应就地烧掉或经高温消毒后制作有机肥。这样可以减少来年侵染为害的来源，从而大大降低病虫的危害程度。如枸杞黑果病，在秋季收果后，彻底清除树上黑果和剪除病枝，并即时处理清除物。次年 7 月中旬调查，彻底清园者发病率为 2.1%；清园不彻底者发病率为 22.4%；未清园者发病率为 50.8%。

3. 物理机械防治　根据害虫的生活习性和病虫的发生规律，利用温度、光及器械等物理机械因素直接的作用来消灭病虫害和改变其生长发育条件的方法，称为物理机械防治法。如人工捕捉，诱集诱杀，高低温的利用及高频电、微波、激光等。它们一般无不良副作用，因此在无公害中药材栽培中应大力提倡。

4. 生物防治技术　应用自然界某些有益生物来消灭或抑制某种病虫害的方法，称生物防治法。因此生物防治法能真正将对环境、中药材产生不利影响的农用化学物质用量减下来，确保中药材和环境不受污染。故在无公害中药材栽培中应大力提倡。

(1)药用植物病害的生物防治：在自然条件下，病原微生物与多种微生物之间存在着拮抗、竞争关系。生物防治技术就是把自然状态下，与病原微生物存在拮抗或竞争关系的极少量微生物，通过人工筛选、培养、繁殖后，再用到药用植物体上，增大拮抗菌的种群量，或是将拮抗菌中起作用的成分分离出来，制成农药抗生素。与病源微生物有拮抗作用的微生物，称生物农药，可见其依据的基本原理是植物的对等效应。

现已用于植物病虫防治的微生物有以下3种(王泽富和王志国，1996)。

1)细菌。取得成功的菌种主要有土壤杆菌属、欧氏杆菌属、假草孢杆菌属等20多个属，它们与病原微生物有拮抗作用，同时具有繁殖快、生产时间短、成本低，以及与病原菌有共同的生态适应性等特点。如放射土壤杆菌K84菌株，对桃仁的原植物的林木矮小病防治效果达90%以上。

2)真菌。取得成功的例子较多，如使用木霉菌，能防治齐整小菌核引起的白绢病、立枯病、猝倒病、灰霉病、银叶病等。木霉菌的制剂还可以用于菌核病等的防治。腐生性的镰刀菌用于防治枯萎病及其他真菌病害等。

3)病毒。是一类不具细胞结构，具有遗传、复制等生命特征的微生物，主要成分是核酸和蛋白质，它在寄主体外存在时不表现任何生命活动，不进行代谢、生长和繁殖。因此在病毒的分离筛选、培养及生产上，均有较大难度。虽然在某些农作物上已有成功的例子，但在中药材栽培中，还需做大量的研究工作。

(2)中药材虫害的生物防治有以下几种方式。

1)以虫治虫。引入或人工大量繁殖害虫的天敌，通过寄生或捕食的方法防治害虫。现已知的寄生性昆虫，分属于5个目，80余个科，主要以寄生蜂为多，包括赤眼蜂、蚜茧蜂等，如绒茧蜂寄生地黄拟豹纹蛱蝶幼虫等，取得较大成功。捕食性天敌昆虫分属18个目，近200个科，经常利用并取得成功的是：瓢虫、草蛉、食蚜蝇、蚂蚁、食虫蝽象、步行虫等，如瓢虫食蚜虫等。要达到以虫治虫的效果，就应注意保护和利用好当地自然的天敌昆虫，也可通过人工繁殖和释放天敌昆虫，或者从外地引入天敌昆虫增加防治效果。

2)微生物治虫。用于治虫的微生物，其种类较昆虫多，包括细菌、真菌和病毒。

细菌的杀虫机制是胃毒作用。昆虫摄入病原细菌后从口腔进入消化道内，经前肠到中肠，被中肠细胞吸收后，通过胃壁进入体腔与血液接触，使之得败血症导致全身中毒死亡。其中苏云金杆菌(BT)及其变种，如武汉变种、云南变种等可防治鳞翅目22个科和鞘翅目拟步甲、象鼻虫及膜翅目叶蜂科等80多种害虫；金龟子乳状杆菌主要防治地下害虫——蛴螬等50多种金龟子幼虫。目前国内有数十家企业在生产该类生物农药。

真菌常以分生孢子附着于昆虫体表，分生孢子吸水后萌发长出芽管或形成附着器，并侵入昆虫体内，菌丝体在虫体内不断繁殖，造成血液淋巴的病理变化，组织解体，同时菌体的营养生长也引起昆虫肠道机械封阻，造成物理损害，最后导致昆虫死亡。其中绿僵菌可防治蚜虫、金龟子、鳞翅目幼虫、蝽象等；虫霉菌可防治同翅目、双翅目、鳞翅目、半翅目、膜翅目、脉翅目、毛翅目、缨翅目等害虫。

病毒为专性寄生。病毒感染害虫后，核酸先射入寄主细胞，利用寄主细胞物质，进行复制病毒粒子而繁殖，最终导致昆虫死亡。如上海应用桑毛虫核多角体病毒防治桑毛虫等。

3)原生动物治虫。其原理是筛选与昆虫有其生、共栖、寄生等关系的原生动物，经人工培养大量繁殖后，施入土壤，使昆虫致死。可使昆虫致病的原生动物，主要是微孢子虫、鞭毛虫、变形虫及球虫等。具有一定生产规模的成功杀虫剂主要是微孢子虫制剂。它们致病性强，可在短时间内造成昆虫肠道破损及败血症后死亡。目前应用于鳞翅目害虫的防治。

4) 昆虫性激素治虫。是利用昆虫的性激素，引诱异性昆虫于诱捕器中，并用一定方法杀死来投的昆虫。其作用是扰乱雌、雄昆虫间的信息联系，使其失去定向能力，不能进行交配，从而防治害虫。在应用此法时，要有足够数量的诱捕器。

在无公害中药材栽培过程中，应综合应用上述技术措施，特别是农业防治技术和生物防治技术，只有这样才能实现无公害中药材栽培的目的。

第五节 无公害中药材的产地加工、包装与贮运

一、无公害中药材产地加工的基本原则

无公害中药材栽培是为了获得高品质、无污染的中药材产品，最终实现经济效益、社会效益和生态效益的统一。为此，必须采取一系列特殊的加工工艺，防止或尽量减少加工中药材有效物质的流失、氧化、降解，最大限度地保留其药效价值。此外还必须坚持以下原则。

1. 无公害中药材产地加工应遵循可持续发展原则 无公害中药材产地加工时应本着节约能源和物质再循环利用的原则，注意中药材的综合利用，实现中药材业的可持续发展。如以人参的茎、叶、花蕾等为原料可生产以下产品：人参皂苷片、参花晶、人参果苷片、参果苷酒、人参防皱霜、人参生发液、人参蜂王浆、人参多糖片、人参多糖注射液、人参茶等。剩下的废物经厌气性微生物分解产生沼气，既提高了经济效益，又减少了加工中副产品的产生。

2. 加工过程中应严格控制各种可能的污染 在产地加工过程中，药用部位的采收水平、加工环境的卫生状况、有害的洗涤液、各种加工辅料、加工人员操作不当等都可造成污染。因此，对于加工的每一环节、步骤都必须严格控制，防止二次污染。

(1) 采收水平：采收机械、器具应保持洁净、无污染，应存放在干燥、无虫鼠害和家畜的场所；采收过程中应尽量排除非药用部分及异物，特别注意防止有毒杂草的混入，剔除破损、腐烂的植物部分。

(2) 鲜用药材：可采用各种保鲜方法(冷藏、罐贮)，最好不加或少加保鲜剂及防腐剂，如果必须加入，应遵守《中华人民共和国食品卫生法》的规定。

(3) 干燥：加工方法应按药材所含化学成分的性质而定，“道地药材”传统的加工方法应得到继承，如有改动，应有充分实验数据，并经药材监管部门批准。经加工后的药材应迅速干燥，且干燥器械必须干净、无污染，并严格按规程操作。

(4) 加工场所：应有遮阳棚、防雨棚，清洁、通风并设有防鼠、鸟、虫及家禽(畜)

的设备。

(5) 加工人员：须理解无公害中药材的加工原则，有较强责任心。患有传染病、皮肤病或外伤性疾病者不得参加工作。

(6) 辅料：如加工乌头的胆巴、加工糖参的糖等必须符合有关标准的规定，否则应禁止使用。

3. 加工中不对环境造成污染与危害　在无公害中药材产地加工过程中，若处理不好，易造成环境污染。如中药材残体大量进入附近的水体，将消耗水中大量的溶解氧，导致水生生物不能生长，水体变质、发臭，同样给环境造成危害。因此，在产地加工过程中，应即时回收非药用部位，并尽可能将其制作有机肥，然后还田。

二、无公害中药材产品的包装要求

药材包装的目的是在药材流通过程中保护药材、方便运输、便于贮藏、促进销售，因此药材包装和其他物品包装一样应满足的基本要求有：能延长保质期；能控制或不带来二次污染；能保持原有成分和药效；包装成本要低；能增加药材的外观美感；贮藏和搬运方便、安全。无公害中药材和传统中药材在内在品质及栽培要求等方面迥然不同。因此，无公害中药材的包装除符合上述包装的基本要求外，还须符合以下要求。

（一）包装材料的选择

1. 安全性　包装材料本身要无毒，不能受环境干扰而释放有毒物质，污染药材，影响人类的身体健康。

2. 可降解性　药材在消费完后，剩余的包装材料应具有降解性，其降解产物无毒无害，不对人类健康造成威胁，不污染生态环境。

3. 可重复利用性　无公害中药材在遵循可持续发展的原则下，要求药材被消费完以后，剩余的包装材料可重复使用，做到既节约资源，又可减少垃圾的产生，减轻对环境的污染。

4. 稳定性　在保护药材期间，不受周围环境条件如空气、光、湿度、温度、微生物的影响；也不与被包装药材起任何反应，而改变药材功效。

5. 合法性　用于包装药材的材料，应由有关部门批准，并符合有关标准。否则不具合法性，不能使用。

（二）包装技术的选择

选择包装材料以后，在包装过程中也不能对药材引入污染及对环境造成污染，为此必须做到以下几点。

1) 包装环境条件良好，卫生安全。

2) 包装设备性能安全良好，不会对药材质量有影响。

3) 包装过程不对人类造成伤害，不污染环境。

4) 包装人员应和加工人员一样健康。

5) 包装前应再次检查、清除劣质品及异物，包装材料最好是新的或清洗干净、干燥、无破损的。

6) 易破碎的药材应装在坚固的盒箱内，剧毒、珍贵的药材应特殊包装，并贴上鲜明标志，加封。

三、无公害中药材的贮运

无公害中药材的贮运是社会发展的结果，是市场经济的客观需要，是药材流通的重要环节，只要药材不是直接从生产领域进入消费者手中或进入制药企业，那么它就必然要经过贮运者这一环节，因此无公害中药材的贮运必须保证药材无损害、无污染，完好地到达企业或到达消费手中。

(一) 无公害中药材的运输应遵循的原则和要求

1) 无公害中药材的运输，必须根据产品的类别、特点、包装要求、贮藏要求、运输距离及季节不同等采用不同的手段。

2) 无公害中药材在运输过程中，所用工具必须洁净卫生，无有毒有害物质，不能对无公害中药材引入污染。

3) 运载工具应具较好的通气性，以保持干燥，遇阴雨天应严密防雨、防潮。

4) 在运输过程中，无公害中药材不能与一般药材混堆，一起运输。

5) 可作食品用的无公害中药材不能和其他无公害中药材，特别是有毒的无公害中药材混堆，一起运输。

(二) 无公害中药材的贮藏应遵循的原则和要求

在贮藏期内，要通过科学的管理，最大限度地保持无公害中药材的原有品质，不带来二次污染，才能更好地满足人们对无公害中药材的需求。为此，必须遵循以下原则和要求。

1) 贮藏环境必须洁净卫生，不能对无公害中药材造成污染。

2) 贮藏环境应通风、干燥、避光，最好有空调及除湿设备，地面为混凝土或可冲洗的地面，并具有防鼠、防虫措施，但应避免污染药材。

3) 药材包装应存放在货架上，与墙壁保持足够距离，并定期抽查，防止虫蛀、霉变、腐烂、泛油等现象。

4) 在贮藏中，无公害中药材不能与一般传统中药材混堆贮存。

5) 可作食物的药材、有毒药材和其他药材须分开贮藏。

6) 选择的贮藏方法不能使无公害中药材的品质发生变化。化学贮藏法中选用的化学物质应符合有关标准或使用准则。

7) 在应用传统贮藏方法的同时，应注意消化吸收现代贮藏方法新技术、新设备，如冷冻气调，辐照法及国家食品、粮食仓贮法中允许的药剂消毒。如用药剂熏蒸，应经药品管理部门审核批准。

第六节　无公害中药材栽培技术标准操作规程的制定

无公害中药材栽培技术标准操作规程是获得无公害中药材的技术保证。不同中药材的 SOP 不同，即使是同一中药材，在不同地区，其 SOP 也不完全相同，特别是在栽培制度和农业生产资料的使用方面尤为突出。因此，在中药材栽培中，切勿照搬照套他人资料，以免污染环境及生产出非无公害中药材产品。制定 SOP 时，制定者的水平高低，关系到生态环境的安危、中药材质量(数量)的好坏(高低)、中药材生产成本的高低等一系列问题，在无公害中药材栽培中极为重要。中药材栽培单位应组织有关人员加以研究制定，并用知识产权加以保护。

一、无公害中药材栽培技术标准操作规程的主要内容

无公害中药材栽培技术标准操作规程是指为获得无公害中药材产品而在栽培中药材过程中必须严格执行和遵守的技术性文件。其主要内容包括：中药材栽培基地的环境条件，栽培制度，土壤耕作，品种选择，种子检验，种子处理，播种和移栽，田间管理，病虫害防治，采收加工，贮藏运输等各个生产环境的技术规定要求。

二、制定 SOP 的理论基础和应遵循的原则

(一) 理论基础

生态学原理是制定 SOP 的理论基础，无公害中药材栽培能否取得成功，关键在于农业生产资料的合理应用。应用过多，有可能会造成环境及中药材污染，破坏生态平衡；应用过少或不用，会影响农业生产资料生产企业的发展，同时导致中药材产量的下降，而无法满足市场需求，最终影响国民经济的发展。因此，农业生产资料的使用是 SOP 制定过程中的一个难点和重点。必须以生态学原理为依据，在考查中药材栽培基地生态条件的基础上，充分研究中药材栽培的农田生态系统对各种有害生产资料的最大自净力，在此基础上方能制定出各种农业生产资料在当地的最大施用量，而确保环境不受污染。

(二)应遵循的原则

1. 制定 SOP 的准绳　无公害中药材的质量标准，是制定 SOP 的准绳。在无公害中药材栽培中，中药材本身是农田生态系统的重要组成部分，本身参与了生态系统的自净过程，可见，在生态系统未受污染的情况下，药材有可能受到污染，这完全取决于中药材自身对污染物的代谢同化能力。同化能力强，有害物质在药材中的富集少，污染轻。反之则污染物富集多，污染重。因此，在制定 SOP 时，不仅要考虑生态系统的自净力，而且要以无公害中药材的质量标准作为准绳，综合考查中药材对有害农业生产资料的代谢途径和过程，确定合理的农业生产资料施用的种类、数量、时间，以及中药材的采收时间，使其在采收时，污染物含量不超过质量标准所规定的限量。

2. GAP 是制定 SOP 时应遵循的指导性原则　GAP 直译为“良好农业规范”，在中药材行业中被译为“药材生产质量管理规范”，是为了规范中药材生产过程，以保证和提高药材质量，满足制药企业和医疗事业的用药需要而制定的。实施 GAP 能最大限度地控制在药材生产、加工、贮运中的农药、有害物质、微生物及异物的污染与混杂，保证人民用药的真实、安全、有效和质量可控，因此，在制定各种中药材栽培的 SOP 时，一定要以 GAP 指导原则为指导，才能真正生产出无公害的中药材产品。

三、制定 SOP 需要注意的问题

(一)SOP 要有可操作性

中药材栽培受环境的影响较大，表现出明显的地域性，各地区在种植方法、耕作措施、肥料施用、田间管理上，都积累了丰富的经验。在制定 SOP 时，应将这些宝贵的经验写入 SOP 中，并使之条理化、系统化，便于掌握和应用。用时还应注意吸收外地的先进经验，经消化吸收后，有机结合到 SOP 中去，但不能生搬硬套，不能搞形式主义，以免失去意义或降低中药材产量。在编写 SOP 时，除以条文说明外，有条件时，应搞一些图表或音像资料，便于理解、操作和实际应用。

(二)SOP 要严格遵循有关法规的要求制定

为规范和统一无公害中药材栽培，国家除制定 GAP 外，还将制定有关法规，规定与生产无公害中药材产品有关的化学物质的用量、用法、使用时间等，以及禁止使用的化学物质。一切未被允许使用的化学物质，在制定 SOP 时不得擅自采用。

(三)SOP 要按技术文件要求进行管理

各中药材生产单位在制定 SOP 的过程中，要注意吸收和征求植保、环保等有关部门的意见，要对出现的问题认真加以修正。修改完成的文本应按药品监督局所要求的格式打印，编制成册，在当地药监局备案。对于新的栽培技术的应用，在不影响中药材品质时，可根据实际情况对其中的条文内容做适当修改、修订和补充，但仍需按文件管理要求，进行审核和备案。SOP 一经批准，任何单位或个人不得随意改动，否则，药品监督局有权对违章者进行处理。

(四)SOP 中无公害控制的要点

SOP 的内容较广泛，但其无公害控制的要求在于以下几个方面：首先是植保方面，要控制、选择所用农药种类、使用量、浓度、方法、时间、残留量等，使之符合有关法规或准则的要求。其次是栽培方面，所用的肥料种类、用量等必须符合有关准则。肥料和化学合成生长调节剂的使用，必须限制在不对环境和药材产量、品质产生不良后果，不使中药材产品有毒物质残留量积累到影响人体健康的限度内。有机肥的用量要求达到保持或增加土壤有机质含量的程度。再次为品种选择方面，选用的品种能适应当地土壤和自然气候条件，并对病虫害表现出较强的抗性。最后是用水方面，选用水源需清洁，各项指标符合国家灌溉水标准要求。

第三篇

各　　论

第十四章　根及根茎类中药材栽培

Ⅰ. 人　　参

别名　孩儿参，棒槌(江苏新医学院，1977)。

一、来　　源

人参为五加科人参 *Panax ginseng* C. A. Mey (P. Schin-seng Nees)的根。

二、植物学特征(中国科学院植物研究所，1972；丁景和，1987)

多年生草本。主根肥大，肉质，圆柱状，常分歧，须根长，有多数小疣状物(习称珍珠点)。根状茎短，直立，每年增生一节(习称芦头)，有时其上生出不定根。掌状复叶轮生茎端，通常一年生者生 1 片三出复叶，二年生者生 1 片掌状五出复叶，三年生者生 2 片掌状五出复叶，此后每年递增 1 片复叶，最多可达 6 片复叶。伞形花序单个顶生，总花梗比叶更长。浆果状核果肾形，成熟时鲜红色。种子白色，扁平圆卵形，一侧平截。花期 6～7 月，果期 7～9 月(图 14-1)。

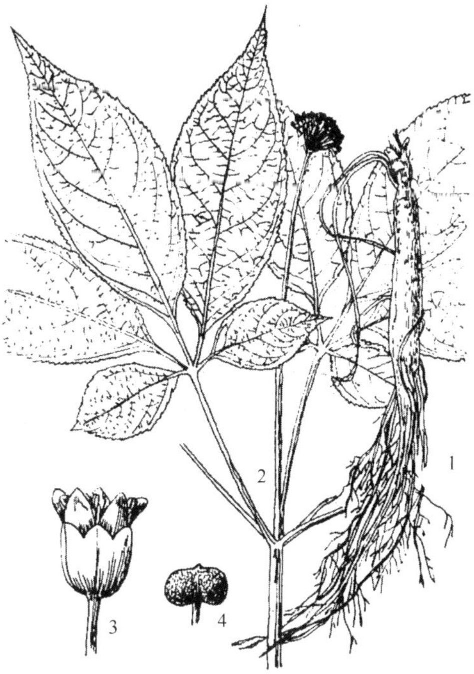

图 14-1　人参(李万林绘)
1. 根；2. 花枝；3. 花；4. 果实

本植物的根茎(人参芦)、叶(人参叶)、根茎上的不定根(人参条)、细支根与须根(人参须)、花(人参花)、果实(人参子)可供药用。

商品中将栽培品称为园参；野生品称野山参；将幼小的野山参移植于田间，或将幼小的园参移植于山野而成长的人参，称为移山参。

三、主产区与适宜生长区

人参主产于吉林、辽宁等地。人参主要生长区域生态因子范围：大于等于 10℃积温 1452.7～3290.9℃；年平均气温 8.2～16.5℃；1 月平均气温-22.6～-5.5℃；1 月最低气温 -27.3℃；7 月平均气温 17.7～22.9℃；7 月最高气温 28.2℃；年平均相对湿度 61.2%～72.1%；年平均日照时数 2263～2451h；年平均降水量 565～845mm；土壤类型以暗棕壤、棕壤等为主。与人参主产区生态相似度为 95%～100%的省区有黑龙江、山西、辽宁、内蒙古、河北、甘肃等，为人参主要的适宜生长区。

四、生物学特性

人参的生育时期可分为出苗期、展叶期、开花期、结果期、枯萎期。全生育期为 130～150 天，纬度越高，全生育期越短，出苗期越迟。纬度越低，生育期越长，出苗期越早。一、二年生人参只进行营养生长。东北人参主产区，通常 5 月上旬、中旬出苗，5 月下旬、6 月上旬展叶，6 月上、中旬开花，结果期为 7 月中、下旬，9 月下旬后逐渐枯萎。

（一）种子生物学特性

人参种子具有胚后熟性，属胚构造发育不完全类型。自然状态下，其休眠期长达 18 个月之久。人参种子必须经过胚的形态后熟和生理后熟两个时期，才能发芽出苗。在胚的形态后熟期，胚原细胞在适宜条件下，逐渐分化，增大，当胚长度达到 3.0～4.5mm 时，分化出具有子叶、胚芽、胚轴和胚根的胚，形态后熟期基本完成。此期间需 3～4 个月，18～12℃的高温条件。人参种子千粒重 27～40g。

人参种子完成形态后熟后，还必须在 2～4℃的低温条件下经 2～3 个月，完成生理后熟，才能发芽。生理后熟必须待形态后熟完成后才能进行。

用植物生长调节剂可促使人参种子胚后熟，打破休眠。用赤霉素 50×10^{-6} 或 100×10^{-6} 浸种 24h 或 12h，激动素 50×10^{-6} 或 75×10^{-6} 浸种 96h，100×10^{-6} 或 200×10^{-6}。浸种 24h 可代替低温，用赤霉素 40×10^{-6}。溶液浸种 36h，可缩短形态后熟期 30～40 天，促进生理后熟。

（二）生长发育

1. 地下部分

（1）根：秋播或春播的后熟种子，4 月中下旬胚根发出，伸入土中形成幼主根，随后在幼主根上长出幼支根。幼主根和幼支根初期含水量大，呈半透明状，后逐渐木栓化，形成主根、支根。第二年以后，主、支根系伸长变粗，须根渐发达，构成基础根系。此后，随着生长年限的增长，根系逐渐发育、伸长、加粗、增重，形成主、支、须根发育完好的根系。4～6 年生人参根的年增长量，一般随年限的增长而增加。

多年生人参根在 1 年中的生长情况是：人参出苗后，地上部分开始生长，消耗参根中的营养，根逐渐减轻，直到出苗后的 20～25 天，根部减重达到最低值。进入花期后，根部和地上部分都进入生长旺盛期，参根开始增重，至出苗后第 126～130 天，增重达到最大值。地上部分枯萎后，参根不再增重，反而因呼吸消耗逐步减轻质量。

人参根具有收缩特性，特别是主根，每年下缩，并把根茎向下拉，以保护根茎上的越冬芽能安全越冬。每年根茎向地面长出多高，参根就将根茎拉下多少，参根永远使越冬芽保持在地下一定位置。由于收缩，致使主根上产生许多皱纹，并随参龄的增大而加深加多。

(2) 根茎(芦头)：着生于主根端部，上生越冬芽，每年春季抽出地上枝，秋季枯萎后留下茎痕。每个茎痕外缘有一个潜伏芽，在主根受到侵害或生长不利时，根茎可长出不定根，起到吸收和贮藏养分的功能。根茎的形成是越冬及对其他不良环境的一种适应。

(3) 越冬芽：2 年以上人参越冬芽于 7、8 月间开始长大，到植株枯萎前逐渐增大。经冬季低温，生理后熟阶段，当春季温度适宜时，越冬芽开始萌发，经 8～10 天可长出完整的地上枝。如果不经过冬季低温，即使给予适当的温度、水、光、营养等条件，也不能发芽生长。但这种休眠特性用 100×10^{-6} 赤霉素液浸 12h，也能促进后熟，提早出苗，一般处理后 20～30 天即可出苗。

(4) 不定根的生物学特性：3 年以上人参有不定根，它的生长速率较主根快，将其去除后，第二年又长出，可以利用不定根进行无性繁殖。

2. 地上部分生长、发育的生物学特性　一般人参一年生幼苗只生 1 片三出复叶，第二年生 1 片掌状复叶，第三年生 2 片掌状复叶，第四年生 3 片掌状复叶，第五年生出 4 片掌状复叶，第六年生出 5 片掌状复叶。人参一般为单茎，少有多茎的。如果土壤、气候条件和栽培管理适宜，发育可以提前，降雨多的地区，易形成多茎。人参茎随生长年限的增加而增长、增粗。叶片不耐强光，如光照过强，叶子竖起，叶片呈曲卷状态，植株向光倾斜；叶色变淡，茎高变短，叶片变小等。

人参实生苗一般 3 年才开花结实，而且第一次开花数少，只有 10 朵左右。随着生长年限增加，开花数逐渐增多。开花时，花序外缘先开，逐渐向中心开放。晴天气温高开花数多，雨天低温开花数少，开花时间多集中在早晨 7 时至中午 13 时。每朵花开放时间，晴天需 1～2 天，雨天需时稍多一些，花序开放时间，一般为 8～10 天。人参果实具坚硬的内果皮，外被红色果肉，每个果实内含 2 粒种子。

(三) 生长发育与环境条件关系

1. 光照　人参系阴生植物，对光的要求严格，不同季节、不同年生对光的需求不一样。人参光补偿点为 400lx，光合速率最高为 CO_2 4.43mg/(dm^2·h)。在 400～10 000lx 范围内，光合速率随光照增强呈直线上升。光照再增强时，光合速率上升缓慢。高纬度地区最适光照强度 10 000～22 000lx，低纬度地区 7000～10 000lx。

2. 水分　人参种子吸水率为自重的 30%～50%，催芽时需充分吸胀，后熟期砂藏湿度 10%～24%。吸水不足，影响催芽；水分过多，容易产生烂种。

出苗展叶期，需水较少。地上、地下部分生长期，需水较多。全生育期土壤相对含水量为 80%时，人参生育健壮，参根增重快，产量高，质量好。土壤相对含水量为 100%时，容易引起烂根，在 60%～80%时对参根生长不利，在 40%～60%时，容易烧须，造成减产。休眠期土壤湿度过大，易发生冻害，全生育期需水量为 $135kg/m^2$。

3. 温度　人参喜温和、凉爽气候，在年均气温 2.4～13.9℃，大于等于 10℃有效积温 1800～3800℃，年降雨量 500～2000mm 的地区均可栽培。种子发芽最适温度 12～15℃。最低温度 4～6℃，最高温度 30℃。开花温度 15～25℃，越冬芽萌发期温度 5～10℃，出苗期 10～15℃，展叶期 15～20℃，果熟期 20～22℃，枯萎期 10～12℃，人参对–3℃的低温有一定抵抗力，低于–5℃时受冻害。

4. 土壤条件　喜 pH4.5～5.8 的微酸性土壤，pH 大于 6.5 则生育不良。富含腐殖质的砂质壤土、壤土、腐殖质壤土均可。

五、栽 培 技 术

(一) 繁殖方法

有无性繁殖和有性繁殖。

1. 种子繁殖

(1) 选择母株留种：人参系多年生植物，繁殖系数低，一般采取见种就留的方法，但要注意选择植株健壮，无病虫害，长势好的单株。特别要注意一些在栽培中产生个体差异的植株，以及一些综合指标较好的单株留种。

对留种母株，要采用疏花、疏果的方法进行处理。具体方法是二或三年生植株全部摘蕾；成龄植株只保留两或三朵花，把病、弱、小花去掉，保留健壮的花。还可采用单透光棚遮阴处理。

(2) 采种：7 月下旬至 8 月上旬，果实变成鲜红色时，即为成熟标志。需及时采收，否则果实脱落。注意将好果与病果分开采收。

(3) 种子处理：采收后的果实，要及时搓洗，去掉果肉。在筛内搓去果肉，用水冲净，去掉不成熟种子及杂质，捞出后摊开晾干。不能暴晒。晾干后的种子入库保管，洗净后的种子可以直接播种。

(4) 贮藏方法：干藏，种子阴干后，放在通风、干燥、温度较低的地方保存；砂藏，将新采收的种子，用沙子混合，放入容器内，存入阴凉、不受雨水的地方。

(5) 催芽处理：由于人参种子具有休眠特性，自然播种需 20 个月左右才能发芽、出苗。故需催芽，缩短出苗期。

1) 种子消毒：目的在于消灭病菌，提高出苗率。方法：干种用 1%甲醛溶液浸种 15min，捞出晾至表面无水。水籽用 50%多菌灵 500～1000 倍液浸 15min，捞出后冲洗，以 100×10^{-6}～200×10^{-6} 多抗霉素拌种。

2) 催芽方法：种子和细砂按 1∶1～1∶2 比例混合，容器上、下两层各铺放 5～10cm 厚的细砂，中间放用砂拌好的种子。每隔 10 天左右翻筛籽晾 1h 左右。晾晒后，往砂里适当喷水打潮，再重新装箱。此方法在室内进行，室温一般控制在 18～10℃。由较高温度慢慢降低，当种子裂口率在 95%以上时，放于 0～5℃下低温贮藏，待完全成熟后，第二年 4 月中旬即可取出播种。大量种子的催芽可在室外进行，选地势较高、背风向阳、排水好的地方，按东西走向，挖 20～25cm 的深坑。其大小根据种子数量而定，坑的四周挖好排水沟，做好防风设施。砂与种子按 1∶1 混合均匀，放入坑内，覆土 8～10cm，上面用草盖好，再用防雨水材料盖严。注意保持土壤湿润，半个月左右检查一次。经过 60～90 天，即可取出播种。

(6) 选地方法：选生态环境好、不易发生自然灾害的地方，要求土壤肥、通透性好、有机质含量高、富含植物生长必需的微量元素。还要考虑交通、能源、供水方便，便于人工作业、管理，有利于实现产业化。注意不能选用黏重土壤、盐碱地，地下水位高、排水不畅、过于干燥的地块不宜选用。地形上要选背风向阳地块，不受西北风影响的地方。坡度在 5°～25°的缓坡地带，南北坡地为好。

林地栽参一般选柞树、椴树为主的阔叶林或针阔混交林、间生小灌木的林地。土壤多选黄砂腐殖土和黑砂腐殖土、壤土和砂质壤土。栽参一般选前茬作物为豆科、禾本科的农田，栽种前要休闲整地，施有机肥，改良土壤，提高肥力。选背风向阳、地势偏高、排水方便的地方。

(7) 播种方法

1) 播种时期：1 年可进行三次播种，分别是春播、夏播、秋播。春播发芽率为 53.3%～79.4%，播未经催芽的种子，第二年春季出苗，因需管理，多不采用。播经过催芽处理的种子，当年即可出苗，但要早播。当土壤解冻后，即可播种。夏播，多播未经催芽处理的种子，6～7 月上、中旬播种，要求在 8 月上旬以前播完。秋播时间 10 月中、下旬，结冻前播完，发芽率 63.7%～82.7%。晚秋播种比早秋播种参根增重 30%。

2) 点播：株行距 3cm×3cm、4cm×4cm、5cm×5cm 等几种规格。用压穴器在畦面上依次压穴，每穴播种一粒，然后覆细土 3～5cm，用木板轻轻镇压。再覆盖落叶或稻草，秋播还需加盖防寒材料。

3) 撒播：在做好的畦面，挖 5cm 左右深的畦槽，槽宽视畦面大小而定。要求畦边整齐、畦底平整、中间略高，将种子均匀撒在槽内，覆细土 5cm，将畦面楼平，略呈凸面状。春播要覆盖一层落叶，秋播除覆盖落叶处，再覆土 10cm，确保种子安全越冬。

4) 条播：按株行距要求，在畦面上开 5cm 深的平行沟，将种子均匀地撒在沟内，覆细土 5cm。再盖上落叶或稻草，秋播加防寒物。

点播、撒播、条播这三种播种方法各有利弊，生产上根据具体情况选择播种方式。

5) 播种时须注意：畦土一定要细，不可有杂物。必须选用子粒饱满、胚发育完全的裂口种子，以免出苗不整齐。撒播、条播的种子用量要均匀一致，防止过多或过少，影响小苗生长。覆土深浅一致，深度适宜。过浅芽易干，过深影响出苗。

2. 无性繁殖 秋季挖取人参，根据芽和芽苞的位置、数量将主根切成若干段，进行分栽。由于此法烂根严重，对生产无实际意义，只在育种时用。此外，利用人参的根、茎、叶、花梗、花丝、子叶等体细胞作外植体，可在部分培养基上培养出愈伤组织，再培育出植株。但目前未能解决试管苗移栽大田的技术问题，也未推广应用。

(二) 定植

1. 选地　选背风向阳、地下水位低、排水良好、土质肥沃的荒山、荒地或熟耕地，土质以砂质壤土为宜，土壤酸碱性为微酸性至中性。

2. 整地目的　创造疏松的土壤条件，有利于种子发芽及生长发育。促进微生物活动和有机物分解，增加肥力。增强吸水和保水能力，改善土壤结构。

3. 整地做床　栽参用地选定后，首先清除树根、杂草、石块等，然后多次翻耕，熟化土壤。并结合耕翻施入有机肥，或将树根、杂草晒干后烧掉，草木灰翻入土中作肥料。耕翻深度一般15～20cm。栽参前最好经过1年的休闲，使用隔年土。在栽参前1个月左右，造成土垄，打碎土块，清除杂物。

一般在栽种前十几天作畦，畦床走向一般以南北为宜。通常畦宽1.2～1.5m，畦间距0.5m，作业道宽2m，畦高20～30cm，长因地势而定，也可以根据地形走势，灵活掌握。

作畦时要结合施入底肥、绿肥、腐熟的落叶为好，也可施入一定数量经腐熟的农家肥，一般用量为每667m^2 2000～3000kg。

4. 定植　目前我国人参栽培多采用“三三”制。三年育苗，再移栽定植三年，6年收获。“三二三”制，育苗三年，第一次移栽两年，第二次移栽三年，8 年收获。“三三三”制，育苗三年，每三年移栽一次，9年收获。“四三三”制，育苗4年，三年移栽一次，共移栽两次，10年收获。近年来，也有部分栽参区将“三三”制改为“二四”制，即育苗两年，移栽4年。

(1) 移栽时期：春栽在4月中旬左右，土壤化冻后，芽孢萌动前，秋栽在10月中、下旬至土壤结冻前，此期间人参根部营养充足，越冬芽形态已形成，并进入休眠状态，是移栽的最佳时期。

(2) 移栽方法：栽参前1天起苗，做到随起随栽，不宜堆放时间过长，起苗时，尽可能深挖，避免伤害主根，不要碰伤芽孢，防止风吹日晒。选苗：根据参根的粗细、越冬芽大小进行分等，一般为3或4个等级，分开栽培，便于管理和培育高档优质参。对不合标准的病苗、伤苗、残苗、干浆苗要挑选出来，不能栽培。要做到随起、随选、随栽。消毒，选好的参苗，用150单位多抗霉素、120倍波尔多液等浸泡根部5～10min，拿出稍干后移栽。芽孢不能与药液接触。定植栽参密度一般根据移栽年限、参苗的大小确定株行距，一般行距15～20cm，株距5～10cm，覆土深度5～10cm。栽参时两人一组，各用一块刮土板，共用一把参尺，放好参尺，用刮土板挖一平槽或斜面槽。按株距要求将参苗平放在槽内，芽孢紧靠槽壁，整齐摆好。先用刮土板取少量土，将参须理顺压好，再用土把参苗全部覆盖，并刮平畦面。然后根据行距要求移动参尺栽下一行。

(三)田间管理

1. 春季田间管理

(1)维修参棚，清洁田园：化雪后至出苗前，要对倒塌、不结实的棚进行维修。同时将畦面上的杂草、枯枝等杂物清除干净。

(2)撤除防寒物：一般在4月下旬左右，越冬芽开始萌动时，用木耙子将覆盖在畦面上的落叶、杂草等去掉，再楼松土壤，提高土温，促进提前出苗，深度以不伤参根和芽孢为准。

(3)畦面消毒：撤除防寒物后，用50%多菌灵10 000倍液，1%硫酸铜100×10^{-6}，多抗菌素或代森锌500倍液；代森锰锌1000倍液，对床面、参棚和作业道等全面消毒，然后松土。

(4)松土除草：人参出苗前要彻底松土，以利于出苗。出苗后第一次松土在5月下旬进行，第二次在6月中旬，以后每隔20天左右松土一次，结合除草进行。每年松土4或5次。松土深度以不伤根为限，第一次松土要深些，以后可适当浅些。雨水过大或干旱，可适当增加松土次数。第一次松土后，床面要覆盖落叶，厚度10cm左右。覆盖要均匀，不要有漏雨之处。

2. 夏季田间管理

(1)调阳：人参地上部茎叶有趋光性，靠畦边的人参随着植株的生长，伸出参棚外。6月中旬后，阳光很强，日光直射常引起日灼病。要把伸出棚外的参株扶到参棚里边，防止受害，结合松土进行。在条件允许时；在参棚前瞻挂帘子，挡住强光。

(2)摘蕾：三年生以上的人参开始开花结实，为减少养分消耗，除留种田外，都要及时摘去花蕾。

(3)采种：7月下旬至8月上旬，果实完全红熟后，即可采收。果实采收后，及时搓洗掉果皮和果肉，将种子晒干，干藏或砂藏。

3. 秋季田间管理　越冬防寒：10月下旬至11月上旬，封冻以前要上好防冻土，厚度15cm左右。先在畦面上撒上一层树叶，再将清理作业道和排水沟的土压在畦面上。向阳、低洼、砂性大、迎风的地方，要加厚防寒物。

4. 冬季田间管理

(1)上雪和撤雪：入冬后，将板棚、帘棚撤下或揭开，使降雪落到畦面上。雪少时，要人工上雪，特别是不撤棚的参畦，一定要人工上雪，厚度在15cm以上。

封冻前，化冻时，降到畦面上的雪，必须撤下，避免融成雪水，渗入畦内，使人参感病、烂芽、烂根和破肚子。不下帘的参棚，当积雪厚度在10cm以上时，要及时撤雪。

(2)防止桃花水：3～4月，积雪融化时，注意把有积水的地方疏通，把水引出。

(3)防止暖阳冻：初冬和早春的早晚气温变化大，白天化冻晚间结冻，一化一冻造成人参根部受到冻害。在上防寒土或防寒物时，要符合标准，结合清理排水沟时，往畦面多加些土或盖一层帘子。

5. 人参施肥与灌溉　施用农家肥效果较好，以猪粪效果最为显著。绿肥混拌磷、钾化肥等，效果也显著。单施化肥和未经充分腐熟的堆厩肥等，效果不理想。一般以过磷酸钙作底肥，豆饼肥、厩肥隔土施底肥。并结合追肥、根外施肥等方法进行，提高人参产量。

(1)养地施肥：每平方米施充分腐熟的猪粪、马粪、鹿粪等 2kg 以上，绿肥 5kg 以上应加磷酸钙 0.2～0.5kg，饼肥 0.2～0.5kg。整地、起垄时施入。

(2)追肥：5、6 月，须从参的须根处开沟，施入豆饼肥 0.1～0.15kg，过磷酸钙 0.025～0.05kg，施后浇水覆土。

(3)叶面追肥：过磷酸钙 2%水溶液，磷酸二氢钾 2‰～3‰水溶液；尿素 0.3%水溶液，喷施在人参叶面上。

5. 灌溉

(1)浇灌：①开沟浇灌，行间开沟，切勿伤及参根，一次灌足，然后覆土；②畦面浇灌，直接引水浇灌畦面；③畦沟浇灌，往畦间作业道上引水灌溉。

(2)渗灌：通过埋在地下的水管，从土层下面灌溉。

(3)微灌：这是近年来发展起来的先进灌溉技术，包括微型喷灌和滴灌。

(四)病害防治(肖培根等，1987)

1. 立枯病　苗期主要病害，发生普遍。一般在 5 月底开始发生，6 月上、中旬为盛期，6 月下旬至 7 月上旬为末期。幼苗被害后，茎基部出现黄褐色病斑，扩大后病菌逐渐深入茎内，茎干缩、腐烂，地上部分倒伏死亡。

立枯病主要以菌丝体或菌核在土壤中的病残组织上越冬，翌年春人参幼苗出土时发生，在土壤低温多湿、土质黏重情况下，发病严重。

防治方法：选用疏松的土壤或砂壤，用充分熟化的土壤；播种或移栽前，每平方米施入 15g 50%多菌灵或 5g 70%敌克松进行土壤消毒；按种子质量 0.2%～0.3%用多菌灵拌种，进行种子消毒；幼苗出土后，发现病株立即拔除，用 50%多菌灵 500～800 倍液对病土周围消毒，每平方米用药液 5～10kg，浇灌时渗入土壤 3～5cm。如叶面沾有药液，要立即用清水冲洗。

2. 炭疽病　主要感染叶片，多发生在 7～8 月。最初叶片上出现小圆形暗绿色斑点，渐渐变大，斑点边缘黄褐色，中间黄白色，薄而透明、易碎。病菌主要在枯死的茎叶、花梗、叶柄上越冬，第二年条件适宜时开始发病蔓延，空气湿度大、温度较高时易发作。

防治方法：种子消毒，用 1%甲醛溶液浸种 10～15min，清水洗净后播种或催芽；畦面消毒，下防寒土后，用 1%硫酸铜液进行消毒；药剂防治，半展叶期喷施多菌灵(50%)200 倍液，多抗霉素 200×10^{-6}，展叶后喷施 120～160 倍波尔多液，交替使用，每 7～10 天喷施一次；发现病株，立即掐掉，秋后彻底清除枯枝落叶。

3. 黑斑病　是人参地上部分主要病害。主要发生在叶片、茎、叶柄、花梗、果实及种子。被害叶片初期表现出近圆形或不规则形的暗褐色水渍状斑点，逐渐扩大，呈暗褐色大斑。病斑干枯后容易破裂。在潮湿天气下，病害流行很快，病斑由小变大，互相混合在一起，致使叶片枯死。茎上病斑初为椭圆形，由暗绿色变成褐色。后迅速蔓延，上下伸展，病斑上生黑色或绿黑色的霉状子实体，重者早期枯死。果实和种子受害时，表面生褐色斑点，外皮逐渐干瘪，果实变干，覆盖一层暗绿色霉状物。病原菌以分生孢子和菌丝体在枯枝落叶、种子或土壤中越冬，第二年 6 月开始发生，7～8 月为盛期，9 月终止。借风、雨传播到人参茎叶上。温度高、湿度大易发病。

防治方法：加强田间管理，注意田间卫生，及时收集病叶、残枝进行烧毁；实行种子消毒；消灭土壤病原菌。撤除防寒物后，用 1%硫酸铜液，将参地、参棚全面消毒；药剂防治，人参裂叶时用多抗霉素 100～200 单位每隔 7 天喷一次，进入雨季后改喷 120～180 倍波尔多液、敌菌灵 500 倍液、多菌灵 1000 倍液，每 7～10 天喷一次，注意交替用药。

4. 疫病　是成株期的严重病害。发病部位在叶、叶柄、茎和根部、叶片上，病斑呈水浸状、暗绿色斑点，发展很快，可使全部复叶枯萎下垂。茎部感染后很快腐烂，地上部分倒伏。根部感染，呈黄褐色湿腐状烂根，根皮容易剥离，根肉黄褐色，具有腥臭味，后期外皮带有白色菌丝。

防治方法：加强田间管理，保证参畦通风透光，及时去除杂草；苫好参棚，防止漏雨，注意发现中心病株立即拔除，病穴用生石灰或 0.5%～1.0%高锰酸钾溶液进行消毒；喷洒 120 倍波尔多液，代森铵 800～1000 倍液，每隔 10 天左右彻底喷药一次；彻底清除枯枝落叶，消灭病源。

5. 锈腐病　从人参幼苗到成株期均能感染，主要发生在地下部分。从早春出苗到秋季植株枯萎，都能发生，是参区普遍发生的一种病害。严重影响参根的产量和质量。主要侵染地下茎、根茎、芽孢和根，各受病组织均呈黄褐色小点。地下茎和芽孢(芦头)遭病后，可造成缺苗。

根部被害后，地上部分初期无变化，后期叶片出现红色或黄褐色斑点，最后叶片变红死亡。根部被害初期，病组织呈黄褐色干腐，刮去腐烂部分，其余部分仍能保持健康状态。菌核在根残体、土壤中越冬，第二年春季 5 月开始发病，6～7 月为发病盛期。

防治方法：严格挑选无病苗移栽；起苗时，注意防止碰伤参根，弄断参须，避免伤口过多；栽前用 200×10^{-6} 多抗霉素；5%多菌灵 500 倍液浸根 15min；栽前每平方米参土用多菌灵 10～15g 进行土壤消毒；发现病株及时挖除，并用生石灰对病穴消毒。

6. 菌核病　主要侵染 4 年生以上的参根，幼苗一般受害较少，主要危害芽孢、根及根茎等部位。根部受害后，外部初生少许白色绒状菌丝体，以后形成不规则形的黑色菌核，内部软腐。为害严重时，内部组织腐败，迅速消失，只存外表皮。本病蔓延极为迅速，早期很难发现，前期地上部分几乎和健株一样，当植株表现萎蔫症状时，地下根部已溃烂不堪。菌核在病根或土壤中越冬，第二年早春低温期开始发生；5～6 月土壤湿度大时，发生普遍且较严重。6 月以后逐渐减少，一般多在低温多湿、地势低洼、排水不良、施氮肥过多的地块易感此病，此病蔓延很快。

防治方法：早春出苗前用 1%硫酸铜溶液或 120～160 倍波尔多液进行床面消毒，或每平方米施用 10～15g 菌核净或多菌灵；发生病株，及时拔除并用生石灰消毒。

(五)害虫防治

人参地下虫害主要有金针虫、蝼蛄、蛴螬、地老虎、草地螟，以金针虫最为严重，是造成人参缺苗的一个原因。

防治方法：栽参地多次耕翻，把害虫的卵、蛹、幼虫翻到土表或深埋土中；人工捕捉，在翻地、碎土、作畦、松土等作业时，发现害虫立即消灭；清洁田园，将田间与地边的杂草、枯枝落叶等清除烧毁，减少害虫越冬栖息场所。药剂防治，在整地作畦或松土时，施入2.5%敌百虫粉，每平方米用量10～15g。害虫发生时，可用50%锌硫磷乳油700倍液、80%可湿性敌百虫粉剂800～1000倍液进行浇灌。发现大量幼虫向参园迁移时，可在参田周围挖沟，内放药剂诱杀迁移幼虫。施入羊粪作底肥，防治金针虫。

（六）鼠害防治

山鼠：食害参根、参籽，咬断幼苗。鼢鼠：食害参根，地下钻洞，破坏参畦。松鼠：主要吃人参果实。

防治方法：在参地内放捕鼠工具捕杀、人工捕捉。用磷化锌、毒饵诱杀。

六、采 收 加 工

（一）采收

人参一般在栽培6年时采收，人参茎叶黄萎时，即可采收。此时参根浆气足，产量高，品质好，采收时拆除参棚，去掉一层表土，将参根刨出，去茎叶、泥土，注意不要伤根。

（二）加工

根据参根质量和商品需求，可加工成生晒参、红参、糖参三种。参须、参花、叶片等也可加工成不同副产品。

1. 生晒参　选体大、美观的参根刷洗干净，按大、中、小分等级后，放入烘箱内烘干即得。

2. 红参　将参根洗净后放入蒸锅内蒸2～3h，先武火，后文火。待人参蒸透后，取出，晒干，再放入烘箱或烘房(45℃)烘干至完全干燥，温度要逐渐降低。

3. 糖参　将等外参根洗净，放入沸水中煮15～20min，至根变软时取出晒1～2h，然后平放在木板上，用针将参根全部扎遍，放入缸中，倒入熬好的糖液，浸10～12h后取出，晾晒至表面不发黏时，再扎参、灌糖、晾晒，一般重复三次，晾干或烘干即得。

Ⅱ. 天　　麻

别名　鬼督邮，明天麻，水洋芋，冬彭(藏名)。

一、来　　源

天麻为兰科天麻 *Gastrodia elata* Bl.(赤箭，神草，赤箭芝)的根茎。

二、植物学特征

多年生腐生草本。块茎长椭圆形，肥厚，有环节。茎直立，淡黄褐色或带赤色。叶膜质，无叶绿素，与茎色相似。总状花序；花淡黄色，下部壶状，上部歪斜。蒴果长圆形至长圆倒卵形，具短梗。种子多而细小，粉末状。花期6～7月，果期7～8月(图14-2)。

本植物的茎叶(天麻茎叶)、果实(天麻子)可供药用。

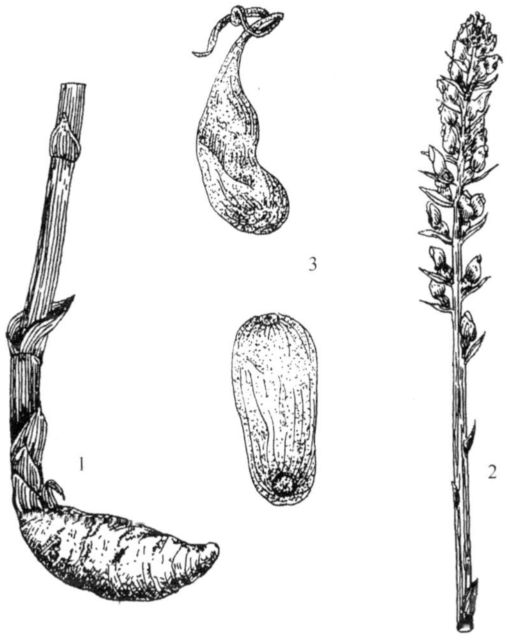

图14-2　天麻(李万林绘)
1. 块茎；2. 花序；3. 天麻药材

三、主产区与适宜生长区

天麻主产于云南、四川、贵州等地。天麻主要生长区域生态因子范围：大于等于10℃积温1987.8～6634.3℃；年平均气温9.4～25.4℃；1月平均气温-17.5～12.8℃；1月最低气温-24.5℃；7月平均气温14.9～26.0℃；7月最高气温30.8℃；年平均相对湿度59.6%～85.7%；年平均日照时数1082～2547h；年平均降水量522～1405mm；土壤类型以赤红壤、黄壤、黄棕壤、棕壤、暗棕壤等为主。与天麻主产区生态相似度为95%～100%的省区有云南、四川、贵州、辽宁、陕西、黑龙江、吉林、湖北等，为天麻主要的适宜生长区。

四、生物学特性

(一)天麻的生长发育习性

1. 天麻的生活周期　天麻从种子萌发到新种子形成一般需要3～4年。天麻种子成熟后，被紫萁小菇侵入，胚膨大并突破种皮，发育成原球茎(或称原生球茎体)。原球茎进一步生长，成为细长的营养繁殖茎(或称初生球茎足)，之后被蜜环菌侵入，长出许多小块茎。小块茎在地温低于 10℃时，停止生长进入冬眠，形成米麻或麻米。冬眠后米麻的顶芽或靠近顶芽的腋芽萌发，经过 1 年的生长成为新的块茎。其中少数新块茎较大，顶芽粗大，先端锐尖，芽内有穗的原始体，次年可抽茎开花，这种大块茎被称为箭麻。其余块茎，均小于箭麻，且顶芽无穗的原始体，大于米麻者称为白麻，与米麻大小相同者归于米麻。秋后新块茎(箭麻、白麻、米麻)进入冬眠。第三年箭麻顶芽抽茎开花结实，腋芽发育成米麻或白麻；大小不等的越冬后的白麻、米麻的顶芽发育成箭麻或大白麻，腋芽发育成白麻或米麻。完成一个生活周期。

2. 天麻的生长发育

(1)种子萌发的特性：天麻种子构造简单，无胚乳及其他营养贮备，仅由胚及种皮构成。在自然条件下，天麻种子成熟后果实开裂，种子飞离果壳，由果实的裂缝中散出，借助风力飘浮于空中，散落于林间地面叶层，由于林间半腐的落叶感染有紫萁小菇等天麻种子共生萌发菌。种子与萌发菌接触后，萌发菌侵入种胚，胚细胞消化了萌发菌，因此而产生的营养物由细胞壁进入并通过胞间连丝在胚内进行运输，此时分生细胞开始大量分裂。种胚体积也迅速增大，直径显著增加，10 天左右，渐与种皮等宽。种胚继续膨大，20 天左右种子成为两头尖中间鼓的枣核形，胚逐渐突破种皮而发芽。播后 26 天能观察到长 0.8mm、直径 0.49mm 的原球茎，7 月发芽最多。

(2)地下茎的特性：形成原球茎后，无论能否接上蜜环菌，在当年都能分化出营养繁殖茎开始首次无性繁殖。此时若蜜环菌以菌素形态侵入营养繁殖茎或侵入原球茎，则可与紫萁小菇等其他萌发菌同时存在于营养繁殖茎与原球茎的不同细胞中，否则原球茎或营养繁殖茎将自行消亡。被侵入蜜环菌菌素的原球茎或营养繁殖茎要消化蜜环菌，获得营养，逐渐发育成健壮的天麻块茎(米麻)而消失，而萌发菌也随之消失。之后进入冬眠期。

春季气温稳定到 12℃以上时，冬眠后的天麻块茎，其顶芽和靠近顶芽的腋芽具有生长优势，其发育成的新块茎长得大而快。当气温稳定在 18～23℃，湿度适宜，蜜环菌生长旺盛，天麻新块茎迅速伸长加粗，顶芽形成的新块茎大于原块茎，发育成箭麻，腋芽多发育成米麻或小白麻。当新块茎形成后，原块茎腐烂中空，天麻块茎的这种一年一更新的特点，群众称之为天麻的换头。到冬季 11 月收获时，箭麻的产量可达到 30%左右，平均重 105.4g，最大者长 13.5cm，直径 6.1cm，重 211g。若不采收则进入冬眠。

(3)开花结实的特性：冬眠后的箭麻在翌年春季，地温回升到 10℃以上时，箭芽即开始萌动生长；地温达到 12℃以上，花茎开始出土；地温在 15～17℃，花茎大批出土；达到出苗盛期地温为 19℃左右，开始开花；地温上升到 20～22℃，果实成熟。

1)花茎生长：花茎出土初期，温度低，生长缓慢，其后随着温度升高而逐步加快，开花后期，生长减慢；开花完毕，生长停止。

2)开花习性：天麻花序穗状，其下部的花发育较早，最先开放，此后依照顺序向上开放。花开后靠昆虫传粉，自花和异花都可授粉。自然授粉率一般为 37%～85%，辅以人工授粉，可大大提高结实率。每一花穗从第一朵花开放至最后一朵花凋谢为 10～15 天(人工授粉)，如果花未授粉，则花期延长 3～7 天。一般在花穗顶端 10%～15%的花发育不正常，多萎缩不能结成果实。

3）果实和种子特性（中国医学科学院药用植物资源开发研究所，1991）：花凋谢后，果实逐渐长大，然后成熟。种子的成熟度可分三个阶段：嫩果种子阶段，其特征为果实表面有光泽，纵沟凹陷不明显，手捏果实稍软，剥开果皮大部分种子已散落，未散落的种子不易抖出，种子乳酪色；将裂果种子阶段，特征为果实表面光泽暗，有明显凹陷的纵沟，但果实未开裂，手捏果实质软，剥开果皮种子易散落，种子淡蜜黄色；裂果种子阶段，特征为果实纵沟已开裂，种子向外飞散，种子蜜黄色。

将裂果种子发芽率可达64.7%，而裂果的种子发芽率降到9.8%，嫩果种子最终发芽率虽高达72.3%，但前期发芽率低，发芽势不整齐。因此果实将开裂前是最适宜的采收期。

（二）天麻生长发育与环境条件的关系

1. 温度　天麻对温度反应较敏感，温度高低会直接影响天麻的生长、产量和质量。春季，当栽麻层温度升到12～13℃时，天麻顶芽开始萌动生长。5月下旬至9月上旬，当栽麻层温度为20～25℃时，为天麻生长的旺盛时期。夏季，当温度达到28℃以上时，蜜环菌菌丝体的生长受到抑制，进而影响天麻生长。气温进一步升高至32～34℃时，持续10天对天麻影响不大，持续15天，天麻块茎停止生长。秋末冬初，气温降至15℃以下时，天麻生长速率减慢，逐渐停滞进入越冬休眠。天麻较耐寒，当土壤温度保持在−3～5℃时，天麻能安全越冬，不致造成冻害，长时间低于−5℃，易发生冻害；在北方地区，因积雪覆盖，天麻能忍耐−34.7℃的气温而安全越冬。天麻耐寒能力的强弱，与土层内低温的稳定程度有关，若地温起伏幅度大，则易降低天麻块茎的抗寒性。作种用的小块茎，冬季都应保存在2～5℃低温条件下，经过2个月左右，使其度过低温休眠期，方能从休眠状态转入萌发阶段。

2. 湿度　天麻生长发育的不同阶段，对湿度的要求是不一样的。秋季栽种的天麻，因处于越冬休眠期，对湿度的要求不高，以培养料或土壤含水量在30%～40%为宜。天麻生长期间，要求培养料或土壤水分大些，当含水量为40%～60%时，对蜜环菌和天麻生长都有利，含水量在70%以上，对天麻和蜜环菌生长都不利。天麻自然分布产区降雨量多在1700mm左右，空气的相对湿度为70%～80%。

3. 土壤　在产区的林冠下，地表有一层枯枝落叶覆盖层，下面是10～30cm厚的黑褐色腐殖土，其pH一般为5.5～6.0，含氮量高于0.2%，含磷量为0.25%。具有疏松、含有机质丰富等特点，是野生天麻最宜生长的土壤。

4. 植被　一般天麻生长在山区杂木林或针阔叶混交林区，在森林砍伐后次生的竹林及灌丛中天麻生长良好。与天麻伴生的主要植物有：竹类、板栗、青杠、桦、柞树、野樱桃、榛、蕨类、苔藓类等植物。大部分伴生植物为蜜环菌或紫萁小菇等共生萌发菌的寄生或腐生对象，是为天麻块茎或种子提供营养物质的源泉。

5. 地势　天麻的自然分布和海拔与气候条件有密切关系。我国盛产天麻的西南地区，因纬度低，气温高，天麻多分布在海拔1300～1900m的高山区。在东北地区，因纬度高，气温低，天麻分布在海拔200～700m的低山或丘陵地区。人工栽培天麻时，只需控制夏季的高温和冬季低温，来满足天麻所需的生长条件，天麻的栽培是可以不受海拔限制的。

(三) 天麻与菌类的关系

1. 天麻与蜜环菌的关系 天麻无根、无绿色叶片，其块茎常年潜居于土中，是典型的异养植物。天麻生长的基本营养来源于蜜环菌，没有蜜环菌天麻不能生长。天麻与蜜环菌之间存在着极为特殊的关系。在一定时期内，表现为天麻对蜜环菌的寄生；在另一时期内，则表现为蜜环菌对天麻的寄生。在生产中，必须采取一定措施，控制这种关系，方可获得高产。

(1) 树材是天麻生长的营养物质基础：树材中的纤维素、木质素及细胞的内含物是天麻生长的营养物质基础，但天麻不能直接利用这些物质同化自身，必须通过蜜环菌对这些物质的消化吸收和转化后，方可被天麻从蜜环菌中吸收利用，没有蜜环菌，天麻就不能生存。这种树材→蜜环菌⇄天麻的关系，是人工栽培天麻的基础。

(2) 蜜环菌侵入天麻块茎的时期：一般天麻块茎处于休眠或萌发阶段，正是蜜环菌侵入天麻的时期。处于生长盛期时，新生块茎是不被蜜环菌侵入的。衰老呈黑褐色的菌素不具侵入能力，只有呈黄白色或棕红色的幼嫩菌索具有侵入能力，当它们触及天麻后，贴伏在天麻表面，以菌索分枝尖端的生长点侵入营养繁殖茎(少数侵入原球茎)和块茎。

(3) 天麻同化消解蜜环菌菌丝体的时期：天麻在接近中柱部位的组织中，有数列体型较大而生活力较强的细胞，具有溶菌酵素，有同化消解蜜环菌菌丝体的功能，被称为消化层。当菌索延伸接近消化层细胞后，即转变为分散的菌丝。并沿着邻近消化层细胞向各个方向扩散。蜜环菌进入消化层细胞后，使细胞显著变大，原生质浓稠，散有大小不同的液泡，细胞核变大，核仁增加，线粒体较多，多糖颗粒较少，侵入的菌丝体全部被消化，成为天麻生长的营养物质。这是天麻生长的关键时期，表现了天麻对蜜环菌的寄生。

(4) 蜜环菌同化消解天麻的时期：秋后，当地温降至 10℃以下，天麻进入冬眠，失去消解吸收菌丝体的能力。但此时地温仍处于蜜环菌生长的下限温度(6℃)之上，蜜环菌仍在生长。此时，大量存在于消化层细胞中的菌丝可继续生长，穿入天麻内部的中柱组织，从而使整个皮层和中柱组织成为菌丝体的营养物。当这些营养物被蜜环菌菌丝体消解利用枯竭时，皮层组织中的菌丝又形成新的菌索，进入冬眠，而麻体成为空壳，这就是天麻换头的原因，表现了蜜环菌对天麻的寄生。此外，在蜜环菌侵入天麻，但又未到达消化层细胞之前时，也表现了同样的蜜环菌对天麻的寄生关系。

2. 天麻的有性繁殖和菌类之间的关系

(1) 与蜜环菌之间的关系：徐锦堂研究发现，蜜环菌对天麻种子萌发具有明显的抑制作用。但当天麻种子萌发成营养繁殖茎后，必须接合蜜环菌，由蜜环菌提供营养后，天麻的有性繁殖方可进行下去，否则将就此自行消亡。

(2) 与紫萁小菇等萌发菌的关系：萌发菌与天麻的有性繁殖有关，已分离的萌发菌有 12 种，其中 11 种尚未诱导出子实体，有 1 种已人工培育出子实体，经鉴定为紫萁小菇。

将天麻种子播种于萌发菌感染的落叶上，5 天后，侵入种皮的紫萁小菇菌丝集结在退化了的胚柄细胞周围。10 天后，菌丝侵入胚柄细胞，开始分裂，15 天后，紫萁小菇侵入到原胚细胞，分生旺盛，胚体逐渐长大，20～25 天后，菌丝由胚柄侵入中央大型细胞，分生细胞继续分裂，胚体长大，突破种反而发育成原球茎。而播于无菌叶上的种子，无一粒发芽。证明萌发菌能提供营养，供天麻种子发芽。

（四）蜜环菌的特性

蜜环菌是白蘑科蜜环菌属的真菌。

1. 蜜环菌的形态

(1) 子实体，菌柄细长，圆柱形，稍弯曲，长 3～13cm，粗 0.6～1.8cm，其上有环，顶端有菌盖，菌盖宽 4～14cm，蜜黄色，中部色泽较深，表面具有黑褐色的鳞纹，向四周辐射状散开，中部较密，四周逐渐减稀。菌褶明显延伸，呈辐射状，白色，老时变暗。孢子印白色，椭圆形。

(2) 菌丝体：菌丝白色或粉红色，常腐生或寄生在待腐朽的枯木上或活树根上。很多菌丝集生成一片为菌丝块，或拧生在一起，成菌丝束。菌丝束的外面生有一层胶质外壳，称菌索。幼嫩菌索能继续生长并分叉枝。菌索衰老后，成为空壳，失去了再生能力。

2. 蜜环菌的特性

(1) 兼性寄生：蜜环菌是一种兼性寄生菌。在自然界，能在 600 多种树木或草本植物上生活，不仅可在活树、草根上寄生，且能在死树根或树干上繁衍生长。

(2) 好气：蜜环菌是一种好气真菌，其菌素在通风条件良好的条件下，才能生长旺盛，在通风不良或嫌气条件下培养，则生长不良或不能生长。而菌丝的生长却不需要太多空气，可以在树木组织内部生长。故培养菌材和栽种天麻用透气不好的重黏土或黄泥土填实空隙或覆盖，菌索生长不良。

(3) 发光：蜜环菌的菌丝、菌丝块、菌丝束和菌索白嫩的尖端有发荧光的特性，但必须在一定的温度下，与空气接触才能发出荧光。在 20～25℃条件下发光最强。

(4) 对温度的要求：蜜环菌菌丝体在 6～10℃时便开始生长，在 6～25℃随温度升高生长加快，最适温度为 18～25℃，超过 28℃时生长受到抑制，当温度超过 30℃时生长停止，菌丝体老化，低于 6℃时进入休眠状态。

(5) 对湿度的要求：蜜环菌菌丝体比天麻更能忍耐较大的湿度。人工栽培时，土壤含水量为 40%～70%较好，若含水量低于 30%时，蜜环菌生长不良，湿度大于 70%时，影响透气，不利菌丝体的生长。

（五）紫萁小菇等萌发菌的特性

紫萁小菇 *Mycena osmundicola* Lange 是口磨科，小菇属真菌。

1. 紫箕小菇的形态　子实体散生或丛生。菌盖灰褐色，边缘不规则，白色、软、无味无臭。菌褶白色，放射状排列。菌柄长 0.3～3.1cm，粗 0.6cm。中生直立、中空。孢子无色，椭圆形。菌丝白色。

2. 紫萁小菇等萌发菌的特性

(1)兼性腐生：紫萁小菇等萌发菌，多在林间落叶、朽枯枝及植物腐根上，分解纤维素营腐生生活，但在适当条件下，也可侵染活体。

(2)好气：紫萁小菇等萌发菌，是一类特好氧性的真菌，在培养过程中，若培养料压得太紧，就会影响这类真菌的生长。

(3)发光：紫萁小菇等是一类发光菌，但其发光强度不及蜜环菌，在暗室中培养，可见微弱荧光，当污染有杂菌时，荧光会减弱，甚至消失。

(4)温度：紫萁小菇的菌丝体，在10～28℃均能生长，最适温度为20～25℃，低于20℃或高于25℃，菌丝的生长速率减弱。

(5)水分：在天麻种子的萌发菌中，不同的菌株对培养料的含水量要求不同，最适宜的含水量为培养料质量的100%～200%。

(6)pH：紫萁小菇等萌发菌适宜在弱酸性环境中生长，否则生长速率慢，同化物质的能力差，最适宜的pH为5～5.5。

五、栽培技术

(一)品种类型

目前我国大陆产区栽培的天麻常见的有一个种，三个变型，即天麻和以下三个变型。

1. 绿天麻(*G. elata* Bl. f. *viridisw* Malk.) 块茎倒圆锥形、节短而密、鳞片发达，茎秆草绿色至蓝绿色，含水量75%左右。是我国西南、东北地区驯化栽培的品种，单个块茎最大者可达700g。常与乌天麻和黄天麻混生。日本、朝鲜也有分布。

2. 乌天麻(*G. elata* Bl. f. *glauca* S. Chow) 又称麻秆天麻、铁天麻、乌秆天麻。块茎椭圆形至卵圆形，节较密，大的长达15cm左右，粗为5～6cm，最大块茎重800g左右。茎秆灰棕色，带白色纵条纹，个别高可达2m，一般为1.5m左右。花蓝绿色，果有棱呈倒楔形。因含水量为65%～70%，故折干率高，商品坚实，质量好。是我国各省区驯化后的主栽品种。

3. 黄天麻(*G. elata* Bl. f. *flavida*) 又名草天麻。植株矮小瘦弱，出土时苞芽鳞片橙红色，出土较早。花茎橙黄色或褐色，花冠米黄色。植株高1.2m左右。块茎卵状长椭圆形，含水量为80%左右，是西南地区驯化后的一个栽培品种，最大块茎重为500g。因产量低，故无栽培价值。

(二)选地整地

生荒地栽种天麻较熟地、连栽地为好。选地时以砂质壤土、含有丰富的腐殖质、疏松、排水性能好，常年保持湿润的生荒地为最好。整地时，一般砍掉地上过密杂林、竹子，便可直接挖穴(窖或坑)栽种。

(三)培养菌材

栽培过程中，用营养丰富的木段作基物使蜜环菌腐生在其上，然后栽麻，这种有蜜环菌腐生的木段被称为菌材。培养菌材是人工栽培天麻的重要环节。

1. 分离蜜环菌菌种的材料

(1)子实体：所用子实体要用新鲜、菇型完整、无病虫害的子实体，多在晚秋细雨季节采收。若用孢子分离则要用较成熟、较干燥的子实体。

(2)蜜环菌索：幼嫩的菌索，分生能力强，是分离菌种的好材料。剥去外壳，内层是白色的疏松菌丝，具有白色的生长点，再生力及生命力强。老化的菌索呈黑褐色，鞘内菌丝为黄色，生活力差，不宜选用。它们存在于老树根、枯树桩及死树皮上。

(3)天麻块茎：新生麻生长旺盛时，被蜜环菌侵染的块茎少，不宜作分离材料，待到9、10 月，天麻生长进入休眠时，侵染的块茎较多，可选用带有红色菌索的块茎进行表层组织分离。

2. 分离蜜环菌的培养基

(1)PDA 培养基

1)配方：去皮马铃薯 200g，葡萄糖 20g，琼脂 20g，硫酸镁 1g，水 1000ml。

2)配法：将去皮马铃薯切成小块放入大烧杯中，加水 1000ml 左右，煮沸 30～50min，用双层纱布过滤，去残渣后，加入葡萄糖、琼脂及硫酸镁，加热溶解，最后用水定容至1000ml。

(2)杂木屑培养基

1)配方：青冈木屑 100g，麸皮 50g，葡萄糖 20g，琼脂 20g，磷酸二氢钾 1g，水 1000ml。

2)配法：将青冈木屑、麸皮放入锅内，加水 1000ml 左右，煮沸过滤，去渣后，加入葡萄糖、琼脂和磷酸二氢钾，加热溶解，最后定容至 1000ml。

将以上两种培养基分装于试管中，经每平方厘米 0.15kg 高压，121℃条件下灭菌40min，然后将试管按一定斜度摆好，制成斜面备用。

3. 分离方法(一级菌种的制备)

(1)组织分离法

1)子实体、天麻块茎的分离法：将选好的分离材料的表面清洗干净，再用无菌水冲洗 2 次，最后用 75%的乙醇或 0.2%升汞液进行消毒。再用解剖刀或镊子取少量组织置于已做好的斜面培养基中，25℃恒温培养 3 天左右，在接种点处则有少量白色菌丝发生，很快会转为白粉色。7～8 天后开始长出菌索，获得菌种。

2)菌索分离法：用无菌小刀除去菌索表面的外皮层，抽出菌髓部分，用无菌小刀切取一小段菌髓，移接在斜面培养基上，放置于 25℃下培养几天，获得菌种。

(2)孢子分离法：将选好的子实体横向截去下半部菌柄，用 70%的乙醇将菌盖表面及菌柄进行消毒处理，消毒后将子实体的菌褶朝下插在孢子收集装置的支架上。将支架放于灭菌培养皿中，用大烧杯罩住。收集到孢子后，用接种针挑取少许，接种子于斜面培养基上。在 25℃下培养 3～5 天即可萌发出菌丝，继续培养即得菌种。

4. 二级菌种的制备

(1) 配方

1) 78%的阔叶木屑，20%的麦麸，1%的蔗糖，1%硫酸钙。

2) 70%阔叶木屑，约 19%玉米芯粉，10%麦麸，1%蔗糖，0.01%磷酸氢二钾或磷酸二氢钾作培养料。

(2) 配法：将培养料按比例混匀，加入适量水，使培养料含水量为 50%～60%后，即可装瓶。装瓶时装至瓶口肩部。填料要均匀一致。装后在瓶中间扎一个直径 1cm 的深到培养料一半的小孔，扎孔后盖好盖，在每平方厘米 1.4kg 的高压条件下灭菌 1h，或民间用蒸锅灭菌（100℃）4h。灭菌后冷却在无菌环境下接种，接后于 20～24℃以下培养 30 天左右，菌丝即可长满瓶并有棕红色菌索出现，即得二级菌种。

5. 菌材的培养

(1) 培养时间：一年四季都可培养。但以 3～8 月为好，此时气温较高，湿度大，菌生长快。北方地区应在 4 月中旬至 6 月初进行。若需要在 3 月培养时，在培菌地罩塑料薄膜增加温度。南方气温高，在 3 月下旬至 5 月开始培育。

(2) 菌材木料的选择：一般阔叶树的木材均可作培养菌材的材料，常用的有青杠、柞树、板栗、桦树、色木、野樱桃、榛、水冬瓜、牛奶子、花楸树、裂叶榆、灯台子、栓皮栋等。桦木菌材寿命短，后期营养不良，而柞木发菌慢，但长势好，而且耐腐烂，故以柞木、桦木结合为宜。在木材缺乏地区，可用玉米轴和粗棉花秆作培养菌材材料。各地也有选用其他代用品作培养菌材材料。菌材选择时要以保护树木、维护生态平衡为前提，决不可毁林种麻。

(3) 材料处理

1) 选材：凡直径在 6～15cm 的树干、枝桠均可选用，过大的虽可用，但浪费木材。宜边选、边伐、边运到培菌场地备用。

2) 整材：将木材锯成 40～80cm 长的小节，以 60cm 长较合适，力求长度一致。木材不宜劈成块材，这样易伤树皮，而破坏蜜环菌的营养源，同时使木质断面易失水和感染杂菌。

3) 破口：其目的在于通过所破之口使蜜环菌接种在木材上，之后又通过伤口长出菌索。分鱼鳞口和三角口两种。

鱼鳞口：在整好的木材上用刀每隔 6cm 左右斜砍一刀口，深入到木质部约 3mm，斜度不可过大，视木材的粗细砍 2～3 行。

长三角形口：在整好的木材上每隔 10～13cm 砍一长三角形口，方法为，先斜砍一刀成鱼鳞口，在鱼鳞口基部再横砍一刀，成三角形口，将皮层部分砍掉。目的在于菌索沿三角形目的边缘皮层长出，当种麻栽于三角形口边时，便于菌索将种麻包围，天麻块茎与蜜环菌结合得快，增产效果好。

4) 浸湿：将硝酸胺配成 0.25%～1%的水溶液，将破口后的木材浸入其中，20min 左右后滤去水分即可培菌。

(4) 培养料的制作：培养料是指培菌时，菌材间的填充物。各地多用半腐熟落叶或锯木屑加砂（3∶1）制作成培养料。

(5)菌材培养：目前各产区培养菌材方式主要有地下式、半地下式、地上堆培式三种。

1)地下式培养菌材法：也称窝培、窖培。在已选好的场地上铲除杂草，清除石块树根等杂物，挖沟深为20～30cm，沟宽为100cm，沟长依地形或需要而定，将沟底整平。在填培养料同时加入蜜环菌二级菌种。一般用5～10瓶可培育15～30kg菌枝或50～100kg的菌。

用棒材，堆放4或5层。也有将待培菌的木材与已有菌的菌材间隔摆放，最上层盖腐殖10～15cm，再用枯枝落叶封盖好。在18～24℃，基物含水量为50%的条件下60天左右即可培好菌。

2)半地下培养菌材法：该方法在培养菌材时，同时受地下、地上两种温湿度的影响，白昼太阳直射时温度升高快，黑夜散热也快。雨季排水性好，也易干燥，通气性好，有利菌丝生长。该法适于气温低、地下水位高、湿度较大的半山区。挖沟深一般为15～20cm，宽100cm，长100cm或依地形和需要而定，沟底应有顺山坡度，堆放的木材应高出地面35cm左右，地上部分，应上下两层纵横交错，以免散堆。培菌方法同地下式培养菌材法。

3)地上堆培法：此法可以充分利用太阳能提高堆叠木材内部的温度，增加蒸发量。因此该法适于气温低、地下水位高、雨水多、湿度大的山区。在适宜培菌的地上，选铺5～10cm培养料，然后按上下两层纵横交错的方法堆放木材，其间有培养料和二级菌种，堆到5层后用培养料盖好，其上覆10cm落叶，保温、保湿即可。

(四)营养繁殖方法

又称无性繁殖或块茎繁殖，是以天麻块茎作为播种材料，使其直接产生新个体，大的收获加工，小的继续作播种材料的繁殖方法。

1. 栽植期　能露地越冬的地区，以秋栽最好，春栽次之，夏栽产量为最低；不能露地越冬的地区，可在4～5月栽种。

2. 种栽选择　天麻的所有块茎均可选作播种材料，但从收获商品的角度来讲，箭麻不宜作播种材料，故用作种栽的材料一般选白麻和米麻。其中白麻生长速率快，繁殖力强，是最好的播种材料。选种栽时，应选择个体发育完整、色泽正常、无破损和无病害者为最佳。

当箭麻小于30g时，也可作种栽，但栽植时应灭箭，即用刀削去其顶芽，当年可长出3～5个白麻和若干米麻。

3. 栽植方法

(1)固定菌材栽麻法：又称固定菌床栽麻法。栽麻前先在选好的场地上按既定方式培菌，培菌后栽麻。栽麻时，在已培养好菌材坑内掀起或取出上层菌材，并取出下层菌材之间的部分培养料，把麻种栽入下层菌材之间菌索较多的地方。若下层菌材间空隙小时，可间隔取出一个菌材，然后将麻种放入其中，大白麻间距为10～12cm，中白麻间距为7～9cm，小白麻4～6cm，米麻撒播，麻间用培养料填平，然后将上层菌材放回，用培养料填平上层菌材间的空隙，即为所谓单层栽麻。双层栽麻时，放回上层菌材后，在菌材之间照上法摆麻种。麻种间用培养料填平后，上面再放一层菌材。菌材间用培养料填平，最后上面覆土 10～15cm，土上盖落叶，坑周挖好排水沟，即栽植完成。该法下层菌材未动，菌索生长未受破坏，仍可继续快速生长，接触天麻快，便于蜜环菌和天麻早期结合，及早为天麻提供营养，加快其生长，故该法产量高，目前已被大面积推广应用。

(2) 活动菌材伴栽法：在选好的地段上，挖栽麻床，深一般为 15～25cm，宽 50～60cm；长度为 1～5m。用腐殖土垫入床底，然后铺 5cm 培养料，其上平摆培养好的菌材，棒间距 3～5cm，然后栽麻。麻种贴靠在菌材的菌索上，摆后用培养料填平，上面再放一层菌材。菌材间用培养料填平，上面覆 10～15cm 落叶。此法是菌材和天麻块茎同时放入，菌材因搬动，使蜜环菌生长慢，天麻接菌慢，产量低。

(3) 栽种用量

1) 单层栽麻用种量：麻米或小白麻为每平方米 100～150g；中白麻为每平方米 200～250g；大白麻为每平方米 300～400g。

2) 双层栽麻用种量：麻米或小白麻为每平方米 200～250g；中白麻为每平方米 300～400g；大白麻为每平方米 400～500g。

(五) 种子繁殖方法

种子繁殖比无性繁殖后代产量高，种子繁殖的种麻进行几代无性繁殖后，产量呈现降低趋势，说明天麻的种子繁殖是防止天麻退化的重要措施。此外，一株箭麻能产生种子 80 万～300 万粒，以种子利用率为 1%计算，两株箭麻可产生 8000～30 000 个块茎，可见种子繁殖系数极大。

1. 种子的制备

(1) 育种圃的建立：应建在背风向阳、排水良好的地方：一般荫蔽度保持在 60%～70%。以平坦地较佳。选地后翻地整地，作 66cm 宽、长依地形而定的畦，畦间距为 50cm 左右，供人工授粉时使用。

1) 箭麻的选择：一般在冬季或早春采挖天麻块茎时，选留花茎芽红润、饱满、生命力强的箭麻，同时要选无损伤、无病虫、单个质量在 100～150g 以上的箭麻，作为制种母麻。制种母麻个体大，所结果实多，种子质量好。

2) 培植时期：春、秋两季均可栽种。但在我国秦岭以北较寒冷地区，因箭麻抗寒性差，故不易冬栽，冬季采收的箭麻应置于 3℃左右低温下贮藏越冬，春季解冻后栽植。

3) 培植方式：箭麻自身贮藏的养分，完全能满足开花结实的需要，故栽植时不需菌材，可直接栽种。在作好的畦上按株、行距均为 30cm 栽种，箭麻顶芽应朝向畦外边，并向上放置，栽后再覆土 3～7cm。

4) 圃地管理：在场地周围设置围栏，以防牲畜践踏。培养管理中应注意保持湿度，防止过干而影响抽茎，过湿而使母麻腐烂或花茎受霉菌侵染。人工授粉期间应搭棚，棚上覆盖塑料薄膜，防止雨水落入育种圃内，影响人工授粉，降低结实率。现蕾后摘除花序顶端花蕾，促使下部果实饱满。在风期应设风障，或设置花茎支架，以免吹断花茎。

(2) 人工授粉：其目的是获得质好量多的天麻种子。人工授粉应在天麻开花当天或隔天进行，每天上午 8～10 时，将着生在合芯柱顶端的药帽轻轻挑出来，再将药帽内的花粉块挑起，将其放在同一朵或另一朵花内的合芯柱基部分泌黏液的柱头上。授粉后2～3周，种子即可成熟。

(3)采收种子：天麻果实是由果穗下部向上部陆续成熟的。当下部果实出现初裂后，可将其邻近的3～5个尚未开裂的果实剪下。以此逐日向上分批采收，采后需及时播种，否则应将种子放入玻璃容器内，置0～4℃冰箱内，可保存4～6天。

2. 紫萁小菇生产种制作(黄善香，1999)

(1)一级种制作：在无菌条件下，用75%的乙醇将子实体进行表面消毒，之后揭去菌柄或菌盖的表皮，或把菌盖、菌柄一分为二，挑取少量组织接种于PDA试管斜面上，20～25℃培养一定时间，待菌丝长满后即可。

(2)生产种制作

1)配方：阔叶林树叶78%，麦麸20%，石膏1%，白糖1%。

2)制作方法：先将树叶预湿，然后加入麦麸、石膏、白糖溶于水后拌入培养料，充分拌匀，加水使含水量为65%。装瓶灭菌，冷后接种。一支一级种可接2～3瓶。接种后25℃培养50天左右，即可用于生产。

3. 播种技术

(1)利用天然萌发菌播种：没有条件分离紫萁小菇等萌发菌的地方，利用自然界中感染了萌发菌的树枝、树叶播种，是完全符合天麻发芽自然规律的，该法简单易行。

1)天然萌发菌的收集：天麻种子成熟前，应收集头年和早春落在树林中的壳斗科植物的枯黄树叶和细碎树枝，以贴紧土壤稍朽的潮湿树叶最佳。将收集到的枯枝落叶经常淋水保湿，可保持萌发菌的生活力。

2)播种方法：采用固定菌床播种，每年3月开始做床、培菌，6月下旬播种。播种前揭开上层菌材，将下层菌材之间的培养料铲掉，在两棒之间垫入一薄层(压紧后约1cm厚)潮湿的壳斗科树种的树叶，将种子从果中抖出，轻轻撒在树叶上。撒种后在其上再放一层树叶，再撒种。如此摆叶撒种直至把菌材空填平，然后将上层菌材放回，上层菌材空隙间也如此播种。播种后其上再放置些菌枝材或菌棒材，空隙填满培养料，最后上面盖层培养料和树叶。有的产区是在上下两层菌材间摆叶撒种，摆撒3～4层即可。

(2)利用人工培养的萌发菌播种

1)拌种：将培养好的紫萁小菇的生产种，从瓶内掏出，放入干净脸盆或搪瓷缸中，并将贴在一起的菌叶一片一片地撕开备用。之后将采收的果实捏开轻轻撒在菌叶上，分多次撕开撒拌均匀，待用。

2)播种方法：挖宽70cm、深20～30cm、长100cm的浅坑，底铺一层松散砂土，再铺一层壳斗科湿树叶，将拌好种的菌叶取一半均匀撒在底层湿叶上，然后按一根蜜环菌材搭上一根新鲜小树棒，一根靠一根地平铺在菌叶上面，并盖好细肥土，第二层仍按上方法摆放，最上面覆土10cm以上即可。此外还可按下法操作：播种时挖开菌床(当年3月做床、培菌)、取出菌材，耙平床底，先铺一层壳斗科树的树叶，然后将拌好种的菌叶分为两份，一份撒在底层，按原样摆好下层菌材，其间仍留2～3cm距离，盖土填满菌材之间的空隙，铺树叶后将另一半播种菌叶撒播在上层，放菌材后覆土10cm即可。

(六)田间管理

1. 调节床内湿度 地温为 18～25℃，天麻与蜜环菌生长最快，当地温高于 28℃或低于 10℃时，天麻与蜜环菌生长则减缓或进入休眠。为延长天麻的生育期，常采用扣塑料棚或覆地膜，提高床内温度；在夏季或高温季节，应搭阴棚，并调节其透光度，使床内温度保持在 18～25℃，保证蜜环菌和天麻尽可能在最适宜的温度下生长发育。在春季温度不高时应注意除草，以免与天麻竞争能量。

2. 水分的控制 天麻、蜜环菌的生长要求有较高的湿度，一般栽麻后要注意补充水分，方法为沿坡面，在天麻窝的上方挖一洞穴，看到菌材的一头，即可浇水，待水渗入后再覆土填平洞穴。使床内菌材培养料含水量为 50%～60%，空气相对湿度应为 70%～80%。但进入雨季后，天麻怕积水，此时应防水涝，在雨季来临前要挖好排水沟，严防雨水浸入床内。

(七)病虫害防治

1. 病害

(1)日灼病：为生理性病害。天麻抽茎开花后，由于未搭棚，在向阳的一面茎秆受强光照射而变黑，在雨天，易受霉菌侵染而倒伏死亡。

防治方法：在抽茎前应搭好阴棚。

(2)块茎腐烂病：由多种病原微生物引起，也有的是由于环境条件不良，不利于天麻的生长而只利于蜜环菌的繁殖生长而侵蚀天麻，也有的是高温、高湿条件使窝内的其他腐生菌或杂菌泛滥为害。

症状：皮部萎黄、中心组织腐烂，掰开块茎，内部变成异臭的稀浆状态，有的块茎组织内部充满了黄白色或棕红色的蜜环菌索。

防治方法：在栽天麻时，要选择无杂菌侵染的菌材；根据天麻的生物学特性，搞好田间管理，不选带病的种麻。

2. 虫害

(1)华北蝼蛄：以成虫或若虫嚼食天麻块茎。

防治方法：将 5kg 谷秕子煮成半熟，或将共 5kg 的麦麸、豆饼、棉籽饼等炒香后拌药(用 90%敌百虫 0.15kg 兑水成 30 倍液)制成毒饵，选择无风闷热的晚上，将毒饵撒在蝼蛄活动的隧道处；设置黑光灯诱杀成虫。

(2)蛴螬：以幼虫在天麻窝内嚼食天麻块茎，将天麻咬成空洞。

防治方法：播种前用 50%锌硫磷乳油 30 倍液喷于窝面，再翻于土中，之后播种；在生长期可用 90%的敌百虫稀释成 800 倍的水溶液，向内浇灌，也可设置黑光灯诱杀。

(3)介壳虫：危害天麻的介壳虫主要是粉蚧。群集于菌材和天麻块茎上，故为群体危害，表现为天麻块茎颜色加深，影响块茎生长，使块茎瘦弱。

防治方法：发现虫害发生时，应将有虫的菌材放在原床中架火烧毁，白麻、米麻和箭麻一齐水煮加工，不能与其他种麻混合，以防蔓延。

六、采 收 加 工

（一）采收

通常以10月下旬至翌年3月下旬为收获适宜期，此时新生块茎停滞生长而进入休眠。过早采收，其块茎还在生长，不仅降低产量，而且影响产品的品质与种麻的生活力，过迟采收，天麻萌动，导致块茎质地不实，加工后多空心质泡。

采收时应将表土撤去，揭开窖内的菌材，取出箭麻、白麻和米麻。之后选取麻体完好健壮的箭麻作有性繁殖的种麻，中、小白麻、米麻作无性繁殖的种麻。其余加工成产品。

选作种麻的块茎应保存在 3℃的窖内或室内，用洁净湿润的细砂或 2 份锯木加 1 份砂（含水量为 20%～24%）与种麻分层堆放，应避免种麻相互接触。其间要经常检查，以防霉烂和发生鼠害。保存温度以 1～3℃为宜。

（二）加工

1. 分等　用于加工的天麻块茎，应按其质量进行分等。质量 150g 以上（直径 4～7cm，长 8cm 以上）为一等，75～150g（直径 2～4cm，长度 6～8cm）为二等，75g 以下（直径 2cm 以下，长度 6cm 以下）为三等。

2. 加工方法

(1) 清洗泥土：将分等后的天麻块茎，用水洗去泥土，应防止天麻块茎在水中浸泡过夜，否则加工后的产品变黑色。

(2) 刮去鳞片：用竹刀刮去鳞片，削去受伤腐烂部分，然后用清水冲洗。

(3) 蒸、煮：按等级分别蒸制或煮制，以蒸制较好。

1) 蒸麻：将天麻放入锅内蒸制，一等天麻上汽后蒸 20min 左右，二等天麻 15min 左右，三等天麻 12min 左右，以无生心为度。

2) 煮麻：将小米煮汤，滤去小米后得稀的小米汤。当小米汤煮沸后倒入天麻块茎，一等天麻煮沸 25min，二等天麻煮沸 15～20min，三等天麻煮沸 15min，以无生心为度。也可用 1%的明矾水代替小米汤煮麻。

(4) 熏：天麻经蒸、煮后，放置于熏房，用硫磺熏 20～30min。目的是使天麻色泽白净，并防虫蛀。

(5) 烘干整形：烘房温度是影响产品品质的重要因素，必须严格控制。用 70～80℃的温度烘 2～3h 后，再降至 50～60℃，烘到七成干时，用木板压扁，最后烘至全干为止。

（三）质量要求

加工后的天麻，以个大肥厚，完整饱满，色黄白，明亮，质坚实，无空心、虫蛀、霉变者为佳。

Ⅲ. 天　　冬

别名　天门冬。

一、来　　源

天冬为百合科天冬 *Asparagus cochinchinensis*(Lour.) Merr.的块根。

二、植物学特征

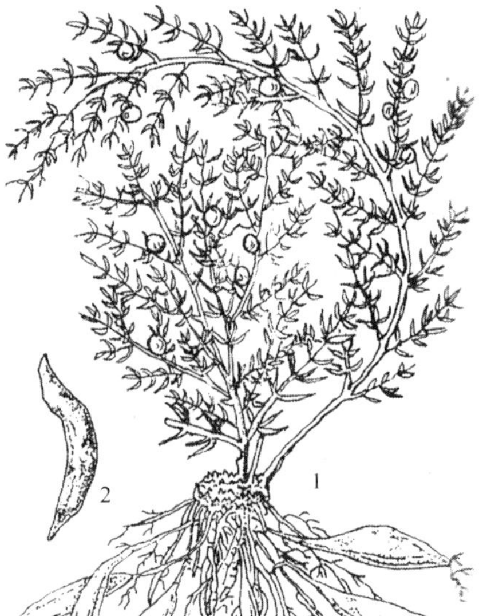

图 14-3　天冬(李万林绘)

1. 植株；B. 天冬药材

攀缘状多年生草本。块根肉质，簇生，纺锤形。主茎上有下弯的短刺；叶状枝通常 3 枚成簇，扁平，略呈镰刀状。叶退化为鳞片。花单性异株，小花常 2 朵腋生。浆果球形，熟时红色。花期 5 月，果期 6～9 月(图 14-3)。

同属植物羊齿天门冬 *Asparagus filicinus* Ham. ex D. Don 的块根亦作天冬入药。

三、主产区与适宜生长区

天冬主产于贵州、四川、广西。此外，浙江、云南、陕西、甘肃、安徽、湖北、河南、江西等省亦产。天冬主要生长区域生态因子范围：大于等于 10℃积温 310.0～8445.0℃；年平均气温 9.8～28.2℃；1 月平均气温-12.0～18.1℃；1 月最低气温-15.8℃；7 月平均气温 10.0～28.9℃；7 月最高气温 33.4℃；年平均相对湿度 52.4%～90.8%；年平均日照时数 940～4230h；年平均降水量 173～1945mm；土壤类型以赤红壤、红壤、黄壤、黄棕壤、棕壤、暗棕壤、褐土等为主。与天冬主产区生态相似度为 95%～100%的省区有云南、广西、湖南、四川、贵州、湖北、广东、福建、陕西等，为天冬主要的适宜生长区。

四、生物学特性

(一)种子生物学特性

天冬种子属湿藏型，干燥后发芽率降低，不宜久贮，当年种子比次年种子的发芽率高，故隔年种子不宜使用。不同产区的种子休眠习性不同，某些产区的种子无休眠特性，如福建产区的种子，在播种后平均气温 18～22℃、土壤湿润的条件下，经 5～7 天开始发根，经 36～42 天发芽，发芽率为 22%～58%，某些产区的种子有休眠特性，如浙江产区的种子，1 月底砂藏于温室，在 13.6～20.7℃温度下只长根，再经低温后于次年春天发芽出苗，有下胚轴休眠的习性。

(二)生长发育与环境条件的关系

天冬喜较温暖湿润的气候，不耐严寒，多分布在海拔 300～1000m 地带，产区年平均气温在 16℃左右，最高气温可达 41.1℃，最低气温−3℃，年降水量 1030mm 左右，年日照时数在 1300h 左右。天冬忌强光直射，特别在幼苗期经烈日照射，易致茎梢枯萎甚至死亡。因此应适度遮阴或与高秆作物或林木间作。

天冬的块根发达，入土深达 50cm，其数量在一定年限内随栽培时间的增长而增多，一般二年生者有块根 140～200 个，4 年生者有块根 360～600 个。因其根入土较深，故应选土层深厚、肥沃、富含腐殖质、排水良好的壤土或砂质壤土；重黏土、瘠薄土及排水不良的地方不宜栽培。

五、栽 培 技 术

(一)选地与整地

应选土层深厚的砂质壤土或富含腐殖质的土壤。选林地种植时，不宜选松林地和黏土而应选混交林或稀疏的阔叶林地。选农田栽培时，应与其他高秆植物间作。整地时一般要除去过密杂林、竹子等，使之具有 30%荫蔽度，之后深翻土地，施足底肥，一般每 $667m^2$ 可施农家肥 3000kg 左右，整细耙平作成 130cm 宽的高畦，北方可作平畦。

(二)繁殖方法

天冬可用种子、分株和小块根来进行繁殖。生产上采用较多的是分株繁殖。

1. 种子繁殖　用该法繁殖时，多采用育苗移栽。

(1)采种：天冬为雌雄异株植物，一般雄株多于雌株。在天冬的生长期内，为获得最大量和最优质的种子，见有雌株时，应增施肥料，勤加管理，使其生长健壮。在 7～8

月结果期间，应注意果实的成熟情况，当果实由绿色变为黄色时，应摘下，过熟则易脱落。果实采用后，应堆积发酵，待稍腐后放入水中搓去果肉，选粒大而充实者作种。最好立即进行秋播，如需次年春播，应将种子混于湿润的细砂中贮藏，否则种子易失水而使发芽率降低。

⑵播种：秋播于 8～9 月下种，春播于次年 3 月下种。播种前，先在畦面上开横沟，沟心距 17～20cm，播幅 8～10cm，深 5～8cm，将种子均匀撒于沟中，粒距 2～3cm，每沟撒种 60～80 粒。每 667m^2 苗床，需 10～12.5kg 种子，按成苗率 15%～20%计算，可得幼苗 4 万～5 万株，可供移栽 5336～6670m^2 之用。

⑶苗期管理：在种子有休眠特性的产区，秋播和春播，均于春季出苗。立春后，若遇干旱，应适当浇水，保持土壤湿润，以利种子萌芽。出苗后应经常拔除杂草，但不拔松幼苗根际土壤。在暴雨后土壤板结时，应浅锄一次。在苗期，每年应施 2 或 3 次肥，苗高 3cm 左右时施第一次，夏季施第二次，初秋施第三次。每次每 667m^2 施入稀薄的人畜粪水 1000～1500kg 或尿素 5～10kg。培育 1～2 年即可移栽。

⑷移栽：移栽时期，一般秋播者在次年晚秋或第三年早春；春播者在当年晚秋或次年早春。移栽前，掘起幼苗，按大小分类，便于栽种后管理。作种栽的幼苗至少应有 4 或 5 个块根，过少者不能作种栽。选好种栽后，每 50 株捆成一把，置于阴湿处待种。按行距 50cm、株距 30cm，深约 17cm 开穴，每穴施土杂肥 1kg 左右，栽苗 1 株，栽时要把块根向四周摆匀，否则易妨碍生长。然后盖细土压紧，再盖土较幼苗原来稍深 2～3cm 即可。

2. 分株繁殖 在 3～4 月植株尚未萌动时采挖天冬，除将 2～3 年生的径粗 1.3cm 以上的大块根摘下，加工作商品外，可将一年生根头上有较多幼芽的植株用刀分割为数株（一般可分为 3～5 株），分割后每株应有 2 个以上芽和 4～5 个小块根者才能作为种栽。然后按育苗移栽的方法进行栽种，随后注意浇水，保持土壤湿润，10～15 天即可出苗。

3. 小块根繁殖 在冬、春休眠期采收天冬时，摘下带根蒂的小块根作种栽。在整好的畦上，按行距约 27cm 开横沟，深 12～15cm，将种栽斜放沟内，每隔 6～10cm 放一根，盖土与畦面平，要不现根蒂，保持湿润，出苗后按种子繁殖中的苗床管理法进行管理，培育一年后，按种子繁殖法中的移栽法进行移栽。

（三）田间管理

1. 中耕除草 中耕宜浅，入土 5～7cm 即可，过深易伤根而引起病害。每年进行中耕除草 3 次，首次在 3～4 月，第二次在 6～7 月，最后一次在 9～10 月。

2. 施肥 在每次中耕除草后进行。第一、二次每 667m^2 宜施用人畜粪水各 1200～1500kg，也可适当施用硫酸铵或尿素 3～5kg；第三次每 667m^2 施 2000kg 土杂肥和 40～50kg 磷酸钙，或者施用拌人畜粪水的灰肥约 1000kg。

3. 设立支架 在移栽的第二年以后，天冬地上部分生长迅速，当蔓生茎长 50cm 左右时，应以小树枝或竹竿作其缠绕支架，以利生长。在风大地区应将相邻支架扎在一起，以防倾倒。

4. 灌溉排水　天冬在早春易发生干旱，此时应注意灌水保苗，其余时间一般不缺水。在雨季要注意排水防涝。

（四）病虫害防治

短须螨：又名红蜘蛛，于5～6月危害叶状枝。

防治方法：收挖前将地上部收割，处理病残体，以减少越冬基数；发生期可用40%水胺硫磷1500倍液，或20%双甲脒乳油1000倍液喷雾防治。

（五）间作

育苗期间，可与粮食作物（如胡豆、玉米等）间作。在移栽后第一、二年生长期间，可间作农作物，一般在冬季间种胡豆，春、夏可间种穿心莲或短期蔬菜，第三年一般不再间作。

六、采收加工

（一）采收

天冬的采收年限，种子和小块根繁殖的以4～5年为宜；分株繁殖者以3～4年采收为宜。采收时间自秋季9月到次年3月均可。收时，割除藤茎，挖起全株，去掉泥土，将茎粗在1.3cm以上的块根剪下，加工成商品。所余根头及其附留的小块根，适当分割作种栽。栽4～5年后，每667m^2可产鲜块根2000～3000kg。

（二）加工

将鲜块根洗去泥土，分为大、中、小三等，分次放入沸水锅中或木甑中，煮、蒸至透心，外皮容易剥去时，即捞出浸在冷水中，将皮层完全剥净，再泡在冷水中，全部剥完后，从冷水中捞起，用剪刀剪去头尾根蒂，置于熏房内，点燃硫磺熏10余h，之后烤或晒至全干即成商品。

在蒸煮过程中，时间不能过长或过短，过长则糖汁泄出，不易干燥，过短则产品不透明，其标准为蒸、煮透心为度。在干燥中，温度不能过高，过高时会产生气壳，或变成焦黄色，有损商品品质。鲜根折干率一般为10%～18%。

（三）质量要求

以无污染，无芦头、尾带、包壳，无未蒸或煮透的白心，无虫蛀、霉变，无焦枯、黑糊者为合格。以条粗壮、色黄白、半透明者为佳。

Ⅳ. 半　夏

别名　水玉，羊眼半夏，和姑，蝎子草。

一、来　源

半夏为天南星科三叶半夏 *Pinellia ternata*（Thunb.）Breit.的块茎。

二、植物学特征

多年生小草本。块茎扁球形。叶出自块茎顶端，一年生叶单生，卵状心形或基部戟形；二年生或三年生叶为三全裂，常在叶柄近基部内侧有1小珠芽。佛焰苞绿色，附属体细长，伸出佛焰苞外；花单性同序，无花被；雄花生于上部，雄蕊2；雌花序生于下部与佛焰苞合生，单侧着花，子房1室，具1胚珠。浆果卵状椭圆形，绿色。花期5～7月，果期8～9月（图14-4）。

同属植物掌叶半夏 *Pinellia pedatisecta* Schott（虎掌）的块茎亦作半夏用。与半夏的主要区别为：掌叶半夏的块茎较大，通常直径3～4cm；叶片掌状分裂7～13。

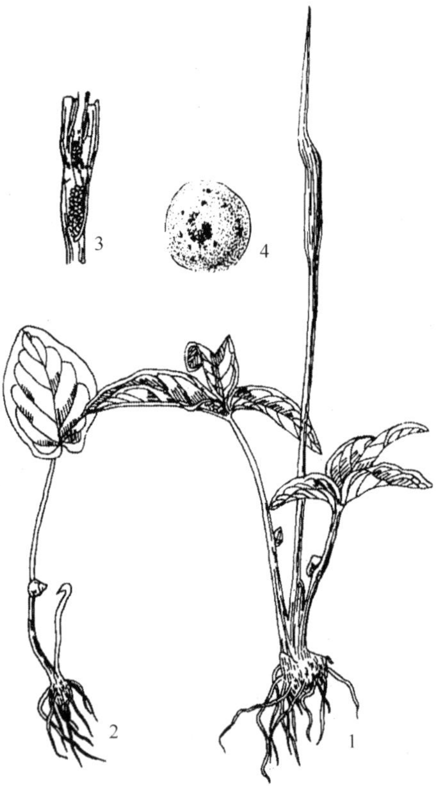

图14-4　半夏（李万林绘）

1. 全植株；2. 幼块茎、幼叶及花枝；3. 佛焰苞剖开后，示内穗花序上的雄花(上)和雌花；4. 半夏药材

三、主产区与适宜生长区

半夏主产于四川、湖北、安徽、江苏、河南、浙江等。野生品我国大部分地区有分布。半夏主要生长区域生态因子范围：大于等于10℃积温2021.7～5839.4℃；年平均气温13.9～23.6℃；1月平均气温−4.0～8.4℃；1月最低气温−8.6℃；7月平均气温17.7～28.3℃；7月最高气温33.3℃；年平均相对湿度58.5%～82.7%；年平均日照时数1134～2494h；年平均降水量463～1607mm；土壤类型以黄棕壤、黄壤、棕壤、黄褐土、潮土等为主。与半夏主产区生态相似度为95%～100%的省区有四川、云南、湖北、湖南、贵州、河南、山西、安徽等，为半夏主要的适宜生长区。

四、生物学特性

（一）生长发育习性

半夏为多年生草本，10～30cm。地下块茎球形和扁球形，为浅根系植物，平均每年出苗三次；第一次为4月（5～6月倒苗）；第二次为6月（7～8月倒苗）；第三次为9月（10～11月倒苗）。4月初开始萌生珠芽，4月中旬达到高峰，成熟期在4月下旬至5月中旬。以6～7月，珠芽增殖数目最多。其中5～8月为球茎生长期，这时母球茎与珠芽膨大加快，导致田间个体增多，密度加大，此时需加大肥、水供应，以保证其生长发育的需要。半夏怕炎热与寒冷，适宜生长的地温为13～25℃，26℃以上开始越夏倒苗，13℃以下即开始越冬枯苗，每次生育周期为50～60天。

（二）生长发育与环境条件的关系

半夏常生于溪边、玉米地中、田间地头、山坡林下或灌木丛中潮湿而有疏松肥沃砂质土壤或腐殖质土壤中。喜温和湿润气候，耐寒、耐荫蔽，怕旱、怕高温、怕强光。半夏对土壤要求不严，一般土壤均可栽培，但以排灌方便、疏松肥沃、湿润、保水保肥能力较强、中性或近中性（pH5.6～6.4）的砂壤土和壤土为好，黏土不宜种植。

五、栽培技术

（一）选地与整地

1. 选地　在野生状态下，半夏多生长在冬暖夏凉、湿润多雾、半阳半阴环境中，因此宜在山坡侧面坡地及日照不强的山间平缓地，选择湿润、疏松、肥沃、排灌良好的砂质壤土，盐碱地及涝洼地不宜种植，且前茬以豆科植物为好。

2. 整地　在秋收后土壤封冻前，将选好的地块深耕20～25cm以便减轻地下害虫来年的危害，翌年春天，每667m^2施腐熟厩肥3500～4000kg，过磷酸钙45～50kg。深耕25cm，捡除石块及其他杂物，耙细整平，然后根据地形不同，分别作成高畦或者平畦。一般在低洼地作成高畦，宽13cm，高12cm，畦间约30cm；在平缓地段多作成平畦，宽50～60cm，畦埂宽20～25cm。

（二）繁殖方法

1. 块茎繁殖　夏末秋初采挖半夏时，留下当年生直径在2cm左右的小块茎作为种源，可以边挖边栽，也可以用湿砂土混拌后置阴凉处贮藏。播种期一般在冬春季节，秋季播种产量较低。

2. 珠芽繁殖　这是目前生产上采用的主要方法，根据半夏的生长特性，一茎叶即可生长一珠芽，因此种源数量充足，发芽稳定，成熟期早，其方法如下：夏秋之际，在老叶行将枯萎时，取下叶柄下成熟珠芽，按 10cm×8cm 开穴，每穴下种 2 或 3 粒，采用盖土法培育：发现倒苗及时盖土，以刚好盖住珠芽为度，同时可追施少量磷钾肥以促进珠芽生长。

3. 种子播种　二年生以上的半夏能开花结果，花期为 7～8 月，果期为 9～10 月，当其花序(佛焰苞)枯萎时可进行采收，从花序中取出种子，经过湿砂贮藏，来年春天可按株行距 10cm×8cm，播种于半阴半阳的地块，由于半夏的种子发芽率较低，出苗缓慢，生长期较长，而且经过种子发芽得到的植株非常幼小，只能形成一片倒三角状或戟形单叶，不形成复叶，植株抗逆性较差，在干旱高温情况下，常常提早倒苗枯死。即使能够躲过，由于其叶面积极小，光合作用形成的增长量极低，当年只能形成 1.0g 左右的小块茎，需要 3 年才能收获，故此法在生产上很少采用。

4. 播种技术　在惊蛰至春分，地温稳定在 13℃以上即可播种。目前，生产上主要采用珠芽繁殖和块茎繁殖，因为这两种方法生长较快，1～2 年即可收获。其方法如下。

(1)催芽：在 2 月中下旬将选好的珠芽块茎放置在 20～25℃的塑料大棚内，处理约 15 天，发现芽鞘发白即可。

(2)播种：珠芽按行距 10～15cm、株距 6～9cm 开穴，每穴下种 4 或 5 个；块茎按行距 15cm、株距 4～5cm，挖 4～5cm 的穴，每穴下种 2 或 3 个，栽后覆以细土和草木灰，浇透水。并加盖塑料薄膜，目前在生产上多用普通农用地膜(厚 0.014mm)或高密度地膜(厚 0.008mm)。地膜的宽度根据畦的宽窄而定，盖膜时一般三人一组，两个人在两侧拉紧地膜，一个人展膜，使薄膜紧贴在畦梗上，平整后用土将膜的两边压实，做到紧、平、严。一般在盖膜后半个月左右开始出苗，25～30 天即能够出齐。在出苗过程中，应经常检查出苗情况，在苗高 2～3cm 时，要及时破膜放苗，在齐苗后要及时揭去地膜，避免因膜内温度过高灼伤小苗而造成损失。

(三)田间管理

1. 中耕除草　宜在齐苗后进行，松土可用二齿小耙操作，深度不超过 5cm，以免碰伤幼苗。同时，因半夏在与杂草的竞争中处于劣势，在其生长期尤其是在苗期，要及时拔除杂草，力争做到除早、除小、除了，避免草荒。

2. 排灌　半夏喜湿润，怕积水，出苗后要经常浇水，特别是在 5～8 月，要使土壤保持湿润，以促进块根生长；在雨季来临之际，又要注意排水，防止因积水而引起块根腐烂。

3. 追肥　半夏属喜肥植物，在其生长过程中要进行多次追肥：齐苗后可进行第一次追肥，一般可按每 $667m^2$ 1000～2000kg 的用量追施腐熟人粪尿；第二次在 5 月中下旬，当珠芽全部形成时，可重施粪肥、饼肥和尿素，每 $667m^2$ 可施腐熟厩肥或草皮灰 3500kg，也可施尿素 12kg，以促进块茎迅速生长；第三次在 7 月中下旬倒苗后，当珠芽露出新芽时，可用 1∶10 的粪水泼浇，以促进出苗；第四次可在 9 月中旬，半夏全苗齐苗时，每

$667m^2$可用10kg尿素、25kg饼肥、20kg过磷酸钙，与沟泥混匀后撒施于表土，起培土与灌浆的作用。

4. 摘蕾　在生产上，若不留种，在花期要及时摘除花序，以促使养分流向块茎，从而达到提高产量的目的，须注意，由于半夏的花期不一致，在摘花蕾时要分批进行。

（四）增产技术

1. 粮药套种(范惠芳和程力钢，1997)　根据半夏喜阴的特性，结合小麦和玉米的生物学特性及生长发育特点，利用小麦和玉米为其创造适宜的生长环境，方法如下：头年播种小麦时，将麦垄加宽至30cm预留半夏播种行，来年春分时节，在预留播种行中，开深8～9cm的沟，按2～3cm的株距，撒播半夏种茎。小麦收获后及时点玉米，同时在半夏苗垄中，撒3～5cm厚麦糠并浇水，从而达到保湿降温的作用，防止半夏倒苗。秋季玉米收获后，于白露至秋分时收获半夏。

2. 亚硫酸氢钠的应用(宋金斌等，1997)　在夏季高温季节喷施0.01%亚硫酸氢钠抑制半夏的呼吸作用，减少光和产物的消耗，延迟和减少倒苗，从而达到增产的效果。

3. 三十烷醇的应用(蒋立昶等，1994)　在半复生长中后期，每10天根外喷施0.2%磷酸二氢钾或2×10^{-6}的三十烷醇，也有一定的增产效果。

（五）病虫害防治

1. 病害防治

(1)块茎腐烂病：多发生于高温高湿季节，且多发生在低洼积水处。表现为地上部分枯萎、地下块茎腐烂。

防治方法：加强排水，发病初期拔除病株，并用5%的石灰水浇灌病株及发病地块，防止病害蔓延。

(2)叶斑病：病原不详，多在初夏发病。表现为发病初期叶上有紫褐色病斑，后期病斑上出现小黑点，严重时侵染全叶，导致叶片卷曲，最后焦枯而死。

防治方法：以预防为主，可在发病前后喷1∶1∶120波尔多液或65%代森锌可湿性粉剂500倍液，10天左右喷一次，连续2或3次即可。

(3)病毒病：也称缩叶病，多发生在夏季，发病后小叶皱缩扭曲，植株畸形，矮小。

防治方法：彻底消灭媒介蚜虫；及时拔除病株，烧毁或深埋，并用生石灰消毒；选无病植株留种。

2. 虫害防治

(1)红天蛾：以幼虫危害，夏季发生，主要咬食叶片，造成空洞或缺刻，严重时将整个叶片吃光。

防治方法：可以发病期喷40%乐果乳剂1500～2000倍液或敌百虫1000倍液防治，每周一次，连续2或3次即可；病害较轻时，也可采用人工捕捉。

(2)蚜虫：危害方式主要是刺吸叶汁，并作为病毒传播的媒介。

防治方法：放养瓢虫进行生物防治；发生量多时，可喷洒40%乐果乳油1500～2000

倍液进行防治。

六、采 收 加 工

(一)采收加工

一般来说，种子播种三年收获，块茎和珠芽繁殖当年或第二年收获。可于霜降至立冬，半夏地上茎叶枯萎时采挖，过早影响质量，过迟则不易脱皮。采挖时，自畦的一端依次浅翻，将块茎捡起，除去须根，按大小分级，大号加工商品，中小号留作种茎，过小的(直径在 10mm 以下)留于土中继续培养，待次年长大后再采收。采回的生半夏，先拌以石灰粉，堆成厚 15～20cm 的堆，让其发汗，4～5 天后，待其外皮稍烂易搓落时，装入箩筐中，置于流水处，脚穿长筒靴或草鞋，用脚踩搓，除去外皮使呈洁白色，晾干水气，然后晒干或烘干。一般每 667m^2 产量在 300kg 左右，鲜品折干率在 30%左右。

(二)质量要求

以身干、个大、无霉变、无虫蛀、去净皮、色白、质坚实、颗粒均匀、粉性足、直径在 10mm 以上者为优。

(三)贮藏方法

半夏因含有毒成分，须按毒性中药材贮藏，装入专用木箱中，并填上标签，放置于阴凉通风处。

V. 麦　　冬

别名　麦门冬。

一、来　　源

麦冬为百合科沿阶草 *Ophiopogon japonicus* (L.f.) Ker-Gawl.的块根。

二、植物学特征

多年生草本。高 15～40cm。须根下端常膨大成块根。叶基生，细条形。花序远比叶短；总状花序；花淡紫色，偶有白色，形小，稍下垂；花被 6 片；雄蕊 6 枚；子房半下位，3 室。浆果球状，成熟时深绿色或黑蓝色。花期 7 月；果期 11 月(图 14-5)。

商品药材大多为栽培品。浙江产的称“杭麦冬”；四川产的称“川麦冬”。湖北以山

麦冬属的山麦冬 *Liriope spicata* Lour.栽培品的块根亦作麦冬药用。以上两种植物野生品的块根习称“土麦冬”。各地作土麦冬使用的，尚有以下几种山麦冬属的植物：阔叶麦冬 *L. platyphylla* Wang et Tang、小麦冬 *L. minor*(Maxim.) Makino、甘肃麦冬 *L. kansuensis*(Batal.) C. H. Wright。

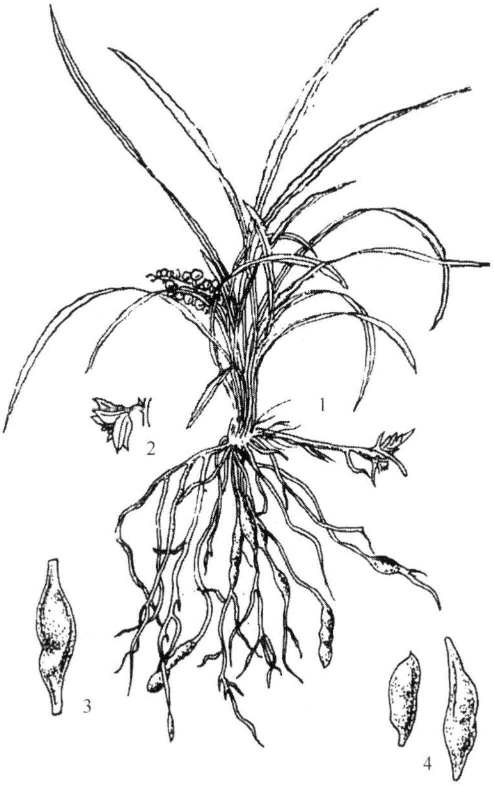

图 14-5 沿阶草(李万林绘)

1. 全植株；2. 花；3. 杭麦冬药材；4. 川麦冬药材

三、主产区与适宜生长区

麦冬主产于浙江、四川。我国大多数省区有分布。麦冬主要生长区域生态因子范围：大于等于 10℃积温 489.0～7907.4℃；年平均气温 8.9～26.1℃；1 月平均气温−6.4～13.0℃；1 月最低气温−14.0℃；7 月平均气温 7.1～28.8℃；7 月最高气温 33.6℃；年平均相对湿度 55.6%～81.9%；年平均日照时数 1051～2700h；年平均降水量 468～1795mm；土壤类型以赤红壤、红壤、黄壤、黄棕壤、棕壤、褐土等为主。与麦冬主产区生态相似度为 95%～100%的省区有云南、四川、广西、湖南、贵州、湖北、广东、江西、陕西等，为麦冬主要的适宜生长区。

四、生物学特性

(一)生长发育习性

麦冬的生长大致可分以下三个阶段。

1. 叶丛生长 麦冬栽培后，因气温较高，新叶抽出十分缓慢，据报道，栽后 3 个月才开始分蘖，11 月及次年 4 月为分蘖盛期，炎夏和冰霜寒冷季节，叶丛生长停滞。

2. 发根 麦冬一般每年发两次根：首次在 7 月之前，从老苗基部发出，细而长，一般不膨大成块根，称为营养根；第二次在 9～11 月，为发根盛期，主要从分蘖苗或老苗基部发出较短而粗壮的根，能膨大成块根，称结冬根。第二次发根时地上部分生长较缓慢。次年麦冬的第二次发根比第一年要早些，此次发根越多，形成的块根越多，产量也就越高。

3. 块根形成　春季栽植者，块根一般在10月下旬开始形成，11月为块根膨大期，1月气候寒冷，块根膨大缓慢，第二年3～4月，气温开始回升，块根则迅速膨大。

(二)生长发育与外界环境的关系

麦冬喜温暖气候和较潮湿的环境，在地势较高较冷地区生长不好，产量低。

1. 对气候条件的要求　麦冬产区，年平均气温为16℃左右，极端最高气温为38.5℃，极端最低气温为−9.3℃，年平均降水量约为1150mm，无霜期247～260天。冬季气温在−10℃的条件下，不会发生冻害，但生长不好，发育受抑制。

2. 对土壤条件的要求　麦冬为块根入药，土壤以疏松、肥沃、湿润和排水良好的夹砂土为好。在过砂过黏的土壤中均生长不好。若在坡地栽培，要选水源方便的地方。

麦冬忌连作，栽培一季后，要经过2～3年才可再种，否则地下害虫危害严重，土肥降低，产量下降。

3. 光照　麦冬不宜强光照射，强光直射会使叶片发黄，生长发育受影响，但过于遮阴，易造成地上部分的徒长，影响产量。

五、栽 培 技 术

(一)选地整地

栽种麦冬应选择疏松、肥沃、湿润、排水良好的中性或微碱性砂质壤土，积水、低洼、易涝地不宜栽培。麦冬的前作植物有苕子、油菜、萝卜等，以苕子为最佳。前作收获后整地。因麦冬须根较多，整地必须精细，否则麦冬须根不能自由伸展，从而影响养料和水分的吸收，最终影响商品的产量和质量。耕地深度一般为20～25cm，要多次犁耙，锄细土块，做到疏松、细碎、平整。因下雨使土壤板结时，需再耙1次，方可栽种。整地时应重施迟效性基肥，一般每667m^{2}施堆肥1500～2000kg，或用过磷酸钙50～70kg和厩肥1000～1500kg混合后施入土中，并做1.5～2m宽的畦，畦间沟宽0.3m左右，畦沟要平直，便于水流畅通。

(二)繁殖方法

麦冬的繁殖方法，在产区采用小丛分株法，其优点是株数少，茎基部与土壤接触面积大，成活快，发根早，分蘖早，分蘖多，结冬早，结冬多，块根生长期长，产量高，质量好。现将其介绍如下。

1. 种苗处理　在清明前后，将麦冬挖起去泥，选颜色深绿且较为健壮的植株，剪下块根加工商品，然后切去根茎下部的茎节，留下1cm以下的茎基，以茎基部剪断面现白色放射状花心(俗称菊花心)、叶片不致散开为度。

2. 养苗　养苗是遇劳力不足，不能及时播种，而对处理好的种苗进行贮藏养护的一个过程。其方法是把处理好的种苗用稻草捆成直径约 50cm 的捆子，放在清水里浸泡，使其吸饱水分，然后相并竖立，放在挖好的松土(选阴凉处挖)上，让茎基着地，周围培湿土。若太阳过大，可每天灌水一次。养苗时间以 7 天内为宜。

3. 栽种方法 先将麦冬种苗在水中浸泡一下，使其充分吸饱水分。用特制的长约 70cm、宽约 15cm、柄长约 15cm 的铁砍刀开沟。行距 15cm 左右，垂直切开土壤，深 5cm 左右。开沟后，按株距 6～8cm 栽苗，每丛三株苗，每 $667m^2$ 需种苗约 700kg。栽时要使苗株垂直靠紧沟壁，下部不要弯曲，栽植深度以叶不散开为度。栽后用铁耙盖土，再用双脚夹着苗，依次踩实，使苗株直立稳固，做到地平苗正，施一次水肥，有条件的可喷水，使土壤和种苗茎部充分接触，有利成活。

(三)间作

由于麦冬喜阴湿环境，故实行间作，以减少日光对麦冬的强烈直射。在麦冬栽种后第二天每隔 5 行麦冬间种一行玉米，株距 50cm，每窝可留玉米一或两株，若肥足、管理得好，在立秋前每 $667m^2$ 可收玉米 150kg。大暑前，又可在麦冬的其他行间，每隔 5 行间种晚玉米一行，秋分时收获，每 $667m^2$ 可收玉米 70kg 左右。冬季和初春，不宜间种作物，因为此时期为麦冬块根生长期，如间种作物，对麦冬产量影响较大。

(四)田间管理

1. 中耕除草 一般每年需除 3 或 4 次草，5～10 月杂草容易滋生，每月须选晴天除草并浅松表土一次，否则杂草会影响苗的生长，同时浪费肥料。入冬以后，杂草生长慢，可少除草或不除草。

2. 施肥 麦冬在一年中生长期较长，休眠期甚短，因而需肥量大，除施足基肥外，每年一般需追肥三次。第一次在 7 月，每 $667m^2$ 施人畜粪水 2500kg，加腐熟菜籽饼 50kg；第二次在 8 月上旬，每 $667m^2$ 施人畜粪水 3000kg，腐熟菜籽饼 80kg，火灰 150kg；第三次在 11 月上旬，每 $667m^2$ 施人畜粪水 2500kg，菜籽 50kg，火灰 150kg 或加过磷酸钙 40～50kg。

3. 灌水保苗 麦冬喜较湿润的土壤，需水较多，特别在栽种后应及时浇足水，有条件的地区，可用喷灌，保持土壤湿润，促进根的萌发。立夏后，天气渐热，水分蒸发量大，应适时灌水。

(五)病虫害防治

1. 黑斑病 4 月中旬发生，雨季发病严重，危害重，可致大批麦冬枯死。发病初始，叶尖变黄，并向叶基蔓延，同时出现青、白、黄等不同颜色的水浸状病斑，最后变黄而枯死。

防治方法：选用健壮无病种苗作种栽；发病初期，在早晨露水未干时，每亩施草木灰 100kg；雨季及时排除积水，用 1∶1∶100 的波尔多液或 65%代森锌可湿性粉剂 500

倍液浸种苗 5min 或大面积喷雾。

2. 根结线虫病　危害根部，造成瘿瘤(内有大量乳白色发亮球状物，为雌成虫)，使麦冬须根缩短，根表变粗糙，开裂，呈红褐色。

防治方法：最好与禾本科作物或水生作物轮作，不与烟草、豆角、薯芋、瓜类、白术、丹参、颠茄等作物轮作，选用无病种苗作种栽，并剪净老根。

3. 蛴螬　每年 8～9 月发生，在土内危害根部，使植株叶变黄色，受害重者逐渐枯死，轻者虽能生长，产量却大大降低。

防治方法：与水稻轮作，一般田地淹水一季即可完全杀死蛴螬。

六、采收加工

(一)采收

采收时间为麦冬栽种后的次年 4 月上、中旬。选晴天将麦冬挖起露出土面，去泥土，剪下块根，放入箩筐中，在流水中用脚踩淘洗，将泥沙洗净，准备加工。

(二)加工

将洗净的根放在席上或晒场上暴晒，晒干水气后，用双手搓(搓时不可用力过猛而搓破皮后再晒，晒后再搓，反复 5 或 6 次，直到搓尽须根为止，干燥后，即为商品。

(三)质量要求

以无须根、米粒小冬，无杂质、霉变、虫蛀，油粒不超过 10%者为合格。以粒大、肉实、色鲜润、无油粒者为佳。

Ⅵ. 何　首　乌

别名　首乌。

一、来　　源

何首乌为蓼科何首乌 *Fallopia multiflora*(Thunb.) Harald..块根。

二、植物学特征

多年生缠绕草本。根细长，末端成肥大的块根，外表皮红褐色至暗褐色，断面具“云

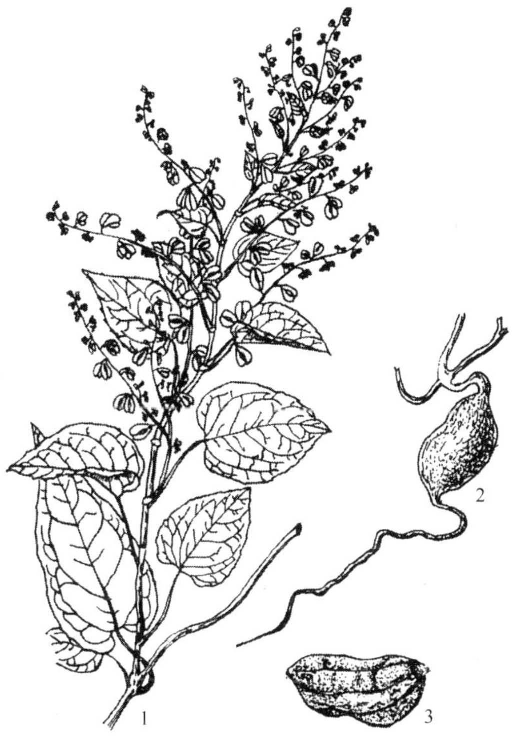

图 14-6　何首乌(李万林绘)
1. 着花、果的枝；2. 根；3. 何首乌药材

锦花纹”(异型维管束)。叶卵状心形，有长柄，托叶鞘短筒状。圆锥花序大型，分枝极多；花小，白色；花被 5 裂，外侧 3 片背部有翅。瘦果具 3 棱。花期 10 月，果期 11 月(图 14-6)。

本植物的茎藤(首乌藤、夜交藤)、叶(何首乌叶)亦供药用。

三、主产区与适宜生长区

何首乌主产于河南、湖北、贵州、四川、江苏、广西等省区。何首乌主要生长区域生态因子范围：大于等于 10℃积温 2606.0～7786.3℃；年平均气温 15.7～26.3℃；1 月平均气温−5.3～12.9℃；1 月最低气温−10.4℃；7 月平均气温 17.4～28.6℃；7 月最高气温 33.8℃；年平均相对湿度 62.2%～82.5%；年平均日照时数 983～2517h；年平均降水量 618～1641mm；土壤类型以赤红壤、红壤、黄壤、黄棕壤、暗棕壤等为主。与何首乌主产区生态相似度为 95%～100%的省区有云南、广西、四川、湖南、湖北、贵州、江西、河南、山东等，为何首乌主要的适宜生长区。

四、生物学特性

(一)生长发育习性

3 月中旬播种的何首乌，在 4～6 月，其地上茎藤生长较迅速，此期间，地下根亦逐渐膨大形成块根；而同期用茎藤扦插的何首乌，当年只在茎上长根，其中有 1～5 条较粗的根，到次年 3～6 月才能逐渐膨大形成块根。不论是春季播种还是扦插繁殖，均能在当年开花结实。据记载，何首乌地上部分长势的优劣与地下块根的多少或大小成正相关。

(二)生长发育与环境条件的关系

何首乌适应性较强，喜温和潮湿气候，忌太干燥和积水。土壤要排水良好，比较疏松和肥沃。在半荫蔽的坡坎边、沟边、林边坡地，均可种植。

五、栽培技术

(一)选地整地

选排水良好、疏松、肥沃的砂质壤土栽培为好。林地、山坡、土坎、农田及房前屋后均可种植。林地种植前应除去过密的杂木，除去树兜，之后深耕30～35cm，耕地时每$667m^2$施入厩肥或堆肥5000kg，耙细整平，作宽1.3m的高畦，畦长依地势而定。

(二)繁殖方法

何首乌可用扦插、压藤和种子来进行繁殖(四川省中医药研究院南川药物种植研究所和四川省中药材公司，1988)。其中以扦插繁殖力最好，不仅成活率高，而且产量大、品质好。种子繁殖时，直播生长良好，产量亦高，但幼苗期管理费工费时；育苗移栽和压藤移栽费工费时，产量低，不宜采用。

1. 扦插　扦插时期，南方较早，北方较晚，一般南方为2～5月，而北方为5～7月。选择生长旺盛、健壮无病虫害的茎藤，剪成18～20cm长的插条。每根插条最少应有两个芽。按行距33cm、株距27cm、深18cm挖穴，每穴插3或4根插条，切记不可倒插，扦条上端应留一芽露出地面，4～5月的插条应留上面一节的叶片，下端的节则去叶埋入土中，覆土压紧，随即浇水，保持土壤湿润，20天左右即可生长出新根。雨后土壤过湿不宜扦插。

2. 种子繁殖

(1)采种：8～10月，果实成熟后采收，晒干贮藏在低温处。

(2)直播：3月上旬至4月上旬，按扦插开穴密度开穴，每穴播种8～10粒，每$667m^2$用种量为0.5～0.8kg。下种后施土杂肥或堆肥，每穴一把。覆盖细土少许，轻轻镇压，上盖稻草保湿。大约20天即可发芽出土，出苗后每穴留壮苗二或三株。

(3)育苗移栽：播种时间与直播相同，在畦上按沟距27cm开浅横沟，把种子均匀播于沟中，播后撒盖土杂肥、堆肥等，然后覆土少许(约1cm厚)。每$667m^2$需种1.5～2kg。出苗后除草、追肥。到次年早春未萌动前，即可按扦插密度进行移栽。

3. 压藤繁殖　6～7月植株生长旺盛时，选健壮、无病虫的老株茎藤，埋在土中，以3～4cm深为好，稍加压紧。在生根发芽后，进行除草、追肥等管理，至次年春未萌发前，便可将苗挖起，分成单株，按扦插密度进行移栽，每穴栽苗二或三株，栽后压紧，施清淡人畜粪水，再盖松土与地面平。

(三)田间管理

用上述方法繁殖者，均需经常保持田间湿润，但在雨水季节应注意排水。旱季应注意除草。从扦插或移栽后的第二年起，每年于早春和冬季应进行两次施肥，一般沟施于行间，以土杂肥、堆肥或人畜粪水为好，每 667m^2 施用量为 1000～1500kg。苗高 30cm 左右，须插设支柱，以供缠绕。12 月倒苗时，应在根际培土。

(四) 病虫害防治

1. 病害

(1) 叶斑病：夏季发生，田间通风透光不良，则发病严重。

防治方法：适当摘除下部叶片，并于发病初期喷 1∶1∶120 的波尔多液，每 7～10 天喷一次，连续二或三次。

(2) 根腐病：夏季发生，积水时发病严重。

防治方法：雨季注意排水；发病时用 50%多菌灵可湿性粉剂 500 倍液灌窝。

2. 虫害　主要为蚜虫，危害部位以嫩梢及叶片为主。可用 40%乐果乳油 1000 倍液喷杀。

六、采 收 加 工

(一) 夜交藤

自栽种后的次年秋季起，每年可收获一次，割下藤茎，除去细枝和残留叶片，挽成把子，晒干即可。

(二) 首乌

1. 采收加工　种植 3～4 年即可收获，直播 4 年收比三年收增产 10.3%，育苗移栽 4 年收比三年收增产 30.2%，扦插的 4 年收比三年收增产 32.4%，于秋冬季节采挖，挖出后，除去藤茎，洗净泥土，大的横切成约 1.5cm 厚的片子，小的不切，晒干或炕干即成。

2. 产品质量　首乌以具粉性，无尾蒂、虫蛀、霉变为合格；以质量大、质地坚、粉性足者为佳。

Ⅶ. 山　　药

别名　薯蓣，怀山药。

一、来　　源

山药为薯蓣科薯蓣 *Dioscorea opposita* Thunb.的块茎。

二、植物学特征

多年生缠绕藤本，草质。块茎肉质肥厚，圆柱状，外皮灰褐色，生有须根。叶互生，中部以上对生，叶腋常有珠芽(零余子)；叶三角形或三角状卵形，基部耳状膨大，宽心形。花单性异株；雄花花被片 6，雄蕊 6；雌花柱头 3。蒴果具翅，表面具白粉。种子扁卵圆形，有阔翅。花期 7～8 月，果期 9～10 月(图 14-7)。

因采集、加工方法不同，商品中又分“毛山药”与“山药”。

同属植物日本薯蓣 *Dioscorea japonica* thunb 和三角叶薯蓣 *D. deltoidea* Wall 的块茎亦作山药使用。

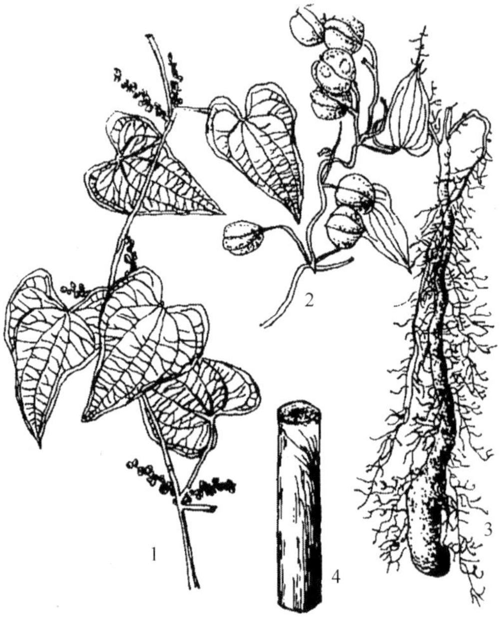

图 14-7　薯蓣(李万林绘)

1. 着花的枝；2. 着果的枝；3. 根；4. 光山药药材

三、主产区与适宜生长区

山药主产于河南，湖南、湖北、山西、云南、河北、陕西、江苏、浙江、江西、贵州、四川等省亦产。

薯蓣分布于河南、河北、山西、广西、广东、山东、江苏、浙江等省(区)。薯蓣主要生长区域生态因子范围：大于等于 10℃积温 3116.8～8161.6℃；年平均气温 15.7～26.6℃；1 月平均气温-6.0～14.3℃；1 月最低气温-11.3℃；7 月平均气温 22.3～28.3℃；7 月最高气温 33.2℃；年平均相对湿度 59.7%～79.7%；年平均日照时数 1408～2598h；年平均降水量 482～1666mm；土壤类型以棕壤、红壤、赤红壤、黄壤、潮土、褐土等为主。与薯蓣主产区生态相似度为 95%～100%的省区有云南、广西、湖南、贵州、山东、河南、湖北、广东、浙江、河北等，为薯蓣主要的适宜生长区。

四、生物学特性

(一)生长发育习性

一般在 3 月下旬至 4 月上旬，地温在 15℃左右开始出苗，其中以龙头(块茎上端有芽的一节)作种，则先生芽后生根，以零余子(叶腋间的球形珠芽)栽种，则先根后芽；6～8 月为开花期；8～9 月为结实期，10～11 月茎叶枯萎，整个生长期为 230～250 天。而 7～

8月老茎上常常会长出“余零子”可作为繁殖材料，8～9月为地下块根生长旺盛期，对提高产量有重要意义。

(二)生长发育与环境条件的关系

山药对气候环境的要求不严，虽性喜温暖，也能耐受寒冷，适应性较强，分布很广，国内除高寒山区外，在海拔 700～1600m 的山地或丘陵均有分布，而以在温暖湿润、阳光充足的地方长出来的山药块茎肥大、品质好。山药属深根植物，耐旱怕积水，在土层深厚、排水良好、疏松肥沃的砂质壤土上长势良好。对土壤酸碱度的适应范围为 pH6.5～7.5，以中性为好，偏碱影响块茎向下充分生长，过酸则易生支根及根瘤。

五、栽培技术

(一)选地与整地

1. 选地 因山药以块根入药，土地养分的消耗较大，故栽种时对土壤中的营养元素及有机质等要求较高，选地时宜选土层深厚、肥沃疏松、排水良好的壤土或砂壤土，尤以土壤肥沃的农田或菜园土为佳，低洼地、黏泥地及盐碱地不宜种植。

2. 整地 山药属深根植物，块根入土较深，有时深达 1m，故在秋冬季整地时，需深翻 40～60cm，同时施入腐熟农家肥 450～500kg 为基肥，然后整平耙细，作成宽 120cm 的畦，南方因雨水较多，多作成高畦，以便排水；而北方雨水较少，多作成平畦，两边开宽 25～30cm 的排水沟，以便排水或灌水。

(二)繁殖方法

1. 芦头繁殖 芦头，又称“龙头”，是指块根上端有芽的一节，为大田生产上的主要繁殖材料，一般每年每株植株只产生一个芦头。芦头繁殖即在每年秋冬季节挖取山药时选择颈短、粗壮、无分支、芽头饱满、无病虫害的山药块根，掰下其上端有芽的一节，一般长 15～20cm，作为种源先置于阴凉通风处晾 5～7 天，待伤口收浆愈合后，再用河沙进行湿砂贮藏，控制温度保持在 5～7℃，经常检查，发现砂过干或过湿均要及时调整湿度，以免芦头干枯或腐烂，贮藏至次年春季即可取出栽种。

2. 余零子繁殖 10月下旬在霜降前后，当山药茎叶干枯萎黄时，摘下植株叶腋间的球形珠芽，从中选择饱满、粒大、圆润、无病虫害的个体，置于室内向阳处，用干砂堆积贮藏，亦可装在木桶或竹篓中贮藏，温度保持在 5℃左右。开春气候转暖后即可取出播种，在做好的畦上，按行距 2025cm，每隔 10cm 挖一浅穴，深度为 58cm，每穴播入余零子二或三粒，播后施以腐熟厩肥及草木灰，覆土与畦面平齐。一般播后 15～20 天即可出苗，以后加强管理，勤除草，浅中耕，干旱时浇水，至 10 月下旬苗枯萎时，割去地上茎蔓，挖取根部(称为栽子)，来年可作为大田栽种的种源。

（三）栽种

一般南方在 3 月中下旬，北方在 4 月上中旬进行栽种，在事先整好的畦上，按行距 30cm 挖深 10～15cm，宽 20cm 的浅沟进行条栽。每隔 18～20cm 顺序平放一个芦头或栽子，相邻两个芦头或栽子间距离为 3～5cm，栽后每 667m^2 施入腐熟干粪 1000～1500kg，随即覆土平畦即可。

（四）田间管理

1. 中耕除草　山药出苗后，气候逐渐变暖；杂草开始滋生，一般在苗高 30cm 左右时，要进行一次浅锄松土，以清除杂草，保证幼苗的正常生长。以后随着植株的生长，出现茎蔓封畦，就不宜再行中耕，发现杂草，只能人工拔除。

2. 追肥　山药为喜肥植物，除施基肥外，在其生长期内还需多次追肥。一般春季出苗后，可追施一次清淡人粪尿水，以促进幼苗生长；夏季是山药地下块根生长最快的时期，可每隔 10～15 天浇一次清淡人粪尿水，亦可在根际撒施过磷酸钙。

3. 设立支柱　在第一次中耕除草过后，随着幼苗的长高，需要给植株设立支柱，一般是在每株旁插一个支柱，相邻两行的 4 根支柱绑在一起，形成人字架，以防被风吹倒，同时通过将茎蔓引上支柱，使植株通风透气，光照充足，增加了光合作用的叶面面积，大大提高了产量，同时还减少了病虫害的发生。

4. 控苗　山药的药用部位为地下块根，当植株地上部位生长过旺，爬满整个人字架时，可用 200×10^{-6} 的植物生长调节剂多效唑喷洒植株生长点，抑制植株茎蔓的生长，使光合作用形成的同化物向地下部分转化，从而提高植株块根的产量。一般 7～10 天一次，连续 2 或 3 次即可。

5. 灌溉排水　多雨季节，要注意排水，尤其是 7～8 月梅雨季节，正是山药地下块根迅速生长膨大时期，如土壤过于湿润，会造成根系分叉或根部生长畸形，从而大大降低药材产量和质量；旱季或连续晴天，则需适量浇水，以免土壤干燥，影响植株生长，造成块根扁平瘦小，产量低，质量差。

（五）病虫害防治

1. 病害防治

（1）炭疽病：夏季高温、多雨、潮湿条件下易发生。危害部位主要为叶片和茎部，症状为发病初期叶片上产生褐色小斑，后逐渐扩大成黑褐色，后期病斑上产生黑色小点。茎上病斑呈深褐色、水渍状，后期下陷，造成枯茎，落叶。

防治方法：进入冬季休眠后至春季发芽前，进行清园工作，将地上叶蔓全部清理干净，病残叶及蔓集中烧毁；栽种前芦头及栽子用 1∶1∶150 的波尔多液或“401”500 倍液浸泡 10min，以消灭附在其上的病原菌；预防为主，发病前喷 1∶1∶150 波尔多液，每隔 10 天一次，连续 2 或 3 次，发病初期用 65%代森锌可湿性粉剂，500 倍液或 50%退菌特可湿性粉剂800倍液喷洒，每7～10天一次，连续2或3次即可。

(2)褐斑病：俗名枯叶病，病原为真菌中的一种半知菌。雨季及低洼地易发生，以危害叶片为主。发病初期叶片上产生黄色或黄白色病斑，逐渐变为褐色，产生不规则的小黑点，严重时病斑穿孔，最后引起叶片枯死。

防治方法：秋冬季收获后，进行清园，清除残株病叶及杂草，烧毁或深埋，以消灭越冬病菌；实行轮作，注意选地，并加强排水；预防为主，夏季高温多湿时节，每隔7～10天喷一次1∶1∶200的波尔多液，连续3～5次即可；发病初期每隔7天喷洒65%的代森锌500倍液，连续2或3次，也可用50%瑞毒霉1000倍液进行喷雾防治。

(3)白锈病：多在夏季7～9月发生，主要危害茎叶。症状为茎叶出现白色略突起的小疙瘩，以后逐渐破裂，散出白色粉末，植株受害后会造成地上部分枯萎。

防治方法：高湿季节注意排水，防止地面积水；发病初期喷洒1∶1∶150的波尔多液或65%代森锌可湿性粉剂1000倍液。

2. 虫害防治

(1)萝叶蜂：是危害山药的一种专食性害虫，以幼虫危害，发生时间为5～9月，大量密集于叶片的背面，咬食叶片，严重时可吃光整株叶片，大大影响同化物质的形成，从而导致产量严重下降。

防治方法：清除病叶，烧毁或深埋；幼虫期用90%敌百虫800～1000倍叶喷雾。

(2)蛴螬：属鞘翅目金龟科，以幼虫危害，5～7月为盛发期，在地下咬食植株的块根，造成缺刻或空洞，严重时可导致植株死亡，从而影响药材的产量及质量。

防治方法：用灯光诱杀成虫，从而减少幼虫危害；用75%的辛硫磷乳油拌种或浇灌；使用高温堆肥，以减少土壤中虫卵的数量。

(3)红蜘蛛：以成虫和若虫吸食植株的汁液，多群集在叶片背面，一般在高温干旱的情况下危害较重。受害叶片初期呈黄白色细小斑点，逐渐变红，严重时全叶变成红褐色，最后导致落叶，影响植株的发育，造成落花落果，甚至死亡。

防治方法：秋冬季采收后，进行清园，清除病枝及病叶，烧毁或深埋；冬季深翻土壤，消灭越冬成虫；发病初期，用波美度为0.2～0.3的石硫合剂或20%三氯杀螨砜可湿性粉剂进行喷洒。

六、采收加工

(一)采收

一般在10月下旬至11月上旬，当植株地上部分枯萎时即可采收。先将支柱取下，拔起茎蔓，抖落其上的余零子，连同地上落下的余零子一起收集，然后从畦的一端开始采挖，挖时注意保持块根的完整，不要损伤芦头，可将芦头就地掰下留作种用。一般鲜山药每667m^{2}的产量达1500～2500kg，而每667m^{2}可收余零子300～500kg。

(二)加工

块根挖出来后，要及时加工，一般用水洗净后，可趁鲜用竹刀或玻璃片刮去外皮，随即按 100kg 鲜货用硫磺 20～30g 的用量，将山药用硫磺熏蒸 24h，待其变软后，取出晒干或烘干即可。

(三)质量要求

以色黄白、刮净外皮、无斑点、无霉变、无虫蛀则为合格；以根条粗、色洁白、质坚实、断面粉性足者为佳。

(四)贮藏方法

山药加工好后，按其粗细和长短分级，分别装入木箱或竹篓中，置阴凉通风处贮藏，注意防潮、防霉、防鼠。

Ⅷ. 黄　　连

别名　王连，交连。

一、来　　源

黄连为毛茛科黄连 *Coptis chinensis* Franch.的根茎。

二、植物学特征

多年生草本。根茎黄色，多分枝。叶基生，叶片三全裂，中央裂片具细柄，卵状菱形。羽状深裂，侧裂片不等二裂。聚伞花序，小花黄绿色；萼片 5，狭卵形；花瓣条状披针形，中央有蜜腺；雄蕊多数；心皮 8～12，有柄。聚合蓇葖果。种子 7～8，长椭圆形，长约 2mm，褐色。花期 2～4 月，果期 3～6 月(图 14-8)。

同属植物三角叶黄连 *C. deltoidea* C. Y. Cheng et Hsiao、云南黄连 *C. teeta* Wall.的根茎亦作黄连药用。

黄连商品，因原植物与产地不同，可分为味连(川连)、雅连、云连、野黄连。

三、主产区与适宜生长区

黄连主产于四川、湖北、陕西、贵州、湖南等省。黄连主要生长区域生态因子范围：大于等于 10℃积温 2055.5～6000.3℃；年平均气温 14.3～20.7℃；1 月平均气温-2.0～5.8℃；1 月最低气温-6.9℃；7 月平均气温 18.6～26.3℃；7 月最高气温 30.6℃；年平均相对湿度 72.3%～89.3%；年平均日照时数 942～1762h；年平均降水量 821～1319mm；土壤类型以黄壤、红壤、棕壤、紫色土等为主。与黄连主产区生态相似度为 95%～100%的省区有：四川、贵州、湖北、云南、重庆、陕西等，为黄连主要的适宜生长区。

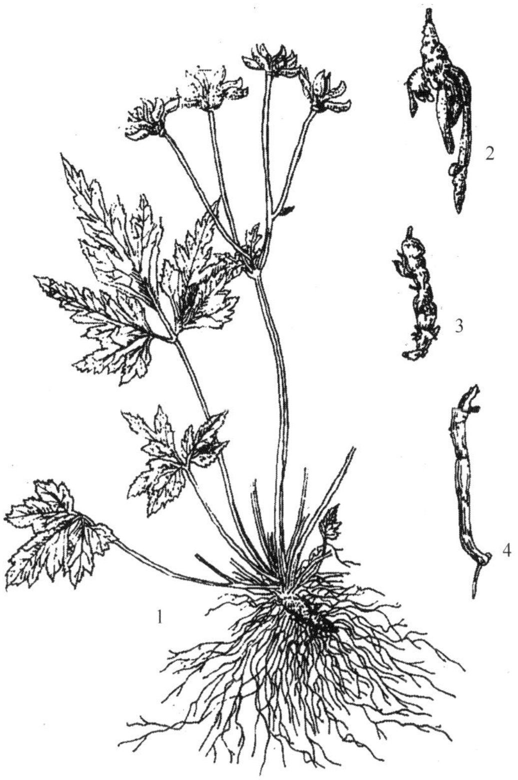

图 14-8　黄连(李万林绘)

1. 植株；2. 味连药材；3. 雅连药材；4. 云连药材

四、生物学特性

(一)生长发育习性

黄连生长期长，植株终年常绿，即使冬季严寒积雪，芽亦在缓慢地发育，雪刚融化，芽即开始萌发。栽培条件下 6～7 年才能收获。黄连开花时老叶渐黄枯萎，新叶更新完成。果期 4～5 月，此时新叶完全长出，老叶全部枯死。3～7 月为黄连地上茎叶生长期，8 月后主要是根茎生长壮实。种子有胚后熟特性，在自然条件下需经 8～9 个月才能分化完成，然后经过冬季低温打破休眠才能发芽出苗。

(二)生长发育与环境条件的关系

黄连多生长在海拔 1200～1800m 的山区，怕强光，喜弱光和散射光。在强光直射下很快萎蔫，叶片枯焦、发生灼伤。但过于荫蔽，植株光合作用受阻，叶片柔弱，抗逆性差。较耐寒，在年平均温度 10℃、最低气温-8℃、月平均气温 23℃以下、无霜期 180 天的地区生长最好。喜湿润，忌干旱，要求有较大的土壤湿度和空气湿度。在土层深厚、疏松透气、排水良好、肥沃、富含腐殖质的土壤上生长良好，土壤瘠薄、土层薄的地方不宜种植。土壤酸碱度以 pH5.5～7 为宜。

五、栽 培 技 术

(一)繁殖方法

黄连一般采用种子育苗繁殖方法。

1. 采种及种子贮藏

(1)采种：黄连各年生所结的种子成熟度和饱满程度是不一致的，不同种子对发芽、出苗及幼苗的生长均有影响。在黄连产区将种子分成4类：①抱孙种子，即二年生黄连所结的种子。籽粒不饱满，发芽率低，长势弱，生长年限长，产量低。②四花种子，即三年生黄连所结的种子，籽粒细小，成熟不一致，发芽率较低。③当年种子，即四年生黄连所结的种子，籽粒中等，发芽率及产量较高。④红山种子，即五年生黄连所结的种子，籽粒饱满，成熟度一致，发芽率及产最最高。

生产上一般采用四或五年生黄连所结的种子，即当年种子或红山种子作种，4年生以上黄连每667m^{2}可产种子10kg以上，鲜种千粒重1.1～1.9g。

5月上旬种子成熟时及时采收，防止种子从果端小孔散落，连果采收堆放在阴凉处，晾2～3天，待果实全部开裂，抖出种子。

(2)种子贮藏：采收种子后可马上播种，但胚后熟期长，出苗缓慢，出苗期不一致。目前生产上多采用先贮藏后再播种的方法。将种子与3份湿润的细砂土混拌均匀，装入木箱，置阴凉处贮藏5～6个月即可取出播种。也可将鲜种子置于冰箱内在1～6℃低温下贮藏6个月后播种。经过处理的种子发芽率可达90%以上。

2. 育苗　选择土质疏松、肥沃、富含有机质的阴坡，播种前深挖土地，捡除树根、石块等杂物，整细。每667m^{2}施腐熟厩肥5000kg，与土壤混匀，作成宽1m、高10cm的高厢。每667m^{2}用种子1.5～2.5kg与20～30倍的细腐殖土拌匀，均匀撒于厢面，覆盖0.5cm厚的细腐殖土，并用木板稍加镇压，在厢面上再覆盖一薄层稻草。最后搭棚遮阴。播种期11～12月。第二年春季气候转暖后，除去盖草，以利种子发芽出土。3～4月幼苗长出1或2片真叶后间苗，保留株距1cm，3片真叶长出后可以追肥，每667m^{2}施稀薄粪水1000kg或硫铵5～10kg拌以细土撒施。6月追施一次有机复合肥25kg。11月施一次腐熟厩肥2000kg。平时注意除草，做到田间无杂草。

(二)定植

1. 选地整地　栽植黄连的土地可选用生荒地、林间、熟地栽培。

(1)生荒地栽选：地势选早晚有斜射光，稍带斜坡的山地或平坦地。栽前要进行翻地，深翻土20～30cm，除去树根、石块、草根等杂物，整平耙细作成宽1～1.2m，高10～15cm的高厢，厢距40～50cm，四周挖好排水沟以便排水。

(2)熟地栽选：选择背光、排水良好的地块。整地时每667m^{2}施入腐熟厩肥5000kg，翻挖地20cm以上，将肥料翻入土中作基肥。然后按上述规格开沟作厢。

(3) 林间栽选：选土层深厚、肥沃，荫蔽度良好的阔叶混交林或人工阔叶林，砍去过密的树枝，保持林间荫蔽度不低于 70%，依自然地形作厢。

2. 定植 选取二或三年生生长健壮、具有 4 或 5 张叶片的连苗，连根拔起，每 100 株一捆，剪去过长的根，在阴雨天随取随栽，按 10cm×10cm 的行株距栽植，覆土至叶片 2/3 处压实，每 667m^2 栽种苗 5.5 万～6 万株。

3. 搭棚 搭棚最好在定植前栽桩、栽后铺盖遮盖物。棚桩长 2.2m，可采用粗树干或水泥预制行条，顺杆用长 4m、粗 10cm 的树枝或毛竹，横杆用长 2.0～2.5m、径粗 6～7cm 的树枝或竹竿。遮盖物可用细树枝或小竹竿编制而成，也可用专用的编制遮阴网。桩栽好后，将顺杆和横杆用铁丝牢固地捆在树桩上，连苗定植后立即在上面铺盖遮盖物，使棚内荫蔽度保持在 60%～70%。

(三) 田间管理

1. 补苗 春、夏栽植的于秋季补苗；秋季栽的于翌春土壤解冻后补苗。采用同龄壮苗、带土移栽的方式，以保证成活率高、栽后生长一致。

2. 除草松土 黄连定植当年杂草生长较快，每年结合松土除草 4 或 5 次，以后每年 3 或 4 次。由于黄连生长缓慢，而杂草生长迅速，必须及时除净，以免造成草荒影响黄连的产量。

3. 追肥 移栽后 3～7 天内应追肥 1 次，每 667m^2 施入稀薄人畜粪水 1500kg，促使幼苗生长健壮，第二次在 9～10 月，每 667m^2 撒施厩肥 1000kg、磷钾肥 20kg。第二年开始每年追肥 2 或 3 次，每 667m^2 施人畜粪水 1000kg、尿素 10kg、过磷酸钙 25kg，腐熟厩肥 1500～2000kg。

4. 培土 黄连的根茎是向上长的，每年进行新老芽苞更替、叶柄脱落再生。经培土后，可使地下茎逐渐膨大而形成倒鸡爪状的簇生根茎，提高药材的质量。方法是在每年秋季追肥后进行培土，用细腐殖土撒盖于厢面，厚 1～1.5cm，培土要均匀，不易过厚。

5. 除花 除留种外，第二年起当花蕾长出后及时除花，使养分集中于营养生长。

6. 阴棚管理 黄连在不同的生长期对光照的要求不一致，从定植第二年开始逐渐增加光照，第 4～5 年待种子采收后应拆除棚顶的遮盖物，称“亮棚”；以加强光合作用，积累有机物质，以提高产量，秋季采收。

(四) 病虫害防治

1. 白粉病 5 月下旬开始发病，6～8 月最为严重，叶片被害初期叶背形成圆形黄褐色小斑点，逐渐成为大斑，长出白色粉末。严重时整叶变褐干枯。在温度较高、通风不良和荫蔽度大时发病较重。

防治方法：调节透光度，生长后期适当增加光照，增强植株抗病力；发病后喷 0.3 波美度石硫合剂或 70%甲基托布津 1000～1500 倍液，每 7 天 1 次，连续 3 次，选择抗病品种，增施磷钾肥，提高抗病能力。

2. 炭疽病 5 月开始发病，叶片发病初期产生油渍状小点，后逐渐扩大呈中间灰白色、边缘紫褐色病斑。严重时全叶枯死。

防治方法：每年秋季清除田间残枝病叶及杂草，消灭越冬病原；发病初期用 1∶1∶100 波尔多液喷洒，7 天 1 次，连喷 3 或 4 次；发病后立即摘除病叶，喷 50%多菌灵 800～1000 倍液，7 天 1 次，连续 2 或 3 次。

3. 白绢病 夏、秋季发生，先侵染黄连根茎处，使叶片先在叶脉上出现紫褐色，后逐渐扩大到全叶，枯叶上有白色绢丝状菌丝和油菜籽大小的菌核。由于根茎腐烂，输导组织被破坏，植株逐渐枯死。

防治方法：发现病株立即拔除，并用石灰粉消毒病穴；发病时用 50%退菌特 500 倍液喷洒，7 天 1 次，连续 2 或 3 次。

4. 蛞蝓 3～11 月发生，咬食黄连嫩叶，严重时全部被食光。

防治方法：用蔬菜拌农药做成毒饵诱杀；在田间四周撒石灰粉防治。

六、采 收 加 工

（一）采收

黄连定植后 4～5 年收获产量最高。收获季节在 11 月上旬，收获过早根茎含水量大，不壮实，折干率低；过迟抽蔓开花后根茎营养被消耗造成根茎中空，产量低，质量差。采收时选择晴天，挖起全株，抖去泥土，剪下须根、叶片，即成鲜黄连。切忌水洗。

（二）加工

将鲜黄连直接置于烘房内干燥，注意火力不易过大，要勤翻动，干到易折断时，趁热放入槽笼内来回撞击，撞去附着泥沙、须根及叶柄，即得干黄连。黄连每 667m^2 产干货 100kg，高产区可达 200～250kg。

Ⅸ. 太 子 参

别名 孩儿参，童参。

一、来 源

太子参为石竹科异叶假繁缕 *Pseudostellaria heterophylla*（Miq.）Pax et Pax et Hoffm.的干燥块根。

二、植物学特征

多年生草本。块根肉质，长纺锤形，茎下部紫色，近方形，上部绿色，圆形。叶对生，下部叶匙形，顶端两对叶片较大，排列成十字形。花二型：普通花 1～3 朵着生顶部总苞内，白色萼片 5，花瓣 5，雄蕊 10，花柱 3；闭锁花（闭花受精花）着生茎下部叶腋，小形，花梗细，萼片 4，顶花瓣。蒴果卵形，熟时下垂，5 瓣裂。种子扁圆形，有疣状突起。花期 4～5 月，果期 5～6 月（图 14-9）。

同属植物假繁缕 *Pseudostellaria maximowicziana*（Franch. et. Savat.）Pax 的根茎亦与本品同等使用。

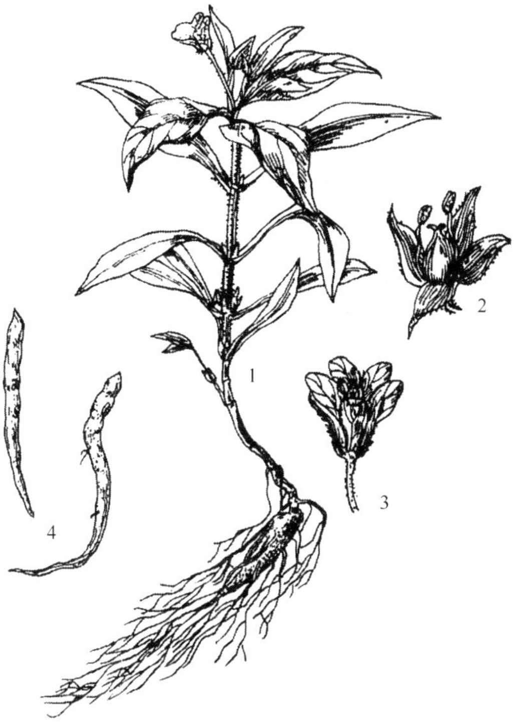

图 14-9 异叶假繁缕（李万林绘）

1. 全植株；2. 闭销花；3. 普通花；4. 太子参药材

三、主产区与适宜生长区

太子参主产于江苏、山东、安徽等省，此外，还分布于福建、贵州、浙江、江西、四川、山西、湖南、湖北、辽宁、河北、河南、陕西、四川等省。太子参主要生长区域生态因子范围：大于等于 10℃积温 2474.5～5794.8℃；年平均气温 12.7～21.7℃；1 月平均气温−11.3～6.3℃；1 月最低气温−17.2℃；7 月平均气温 19.4～29.3℃；7 月最高气温 33.9℃；年平均相对湿度 60.5%～81.2%；年平均日照时数 1180～2661h；年平均降水量 552～1632mm；土壤类型以红壤、黄壤、黄棕壤、棕壤、暗棕壤等为主。与太子参主产区生态相似度为 95%～100%的省区有：湖南、湖北、江西、云南、贵州、陕西、四川、浙江、安徽等，为太子参主要的适宜生长区。

四、生物学特性

（一）生长发育习性

太子参在春季气温 8℃以上时开始萌发，先长出带节的地下茎，然后茎节处不断产生块根，叶生长与根形成同时进行。幼苗萌发时靠母根提供养分，植株出土后，母根逐渐腐烂，靠新参根分散生长在土中。花期 4～5 月，果熟期 5～6 月，7 月后进入休眠期。

（二）生长发育与环境条件关系

太子参喜温湿、凉爽气候，忌夏季高温和强光暴晒，夏季气温超过 30℃时生长停滞，进入休眠状态。耐寒，具有在低温条件下发芽、生根的特性。怕旱又怕涝。干旱能使太子参干枯，积水易造成根部腐烂。畏强光，烈日暴晒下易枯萎，喜荫蔽湿润的条件。在疏松、肥沃、排水良好、富含腐殖质、pH5～6.5 的砂质壤土上生长良好。土壤贫瘠，土质过黏，坚实、排水不良的地块及低洼处均不宜种植。

五、栽 培 技 术

(一) 繁殖方法

1. 种子繁殖

(1) 种子采收与处理：太子参果实为蒴果，成熟后能自行开裂，且成熟不一致，不易采收。采种方法是在 5～6 月当果实要成熟前，连果柄一起剪下，装进通气性强的口袋内，置室内通风、干燥处阴干，进行脱粒、净选后，立即将种子按 1∶3 比例与洁净的湿砂混拌均匀，然后装入大小适中的木箱内，摊平，上面盖 2cm 厚的细河砂，置通风阴凉处贮藏。如不进行种子处理，在常温干燥条件下种子很快失去发芽能力。

(2) 播种育苗：分春播和秋播。春播于 2 月下旬至 3 月中旬；秋播于 9 月酷暑过后进行。选择土质肥沃、排水良好、富含腐殖质的缓坡地或平坦地，每 667m^2 施腐熟的厩肥 2000kg。在播种前两个月深翻土地达 20cm 以上，整细，捡除树根、枯枝、石块等杂物，作成宽 11.2m，高 10cm 的高厢，再用齿耙耧平厢面，厢面撒盖 2cm 的细肥土，播种分条播和撒播两种。①条播：在整好的苗床上，按行距 15～20cm 横向开沟条播，沟深 1cm。将催芽的种子拌少量草木灰均匀地播入沟内，覆盖细土 1cm，以不见种子为度。上盖稻草并浇水一次，以利保湿保温。②撒播：在整好的厢面上，将 1 份摧芽种子与 10 份细土充分混合均匀，撒播在厢面上并用齿耙耧平厢面，上盖细土 1cm，再盖少量稻草用以保湿保温，浇一次水后经常保持土壤湿润。出苗后除去盖草。每 667m^2 用种 0.5kg。

(3) 苗床管理：播种 15 天后即可出苗，由于太子参种子细小，出苗后要及时除草，做到田间无杂草。如遇干旱天气要浇水保墒，在 2 或 3 对真叶长出后进行间苗或适时移栽。

2. 分株繁殖

(1) 原地留种：留种地于 4～5 月在行间套种玉米、黄豆等夏季作物。待太子参地上部分枯黄倒苗时，夏季作物已萌发生长，可为参地遮阴、降低地温，有利于种根越夏。秋季玉米等作物收获后再挖出种植。

(2) 选种与种根贮藏：7 月太子参收获时，选择顶芽健壮、完整无损、参体中等、大小齐整、无病虫害的块根作种栽，种栽置阴处稍晾干表面水分后，与 2～3 倍湿润的洁净河砂分层装入木箱内，置通风干燥阴凉处贮藏。

3. 原地覆土盖种繁殖　5～6 月果实成熟时，任其自行开裂，散落种子。在 7 月太子参块根收获后，用齿耙耧平土面，将种子及细弱块根覆盖，以不见种子为度。然后在床面上撒施腐熟的细厩肥，床四周种一季夏秋作物。作物收获后，再施一次人畜粪水，覆盖稻草，以利保温保湿。第二年种子萌发后揭去盖草，幼苗长出 2～3 对幼叶后进行移栽，如不能及时移栽也可加强田间管理，种植夏季作物，秋季作为种栽定植。

(二)定植

1. 选地整地　选择坡向北或东的丘陵坡地或地势较高的平地。土壤以疏松、肥沃、排水良好、富含腐殖质的砂质壤土为好。过砂或过黏及过于贫瘠、排水不良的低洼地块不宜种植。前茬以豆类、蔬菜等早秋作物为好。前作收获后，将土壤深翻25～30cm，每667m^2施入腐熟厩肥2500～3000kg、过磷酸钙30kg，草木灰20kg，翻入土中作基肥。栽种前再浅犁一次，作成宽1～1.2m、高10～15cm的高厢，四周开30～50cm宽的排水沟，以利排水。

2. 定植　块根繁殖的在每年10～11月地冻前按15cm开一横沟，沟的深度以8～10cm为宜。将太子参种根平栽入6cm沟内，覆土6～8cm。最后耧平厢面，上盖一薄层稻草以保湿保温。

种子播种或原地覆土育种的太子参，于春季萌发后，待长出2～3对真叶时即可移栽。选阴天将参苗挖起，根部带小土团移植大田，按行株距12cm×6cm将幼苗的茎节横放入沟内，仅留顶端叶片，以减少水分蒸发，有利成活。栽后浇一次定根水，若遇烈日直射，可在幼苗上覆盖稻草或设棚遮阴。待幼苗成活产生新根后拆除覆盖物。

(三)田间管理

1. 中耕除草　太子参植株矮小，在生长期应保持田间无杂草。在出苗期除草一次，苗出齐后进行浅松土及除草一次，松土时注意浅松，以免伤到幼根。以后做到见草就除，保持田间无杂草。5月上旬，植株封行后可停止除草。

2. 追肥　出苗前结合除草追施一次稀薄的人畜粪水，每667m^2 1000～1500kg。苗出齐后再追施一次尿素或硫酸铵，每667m^2 15～25kg，以促进幼苗生长健壮。4月底至5月初植株封行前再追施一次速效复合肥，每667m^2 30～40kg。开花结实后再喷施一次0.2%的磷酸二氢钾进行根外追肥，以促进根部生长，提高产量。

3. 培土　太子参具“茎节生根”的特性，栽植深度与产量有关。栽培过深块根虽肥大，但发根数量少，产量低；过浅，块根集中在表土层内生长，参体细小且易分叉；影响质量。因此培土保持一定的种植深度是提高产量的重要管理技术。在早春出苗到植株封行前进行三次培土，将疏沟的表土提上厢面，撒在苗行中，每次培土厚度1～1.5cm，有利于根的生长发育，提高质量。

4. 排水灌水　太子参怕干旱，忌水渍，雨季及大雨后要及时疏沟排水。干旱季节注意浇水，经常保持土壤湿润，促使根部发育。

5. 套种其他作物　太子参怕高温、忌强光直射，温度过高会造成植株提前枯萎，产量降低。一般在4～5月最后一次除草前在厢四周套种玉米，以遮蔽参苗，延长生长期，提高产量。

（四）病虫害防治

1. 叶斑病　在4～5月发生，危害叶片，叶片先呈现出黄色斑点，严重时叶片枯黄，植株病死。

防治方法：收获后彻底清理枯枝残体，集中烧毁，以防病原菌传播；严格实行轮作，不宜重茬；发病初期喷施1∶1∶100波尔多液，每10天一次，连续二或三次；发病严重时，喷50%多菌灵500～1000倍液，7～10天一次，连续二或三次。

2. 根腐病　发病初期，先由须根变褐腐烂，逐渐向主根蔓延。主根发病后，严重时全根腐烂。在高温高湿天气及排水不良的低洼处发病严重。

防治方法：雨后及时疏沟排水；栽种前，种根用25%多菌灵200倍液浸种10min，晾干后种植；发病期用50%多菌灵800～1000倍液，或50%甲基托布津1000倍液浇灌病株。

3. 病奏病　受害植株叶片畸形皱缩，出现花叶病斑，植株干枯，块根细而小，种质严重退化，产量下降甚至绝产。

防治方法：用实生苗作种栽，减少病原；以玉米、小麦等禾本科植物为前茬，不与烟草轮作，不重茬；加强水肥管理，增施磷钾肥，间作高秆作物遮阴，增加植株抗病能力，发病时及时拔除病株。集中烧毁。

4. 地下害虫　主要害虫有蛴螬、蝼蛄、地老虎等，咬食茎叶及块根。可配制敌百虫毒饵，于傍晚撒到田间诱杀。

六、采收与加工

（一）采收

7月初大部分植株枯黄倒苗后，选晴天立即采挖，仔细拣净大小参根，去掉残叶，保持参体完整。

（二）加工

用清水将参根洗净。搓去须根，薄摊于晒场或晒席上直接晒干。或将洗净的参根投入沸水中烫2～3min，取出摊在晒场或晒席上暴晒，晒干即成商品。一般每667m^{2}产干参150～200kg。

X. 桔　梗

别名　梗草，苦桔梗。

一、来　　源

桔梗为桔梗科桔梗 *Platycodon grandiflorus*(Jacg.) A. DC.的根。

二、植物学特征

多年生草本，具乳汁。根肉质，长圆锥状。叶对生、轮生或互生。花单生或数朵生于枝顶；花萼钟状，先端 5 裂；花冠钟状，蓝紫色，5 裂，裂片三角形；雄蕊 5，花丝短，基部扩大；子房半下位，5 室，中轴胎座，柱头 5 裂，反卷，被白柔毛。蒴果倒卵形，熟时顶部 5 瓣裂。种子卵形，有 3 棱。花期 7～9 月，果期 8～10 月(图 14-10)。

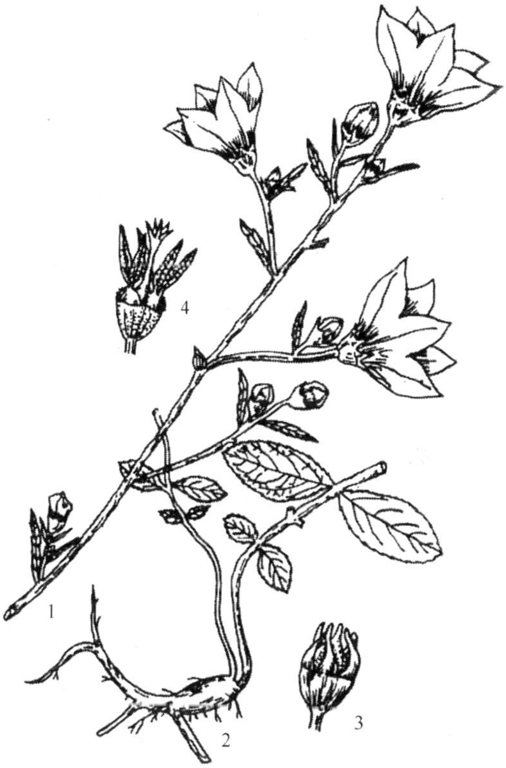

图 14-10　桔梗(李万林绘)

1. 植株；2. 根；3. 蒴果；4. 去花萼及花冠后，示雄蕊和雌蕊

三、主产区与适宜生长区

桔梗主产于黑龙江、辽宁、吉林、河北、山西、陕西、湖北、湖南、山东、河南、安徽、浙江、江苏、广东、广西、贵州、四川、云南等省(区)。桔梗主要生长区域生态因子范围：大于等于 10℃积温 1716.1～8038.5℃；年平均气温 6.9～26.2℃；1 月平均气温−24.0～13.7℃；1 月最低气温−29.1℃；7 月平均气温 18.2～28.6℃；7 月最高气温 33.5℃；年平均相对湿度 48.3%～81.5%；年平均日照时数 1100～2871h；年平均降水量 434～1763mm；土壤类型以红壤、黄壤、黄棕壤、棕壤、暗棕壤等为主。与桔梗主产区生态相似度为 95%～100%的省区有：黑龙江、广西、四川、河北、贵州、河南、湖南、山东、内蒙古、吉林等，为桔梗主要的适宜生长区。

四、生物学特征

(一)生长发育习性

桔梗为多年生宿根草本植物，花期为 7～9 月，果期为 9～10 月，种子细小，千粒重为 1.4kg，发芽率约为 70%，种子不耐贮藏，隔年陈种子发芽率极低，不宜作种用。种子萌发对温度的要求不严，一般在 15～30℃范围内均能发芽，以 18～25℃为最适温度，在此条件下，10 天就能发芽，而温度低于 15℃则须 25～30 天才能发芽，而且出苗不整齐。一般种子采后即播则次年可以开花，如到秋凉再播，多数苗株往往要到第三年春末才开花。

（二）生长发育与环境条件的关系

桔梗对气候环境的要求不严，在海拔 2000m 以下的山区均有不同程度的分布，多生长于山坡、草丛及沟边。桔梗耐严寒、抗干旱、忌积水、喜阳光、怕风寒，植株易倒伏，幼苗能耐−15℃低温。土壤以排水良好且肥沃疏松的砂质壤土、黏壤土及腐殖土为优，而在黄土、粗砂土、黏黑土、黏重土和过于疏松干燥的土壤上种植则不易发芽，叉根分枝多，质量较差，产量较低。

五、栽培技术

（一）选地整地

1. 选地 桔梗为深根性植物，为利于其根系的生长，从而达到提高产量的目的，宜选择阳光充足、土层深厚、疏松肥沃、排水良好的砂质壤土或腐殖质土。但须注意的是，如砂质过重，保水保肥性能差；过黏，又易板结，通透性能差，均不利于桔梗的生长。

2. 整地 选好地后，每 667m^2 施堆肥或圈肥 2500kg，并加入过磷酸钙 20kg、草木灰 150kg，拌匀后撒入地内，然后深翻 30～45cm，打碎土块，除掉草根石块，细耙，整平作畦，畦宽 1.3～1.7m。

（二）繁殖技术

1. 种子繁殖 为生产上采用的主要方式。

(1)采种：桔梗果实一般由上而下陆续成熟，种株可在 6 月上中旬除掉小侧枝及花序，以便集中养分促使果实充分发育，保证种子饱满。然后在 9～10 月果实由绿转黄时即可采摘，过迟则蒴果开裂，种子流失，然后放于通风干燥处后熟 2～3 天即可用于播种。

(2)播种：根据各个产区的情况，常常又有以下两种方法。

1)种子直播：根据播种时间的不同，可分为秋播、春播、冬播。秋播于 10 月上中旬进行，播前种子用 0.3%～0.5%的高锰酸钾溶液浸种 24h，在处理好的畦面上，按 15～20cm 的行距开 2～3cm 的浅沟，然后用 1∶10 的细砂与种子拌匀后撒入沟内，用草木灰或细土盖平，经过整压后，加盖一层稻草，并在上冻前浇一次透水，次年春天即可出苗。冬播的方法同秋播大致差不多，主要区别就是时间稍晚，在 11 月初进行。春播在 3 月中下旬进行，为使出苗整齐，常常需要进行种子处理，方法如下：先将种子置于 45～50℃温水中浸泡一昼夜，然后取出用布包上置于25～30℃的环境中进行催芽，每天都要用水冲淋，早晚各一次，需3～5天，种子萌动后即可播种，方法同秋播、冬播差不多，用种量也差不多，一般每667m^2用种量为0.5～0.8kg。

2）育苗移栽：一般在清明至谷雨之间播种。育苗地块宜选择向阳、避风处，每667m^2施农家肥2500～3000kg作为基肥，然后耕耙整平，作成宽120cm、高15～20cm的苗床，按行距10cm，开挖0.6～1.5cm的浅沟进行条播，用种量一般为0.25～0.35kg，将种子均匀地播入沟内后，覆细土0.5～1cm。播后要注意经常保持土壤湿润，在条件适宜的情况下，一般10～15天即可出苗。当苗高1.5cm时，间去过密和细弱的小苗，追施一道淡淡的人畜粪水，待到苗高3cm时，再一次按株距3～4cm留苗，以便留下来的小苗得到适宜的生长条件和充足的光照，成为健壮、无病害的种源。以后还要随时注意拔除杂草，定期追施淡粪水，保证小苗长势良好。等到秋后或来年春季发芽前，即可按行距15～18cm、株距5～6cm进行移栽。根据生产上的情况，一般采用直播（主要是条播）得到的药材根条直、叉枝少、质量好、产量高，且便于管理；而采用育苗移栽得到的药材，虽然生长较快，但往往根茎粗短、叉枝多，质量较差。所以在生产上多采用条播。

2. 扦插繁殖　生产上不采用，主要是一些科研单位为扩大繁殖和育种而进行研究。其方法如下：以1∶1的蛭石和砂作插床，切取多年生桔梗当年发出的枝条，采用下部分节段（茎基作插条，长约10cm，并用100×10^{-6}萘乙酸（NAA）处理3h，插入基质约一半长，插后及时浇水，以后经常喷水保湿，一般插后40～50天即能成活。

（三）田间管理

1. 中耕除草　桔梗苗期生长缓慢，在与杂草的竞争中往往处于劣势，为防止因杂草蔓延而造成草荒，应及时除草。一般一年要除草4次。第一次在苗高3～5cm进行；第二次在立夏前后，苗有2～4片叶时进行；第三次在苗有4～6片叶时；第四次在苗有8～10片叶时进行。以后每年要除草二或三次。

2. 间苗、补苗　在桔梗的幼苗期，因杂草的蔓延，有可能造成某些畦面缺苗或死苗，需要及时补上，而在第三次除草时，为达到最好的增长效率，需要合理密植，株距保持在5～6cm，这时就要按照留大去小、留壮去瘦的原则进行间苗。

3. 追肥　根据桔梗的生长发育特点，在其生长过程中，需要对其追肥5次。第一次追促苗肥，齐苗后进行，每667m^2可施10%的清淡人畜粪水1000kg左右，以促进幼苗生长；第二次追壮株肥，在进入6月以后，由于气温升高，桔梗的生长加快，为保证植株充分生长，每667m^2需追施人粪尿1200kg；第三次追施保温肥，在入冬地上部分枯萎后，为保证桔梗顺利过冬及来年发芽的需要，结合清沟培土可追施草木灰或土杂肥1700kg；第四次追施返青肥，次年开春齐苗后，为加速植株返青生长，可追施清淡人畜粪水1500kg；第五次追施“送嫁肥”，在7月前后开花前，为进一步促使茎叶生长，保证开花结实的需要，每667m^2可追施清淡人畜粪尿1500～2000kg。

4. 排水　为达到增产的目的，在桔梗的生产中往往采用合理密植，这样容易造成积水烂根，所以在桔梗的生长过程中，特别是在夏季高温、多湿的梅雨季节，要及时做好疏沟排水工作，以免造成减产。

5. 打芽　一般来说，桔梗在药用上以根条直、叉枝少为好。在生产上为促进其主根生长，需要进行打芽，一般每株只留 1 或 2 个主芽，其余枝芽要统统摘掉，以免影响药材质量。

6. 打顶　如果用于留种，在植株苗高 10cm 时，要进行打顶，这样可增加果实的种子数及种子饱满度，达到增加种子产量、提高种子质量的目的。

7. 疏花疏果　桔梗的花期长达 3 个月，在此过程中，花果的生长发育要消耗大量的营养物质，为使更多的营养物质能够流向根部，从而达到增产的目的，在生产上过去常常采取人工摘蕾的办法，以减少其因生殖生长而导致同化物质，但效果并不显著，不仅费工费时，而且摘除顶部花蕾后，很快萌发侧枝，又形成新的花蕾。近年来，在生产上出现了一种新的方法，即在桔梗盛花期每 667m^2 喷施 1000×10^{-6} 的 40%乙烯利 100kg，基本上可以达到除花的目的，产量能够增长约 50%。

(四)病虫害防治

1. 病害防治

(1)桔梗紫纹羽病：受害部位为根部，症状为先是表皮变红，渐变成红褐色，根皮密布网状红褐色菌丝，后期形成绿豆大的紫褐色菌核，最后根部只剩一空壳，茎叶枯萎而死。危害时间以 9 月中旬最为严重，10 月底根完全烂掉。

防治方法：忌连作，提倡水旱轮作；拔除病株并烧毁，病穴用石灰水消毒；山地每 667m^2 施用石灰粉 100kg，可减轻病害。

(2)桔梗炭疽病：受害部位为茎秆基部，症状为初期茎基出现褐色斑点，以后扩大至茎秆四周，表面褐色粗糙，最后病部收缩而引起植株倒伏。发病时间为夏季高温多湿时节。

防治方法：以预防为主，在幼苗出土前喷 70%退菌特 500 倍液；在夏季发病期间喷 1∶1∶100 倍波尔多液或 50%甲基托布津 800 倍液，每隔 10 天喷一次，连续 3～5 次即可。

(3)斑点病：病原为真菌中的一种半知菌。受害部位为叶片，症状为叶片上产生不规则或近圆形褐色病斑，严重的会导致叶片在早期就脱落。

防治方法：以预防为主，在展叶期每 10 天喷 1∶1∶100 波尔多液或 65%代森锌 500 倍液，连续 3～5 次即可，同时注意搞好清园工作，发现病株及时清除、深埋或烧毁。

2. 虫害防治

(1)根结线虫病：病原为线形动物门根结线虫，主要危害桔梗根部，以侧根和须根受害较为严重，症状为在须根和侧根上形成很多大小不一的瘤状物，即虫瘿。其根部受害后，影响吸收，地上部分生长发育受到制约，生长衰弱，严重时植株黄化，遇到干旱易死亡。

防治方法：实行无病土育苗；播前用 80%二溴氯丙烷乳油进行土壤消毒；选择土层深厚、疏松肥沃、排水良好的腐殖质土或砂质壤土种植，以促进根系生长健壮，提高抗病能力；实行水旱轮作，有效杀灭根结线虫，同时结合深翻土壤，创造不利于根结线虫生长发育的环境，从而减少其危害。

(2)蛴螬：属鞘翅目金龟子科，以幼虫危害。通过咬断桔梗幼苗或嚼食根部，造成断苗或使根部形成空洞，从而造成减产。

防治方法：使用农家肥必须经过充分腐熟，以杀灭其中的虫卵；种前用75%锌硫磷乳油拌种，用量为种量的0.1%；发病后用90%晶体敌百虫1000倍液或75%锌硫磷乳油700倍液浇灌病株或病区。

六、采 收 加 工

(一)采收加工

一般播后2～3年即可采收，宜在秋季采挖，以9月底至10月中旬为最佳采收期，过早影响产量，过迟则根皮难刮，且不易晒干。挖后去掉杂物，刮去外皮，洗净晒干即可。以色白或略带微黄、具菊花纹则为质佳。一般每667m^{2}可产干品300kg，折干率为30%。

(二)质量要求

以味苦、根条肥大、色白、质坚实、断面具颗粒性、有菊花纹者为佳。

(三)贮藏

烘干或晒干后的桔梗可装入竹筐或麻袋内，置于阴凉通风处贮藏，应经常检查，防止霉变虫蛀。

Ⅺ. 木　　香

别名　云木香，广木香，青木香。

一、来　　源

木香为菊科云木香 *Aucklandia lappa* Decne.的根。

二、植物学特征

多年生高大草本。主根粗壮，圆柱形，外表褐色，干后芳香。基生叶片三角状卵形，

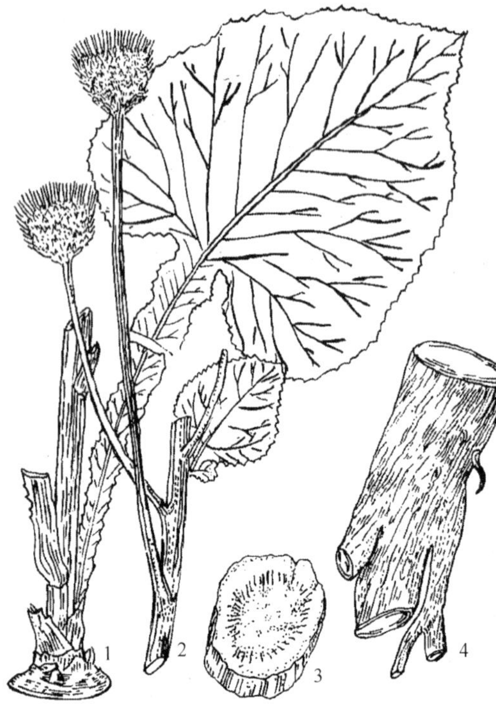

图 14-11　云木香(李万林绘)

1. 基生叶；2. 花枝；3. 木香药材横切面；4. 根

长 30～100cm，宽 15～30cm，边缘具不规则浅裂或呈波状，疏生短齿，叶片基部下延成翅；茎生叶互生。头状花序具总苞片约 10 层；托片刚毛状；全为管状花，暗紫色。瘦果线形，先端平截，有棱，上端有 1 轮淡褐色羽状冠毛。花期 7～8 月，果期 8～10 月(图 14-11)。

川木香羽 *Vladimiria souliei*(Franch.) Ling、越西木香 *V. denticulata* Ling 的根亦作木香入药。

三、主产区与适宜生长区

木香主产于云南、四川等省。木香主要生长区域生态因子范围：大于等于 10℃积温 0～5488.7℃；年平均气温 8.8～22.2℃；1 月平均气温−8.0～8.2℃；1 月最低气温−15.8℃；7 月平均气温 8.7～27.9℃；7 月最高气温 33.1℃；年平均相对湿度 65.7%～82.8%；年平均日照时数 1180～2627h；年平均降水量 762～1347mm；土壤类型以黄壤、黄棕壤、棕壤、暗棕壤等为主。与木香主产区生态相似度为 95%～100%的省、区、市有：四川、云南、贵州、湖北、湖南、重庆、陕西等，为木香主要的适宜生长区。

四、生物学特性

(一) 生长发育习性

种子在 10℃以上方可发芽，15℃上下为最适发芽温度，在土壤水分适宜的情况下，发芽出苗随气温的升高而加速。秋季 9 月中、下旬播种后，10～14 天可出苗，15～20 天为出苗盛期，当年仅生真叶 2 或 3 片，第二年只有根生叶，第三年开始抽薹开花。春季 3 月中旬至 4 月上旬播种后，15～30 天开始出苗，25～40 天为出苗盛期，第二年有部分植株抽薹开花。抽薹开花期为 5 月中旬至 6 月，7 月下旬至 8 月上旬为种子成熟期。11 月中、下旬倒苗。

(二) 生长发育与环境条件的关系

木香喜冷凉湿润的气候。气温较低、湿度较大的高山地区适宜栽种。如云南丽江鲁甸海拔 2700～3300m，年平均气温 9℃，绝对最高气温 23℃，绝对最低气温−14℃，年降雨量为800～1100mm，无霜期150天左右，木香能正常生长。据研究表明，海拔为1200～1500m的地区，木香生长亦好，但在夏季气温超过30℃的地区，应选阴山坡栽培。当海拔降至600～1200m时，7～8月平均气温在25℃以上，日平均最高气温在30℃以上，木香生长不良，夏天死亡率高，说明木香不宜在低海拔地区栽种。

木香的根一般入土30～50cm，或更深。要选土层深厚、疏松、肥沃、不积水的砂质壤土或油砂土栽培才能生长良好。生荒土、熟荒土、熟土都可栽培。土壤pH以6～7为宜。

木香可连作一或两次，生长情况正常。但连作栽培时应注意增施肥料。

五、栽培技术

(一)选地与整地

因木香的深根性，故应选择土壤深厚、疏松、肥沃、不积水的砂质壤土栽培，方能优质高产。

整地时因木香为多年生植物，故应施入一定量的厩肥、堆肥、土杂肥等作基肥，在翻地前撒于土表，翻土时翻入土中。

选用熟土栽培时，应在播种前深翻30～35cm，打碎土块、耙平，开成宽1.3～1.6m的高畦，同时挖好拦山堰和大小排水沟。

选用荒地栽培时，应提前翻土，拣去树蔸、石块、杂草，于播种前还应再翻一次。

(二)繁殖方法

木香可用种子繁殖，亦可用幼根繁殖。其中幼根繁殖所得后代侧根多、细小、质量差，产量化，故在生产中多不采用。木香的种子繁殖方式包括直播和育苗移栽两种，两者在产品质量上无明显差异，但后者较前者费工费时，故生产上常采用直播。

1. 选留种　种子成熟前应选择生长良好、健康无病虫的植株，不割花薹，留作采种，或选择生长健壮、较为一致的地段建立留种区。在种子成熟期(7～8月)，常到田间检查，为防止种子老熟脱落，应做到及时采收。采收种子的外观标准是花柄变黄，花苞变为黄褐色，上部细毛接近散开，此时将花苞采回，置于通风干燥处后熟7～10天，然后经太阳晒，轻轻打出种子，去除杂物，晒干，贮于通风干燥处待用。

2. 播种

(1)播种期：研究表明，木香在春、秋、冬三季播种均可(刘玉亭等，1989)。

1)春播：解冻后至4月上旬为最适的春播时期，海拔较高地区可推至5月中旬，海拔较低地区可提前至3月。

2)秋播：9月中下旬为秋播的最佳时期。海拔较高地区秋播可提前至8月上旬，而低海拔地区可适当延迟至10月上旬。

3)冬播：11月中旬至结冰前为冬播的最适宜期。

4) 播种期与成株率及产量的关系：在春季可播种期间(3 月中旬至 5 月中旬)，播种越早成株率及产量愈高；秋播过早(9 月中旬以前)，成株率及产量反而降低；冬播当年不出苗，次年春季出苗者成株率及产量最高。

(2) 播种密度：根据试验及栽培实践，以行穴距 33cm 为宜，过密产量增加不多，过稀则产量显著下降。

(3) 播种方法

1) 开穴：按行穴距 33cm 在畦上开浅穴，穴径 20cm，穴深 3～5cm；穴底应平坦。春播、秋播开穴宜浅，冬播可稍深。

2) 播种：在挖好的每个穴内播种 8～10 粒，要求分开，不可成堆。每 667m^2 需种子 1kg。

3) 施种肥：播种前将各种肥料(人畜肥、火灰、土杂肥等)混合，一般每 667m^2 需肥量 500～1000kg，播种后每穴撒施一把，盖在种子上。

4) 覆土：施好种肥后，盖 1cm 左右的细土。春、秋播种覆土应浅，冬播覆土可稍厚。在表土疏松细碎的情况下，可使用 2～3 枝落叶竹桠在畦面扫土覆盖的方法，具快而匀的特点。

5) 间苗补苗：秋播者于次年 5 月上、中旬，春播者于 6 月下旬至 7 月上旬，当幼苗生长出真叶 3 或 4 片时，结合中耕除草进行匀苗，每穴留壮苗 3 株，缺株者同时进行补苗。每 667m^2 应有 15 000 株苗。

(三) 田间管理

1. 中耕除草 秋播者当年 11 月上旬，幼苗叶部将枯死时，进行浅锄培土覆盖幼苗，厚 3～6cm，防严冬冻死幼苗及冻拔发生。次年 5 月上旬进行首次中耕除草；在 6 月中、下旬进行第二次中耕除草，第三次在冬季即将倒苗时进行。第三年进行两次，第一次在 4 月下旬，第二次在冬季。第四年只在春季进行一次。

冬播及春播者在发芽出苗当年进行三次。首次在 5 月中、下旬，此次苗小应浅锄；第二次在 6 月下旬至 7 月上、中旬，同时进行匀苗与补苗；末次在冬季倒苗时。第二、三年与秋播者相同。

2. 追肥 木香对肥料的需求敏感，增施肥料，可显著提高产量。施肥与中耕除草结合进行，幼苗期施清淡速效肥，次年春季施人畜粪水或每 667m^2 用尿素 3～4kg，兑水施用；冬季用农家肥施于根际。

3. 割花薹 木香播种出苗生长 1 年后，即开始抽薹开花结实。在抽薹孕蕾时将花薹除去，根部就能获得较多养分，从而增重。据试验，将花薹割除后，平均提高产量 7.4%。方法是：待大多数花薹抽出后，用刀将其有花蕾的部分割去。

(四) 间作

因木香在种后一年生长缓慢，植株较小，故可在畦边间种玉米等作物，种后第一年生长迅速，茎叶繁茂，不宜再进行间作。

（五）病虫害防治

1. 病害

根腐病：夏季7～8月发生，发病者根部变黑，呈水渍状并腐烂，地上部分枯萎而死。中耕除草时伤根或排水不良易导致此病的发生。

防治方法：选排水良好地段栽培，做好排水分流工作，中耕除草时不要伤根；发病后，及时清除，并连病土进行深埋。

2. 虫害

(1)蚱蜢：成虫和若虫咬食叶片，严重时仅留叶脉。

防治方法：冬季清除杂草，减少越冬虫，发生期，用网捕杀或用80%敌敌畏乳油1500倍液喷杀。

(2)蚜虫：夏末秋初为害茎叶。

防治方法：用40%乐果乳油800～1500倍液或80%敌敌畏乳剂2000～3000倍液防治。

六、采收加工

（一）采收

试验表明，播种后生长3年收获较两年收获的产量高41%～103.4%，平均提高产量60.8%，故以生长3年收获为好。若土壤肥沃，加强管理，两年收获亦可。收获期以10月晴天较为适宜，9月中、下旬亦可收获，过早则产量低，收获时，先将茎叶割去，挖出全根，就地晾晒，去根上泥土后运回加工。

（二）加工

切去根上残留茎秆及叶柄，之后切成8～12cm长的短节。粗大者应纵切成2～4块，切后应摊通风处日晒或烘烤(收获后已至寒冬时，用烘烤)。烘时不宜铺放过厚，一般6～10cm并经常上下翻动，以免发酵变质。温度不宜过高，以免损失根内挥发性成分，一般以60℃为宜。烘至半干时下炕，依大小、粗细分成两类，然后再分别烘干。干后放入竹筐中，反复推拉摇撞，除去泥沙、须根及粗皮，至表面呈灰黄色时即成。

（三）质量要求

以无空泡，无枯焦、芦头、须根，无虫蛀、油变、霉变，无尾梢为合格。以体实，具油性，香气浓，色灰黄，无粗皮，长短粗细均匀者为佳。

Ⅻ. 三　七

别名　田七。

一、来　源

三七为五加科三七 *Panax notoginseng*(Burk.) F. H. Chen 的根。

二、植物学特征

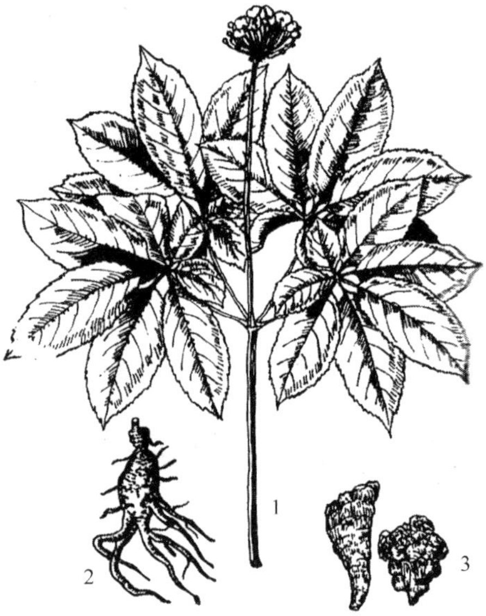

图 14-12　三七(李万林绘)
1. 着果的植株；2. 根皮根茎；3. 三七药材

多年生草本。主根粗壮肉质，倒圆锥形或圆柱形，长 2～5cm。掌状复叶，小叶通常 3～7 片，小片叶椭圆形至长圆状倒卵形，中央 1 片最大，两面脉上密生刚毛。总花梗从茎端叶柄中央抽出，直立；伞形花序单独顶生。核果浆果状，近于肾形，熟时红色。种子 1 或 2 粒，球形，种皮白色。花期 6～8 月，果期 8～10 月(图 14-12)。

三、主产区与适宜生长区

三七主产于云南、广西等省区。三七主要生长区域生态因子范围：大于等于 10℃积温 3250.0～6130.0℃；年平均气温 19.0～25.0℃；1 月平均气温 6.0～14.0℃；1 月最低气温 1.5℃；7 月平均气温 15.0～26.0℃；7 月最高气温 30.5℃；年平均相对湿度 76.0%～83.0%；年平均日照时数 1450～2150h；年平均降水量 1350～1500mm；土壤类型以赤红壤、红壤、黄壤等为主。与三七主产区生态相似度为 95%～100% 的省、区、市有：云南、贵州、广西、福建、浙江、重庆等，为三七主要的适宜生长区。

四、生物学特性

(一) 生长发育习性

三七为多年生宿根草本植物，完成一个生育期需要 2～3 年时间，即从种子萌发后要经过两个冬季才能开花结实。从采收种子、播种到新种子采收，这一生育过程可分为：种子后熟期、幼苗生长期、孕蕾开花期、果实成熟期这 4 个时期。

种子后熟期：三七的果实成熟后种子外形已生长结束，但胚尚未发育完全。种子需要完成胚形态后熟及生理后熟两个阶段才能萌发出苗。种子胚的形成后熟需要在 15～25℃的条件下及有一定的湿度条件下经过 20～90 天才可完成。种子完成形态后熟后仍不能萌发，必须在 8℃以下的低温下经过一段时间才能打破其休眠状态，这时三七的种子才充分成熟，此时种子开始开裂，在温度上升到 15℃以上时方能萌发出苗。

幼苗生长期：种子经过形态后熟和生理后熟阶段后，在第二年春季气温回升后，先由胚根开始伸长，长出细长的主根，然后胚轴伸长，由上胚轴直接长出掌状复叶，当年仅生长出一片复叶，小叶 5～7 片，子叶留在土内。初生叶片开始时先露出叶柄，叶片呈弯曲状留在土内，经过 3～7 天叶片才能出土并展开。叶片出土展开 20 天后即停止生长，而根部继续生长、膨大，秋季气温下降到 8℃以后叶片枯萎，幼根停止生长进入休眠期。

三七幼苗生长较慢，第一年生长结束后，大多数在第二年仍不能抽薹开花，只进行营养生长。生长方式仍是先长出叶柄，然后伸长叶片出土，叶片展开呈直立状，二年生三七可长出二或三片复叶，植株较大，有少量可以开花。

孕蕾开花期：播种后第三年三七进入孕蕾开花期，花蕾在越冬前已形成，随叶片一起长出，当叶片展开后，花蕾开始伸长，花序伞形，长在叶片之上，花多数，黄绿色，花期 6～8 月。

果实成熟期：开花后授粉开始至果实成熟为果实成熟期。果实成熟期为 11～12 月，生长 80～120 天。果实成熟时为鲜红色，果实内含种子 1～3 粒，种子近球形，黄白色。

(二)生长发育与环境条件的关系

三七为典型的阴生植物。喜冬暖夏凉的环境，畏严寒酷热，喜潮湿怕积水，土壤适宜酸碱度 pH 为 4.5～8。

1. 光照　由于三七为典型的阴生植物，在野生条件下多生长在林下环境中，因此三七适宜生长在散射光下，而且对光照条件要求严格，在不同的生育期和不同季节对光照的要求不同。因此，在栽培过程中也应及时调节光照以满足三七对光照的要求，获得最高的产量。一年生和三年生以上的三七要比二年生三七需光的强度稍大，阴棚透光率以 10%～15%为最佳。二年生三七由于刚开始定植，根系尚未发育完全，故需光照较少，最佳透光率在 10%以下，光照过强会引起日灼病。播种出苗期则需要有充足的光照，幼苗才能生长健壮、抗病能力强，这个季节的透光率可增加到 20%～30%，苗期光照不足会出现幼苗徒长、细弱、抗病能力差，种苗质量欠佳。在抽薹、开花、结实期也需要较强的光照，才能获得饱满的种子，透光率为 15%～20%，在干旱、阳光强烈的季节适当加密阴棚，以减少透光度；在早春、阴雨季节及秋后天气变凉后应加大阴棚透光度，特别是秋后增加光照非常重要，因为此时叶片已是生长后期，增加光照可以使根部营养积累增强，使越冬芽发育充分，饱满，有利于次年生长。

2. 水分　三七喜湿、怕积水。水分不足会造成地上部分生长受阻，产量降低，特别是春季出苗期，要保持土壤中有充足的水分，使出苗整齐，健壮，抗病能力强。夏季高温季节及开花期如遇干旱天气要及时浇水，否则会造成植株地上部分干枯，提前进入休眠期或开花授粉不良，花粉不能萌发，种子产量降低。秋季可减少浇水以增加根部的干物质积累。三七怕积水，在雨季要做好排水工作，土壤过湿、通气性差会造成土壤病害增加，发生根腐病或线虫病。除土壤湿度外，三七对空气湿度要求较高，以空气相对湿度 70%～85%最为适宜，空气湿度过大易发生病害，过低叶片易发生日灼病。

3. 温度 三七喜冬暖夏凉的环境，年均温 14～18℃，大于等于 10℃积温 4200～5900℃最为适宜，夏季气温高于 35℃则停止生长，冬季气温低于–5℃则会发生冻害。夏季气温在 18～25℃为最佳生长温度。

4. 土壤 三七对土壤要求不严，但以土质疏松、透气性强、排水良好的砂质壤土最好。肥力要求中等，最好为二荒地或轮闲地。凡过黏、过砂及低洼易积水的地段不宜种植。三七忌连作，一般在种植区要间隔 5～10 年才能种植。

五、栽 培 技 术

(一)繁殖方法

三七多采用播种育苗移栽的繁殖方法。

1. 选种、采种 选择生长健壮、无病虫害的三年生植株作留种母株。在现蕾至开花期追施一次磷、钾肥，提高母株开花与结实能力，开花期摘除花序外围小花，保留果实 10～20 个，使养分集中，果实更加饱满。11～12 月大多数果实成熟变红时即可采收。

2. 种子处理 当果实鲜红熟透时，选晴天一次采摘整个果穗，置流水中搓揉，洗净果皮、果肉及空壳，漂出种子。将成熟饱满、无病虫害的种子随采随播。如来不及播种，可将种子摊放在筛内，厚度不超过 3cm，置通风阴凉处可保存 7～10 天。暂时不播或春播的种子可用两倍的湿砂混匀，放入木箱内贮藏，并保持湿润，第二年春季发芽前播种。播种前，种子用 1∶1∶200 倍的波尔多液浸种 10min，进行土壤消毒，然后取出晾干种子表面水分，与草木灰拌种后播种。

3. 播种育苗

(1) 选地整地：选择肥力中等的二荒地作育苗地，先施入腐熟肥每 667m^2 1000～2000kg，经过 3 次翻耕后，使肥料与土壤充分混合，土质疏松。捡除石块、树根等杂物，作成宽 1～1.2m 的高厢，耧平厢面即可播种。

(2) 播种：一般采用点播的方法，用打穴器按 6cm×6cm 行株距打深 5cm 的穴，每穴播入一粒种子，每 667m^2 用种子 10 万～12 万粒。播种后覆细土 5cm，与厢面齐平，然后盖稻草用于保温保湿，防止雨水冲刷和杂草滋生。最后浇一次透水，春季气温升高后即可出苗。

(3) 苗床管理：播种后先搭棚遮阴，在苗圃地搭简易棚，使透光率不低于 35%。出苗后加强水肥管理。苗出齐后每 667m^2 追施清粪水 1000～2000kg，草木灰 100kg，5 月初再撒施腐熟厩肥 2500kg，8 月后每月追施稀薄人畜粪水每 667m^2 2000～3000kg，苗期每月除草 1 次；做到田间无杂草。多雨季节要注意排水，干旱要及时浇水。幼苗培育一年后，即可移栽。

（二）定植

1. 选地整地　三七种植地要选择地势高燥、排水良好，土质疏松的、向阳的壤土或砂质壤土，以向阳的缓坡地的荒土或二荒土为好。于秋季进行三次以上的翻耕，深度 40cm。如利用熟地前茬有玉米、豆类、花生为好，忌与茄科植物连作。最后一次整地前每 667m^2 施入腐熟厩肥 3000～5000kg，过磷酸钙或钙镁磷肥 25～35kg。翻匀后作成宽 1～1.2m、高 25～30cm 的高厢，两厢间留排水沟 45～60cm，以利通风、排水，便于田间管理。

2. 搭棚遮阴　整地作厢后，用木杆、竹子、玉米秸秆、杂草等材料，搭成高 1.5～1.8m 的平顶或阴棚，透光度保持在 30%。阴棚的透光度还应根据三七不同生长期和季节随时加以调节。一年生和三年生以上的三七要比二年生需光强度稍大。播种出苗期和抽薹、开花、结籽期也需要较强的光照。特别是出苗期，一定要有足够的阳光，苗才能长得粗壮，抗病虫害。故苗期透光率不低于 35%。干旱、阳光强烈季节应适当加密阴棚，以减少透光度。而在阴雨连绵的季节应加大阴棚的透光度，以避免三七徒长、细弱、抗性差。

3. 定植　可分为冬栽和春栽。以冬栽为好，冬栽采用一年生苗，一般于 11 月下旬至 12 月移栽，在休眠芽萌动前完成。起苗时尽量减少伤根。选无病虫害、健壮的植株，按大小分级，分别进行定植。

定植方法：在整好的厢面上横向开平底槽，深 1.5～3cm，宽以能放入三七根即可，栽前，将种苗黄叶剪去，用 1∶1∶200 倍波尔多液浸种根 10～15min，或用 0.3 波美度石硫合剂浸根 10min，取出晾干后按 17cm×17cm，17cm×13cm，13cm×13cm 的大、中、小种根栽植，栽种时芽苞向坡下，根朝坡上，边栽边盖细土，厚 2～3cm，以不露出芽苞为宜。再盖一薄层稻草，以不见土为原则；双棵栽植：在厢面上横开小沟，深 1.5～3cm，沟距为 18～25cm，然后将已消毒好的三七根芽对芽、尾对尾顺沟每隔 18cm 放入两根，厢边的两根，根向厢内。边栽边盖细土，再盖一层稻草。

（三）田间管理

1. 松土除草　早春苗出齐后，要及时除草，保持田间无杂草；雨后要及时松土，但注意不能伤根。当三七苗根茎露出在外时，要及时培土，以利生长。

2. 追肥　三七根入土浅，追肥要掌握“量少次多”的原则。施用农家肥作追肥时，一定要充分腐熟后施入。早春出苗前，普遍追施二或三次清淡的人畜粪水，每 667m^2 2500kg，出苗后追施一次草木灰，每 667m^2 50kg，半个月后每 667m^2 再施入 2500kg 充分腐熟的厩肥。以后每月追施清粪水 2000～2500kg；现蕾和开花期施混合干肥（厩肥 70%～80%、草木灰 20%～30%），每 667m^2 3000kg，越冬前每亩再施入上述混合肥 2500kg，以保护芽头安全越冬，为翌年三七生长健壮打下基础。

3. 排水抗旱 三七的根系分布以土表层为主，抗旱能力很弱。在整个生长期间，必须保持土壤湿润。如遇春旱秋旱天气，要及时浇透水，雨季要及时疏沟排除积水，以免园内湿度过大，发生根腐病。

4. 打花薹 从种植后第二年开始，为了使养分集中于根部，在每年 6 月三七开始抽薹开花时，除留种植株外应及时摘除花薹，使养分集中供应地下根部生长，提高三七产量。

(四)病虫害防治(杭州药物试验场，1980)

1. 立枯病 多在 3～4 月发病，在 4～5 月低温多雨和 7～8 月高温干燥季节发病较严重，为害种子、种芽及幼苗。种子受害腐烂呈乳白色浆汁状；种芽受害呈褐色死亡，幼苗在发病初期叶柄基部出现水渍状条斑，后萎缩溃烂，严重时整厢倒苗。

防治方法：播种前种子用 1∶1∶120 波尔多液或大蒜汁 1∶10 的浓度浸种 2h 消毒；出苗前喷一次 1∶2∶150 波尔多液，出苗后喷 1∶1∶300 波尔多液三次，每隔 7～10 天一次；发病后拔除病株，在病株周围撒石灰粉消毒；出苗后和幼苗生长期适当增加透光度，改善通风条件，增强三七的抗病能力。

2. 炭疽病 多在高温高湿季节发病，被害叶片初期出现黄褐色小斑，病斑扩大后有明显的褐色边缘，病斑中心坏死后呈透明状，干燥后发脆造成穿孔；叶柄和茎部病斑为中央下陷的黄褐色梭形斑；果实上病斑呈圆形微凹的褐色斑。

防治方法：清洁田园，及时烧毁枯枝落叶；选用健壮植株作种，移栽前用 1∶1∶200 波尔多液浸根，晾干后移栽；种子用 100 倍 40%甲醛浸 10min，用清水洗净，晾干后播种；发病后喷 50%退菌特 500 倍液，每隔 5～7 天喷一次，连喷 3 或 4 次。

3. 红蜘蛛 成群集于叶背吸食汁液并拉丝结网，使叶变黄，最后脱落。花盘被害造成早期萎缩；果实被害，则籽粒干瘪。

防治方法：冬季清园，拾净枯枝落叶集中烧毁。清园后喷 1～2 波美度石硫合剂；调节遮阴棚透光度，透光过大的地方，红蜘蛛危害严重，故需及时修补遮阴棚；3 月下旬以后喷 0.2～0.3 波美度石硫合剂，每隔 7 天一次，连续二或三次；发病盛期喷 20%三氯杀螨砜可湿性粉剂 1500～2000 倍液，每周一次，连续数次。

六、采收与加工

(一)采收

三七定植三年后即可采收加工。采收季节分为两期。在 7～8 月未开花前挖取的三七称为“春三七”，以打薹后采收的品质好，产量高。立冬后 11 月至次年 1 月采收的三七称“冬三七”。由于三七开花结果后植株养分消耗多，加工的块根皱缩，质量较差。采收的前一周，留茎基 7～10cm，剪去上部茎叶，用铁耙挖出全根，然后运回加工。

(二)加工

将三七根洗净泥土，剪去茎秆，摘下须根，阳光下暴晒，并不断反复揉搓，使其收缩紧密坚实，直到全干。将干后的三七置麻袋中加粗糠或稻谷往返冲撞，使外表呈棕黑色光亮状即为成品。

XIII. 射　　干

别名 扁竹，扁竹兰。

一、来　　源

射干为鸢尾科射干 *Belamcanda chinensis* (L.) DC.的根茎。

二、植物学特征

多年生草本。根茎横生，断面鲜黄色，须根多数。叶互生，基部成套褶，2 列排列，剑形，绿色，常带白粉。总状花序顶生；花被管短，花被 6、2 轮，橙黄色，散生暗红色斑点。雄蕊 3；子房下位，3 室，柱头浅 3 裂。蒴果椭圆形，具 3 棱，成熟时 3 瓣裂。种子黑色，近球形。花期 7～9 月，果期 8～10 月(图 14-13)。

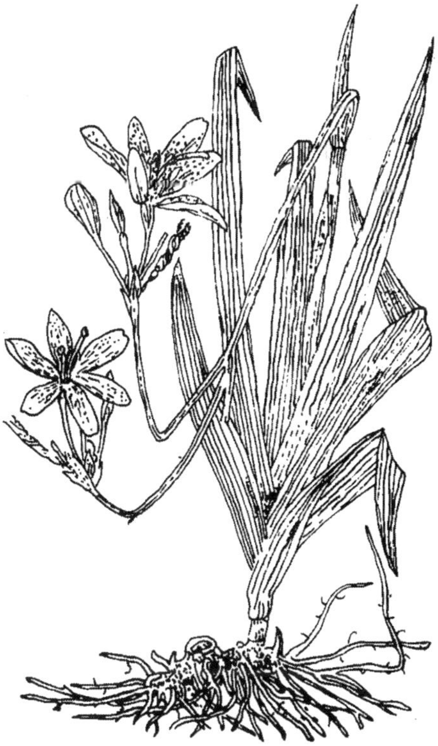
图 14-13 射干(李万林绘)

三、主产区与适宜生长区

射干主产于湖北、河南、江苏、安徽、湖南、浙江、贵州、云南等省。射干主要生长区域生态因子范围：大于等于 10℃积温 1022.0～7855.2℃；年平均气温 10.2～25.9℃；1 月平均气温-18.6～13.4℃；1 月最低气温-23.8℃；7 月平均气温 12.3～28.6℃；7 月最高气温 33.6℃；年平均相对湿度 57.1%～82.4%；年平均日照时数 1151～2766h；年平均降水量 444～1675mm；土壤类型以赤红壤、红壤、黄壤、黄棕壤、棕壤、褐土等为主。与射干主产区生态相似度为 95%～

100%的省区有：云南、广西、湖南、贵州、湖北、四川、辽宁、吉林、江西、河南等，为射干主要的适宜生长区。

四、生物学特性

(一) 生长发育习性

射干种子在10～14℃时开始发芽，发芽最适温度为20～25℃，超过30℃时，发芽率显著降低。射干的根状茎分株能力强，每株根状茎上可生有数十枚根芽，可用来繁殖，而且生长快，生活力强，栽培时间短。

(二) 生长发育与环境条件的关系

射干喜温暖气候和阳光充足的环境，耐干旱、耐寒。在最低温度-17℃的地区可自然越冬。对土壤要求不严，但在肥沃、疏松、地势较高、排水良好的砂质土壤上生长最好。怕积水，在低洼及排水不良的地方不宜种植。土壤以pH为6.5～7.5为宜。

五、栽培技术

(一) 繁殖方法

射干可用根状茎繁殖，也可用种子繁殖，在生产上多采用根状茎繁殖。

1. 根状茎繁殖　在秋冬季节停止生长进入休眠期至春季新芽萌发前，选择生长健壮、无病虫害的优良植株作母体，连须根一起挖起，剪下残留的地上部分，在每一根茎上有数十枚根芽，可按其芽眼的多少，切成数小段，但每段须有芽眼一或两枚及部分须根。切后置通风干燥处晾干，待切口愈合后即可栽种，也可以直接用草木灰涂抹伤口后栽种。

2. 种子繁殖(杨福顺等，1991)

(1) 留种与采种：选生长健壮、无病虫害的二年生以上的射干植株作为留种母体。在茎叶尚未封行、花未开放前，结合中耕除草，追施一次硫酸钾每667m^2 5kg，过磷酸钙25kg，促使花盛果多，籽粒饱满。开花后再喷施1～3次0.2%的磷酸二氢钾，以提高坐果率和提高种子成熟度。于9～10月当果壳变黄将要裂口时，连同果柄一起剪下，置室内通风处晾干后脱粒，不能晒干，因晒干的种子发芽慢。然后，将种子与3～5倍的湿润河砂混合均匀，放入木箱内或室内地面上堆积贮藏，可提高发芽率且出苗整齐。射干种子寿命在两年以上。

(2) 苗圃选择及整地：苗圃选择在背风向阳、地势干燥、排水条件良好的地方，土壤以疏松、肥沃、通透性强的砂质壤土为好。播种前结合深翻土地施入腐熟厩肥，每667m^2 5000kg，过磷酸钙100kg及少量钾肥作为基肥。将肥料与土壤充分混合均匀后，捡除石块、枯枝等杂质，作成宽 1～1.2m、高 15～20cm 的高厢。

(3)播种：分春播和秋播。春播在 3～4 月进行；秋播于 10～11 月进行。

在整平耙细的苗床上，按行距 20cm 横向开沟。沟深 6～8cm，播幅宽 8～10cm。然后，将催芽籽均匀地播入沟内，覆盖细肥土 5cm，稍加镇压后浇水，厢面盖一层稻草，以保温保湿，有利于出苗。播后 15 天即可出苗。出苗后及时揭去盖草，进行田间管理。每 667m^2 用种量 5kg。也可以在整平的苗床上撒播，播后处理方法和条播相同，但种子用量稍多于条播，为 6～7kg。

(4)苗床管理：射干种子出苗后，要注意除草，做到苗床内无杂草。并根据出苗情况在苗高 6～8cm 时间苗，保持苗间的行株距为 6cm×5cm。射干幼苗既怕干旱又怕渍水，因此遇干旱季节要及时灌溉，暴雨过后注意排水，以免长期积水造成烂根。出苗后 1 个月后追施人畜粪水三次，每次每 667m^2 1500kg。秋季进入休眠期后可以定植。

(二)定植

1. 选地整地 选择地势高燥、排水良好、土层深厚的砂质壤土，平原及山地均可种植。射干喜肥，生长时间长，因此必须施足底肥。地选好后，耕翻土壤 30～40cm，每 667m^2 施入腐熟厩肥 2500kg，过磷酸钙 25kg 及少量钾肥，翻入土中作基肥。移栽前再浅耕一次，整平耙细后作成宽 1.2～1.5m、高 15～20cm 的高厢，四周挖好排水沟。

2. 定植 一般于 11 月至翌年 3 月定植。

(1)根状茎定植：在整好的厢面上，按行距 25～30cm、株距 20～25cm 挖穴，穴深 15cm，穴底平整，挖松底土，将种根芽向上栽植，如根芽已呈绿色时盖土应将芽稍露出土面。根芽白色而且短粗的直接埋入土中，盖土后压紧，厢面上淋一次稀薄的人畜粪水，再盖一层稻草，保温保湿，以利出苗。

(2)种苗定值：定植种苗已长出 3 或 4 片真叶。栽前种苗挖起，分大、中、小三级，分别栽植。栽时在整好的厢面上按行株距 30cm×30cm 挖穴，穴深 10～15cm，每穴栽种苗 1 或 2 株，覆土以盖住根及根状茎为度，稍压实后，浇透定根水。

(三)田间管理

1. 中耕除草、培土 春季应勤除草和松土，保证厢面无杂草，松土宜浅，避免伤根。6 月封行后不再除草，但要在根际培土以防止倒伏，入冬前再进行一次培土，以利越冬。

2. 追肥 射干喜肥，除施足基肥外，每年追肥三次，在苗出齐后每 667m^2 追施一次人畜粪水 1500kg，过磷酸钙 15～25kg。第二次在开花前每 667m^2 追施人畜粪水 1500kg，腐熟饼肥 50kg。第三次在秋后休眠前每 667m^2 追施腐熟厩肥 2000kg，过磷酸钙 25kg，以促进根部生长及越冬。

3. 排灌水 移栽定植后要保持土壤湿润，遇干旱时要经常浇水，确保出苗整齐。遇久晴不雨天气，可适量浇施稀薄人畜粪水，可增强抗旱能力。雨季要注意排水，田间积水易造成烂根，造成长势弱或减产。

4. 摘花蕾 射干定植后当年就可开花。由于开花持续时间较长，开花结果要消耗大量养分。因此，不留种的地块可在抽薹开花前分期分批摘除花茎，一般进行 2～4 次，使养分集中于根部生长，提高产量。

（四）病虫害防治

1. 锈病 于秋季发生，危害叶片。发病初期，在叶片或茎上产生黄色微隆起的疱斑，破裂后散发出橙黄色或锈色粉末，此为病菌的夏孢子。后期发病部位长出黑色粉末状物，此为病菌的冬孢子。发病后叶片干枯，早期落叶，使茎秆枯死。

防治方法：增施磷钾肥，促使植株生长健壮，提高抗病能力；发现病株立即拔出，集中深埋或烧毁；发病初期喷 25%粉锈宁 1000～1500 倍液，每 7 天一次，连喷 3 或 4 次。

2. 蚜虫 危害叶片，聚集在叶片中上部位吸食汁液，造成叶片呈黄褐色微小斑点，使叶片及植株生长受阻。

防治方法：在虫害发生期喷 40%乐果乳油 2000 倍液，每 10 天一次，连喷 3 或 4 次。

3. 地下害虫 主要有蛴螬、蝼蛄等咬食根茎。

防治方法：施用充分腐熟的厩肥；悬挂黑光灯诱杀成虫；毒饵诱杀：用杀虫剂拌炒香的菜籽饼或麦麸、米糠等于傍晚在田间施用。

六、采 收 加 工

（一）采收

种子播种后定植 2～3 年、根茎繁殖定植 1～2 年可以采挖。于秋季地上部分枯萎后，选晴天完整挖起根茎运回加工。

（二）加工

剪去茎叶，连同须根在清水中洗净泥沙，直接晒干或烘干即成。一般每 667m^2 产干货 2000～3000kg。

XIV. 白　　芍

别名 金芍药，白芍药。

一、来　　源

白芍药为芍药科芍药 *Paeonia lactiflora* Pall.（栽培种）的根。

二、植物学特征

多年生草本。根粗壮，圆柱形。叶互生；具长柄；二回三出复叶，小叶窄卵形，叶缘具骨质细乳突，叶基部常带红色。花大，白色、粉红色或红色，顶生或腋生；萼片4或5；花瓣5～10，或更多，雄蕊多数；花盘肉质，仅包裹心皮基部；心皮2或3，离生。蓇葖果卵形，先端钩状向外弯。花期5～7月，果期6～7月(图14-14)。

本植物栽培种刮去外皮并经水煮的干燥根称白芍。野生种不去外皮的根称赤芍。

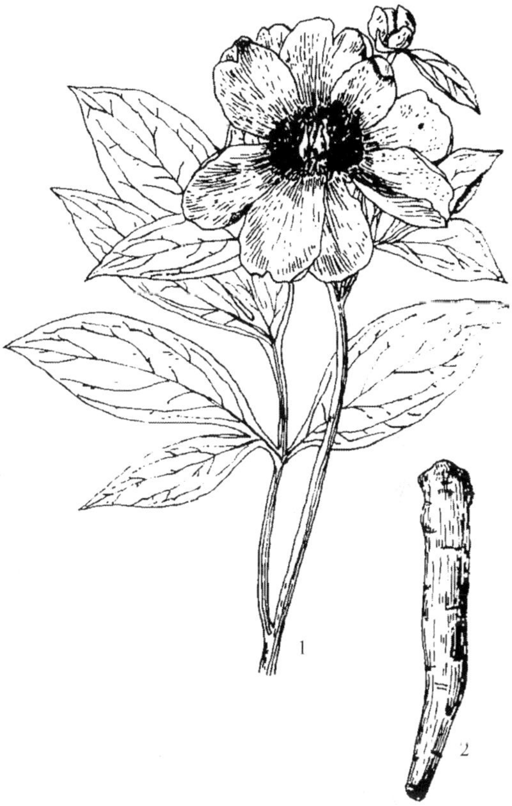

图14-14　芍药(李万林绘)

1. 植株；2. 川白芍药材

三、主产区与适宜生长区

芍药(栽培种)主产于浙江、安徽、四川等省。商品以浙江产者称为杭白芍；安徽产者称为亳白芍；四川产者称为川白芍，又名中江芍。芍药(栽培种)主要生长区域生态因子范围：大于等于10℃积温3362.1～5623.7℃；年平均气温14.5～22.8℃；1月平均气温-10.1～9.1℃；1月最低气温-15.8℃；7月平均气温20.9～28.5℃；7月最高气温32.9℃；年平均相对湿度56.8%～81.4%；年平均日照时数1070～2743h；年平均降水量505～1505mm；土壤类型以水稻土、潮土、褐土等为主。与芍药(栽培种)主产区生态相似度为95%～100%的省区有：四川、云南、湖北、贵州、湖南、河南、河北、山东、安徽、江苏等，为芍药(栽培种)主要的适宜生长区。

四、生物学特性

(一)生长发育习性

芍药种子具有上胚轴休眠特性，在20℃条件下60天以后成熟，4℃条件下30天左右即可打破休眠。播种后的发芽适宜温度为11℃，生根温度20℃。种子千粒重161.2g。种子晒干后贮藏，失去生命力。

芍药为多年生宿根性植物，每年3月上旬为出芽萌动期，中旬展叶。4月上旬为现蕾期。4 月底至 5 月上旬为开花期，盛花期约 1 周。7 月下旬至 8 月上旬种子成熟。摘蕾能提高根茎产量和质量。5～6 月地下部分生长迅速，新芽苞于 5 月在芍头形成，8 月气温高，植株停止生长。10 月以后地上部分逐渐死亡，进入休眠期。

(二) 生长发育与环境条件的关系

野生芍药多分布于海拔 1000～1500m 的山坡、谷地、林下、林缘及灌木丛中。喜温和气候、阳光充足的环境，荫蔽度大则生长不好。耐寒、抗干旱、怕潮湿、积水，雨水过多易引发根部病害。喜土层深厚、肥沃、疏松的砂质壤土、夹砂黄泥土。不耐连作，需隔 3～5 年后才能种植。

五、栽 培 技 术

(一) 选地整地

芍药根入土深，宜选择土层深厚、疏松、肥沃的砂质壤土、夹砂黄土及冲积壤土，地势高燥、排水良好的缓坡向阳地带为好。砂土、黏土、板结土、低洼地不宜种植。

芍药根深，生长年限长，播种前应精耕细作，施足底肥。秋季前作收获后，深翻地 30cm 以上，同时每 667m^2 施入充分腐熟的厩肥 3000～4000kg，清除杂物，耙细整平。将透水性好、排水方便的地块，作成平畦；而土质黏重、排水差的地方，作成宽 110～120cm、高 17～20cm 的高畦，畦间距 30～40cm；挖好排水沟。

(二) 繁殖方法

1. 种子繁殖　7 月底至 8 月上旬芍药果实成熟，采收后，去皮取种，按种子与砂为 1∶3 的比例砂藏，置于阴凉处，贮藏期内注意保持湿润，防止种子霉变，以促进种子后熟。9 月中、下旬开始播种。采用开沟播种法，沟距 15cm 左右，沟深 4cm。每隔 4～5cm 播入种子，然后用细土覆盖，耙平，盖一层厩肥或农家肥、稻草。播种不宜过晚，否则种子萌芽后易伤胚根，影响成活率。翌年 3 月中旬出苗，以后每年 3～5 月进行除草，并施入农家肥。冬季进入休眠后，松土除草，在畦面上加盖一层厩肥或土杂肥，培育 2～3 年后出圃定植。该法由于周期长，生产上多不采用。

2. 芍头繁殖　芍药收获后，割下芍根。选取芽头饱满、无病虫害、生长良好的芍头，按芍头大小、芽多少等自然生长情况切成 2～4 块，每块含粗壮芽孢 2 或 3 个，作种栽用。芍头不能立即下种，须经贮藏。选干燥、阴凉、通风的室内，在墙角铺 8～10cm 厚湿润细砂，将芍头堆放其上，厚 15～20cm，然后盖湿润细砂 15cm，四周用砖砌好。每隔 15～20 天检查一次，发现霉烂者应及时拣出并翻堆贮藏。9～11 月即可下种，宜早种，若下种过迟，芍头已发新根，栽时易伤根，且受低温影响，对次年生长不利。

种植时，平畦或高畦均可。按行距 50～60cm，株距 40cm 左右挖坑，每穴放芍头两个。切面向下。覆土 8cm 左右，稍高于畦面。加盖一层肥料。

3. 分根繁殖 芍药收获前一年冬季不进行整根，促进支根生长。收获时，将较粗大的根从芍头处切下，将较细支根留下，按芽和根的自然分布。剪成 2～4 株，每株一或两个壮芽及一或两条根，根长 18～22cm。剪去过长的根及侧根。然后按芍头贮藏方法贮藏，9～11 月下种，栽种时挖穴，深 20cm 左右，定植方法同芍头。

（三）田间管理（薛建海等，1993）

1. 施肥 芍药系喜肥植物，栽种时要施足底肥，每 $667m^2$ 施农家肥 1500kg，过磷酸钙 40kg。从第二年开始，每年追肥三次。第一次每 $667m^2$ 施农家肥 1500kg；第二次于 4 月上、中旬，每 $667m^2$ 施农家肥 1500kg，氯化钾 20kg；第三次于 11 月进行。每 $667m^2$ 施农家肥 2500kg，过磷酸钙 25～40kg，并在畦面盖一层肥料。

2. 中耕除草 秋种翌年春出芽后，即进行中耕除草。此时芍根纤细，扎根不深，宜浅锄，以后 4、5、6 月各松土锄草一次。11 月地上部休眠后再中耕除草一次，以后每年中耕除草三或四次。

3. 摘蕾 4 月中旬花蕾出现，于晴天将花蕾全部摘掉，集中养分促进植株和根生长。留种植株，除花蕾较大的以外，其余全部摘掉。

4. 排灌 芍药怕涝，土壤水分过大会引起烂根，多雨季节要及时疏通排水沟，降低土壤湿度，减少病害。

（四）病虫害防治

1. 灰霉病 危害茎、叶、花等部位。温度较高、湿度较大时，容易发病。6～7 月发病严重。茎部受害后病斑紫褐色、梭形、软腐，花蕾、花受害后变软、腐烂。

防治方法：冬季清洁田园，集中烧毁残枝枯叶；轮作；多雨季节及时排水，改善田间透风透条件；发病初期喷施 1∶1∶100 的波尔多液，7～10 天一次，直到清除为止。

2. 叶斑病 危害叶片，夏秋季发生。叶正面病斑圆形，灰褐色，有轮纹，上盖黑色霉状物。

防治方法：发病初期喷 1∶1∶100 的波尔多液，或 800～1000 倍代森锌锰溶液，每隔 7～10 天一次，直到清除为止。

3. 锈病 危害叶片，5 月上旬开花后发生，7～8 月发病严重。

防治方法：种植地附近不宜有松柏类植物；冬季清洁田园，集中烧毁病残株；发病初期喷施 0.3～0.4 波美度石硫合剂或萎锈灵 500 倍液。

六、采收加工

（一）采收

芍药种植三年后可收获。根据各地季节气温情况，采收期为 6～9 月，过早、过晚都会影响产量、质量。于晴天割去茎叶，挖取根，将粗根割下，细根留下作分株繁殖用。去掉侧根，修平、切去头尾，按大、中、小分成三级。分别在室内堆放 2～3 天，每天翻动一次，注意保持湿润。

(二) 加工

将分级后的白芍放入沸水中煮 10～15min，不断翻动，直到煮透为止。用竹签穿刺，如容易刺穿，说明已透；或用刀切去一小段，若断面色泽一致，说明已煮透。煮透后捞出，迅速投入冷水中浸泡，并用竹签刮去表面皮质，然后分开晒干，晒时不断翻动，中午太阳大时注意遮盖。3～5 天后，运回室内堆放回潮 2～3 天，然后再晒 3～5 天，反复三或四次，待芍根充分干燥后，才能包装。以粗大、坚实、切口整齐、粉性大者为上品。

XV. 龙　　胆

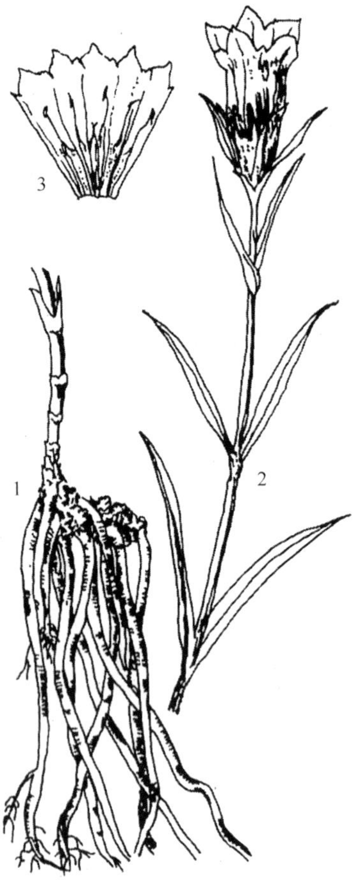

图 14-15　条叶龙胆(李万林绘)

1. 根；2. 花枝；3. 花冠展开(内面)

别名　草龙胆，龙胆草，胆草，山龙胆。

一、来　　源

龙胆为龙胆科条叶龙胆(东北龙胆) *Gentiana manshurica* Kitag 的干燥根及根茎。

二、植物学特征

多年生草本。高 20～30cm。根茎短，平卧或直立，密生数条至数十条黄白色、略肉质、细长并具环纹的根。茎直立，单一或 2 或 3 茎丛生。叶对生，无柄，茎下部叶膜质，鳞片形，基部联合成鞘；上部叶近革质，线状披针形至线形，边缘光滑常反卷。花 1 至数朵，顶生或腋生；无花柄或具短柄；叶状苞片 2；花萼钟状；花冠紫色，钟状，长 4～5cm。裂片三角形，具不规则细齿。雄蕊 5，着生于花冠筒下部；子房具柄，花柱短，柱头二裂。蒴果梭形。种子多数，两端具宽翅。花果期 8～11 月(图 14-15)。

同属植物龙胆 *Gentiana scabra* Bge.、三花龙胆 *G. triflora* Pall.、滇龙胆 *G. rigescens* Franch.的干燥根及根茎亦作龙胆药用。

三、主产区与适宜生长区

龙胆主产于内蒙古、黑龙江、吉林、辽宁、河南、湖北、湖南、江西、安徽、江苏、浙江、广东、广西等省区。龙胆主要生长区域生态因子范围：大于等于 10℃积温 1512.8～5424.1℃；年平均气温 5.4～22.1℃；1 月平均气温–25.5～6.0℃；1 月最低气温–30.7℃；7 月平均气温 14.4～28.3℃；7 月最高气温 32.9℃；年平均相对湿度 56.2%～81.5%；年平均日照时数 1554～2676h；年平均降水量 447～1555mm；土壤类型以棕壤、暗棕壤、红壤、黑土等为主。与龙胆主产区生态相似度为 95%～100%的省区有：黑龙江、吉林、内蒙古、辽宁、河北、湖南、山西、陕西等，为龙胆主要的适宜生长区。

条叶龙胆分布于黑龙江、吉林、辽宁、河北、河南、湖北、湖南、江西、山西、陕西、安徽、江苏、浙江等省(区)。条叶龙胆主要生长区域生态因子范围：大于等于 10℃积温 2356.0～5691.1℃；年平均气温 7.6～21.1℃；1 月平均气温–25.9～4.2℃；1 月最低气温–27.7℃；7 月平均气温 19.9～28.8℃；7 月最高气温 32.9℃；年平均相对湿度 58.9%～78.8%；年平均日照时数 1664～2913h；年平均降水量 329～1433mm；土壤类型以红壤、黄棕壤、暗棕壤等为主。与条叶龙胆主产区生态相似度为 95%～100%的省区有：黑龙江、内蒙古、吉林、四川、湖南、贵州、云南、辽宁等，为条叶龙胆主要的适宜生长区。

滇龙胆分布于云南、四川、贵州、湖南、广西等省(区)。滇龙胆主要生长区域生态因子范围：大于等于 10℃积温 2153.0～6732.2℃；年平均气温 15.6～24.4℃；1 月平均气温 1.1～11.7℃；1 月最低气温–3.7℃；7 月平均气温 15.8～23.9℃；7 月最高气温 29.0℃；年平均相对湿度 66.6%～82.3%；年平均日照时数 1261～2517h；年平均降水量 986～1444mm；土壤类型以红壤、黄棕壤、棕壤等为主。与滇龙胆主产区生态相似度为 95%～100%的省区有：云南、贵州、四川、湖北、重庆、陕西、广西等，为滇龙胆主要的适宜生长区。

四、生物学特性

(一)生长发育习性

1. 物候期　龙胆于 4 月下旬返青，花期 8～9 月，果期 9～10 月，10 月中旬开始倒苗，11 月至次年 4 月上旬为休眠期。

2. 花的生物学特性　种子播种实生苗第二年开始开花(1～10 朵)结实，多年生植株开花可达数十朵。整个花期约 50 天，单花期 4～5 天。花冠的开闭度受光照时间和强度的影响，光照不足，花蕾不开花。晴天一般在上午 6～7 时花冠逐渐开放，下午 5 点半以后开始闭合。4～5 天后花被枯萎，但不脱落。

3. 种子的生物学特性　种子寿命为两年左右，种子发芽具需光特性，在适宜湿度下，在 25℃条件下，播种后一周可发芽。不足 20℃条件下，需 15 天左右方可发芽。种子发芽率一般为 60%～80%。播种用种子在室温条件下贮藏一般不超过两年。其千粒重为

2.6～3mg。

4. 根的生长习性 龙胆根茎随其生长年限的增加而逐渐增大，根茎上每年从 5 月开始可长出 1 至数条新根，所以其根系由不同龄的须根组成。在一定时期，随着新根的形成，最老的根将逐渐消亡。

5. 芽的生物学特性 植株冬眠后，于 4 月开始萌发新叶，随后在根茎上形成新芽。8～10 月新芽生长最快，长可达 4cm，粗约 0.8cm，数量一般为 2～10 个。之后随气温下降而进入休眠期。第二年 4 月，粗壮的越冬芽可发育为茎、叶。其他的休眠芽，当植株的地上部分受到损伤时，可萌发形成地上器官。

(二) 生长发育与环境条件的关系

龙胆是一种高山植物，野生于草地、山坡、林缘及灌木丛中。喜阳光充足、较湿润的地方。

对土壤要求不严，一般土壤均能生长。但以土层疏松、深厚的砂质壤土为佳。一些产区在夏季高温时，有灼伤叶片的现象。

五、栽培技术

(一) 繁殖方法 (郭欣等，1998)

1. 种子繁殖 龙胆种子细小，萌发时需较高的温度、湿度和光照。苗期生长缓慢，忌强光直射。生产上直播成活率较低，多采用育苗移栽方法。

(1) 苗床准备：将育苗盆或育苗箱装满培养土(腐殖土两份、田土一份、细砂一份)，整平压实。也可在田地内挖长 10 米左右，宽 1m 左右，深翻 20cm 左右的平畦，适量施入底肥，耙平压实。注意在四周挖好浸水沟。

(2) 播种方法：4～5 月，当气温达到 20℃左右时即可播种，以早播为好。播前浇透水，一般播种苗为 3～4g/m^2，播时将精选、称量后的种子装入 40 目筛内，边敲筛壁边移动筛，让种子均匀地撒入苗床内。然后用细筛筛土覆盖，厚度约 0.1cm，以稍盖上种子即可，覆盖薄膜，以保持温、湿度。

(3) 苗期管理：龙胆实生幼苗生长适宜温度为 20～25℃，温度在 15℃以下生长缓慢，床温大于 30℃时则对生长不利。土壤湿度要求在 40%左右，幼苗期怕强光直射，要在苗床上覆盖遮光率为 50%～60%的遮阴物。通过通风来控制温度。加盖塑料薄膜可以提高地温和保湿。苗期不能浇水、灌溉，否则会造成小苗倒伏，甚至死亡。为防止苗床干旱，田间可通过浸水沟灌水慢慢浸润苗床。苗盆、苗箱可放入盛水容器中，通过底孔和侧缝来慢慢浸润土壤。苗床要经常去除杂草，适当间苗。当幼苗长出两片真叶后即可去掉覆盖物。

2. 留种

(1) 母株选择及处理：选取三年生以上、生长健壮、无病虫害的植株作母株留种。每株只留 3～6 朵花。

(2)采种及处理：龙胆果实一般在花开后 20 天左右裂口，即开始采收种子。每个果实有种子 2000～4000 粒，重 5～10mg。采收时连果柄摘下，或者是采取大面积收割，当留种田有植株果实裂口率达 30%以上时，将全部植株割下，捆成小把置于室内，待完全干燥后采收种子。

龙胆种子细小，采收过程中易混杂有茎叶碎片、果皮、花被残片等杂质，要对采收种子进行精选。先用 40 目分样筛粗筛一次，去除大量杂质。然后再用 60 目分样筛细筛一次，筛下细小种子和杂物，留在筛上的即为繁殖用的优良种子。

种子采集后可立即处理(300×10^{-6}赤霉素、5×10^{-6} 2,4-D)后播种，或砂藏后第二年春播。秋播第二年春出苗，第二年春播 20 天后出苗。

3. 扦插繁殖　花芽分化前截取成年植株的地上枝条，以茎的下部为好。按每 3 或 4 个节一段剪成插条，用 20×10^{-6} 萘乙酸浸泡 4～6h，取出后即插。注意保持土壤湿润并适当遮阴，成活后即可移栽。

4. 分株繁殖　秋季 9 月下旬至 10 月上旬，越冬芽已形成而未萌动时，将根茎全部挖出，选择生长发育旺盛的植株，分成 3～5 条一小丛，每条应带两个以上的芽，按株行距(10～15)cm×(30～40)cm 分栽，每窝一小丛。栽后覆土、压实，浇足水即可，干旱时注意浇水。

(二)定植

1. 选地整地　选择向阳、土层深厚、土壤肥沃、疏松、潮湿、富含腐殖质的石灰质土壤和砂质壤土。深耕 30cm 以上，耙细、整平。每 $667m^2$ 可施入 3000～5000kg 的充分腐熟的农家肥作底肥，作成 1.2m 左右宽的平畦，长度因地形而异。一般以 20m 左右为好。四周挖好排水沟。

2. 移栽定植　种子繁殖实生苗，10 月上旬左右叶枯萎，越冬芽外露，苗根上端粗 1～3mm，根长 10～20cm，可进行秋季移栽。也可露地越冬，于第二年春、秋季移栽。二年生苗根茎较粗，营养充足，抵抗力强。为保证成活，也可用二年生苗移栽。

移栽时在畦(厢)面上开沟，一年生苗沟宽 15～20cm，二年生苗沟宽 25～30cm，沟距 30～40cm，把苗按 10～15cm 的株距摆放在沟内，芽顶略低于畦面，然后覆土、盖实，平整、镇压、灌足水即可。秋季移栽可覆盖一层农家肥或落叶，有利于防寒、保温。无性繁殖苗就地移栽。

(三)田间管理

1. 种植遮阴物　龙胆忌强光直射。可与玉米等高秆作物间套作，三行龙胆套一行玉米。也可与连翘、枸杞等间作。

2. 中耕除草　每年返青后苗高 5cm 左右时进行第一次锄草，松土要浅，避免伤根。以后除草 3 或 4 次，以田间基本无杂草为准。

3. 浇水追肥　生长期内，干旱时要及时灌溉。第一次追肥在出苗整齐或全部返青后，第二次 5～6 月，每次施入适量尿素。第三次在 9 月，每 $667m^2$ 施入腐熟农家肥 2000kg。

4. 摘苗　为保证根部产量，除留种田外，应在 8 月花蕾出现时及时掐掉。

5. 冬季覆盖　为保护越冬芽安全越冬，秋季植株枯萎后，要将残茎消除，在畦面上覆盖一层农家肥、碎土或落叶。

（四）病虫防治

1. 斑枯病　危害叶片，7～8 月发生。受害叶片产生褐色病斑，叶背产生黑色小点，叶片枯死。

防治方法：收获后清洁田园，烧毁枯枝落叶；发病初期用 50%多菌灵 1000 倍液或 1∶1∶100 波尔多液喷施，每隔 7 天一次，连续 3～5 次；3%井冈霉素水剂 50×10^{-6} 溶液，每隔 10 天喷施一次，连续 3～5 次。

2. 龙胆褐斑病　危害叶片严重，是最主要病害。6 月开始发生，7～8 月严重。一般温度较高、湿度较大时易发生此病。叶片上出现近圆形褐斑，严重时病斑扩大，相互汇合，造成整个叶片枯死。

防治方法：同龙胆斑枯病。

3. 茎枯病　危害地上茎，花蕾。受害部位初期呈暗灰色，后变为黄白或灰白色。病茎干枯，表皮脱落，严重时地上部分全部死亡。花蕾萎蔫，变软，腐烂脱落。

防治方法：去掉种栽过多芽苞；控制追肥数量，防止徒长。

4. 根腐病　危害根部，病根呈黄褐色湿腐，从心部开始，根皮最后腐烂。

防治方法：土壤消毒和种苗消毒相结合。

5. 猝倒病　苗期病害，危害茎部。植株茎出现水渍状斑点，后植株成片倒伏。

防治方法：注意排水；发现病情，立即停止浇水。用 65%代森锌 500 倍液浇灌病区。

6. 花蕾蝇　危害花蕾，影响结实率。

防治方法：40%乐果乳液 1500 倍液喷施。

六、采收加工

（一）采收

一般栽培 3 年后便可采收，时间为秋季植株枯萎至次年春新芽萌动前。采挖时不要挖伤主根。

（二）加工

挖出根茎后，剪去茎叶，洗净后阴至七成干，捆成把，再完全阴干。以根条粗壮、饱满，色黄白或黄棕色，质坚脆者为上品。

XVI. 浙　贝　母

别名　土贝母，象贝，浙贝，大贝母。

一、来　　源

浙贝母为百合科浙贝母 *Fritillaria thunbergii* Miq.的鳞茎。

二、植物学特征

多年生草本。鳞茎半球形，直径 1.5～4cm，由 2 或 3 枚鳞片叶组成，肉质。茎单一，直立。茎下部及上部的叶片对生或散生，中部叶轮生，条状披针形，先端卷曲。花俯垂，淡黄绿色，花被 6 片，两轮排列，内外轮花被片大小形状相似，内面具紫色方格斑纹；雄蕊 6；子房 3 室。蒴果卵圆形，有 6 条较宽的纵翅。种子扁平，近半圆形，边缘有翅。花期 3～4 月，果期 4～5 月(图 14-16)。

商品中“元宝贝”为鳞茎外层的单瓣鳞片，“珠贝”为完整的鳞茎。

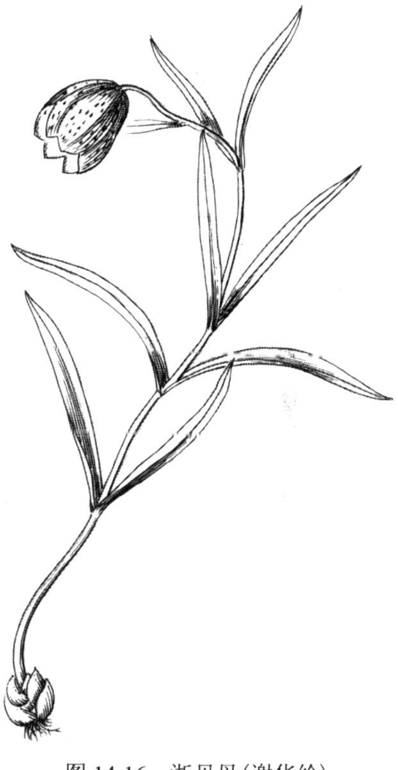

图 14-16　浙贝母(谢华绘)

三、主产区与适宜生长区

浙贝母主产于浙江、安徽、江苏等省。浙贝母主要生长区域生态因子范围：大于等于 10℃积温 4584.1～5184.7℃；年平均气温 18.1～20.5℃；1 月平均气温 2.4～5.6℃；1 月最低气温−0.9℃；7 月平均气温 24.4～27.7℃；7 月最高气温 31.7℃；年平均相对湿度 78.8%～80.6%；年平均日照时数 1574～1809h；年平均降水量 1420～1520mm；土壤类型以黄壤、红壤等为主。与浙贝母主产区生态相似度为 95%～100%的省、区、市有：贵州、浙江、湖南、广西、安徽、福建、江西、重庆、广东等，为浙贝母主要的适宜生长区。

四、生物学特性

（一）生长发育习性

浙贝母为宿根性植物，从种子播种到新种子形成需 5～6 年时间，生产上因此常采用鳞茎繁殖，一年内就可收获鳞茎。鳞茎繁殖为秋种夏收。9 月下旬至 10 月上旬栽种，栽后半个月鳞茎盘长出新根。由于秋冬气温日趋降低，当年不出苗，只是地下鳞茎略有膨大。翌年 2 月上旬，地温升到 6～10℃时才出苗，2 月下旬到 5 月中下旬为鳞茎膨大的主要时期。3 月中、下旬地上部分生长最快，除有一个主秆外，还可抽出第二个茎秆（称“二秆”），并现蕾开花。4 月上旬花凋谢，4 月下旬至 5 月上旬植株开始枯萎。5 月中、下旬种子成熟，鳞茎停止膨大，全株枯萎。6 月鳞茎越夏休眠。

（二）生长发育与环境条件的关系

1. 温度　浙贝母喜温暖气候，根的生长要求 7～25℃，以 15℃左右较适宜，25℃以上抑制根生长。在休眠期不发根主要是高温的影响。出苗要求平均地温在 6～7℃，持续 7～10 天。

地上部生长发育要求的温度为 4～30℃。在这个温度范围内气温越高，生长速率越快。开花的适宜气温在 22℃左右。

2. 水分　浙贝母要求土壤湿润，整个植株生长以土壤含水量 25%为较好。但各生育期要求有所不同，其中以出苗后到植株增高停止这段时间需水量最多，此时缺水对产量影响很大。发根的最低含水量在 10%以上，以 20%～25%为宜。

3. 光　浙贝母生长要求充足的阳光。阳光不足，对产量有较大影响。据试验，有芦帘搭棚遮阴的浙贝母与正常生长的相比，产量下降 30%～50%。

4. 土壤　浙贝母对土壤的要求比较严格；宜生长在透水性好、含砂量 80%左右的砂质壤土上。土层深度宜在 40～50cm 以上。pH5.5～7.0，微酸性或中性，pH 在 3 以下则根停止生长。

五、栽 培 技 术

（一）选地整地

种植浙贝母的土地以轮作为好，既有利于生长，也减少病虫害，轮作的作物有大豆和玉米。因故不能轮作的，重茬最多不超过三年，否则病害严重。

选地时，宜选择阳光充足、土层深厚、排水良好、土壤疏松、肥沃的砂壤土，其性质要求中性偏酸。山麓溪流两侧平坦的冲积砂壤，湿润排灌条件好，应优先选用。

浙贝母系浅根植物，根多分布于 25～30cm 深的土层内，因而要求对土壤整细耙平，并施足底肥，每 667m^2 可施入腐熟的有机肥和火土灰 1500～2000kg，并翻入土中。作成高畦，畦宽 1～2m，畦沟宽 33cm，深 23～26cm。

(二)繁殖方法

可用鳞茎、种子、小鳞茎及鳞片等繁殖，但目前多用鳞茎繁殖。

1. 鳞茎繁殖　浙贝母鳞茎一般有两个心芽，每个心芽能形成一个新鳞茎，所以一个种鳞茎能繁殖两个新鳞茎，也有少数能长 3 或 4 个新鳞茎的或仅有一个新鳞茎。通常鳞茎增殖倍数为 1.6～1.8 倍，即每 667m^2 种子地收获后全部留种，只能扩大种植 1200m^2。

为确保种用鳞茎的质量，种区单独建立种用鳞茎繁殖田，简称种子田。种子田生产的鳞茎，其中质优的留作种子田的播种材料，其余的作商品田的播种材料。种子田的鳞茎按大小分 5 级(当地分为 5 号)，鳞茎直径在 5cm 以上，每千克鳞茎在 30 个以内的为 1 号贝母；鳞茎直径为 4～5cm，每千克 31～40 个鳞茎的为 2 号；直径为 3～4cm，每千克 41～60 个鳞茎的为 3 号；直径为 2～3cm，每千克 61～80 个鳞茎的为 4 号；每千克鳞茎在 80 个以上的为 5 号。一般 2 号鳞茎作种子田的播种材料，余者均为商品田播种材料。如用种子繁殖，栽培 4～5 年才能达到种用鳞茎标准。种用鳞茎分级时，必须严格掌握质量标准，除去病残和腐烂鳞茎。

栽种浙贝母多在旬平均温度低于 25℃时开始，也就是在贝母鳞茎将要生根时栽种。产区多在 9 月中旬至 10 月上旬，先栽种子田，后栽商品田。栽种不能太晚，11 月后栽种，多因根系生长差，植株矮小，叶片少，发育不良，减产达 10%左右。

栽种时先在畦上开横沟，将浙贝母放入沟内，芽向上。栽的深度，种子地为了便于过夏，栽 10～13cm 深；商品地为了利于鳞茎膨大，提高产量，加工时便于采贝心，宜浅栽，深 7～10cm。同时还要结合鳞茎大小、土壤条件等考虑，鳞茎小、土壤黏的可种得稍浅，反之则稍深。株行距，应根据鳞茎大小、土壤肥力情况而定。一般种子地，行距 23cm，株距 17cm；商品地行距 17cm，株距 10cm。每 667m^2 用种 400～500kg，栽好后，上面盖点杂肥和细土。

2. 种子繁殖　5 月种子成熟，刚采下的种子，需在 5～10℃下，经两个月左右的时间胚才能发育完全，第二年春季才能出苗。未经处理的干种子，春季播种，当年不能出苗。种子播种所生的苗，一年生是一片线形针叶，鳞茎如绿豆大；二年生为一披针形叶，鳞茎如花生米大；三年生以后，植株开始抽茎，单株鳞茎鲜重可达 6g；4 年生以后植株开始开花，并进行无性繁殖，可长成两个鳞茎。

3. 小鳞茎繁殖方法　小鳞茎是指在贝母地遗留下来，直径 1～2cm，重 0.5～4g 的小鳞茎，收集起来作种用。

(三)田间管理

1. 中耕除草　为保持土壤疏松和减少杂草生长，在栽种后应及时中耕除草一次。来年在生长期中，雨水增多，雨后土壤容易板结，而这段时间，浙贝母和杂草都生长迅速，应加强中耕除草次数，半月左右一次。中耕除草时，要小心，不要伤根。

2. 施肥　浙贝母追肥分冬肥、苗肥、花肥三种，肥料以氮钾肥为主，其次是磷肥。

⑴冬肥：在11月施，肥料以厩肥、土杂肥、油饼等迟效肥料为主，并适当配合人畜粪水等速效肥料。施肥方法：先浅松土或顺行开沟施速效肥，接着撒施油饼，最后用厩肥、土杂肥铺盖畦面。

⑵苗肥：在幼苗出齐后，应立即施下，以速效氮肥为主，使叶面积增大和二秆迅速生长。

分两次施，第一次在2月上旬，结合松土、除草施入入粪尿每667m^2 800～1000kg，用水稀释后施入，或施硫酸钡每667m^2 10～15kg，适当增施草木灰，每667m^2 300kg。(勿与人粪尿同时施下，前后要隔2～3天)。第二次在2月中下旬施用，人粪尿浓度可大些，数量与第一次相同。

⑶花肥：在3月初花期进行，对促进多开花有显著作用，同时，也进一步促进茎叶生长，延迟枯萎期，对以后鳞茎膨大有良好的增产效果，花肥应以速效性氮、磷、钾和硼肥为主。

3. 摘花　一般在3月中下旬进行，摘花可以减少养分消耗，同时可促进二秆生长。一般发现植株有1或2朵花开时，就可进行。勿在雨天，以免水渗入伤口，引起腐烂。摘下的花梢晒干后，可以作药。每667m^2可收10余kg。

4. 排灌　在生长季节，土壤过干过湿对浙贝母生长都不利，雨季雨水过多，会引起鳞茎腐烂，要注意排水。在出苗到植株迅速增长期(2～4月)，如缺水，茎叶生长不良，也影响鳞茎膨大。要注意灌溉。

5. 过夏　从浙贝母地上部枯萎到秋季地下鳞茎发根，这一休眠时期称为“过夏”。过夏期间，常因鳞茎的成熟度、机械损伤、虫害及高温高湿造成的病害等的关系，导致浙贝母鳞茎损失10%～30%。老产区过夏的办法有以下几种。

⑴大地过夏：即苗枯后，鳞茎在原地度过休眠期。事先应选择地势高、排水良好的砂壤土种植，适当种深一点，这样可少染病。其次种植大豆、棉花等进行遮阴，降低地温，调节水分，有利于安全过夏。同时大地过夏的鳞茎新鲜，下种后发根和生长较好。

⑵贮藏过夏：没有大地过夏条件的，可在倒苗收后，把鳞茎挖起贮藏过夏。贮藏环境要求阴凉、温湿度变化不大的屋内或地窖。贮藏方法，可铺一层土后放一层浙贝母，厚2～4cm，放3或4层，最上层覆土厚17～23cm。一般长4m、宽1.5m、深30～50cm的地窖可贮藏300～400kg。

贮藏过夏浙贝母要推迟一点，以浙贝母全部倒苗充分成熟，茎秆、鳞茎自然分开，鳞茎表皮颜色黄亮为宜，这时含水量少，才能较安全过夏；如果早挖，鳞茎幼嫩多汁，在过夏时容易腐烂。

贮藏过夏浙贝母，先摊凉3～7天，降低鳞茎水分；窖藏的要搭棚遮阴防雨，棚要求高1.5m，顶不漏水，四周通风，旁边要挖沟排水，防止水分渗入窖内。

(四)病虫害防治

1. 灰霉病　发病后先在叶上出现褐色小点，以后扩大长成椭圆形或不规则形病斑，边缘有明显的水渍状环纹，并不断扩大成灰色大斑。一般在 3 月下旬至 4 月初开始发生，4 月中旬为盛发期。

防治方法：实行轮作；消除残株，病叶烧毁；增施磷钾肥，增强抗病能力；喷 50%甲基托布津 1000 倍液防治。

2. 软腐病　6～8 月鳞茎过夏期间发病，初为褐色水渍状，以后蔓延腐烂，具酒酸臭味。有时停止危害，表面失水成为一个似虫咬过的空洞。

防治方法：过夏期间开好排水沟；用 50%苯并咪唑 1000 倍液浸种 15min，晾干后下种，效果较好。

3. 干腐病　6～8 月鳞茎过夏发病严重，鳞茎茎节呈蜂窝状，鳞片呈褐色皱褶状，有的鳞茎基部呈青黑色，鳞片内部腐烂，形成黑、黑褐、青色斑状空洞，有的鳞茎维管束受害，鳞片切面可见黑色小点。

防治方法：同软腐病。

4. 豆芫菁　豆芫菁别名红豆娘，成虫喜群集危害，将浙贝母叶片咬成缺刻、空洞，严重时成片植株被吃成光秆，影响鳞茎产量。

防治方法：利用成虫群集性，用网罩捕捉，集中杀死；用 90%敌百虫 0.5kg，兑水 500kg 喷雾。

5. 地下害虫　有蛴螬、蝼蛄、金针虫等咬食鳞茎，按常规方法防治。

六、采 收 加 工

(一)采收

于栽种次年 5 月上中旬，地上部分枯萎时进行。选晴天挖收商品浙贝母，过早鳞茎太嫩；过迟鳞茎皮厚，折干率下降。

(二)加工

将收获的鳞茎洗净泥沙，挑大的鳞茎挖去贝心芽，加工成元宝贝，小的鳞茎不挖贝心芽，加工成珠贝。将分好的鲜浙贝母，放入机动或人力撞船里，撞去表皮，至表皮渗出浆液时，每 50kg 鲜浙贝母约放 2kg 石灰，继续撞击，待浙贝母全部涂满石灰为止，取出推开，利于阳光晒干，装入麻袋放室内，让浙贝母内部水分渗出(发汗)再晒即干。如遇雨天或连续阴雨天气，必须放在通风地方摊薄阴干或用火烘干，但火力不可过猛，要随时翻动，否则会造成僵子，降低质量。

XVII. 党　　参

别名　上党人参，黄参，狮头参，中灵草。

一、来　　源

党参多为桔梗科党参 *Codonopsis pilosula*(Franch.) Nannf.的根。

二、植物学特征

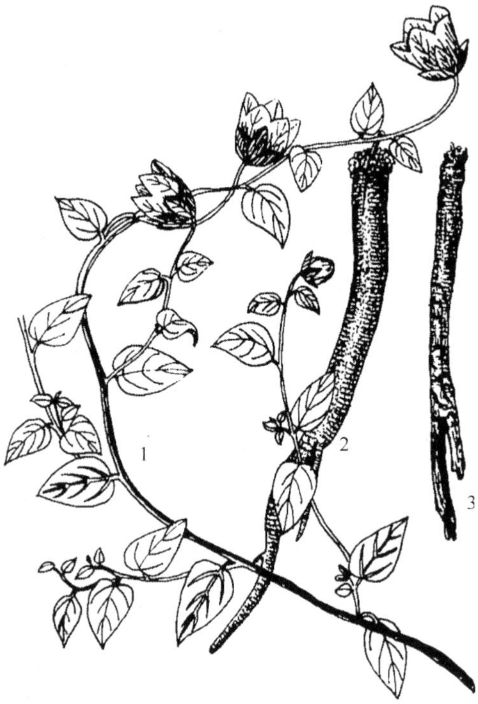

图 14-17　党参(李万林绘)
1. 花枝；2. 根；3. 党参药材

多年生缠绕草质藤本，具乳汁。根长圆柱状，顶端有一膨大的根头，具多数瘤状茎痕，常在中部分枝，外皮乳黄色至淡灰棕色。叶互生，常卵形，老时仍两面有毛。花 1～3 杂生于分校顶端；花萼绿色，5 裂；花冠广钟形，淡黄绿色且有淡紫色斑点，先端 5 裂；雄蕊 5；子房半下位，3 室。蒴果圆锥形，3 室，有宿存花萼。种子小，褐色，有光泽。花期 8～9 月，果期 9～10 月(图 14-17)。

党参药材由于产地不同，有西党、东党、潞党三种。

同属植物川党参 *C. tangshen* Oliv.(川党)、管花党参 *C. tubulosa* Kom.(甜党、叙党)、绿花党参 *C. viridifiora* Maxim、秦岭党参 *C. tsinglingensis* Pax.et K. Hoffm.(大头党参)的根亦作党参药用。

三、主产区与适宜生长区

党参主产于我国东北，以及山西、四川、湖北、甘肃等省。党参主要生长区域生态因子范围：大于等于 10℃积温 310.0～3699.0℃；年平均气温 8.0～17.9℃；1 月平均气温−20.0～−0.5℃；1 月最低气温−25.2℃；7 月平均气温 11.6～24.4℃；7 月最高气温 29.4℃；年平均相对湿度 51.6%～71.6%；年平均日照时数 1866～2865h；年平均降水量 307～910mm；土壤类型以暗棕壤、棕壤等为主。与党参主产区生态相似度为 95%～100%的省区有：黑龙江、辽宁、吉林、甘肃、山西、陕西、内蒙古、四川、河北，为党参主要的适宜生长区。

四、生物学特性

(一)生长发育习性

1. 种子特性 党参种子细小，长1.36mm，直径0.5～0.75mm，千粒重0.35～0.34g。种子萌动吸水量为本身重的50%～60%，土壤含水量以20%～26%为好，利于种子萌发，低于10%后，就不能萌发。种子萌发最低地温为5℃，20～25℃最为适宜，如超过30℃则不利于出苗。党参种子萌发是需光的，遮光种子发芽率仅有2%，不遮光达15%。另外，用硼酸处理发芽率为75%，而对照仅为16.6%，因弱酸可代替光效应，进一步证明种子萌发需光的特性。

2. 根的特性 党参种子萌动后，先从种盖处裂开，生出白嫩的胚根，胚根入土浅，其上着生多数根毛。第一对真叶出现后，胚根基部生出一级侧根。生长出4对真叶时，三级侧根形成，吸收能力较强，胚根开始脱落；一级侧根逐渐生长发育成药用根。药用根下伸能力较弱，在深厚疏松的腐殖土上生长良好，在土层薄处多斜向或横向生长，在底土坚硬或有碎石的土壤中，根尖生长点分裂，常产生分枝。党参根抗寒性很强，可宿根越冬。

3. 地上茎特性 党参在三对真叶期以后，由于地上部组织幼嫩，地下根部发育不健全，吸收能力差，怕强光干旱和大风。第四对真叶出现以后，地下根已较发达，吸收能力增强，生育速率加快，需要加强管理。茎在8月中旬至9月中旬气温达23～24℃，相对湿度达80%～85%时，生长最旺盛，气温下降到3～5℃时生长迟缓。成株茎喜光，其机械组织不发达，不能直立，为蔓生性植物。秋季茎基部根头上形成越冬芽，是次年茎的原始体，一般一年生党参可形成两个越冬芽，即第二年形成两个茎，以后几年可增加到5～15个茎，第二年7～8月即可开花，果熟期为9～10月。

(二)生长发育与环境条件的关系

1. 温度 党参产区气候冷凉，冬季寒冷，夏季凉爽，因而形成了党参能耐寒和忌高温的特性。在我国南方低海拔地区，因夏季气温高，大部分植株茎叶到了高温季节则要枯萎，到9月高温期过后，大部分参苗又重新萌发茎叶，继续生长，但产量不高。

2. 水分 幼苗期喜湿润，特别是出苗前，因种子细小，若表土干，种子会因吸收不到水分而不能出苗，即使出苗也会因干旱而死。所以播种后应保持土壤湿润，以利于苗和幼苗生长。水分过大也不利于生长，在成株期遇多雨季节，土壤排水不良或低洼地易引起烂根。甚至全株死亡。

3. 光照 党参对光的要求严格，幼苗期喜阴，成株喜光，在强烈的阳光下幼苗易被晒死或生长不良，故幼苗期间需适当遮阴。随着苗龄的增长对光的要求逐渐增加，二年生以上植株则变得喜光，需移栽于阳光充足的地方才能生长良好，在光照不足的地方生长细弱，产量低。

4. 土壤　党参是深根性植物，其药用根肥大而长，故宜栽培在深厚、肥沃和排水良好的土壤，一般以富含腐殖质的山地油砂土和山地夹砂土较好。pH6.5～7.5，土层深厚，较肥沃、结构好、易耕作的土壤，最适于党参生长。黏性大的土壤和容易积水的地方不宜栽培。党参可与玄参、大黄、马兜铃、玉米等轮作，尤以种过黄连的地栽种最好。不宜连作，否则，产量不高，且病虫害严重。

五、栽培技术

(一)繁殖方法

党参用种子繁殖，一般以育苗移栽为最好，也可以直播。

1. 育苗移栽　党参常用育苗方法有两种，即林下育苗和平地育苗。

(1) 林下育苗：应选择疏松肥沃、湿润腐殖质层深厚的土壤，以东坡坡度不超过35°，郁蔽度0.5～0.8柞椴林最为适宜。整地时，先割掉树底下的柴和蒿草，刨起腐殖土，楼出植物根蔸，将土块打碎，沿横坡作成1m宽、15～20cm高的畦，畦长因地形而定。

播种可在春秋两季进行，以秋播为好，因翌春出苗早而整齐。春播以3月下旬至4月上、中旬为宜；秋播以9月中旬至10月上旬为宜。播种时先在畦面上顺畦开沟，沟距20cm左右，沟深3cm，沟宽10～12cm，沟底要平。将种子拌入3～5倍量的细砂，混匀后撒播于沟中。其密度为每10cm长的沟内有25粒种子，每667m^{2}播种量为1.5～2kg，播后再撒盖细土，厚约0.5cm。如条件许可，最好于畦面薄盖一层蒿秆或落叶，以保持土壤水分，利于种子发芽出苗；但在幼苗即将出土时，应及时揭除。

(2) 平地育苗：苗床设置地点应选择靠近水源和背风向阳的地段，然后秋季耕翻15～21cm，同时均匀放入农家肥每667m^2 1000～1300kg。次年春天，土壤化冻后，耕翻15cm左右，耙细作畦，畦宽1m，高20～25cm；畦间距60cm。作畦时为防治地下害虫，如蝼蛄等危害，可拌入0.5%敌百虫粉，其施入量为每平方米35～60g。

播种时先横畦开沟，沟深3～5cm，宽12cm左右，沟距15cm。播前沟内先浇透水，待水渗下后将沟底调平，再将拌有3～5倍量细砂的种子插入，然后覆土0.5～1cm，并用木板镇压一下，使种子与土壤密接，再用稻草或单层草帘盖上。当小苗陆续出土时，可将覆盖物渐渐撤除，在畦上搭80cm高的阴棚，棚架上盖草和树枝均可，以给小苗遮光。当小苗高3～6cm，并长出4～6对真叶时，可渐渐减少覆盖物，一般在6月下旬至7月中旬左右撤除阴棚。

(3) 管理：幼苗出土后，每667m^{2}用极稀薄的人畜粪水1200～1500kg，催苗一次。

秋播的，在11～12月苗枯后，于冰冻前应将沟中泥土起出覆盖于畦面，以利幼苗越冬。苗高5cm以上时，应除草间苗，每隔2cm留1株，间苗后再施稀薄人畜粪水或硫酸铵一次，以后有草即除。党参育苗1年即可移栽，每667m^{2}可得秧苗200～250kg，每千克约有秧苗1000～1500株，育苗667m^{2}可供移栽5336～6670m^2。

⑷移栽

1)选地整地：移栽党参应选择湿润疏松、排水良好、土厚深厚带砂性的腐殖土壤最好，生荒地和熟荒地均可栽培。如利用熟地，其前茬以马铃薯、小麦、玉米茬较好，谷子、高粱也可。作畦时将 3000kg 农家肥与纯氮 11.03～13.09kg、五氧化二磷 4.81～6.27kg、钾 2.38～3.52kg 充分混合后，施入 667m^2 土内。

2)移栽时期：党参移栽可在春秋两季进行，也有当年苗夏季移栽者。但夏季技术性强、费工、成活率低；春栽如时间稍晚，根头芽萌动受春旱影响使其干枯，成活率不高；秋栽在休眠期进行，可充分利用早春水分，出苗好，成活率高，且省工，是最好的移栽时期。

3)移栽方法：移栽前，将参苗挖起，剔除无芽头的、挖断的与过小的，捆成 250～500g 的小把，放在荫蔽的地方。挖起的秧苗最好当天栽完，栽不完的应埋在湿润土中，随栽随取，以免干枯。如果发生苗干时，切不可洒水，应埋入湿土中 1～2 天，即可复原。移栽行距 20～23cm，株距 5cm 左右。栽时，视秧苗长短，在畦上横开深浅合适的沟，将苗竖放沟中，尾部不要弯曲，覆上细土，踏紧后，再覆土与畦面平。在北方及较高山区，秋季移栽，其芦头应在土面以下 7～8cm，以防冰冻之害。

2. 直播　党参直播虽然有出苗保苗差、管理不便、生育速率慢等缺点，但直播党参根条肉质坚实，种时省工，能充分利用山坡荒地，是山区、半山区药农最喜欢的一种办法。

⑴选地整地：直播地应选在山地林下，林边荒地背阴坡和半阴半阳坡腐殖土厚、排水保水良好的土壤。应于冬季清除地上的杂草、灌木等，次年春烧作肥料，然后深翻，整细整平，开 1.3m 宽的高畦，畦沟宽约 30cm，深约 15cm。

⑵方法：春播、秋播均可，实践证明秋播出苗较春播好。播种前先将种子与火灰及人畜粪水充分拌和，每 667m^2 用种 300～400g，火灰 150～200kg，人畜粪水 40～60kg，拌后最好再过筛一次，使种子均匀。条播，在整好的畦上横开浅沟，沟心距约 30cm，播幅 10cm，深约 5cm，将拌好的种子按照计算出来的拌种量，均匀播于沟内，再薄盖一层细土。用木板或木棒稍加镇压。

为使种子提早发芽，以上繁殖方法所有种子，可用 40～50℃的温水，边搅拌边放入种子，至水温与手温差不多时，再放 5min，然后移置纱布袋内，用清水洗数次，再整袋放于温度 15～10℃室内砂堆土，每隔 3～4h 用清水淋洗一次。5～6 天种子裂口后再播种。

(二)田间管理

1. 间苗补苗　直播者于春季苗高 5cm 左右时即可间苗，每隔 3～5cm 留一株，如有缺苗，同时补植。移栽者，如有死苗时，亦应补植。补苗时可用小竹棍插入土中，旋一小孔，将秧苗放进孔中，然后压紧。

2. 中耕除草　不论是直播者还是移栽者，均应结合间苗与补苗进行一次除草，因苗小可不中耕，此后如有杂草亦应拔除。秋季苗枯后，将干枯的蔓茎割除，并用小锄在行间浅锄，不宜过深，以免伤根，并应同时培土。第二、三年春季应中耕除草一次，秋季苗枯后中耕除草培土一次。

3. 追肥　每年春季中耕除草后追肥一次，一个月后再施一次，以促进参苗生长。每次每 667m^2 施稍淡人畜粪水 1000～1500kg，不可过浓。如用化肥，如尿素，每 667m^2 3～4kg，加水 200～250 倍浇施；亦可与 50～60 倍细土拌和，均撒畦面。秋季于中耕前，施堆肥粉或厩肥粉 1000～1500kg，加过磷酸钙 40kg 或骨粉 15kg 拌匀撒于行间。并相应施入氮肥和钾肥，在西定地区应使用氮、磷、钾之比为 1∶0.46∶0.25 的复合肥（徐继振等，1994），中耕时翻入土中。

4. 设立支柱　党参蔓茎较长，若任其生长，侧藤叶重叠，阻碍阳光透射，空气不流通，不但影响光合作用，而且易受病害。因此，当苗高 30cm 左右时，用长 1.8m 左右带有枝丫的树枝或竹子作为支柱，彼此稍有交错地插在行间，使党参蔓茎缠绕上面。

（三）病虫害防治

1. 病害

（1）锈病：病叶背面略隆起（夏孢子堆），后期破裂散出橙黄色的粉末（夏孢子），严重时叶片枯死，影响生长。发病时期一般为 7～8 月。

防治措施：收获后清除枯株病叶，并集中消毒处理；发病初期喷 50%二硝散 200 倍液，25%粉锈宁 1000 倍液，0.3 波美度石硫合剂或 97%敌锈钠 400 倍液防治，每隔 7～10 天一次，防治二或三次。

（2）根腐病：发病植株，须根和侧根首先变成黑褐色，随病情发展，致使全株枯萎。低洼地及多雨季节（5～6 月）容易发病。

防治方法：忌连作；筑高畦，开深沟，有利排水；及时拔除病株并用石灰粉处理病穴；发病期用 50%托布津 800 倍液浇灌。

（3）霜霉病：叶面生有不规则褐色病斑，叶背有灰色霉状物（分生孢子梗及分生孢子），常致植株枯死。

防治方法：清除病株枯叶集中消毒处理，发病初期喷 40%霜疫灵 300 倍液或 70%百菌清 1000 倍液。

2. 虫害　红蜘蛛，6 月左右发生，可用 40%乐果乳油 1000 倍液防治。此外，还有小地老虎、非洲蝼蛄等为害。可用人工捕杀，或每 667m^2 用 90%晶体敌百虫 100g 与炒香菜籽饼 5kg 配成毒饵诱杀。

（四）留种

一年生植株虽能开花结实，但由于瘪子多，不宜作种用，二年生植株开花结实较多，产量高，质量好，留种较好，一般 7～8 月开花，9～10 月果实成熟。当果实呈黄白色，种子浅褐色时，即可采收。因种子成熟度不一，可随熟随采。若大面积留种，可在绝大部分种子成熟时，一次采收，晒干脱粒，放干燥通风处贮藏，最好当年播种，发芽率高；隔年种子发芽率低或丧失发芽力，不宜作种。

六、采收加工

(一)采收

育苗移栽者，栽后两年收获为宜，直播者一般需要三年。在秋禾苗枯后收获，要深挖，避免挖伤折断，以免浆汁外溢，形成黑疤，影响质量和外观。收获后的党参，一般分成老、大、中、小 4 级，把前三级用水洗净，待加工，第四级的可以加工作药，也可留作移栽种苗。

(二)加工

将分级洗净后的党参，分别摊放于晒席上晒 2～3 天，当根发软能绕在手指上不断时，把根理成直径约 5cm 的小把，一手握住芦头的一端。一手向下顺握，握后再摊晒，晚上收回。第二天再握再晒，如此 3 或 4 次，然后扎成头尾相顺重约 2kg 的牛角把子，置木板上反复压搓，再继续晒干。搓过的党参根皮细、肉坚、饱满绵软。每次握或搓后，必须成行摊开，不能堆放，以免发酵，影响品质。晒到六七成干时，要把第二行芦头压在第一行的尾部摊晒，可使参根头尾干燥一致，并可减少折断参尾的损失，晒到全干，才可收藏。如遇天气不好，也可用火炕，温度以 60℃左右为宜，不可过高，以免急速干燥，发生僵硬与皮肉分离。在炕的前一段时期，也要拿下搓握 3 或 4 次，但在握前要把已干的尾部在水里打湿，使发软后再握，以免损失，以后炕到全干即成。党参的鲜干比一般为 3∶1。

(三)产品贮藏

党参含有大量糖分，性质柔润，在贮藏中极易虫蛀、发霉、泛糖、变色和走味等。贮藏应放凉爽干燥处，勿受潮。但仓内相对湿度控制要适当，过分干燥，党参散潮太多，势必造成党参干硬失润，增加损耗。贮藏党参的库房其相对湿度应经常保持在 60%～70%。

XVIII. 玄 参

别名 浙玄参。

一、来 源

玄参为玄参科玄参 *Scrophularia ningpoensis* Hemsl.的根。

二、植物学特征

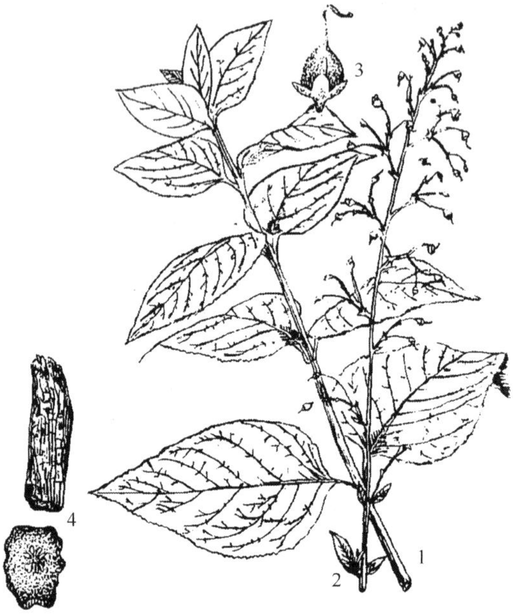

图 14-18　玄参(李万林绘)

1. 叶枝；2. 果枝；3. 蒴果；4. 玄参药材

多年生大草本。根数条，纺锤形，外皮灰黄褐色，干后黑色。茎方形。叶下部对生，上部有时互生；叶片卵形至披针形。聚伞花序合成大而疏散的圆锥花序；花萼 5 裂几达基部；花冠褐紫色，花冠筒多少球形，上部 5 裂，上唇长于下唇；雄蕊 4，2 强，另有 1 枚退化雄蕊，呈鳞片状，贴生在花冠管上；子房上位，2 室，花柱细长。蒴果卵圆形，萼宿存。花期 7～8 月，果期 8～10 月(图 14-18)。

同属植物北玄参 *S. buergeriana* Miq.的根亦作玄参药用。

三、主产区与适宜生长区

玄参主产于浙江、四川、湖北、贵州、湖南、江西等省。玄参主要生长区域生态因子范围：大于等于 10℃积温 2037.0～6101.3℃；年平均气温 13.1～23.6℃；1 月平均气温−4.9～8.4℃；1 月最低气温−9.7℃；7 月平均气温 17.8～29.2℃；7 月最高气温 34.1℃；年平均相对湿度 61.0%～83.2%；年平均日照时数 1112～2527h；年平均降水量 485～1595mm；土壤类型以红壤、黄壤、黄棕壤、褐土等为主。与玄参主产区生态相似度为 95%～100%的省区有：云南、四川、湖南、贵州、山东、湖北、河南、江西、陕西、安徽等，为玄参主要的适宜生长区。

四、生物学特性

玄参系深根性植物，喜温暖、湿润气候，能经霜。适应性较强，对土壤要求不严，积水易造成根部腐烂。

3 月中、下旬出苗，以后随气温升高植株生长速率加快。月平均气温 20～27℃时茎叶生长发育较快。8～9 月根部生长迅速，需水量较多，需保证水分供应。10 月气温下降后，植株生长速率渐慢，11 月后地上部分枯萎。地上部分生长发育高峰后，根部生长才逐渐加快。

五、栽 培 技 术

(一)品种

根据栽培地区可分为浙玄参、川玄参、北玄参、华北玄参。以浙玄参品质最好，参根粗壮肥大，产量高。

(二)选地整地

玄参对地形要求不严，平原、丘陵、低山、坡地均可。宜土层深厚、肥沃、疏松、排水良好的砂壤。土壤过于黏重、易积水的地方，根部易腐烂，不宜种植。同时忌与白术连作。

玄参系深根植物，耕作时应深翻，施足基肥，每 667m^2 施厩肥或堆肥 1500kg，配合施入适量磷、钾肥，翻入土中。精耕细作后作畦，畦宽 120～140cm，畦高 20～25cm，畦间 26～30cm。北方地区常采用高垄种植法，垄宽 70cm，高 35cm，沟宽 30cm，垄面株距 45cm，行距 30cm，错位栽植。

(三)繁殖方法

生产上主要用子芽繁殖，亦可种子繁殖。此外还有分株、扦插、根头繁殖等方法。

1. 子芽繁殖 冬季收获时，挑选无病、粗壮、洁白的子芽作种。南方地区采用冬种，12 月中旬至次年 1 月上中旬种植，早种根系发达，植株健壮，产量高。在整好的畦面上挖穴，穴深 8～10cm，每穴放入子芽一个，芽向上。北方地区采用春栽，需越冬贮藏，温度控制在 5℃以下，种植方法同冬种。

2. 种子繁殖 可采用春播和秋播。以春播为例，先在苗床上浇水，待水渗透后，条播或撒播，用筛子筛细土，将种子盖严。畦面再覆一层稻草，以便保温、保湿。出苗后撤去稻草，注意加强田间管理。苗高 20cm 左右时，即可定植或移栽，株行距同子芽繁殖，秋播植株生长较快，产量和质量较春播好。

3. 根头繁殖 川玄参收获时，采收后的根头分割成块，每块带子芽一或两个，株行距 33cm×33cm。子芽多者产量高。

4. 分株繁殖 种植后的第二年春季，玄参每蔸根茎处萌生许多幼苗，到 5 月苗高 30cm 时，每蔸除留二或三株壮苗外，剩下的分株栽种。分株的植株必须带有须根。

5. 扦插繁殖 5 月取老枝剪成两段，进行扦插，也可在 7 月玄参生长基本定型后取嫩枝扦插，该法成活后植株生长好，根多、粗壮。产量较高。

(四)田间管理(蒋允贤，1988)

1. 施肥(王书林和张兴国，1996) 玄参生长期为 220～240 天，在施足基肥的基础上，栽种时每 667m^2 施入农家肥 1500kg，饼肥 50～100kg。出苗整齐后每 667m^2 施入人粪尿 1000kg，苗高 30cm 时，每 667m^2 追施尿素 5kg。7 个月以后，每 667m^2 追施过磷酸钙 50kg。

2. 中耕除草　幼苗出土后，要及时中耕除草，4～6 月进行 3 或 4 次，中耕不宜过深，以松动表土不伤根为原则。以后植株生长旺盛，杂草不易滋生，不再进行。

3. 培土　一般于 6 月中旬施肥后进行，能起到保护子芽，提高子芽质量，减少开花芽，固定植株，防倒伏，保温抗旱和保肥作用。

4. 摘蕾　花蕾期(6～7 月)将花穗摘除，可减少养分消耗，促进根部发育，提高根的产量。南方地区增产效果显著，而北方地区影响不大。

5. 灌排水　玄参较耐旱，生长期内除长期干旱外，一般不需要灌溉。但多雨季节和地势低洼地应注意排水，减少烂根。

(五)病虫害防治

1. 斑枯病　危害叶片，4 月中旬开始发生，6～8 月发病较重，10 月停止。病菌以分生孢子器在病叶上越冬，第二年萌发后侵染危害。发病初期，叶片出现紫色小点，后扩大为圆形或不规则形灰白病斑，上生许多黑色小点，逐渐蔓延至全叶，病叶卷缩干枯。

防治方法：收获后集中残株落叶烧毁，减少越冬菌源；加强田间管理，增施磷、钾肥，增强抗病力；发病初期喷 1∶1∶100 倍波尔多液，连续 3 或 4 次，实行轮作。

2. 白绢病　危害根部。4 月下旬发生，7～8 月危害严重，9 月停止，雨多时严重。发病初期症状不明显，随气温升高，根部菌丝穿出土面，在植株附近先后形成乳白色、淡黄色至茶褐色油菜籽状小菌核。可蔓延感染至主茎。造成植株枯死。

防治方法：与禾本科作物轮作，忌连作；除掉病株，病穴用石灰消毒；加强田间管理，注意排水、通风、透光；选用无病子芽；栽种前用 50%退菌特 1000 倍液浸泡 5min，晾干后播种。

3. 叶斑病　4 月中旬开始发病，5～6 月较重，7 月后逐渐减轻。发病初期，叶面出现紫褐小点，逐渐扩大成不规则形，后变成棕褐色病斑，上生黑色或黄褐色小点。

防治方法：同斑枯病。

4. 红蜘蛛　6 月开始发生，7～8 月危害严重。被害叶片呈黄白小斑点，后变成红紫色焦斑，最后全叶干枯脱落。

防治方法：清洁田园，发病初期喷 0.2～0.3 波美度石硫合剂；忌与棉花连作、邻作。

5. 蜗牛　3 月中旬开始危害，4～5 月危害严重。危害嫩叶、嫩茎。

防治方法：人工捕捉；5 月中旬产卵期及时中耕除草；消灭虫卵；喷施 1%石灰水。

六、采收加工

(一)采收

玄参茎叶枯萎后即收获，过迟子芽萌发影响质量。收获前割去茎叶，然后将根刨出，把带芽头的根状茎和供药用的根分开，切下根部。

(二)加工

将玄参根在室外摊晒 4～6 天，并经常翻动，晒至半成干时，剪掉芦头、须根，然后堆积闷 4 天左右再摊晒。堆积是为了促进水分外渗，促进根内部变黑。经反复堆积、摊晒，直至完全干燥。也可用 40～50℃的文火慢慢烘干。但必须先将玄根晒至半干时方可烘干。

(三)质量要求

以根肥大、皮细、外表灰白色，内部黑色、干燥、无芦头者为上品。

第十五章　果实及种子类药材

Ⅰ. 栀　　子

别名　山栀子，黄栀子。

一、来　　源

栀子为茜草科栀子 *Gardenia jasminoides* Ellis 的果实。

二、植物学特征

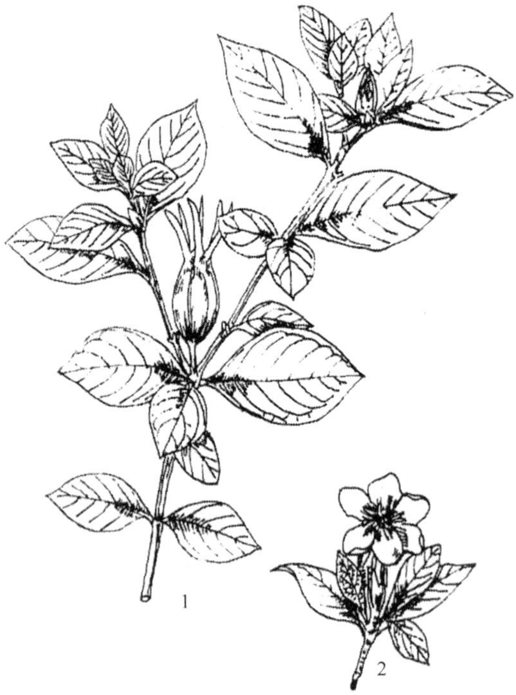

图 15-1　栀子(李万林绘)
1. 果枝；2. 花枝

常绿灌木。叶对生或三叶轮生，有短柄；革质；椭圆状倒卵形至倒阔披针形；上面光亮，下面脉腋内簇生短毛；托叶在叶柄内合成鞘状。花单生于枝端或叶腋，大型，白色，芳香；花梗极短；萼筒有翅状直棱；花冠旋卷，高脚碟状；雄蕊 6，着生于花冠喉部；子房下位，1 室，胚珠多数。果肉质，倒卵形或长椭圆形，有翅状纵棱 5～8 条，外果皮略带革质，熟时黄色，果顶端有宿存花萼。花期 5～7 月，果期 8～11 月(图 15-1)。

本植物的根(栀子花根)、叶(栀子叶)、花(栀子花)亦供药用。

三、主产区与适宜生长区

栀子主产于浙江、江西、湖南、福建、四川、湖北、云南、贵州、江苏、安徽、广东、广西、河南等省区。栀子主要生长区域生态因子范围：大于等于 10℃积温 2867.0～7416.6℃；年平均气温 15.5～23.8℃；1 月平均气温 0～11.7℃；1 月最低气温–4.2℃；7

月平均气温 19.1～29.4℃；7 月最高气温 34.3℃；年平均相对湿度 73.3%～85.1%；年平均日照时数 1060～1965h；年平均降水量 939～1726mm；土壤类型以红壤、黄壤、石灰(岩)土、水稻土等为主。与栀子主产区生态相似度为 95%～100%的省区有：云南、湖南、湖北、贵州、广西、江西、四川、安徽、福建、浙江等，为栀子主要的适宜生长区。

四、生物学特性

(一)生长发育习性

一般在温暖地区，3 月中旬至下旬在日平均温度 10℃以上时，植株开始萌生新芽，14℃开始展叶，部分老叶脱落，同时抽生新枝，称为春梢；4 月中旬至 5 月上旬开始孕蕾；5 月中下旬，日均温度在 18℃以上时，花蕾开放，同时在春梢的顶端抽生夏梢，扩大植株的树冠，6 月上旬为盛花期，其间温度低于 15℃或高于 30℃会导致落花落果，降水过多，也会引起落花落果；8 月至 9 月开始抽生秋梢，作为来年的挂果母枝，对次年的产量影响很大；10 月下旬果实成熟；11 月中下旬气温低于 12℃时，植株停止生长，开始休眠。

(二)生长发育与环境条件的关系

栀子在野生条件下多生于低山温暖阴湿处，喜温暖湿润气候，较耐旱，忌积水，不耐严寒。苗期需适当遮阴，成株喜光照。栽培多选择温暖地区海拔 1000m 以下的山地疏林或林缘空旷地种植，尤以向阳暖和的地方，植株生长健壮，结实多。对土壤的适应性较强，在黏性较强的黄壤、红壤和紫色土中均可生长，但以土层深厚、肥沃疏松、排水良好的酸性至中性的黄泥土及冲积土为好。寒冷多风地带及过于干旱地区不宜种植，盐碱地和涝洼地也不宜栽种。

五、栽 培 技 术

(一)选地整地

育苗地宜选择稍荫蔽的山脚处或半阳的丘陵地带，以地势平坦、水源便利的地方为好。土壤要求以土层深厚、肥沃疏松、通透性能好的砂壤土为好。可于头年冬季或播种前深翻 30～45cm，清除石块及杂物，每 $667m^2$ 施腐熟农家肥 2500～3000kg 作为基肥，然后耙细整平，作成宽 1～1.2cm 的高畦。

定植地宜选择在光照充足、温暖湿润的山地、沟边、土坎及边角空地，最好能够整理成水平梯田，以便耕作管理。土壤以排水良好、疏松肥沃的微酸性至中性的冲积土、紫色土、夹砂土及黄泥土为宜。重黏土和重盐碱土不能种植。选好地后，可于冬季深翻一遍，以杀灭地下害虫及虫卵，栽前按株行距 150～200cm 开穴种植，穴的直径和深度一般为 40～50cm。若在平地种植，每隔二或三行还需开挖宽 25～30cm 的排水沟，以防涝害。

(二) 繁殖技术

1. 种子繁殖

(1) 采种：选择生长健壮、树冠较矮、主枝开阔、叶色浓绿、枝条节间短的植株作为种株，于 10 月中旬后，采集其上的饱满、新鲜、色深橙、无病虫害的果实，晒至半干备用。

(2) 种子处理：晒至半干的果实需用湿砂分层堆积 30～35 天，完成后熟阶段后才可用于播种，种前撕破果皮，取出种子，至清水中浸泡并揉搓，去除杂质及浮于水面的瘪粒，捞取沉于水底的种子，晾干后用 45℃温汤浸泡 24h 或拌以湿润细砂即可播种。

(3) 播种：春秋两季均可播种，但以春播为好。春播多在 2 月下旬至 3 月下旬，秋播多在 9 月下旬至 10 月上旬。一般多采用条播的方式，即在整好的高畦上，按行距 20～25cm，挖 2～2.5cm 的浅沟，将种子均匀地播入沟内，然后覆盖约 1cm 厚的火土灰或细土，并加盖薄膜或盖稻草保湿，盖后即浇一次透水。每 667m^2 种量为 2～3kg。一般 20～25 天即可出苗，除苗后要及时揭去薄膜或稻草，并经常浇水，使苗床保持湿润，还要注意适当遮阴，发现杂草要及时拔除，力求除早除净，确保幼苗长势良好。苗期根据幼苗生长情况，还需追施农家肥或硫酸铵二或三次。一般育苗一年后，苗高达 35～40cm 时，即可移栽。

2. 扦插繁殖　春夏秋三季均可进行，而以 3～4 月新芽即将萌动时为好。先将苗床按播种苗床一样的做法整好，然后选择二或三年生长势良好的枝条作为插条，根据节的稀密，剪成长 15～20cm 的小段，每段含 3～5 个节，剔除下部叶片，只留上部二或三片叶。先将枝条用清水浸泡 24h，使枝条吸足水分，然后按 7cm×16cm 的株行距，将枝条插于苗床上，要求 2/3 没入土中，用土压实即可。以后要注意保持苗床湿润。一般 60～80 天即可生根，成活后。加强管理，约需一年便可移栽。

3. 压条繁殖　在清明至谷雨间进行，选取二或三年生强壮枝条，长宜在 30～40cm 以上，压于土中，一般 30 天左右即可生根，两个月后可与母株分离，移栽苗床培养一年便可作为种株。

4. 分株繁殖　栀子根际周围常常萌生许多幼株，可于早春或秋季，挖开根际周围的表土，将萌生的幼株带根与母株分割开，单独种植于整好的高畦上，栽后加强管理，一般 1～2 年后即可开花。

(三) 定植

种子播种或扦插繁殖得到的小苗，在苗床上培养一年后，一般高度可达 30～40cm。这时即可出圃定植，在整好的地上，按行株距 150cm×200cm 挖穴种植，穴的直径为 50cm，深度为 40cm，种前每穴施腐肥农家肥 5kg 作为基肥，覆土 3～5cm 盖住肥料，避免植株根系直接接触肥料而被烧伤，然后将种苗移入穴内，保持根系舒展，填满土后压实，浇一次定根水即可。

（四）田间管理

1. 中耕除草　定植后，为防止杂草滋生，抑制植株的生长，每年需中耕除草 3～5 次，一般春、夏、冬季至少各进行一次，其中春、夏季以除草为主，宜浅耕，同时还可喷施茅草枯等除草剂；冬季中耕宜深耕，除了清除杂草外，还需在根际适当培土，增强植株防寒抗冻能力，确保植株安全越冬。

2. 追肥　小苗定植后。为促进其生长，可每月追施一次清淡人粪尿水；进入结果期后，每年需追肥 4 次。第一次施春肥，以促使腋芽萌发，促进树势的恢复，一般在 3 月下旬至 4 月上旬进行，每 667m^2 可施尿素 3～5kg；第二次施壮果肥，以提高果实的坐果率，加速果实的发育，一般在 6 月中旬至下旬落花后进行，每 667m^2 可施复合肥 4～6kg，对于落花落果严重的植株，还可追施适量磷、钾肥；第三次施“抱子怀胎”肥，以促使花芽分化，促进果实发育，并为来年开花结实打下坚实的基础，一般在 8 月上旬至中旬进行，每 667m^2 可施尿素 5～6kg 及腐熟人粪尿水 1000～1500kg；第四次施冬肥，以促使植株长势良好，提高地温，增强植株抗寒能力，从而安全越冬。

3. 水分控制　在南方 4～6 月为雨季，为避免植株因根际积水而导致根系生长不良、枝叶黄化，需要开沟排水；7～9 月为少雨季节，而此时是植株枝梢抽生比较旺盛的时期，急需大量水分，可适当浇灌，以促进枝条的生长和加快果实的发育。

4. 整形　多采用自然开心形的整形方法，即在定植当年，当春天腋芽萌动时，将离地面 25～35cm 茎干上的萌芽摘除，定为主干，然后，在其上选留三个向不同方向生长的强壮枝作为主枝，主枝间距离约为 10cm，第二年在主枝上采用同样的方法，在主枝上培养副主枝和侧枝，使植株的树冠开展，外形如馒头，内膛枝适量，这样便于植株合理利用光照，从而增加果实产量，提高其品质。

5. 修剪　一般在冬季或早春进行，首先要摘除主干根茎部的萌蘖和主干及主枝上的萌芽，然后，要剪除植株上的病虫枝、枯枝、交叉枝及生长部位不当的徒长枝，对树冠内部生长过密及细弱的枝条，也要进行修剪，使枝条分布均匀，透光通风，以利于植株生长。

6. 冬培管理　栀子进入结果期后，因其挂果时间比较长，养分的消耗较大，为恢复其树势，以保证来年的收成，可在采收后，结合清园，进行根际培土，并施入腐熟农家肥及磷肥，遇到寒流冰冻，还可用 0.5%的尿素水溶液进行叶面喷施，以减少表皮细胞受冻，尽量保住越冬叶片，从而增强光合作用。

（五）病虫害防治

1. 病害防治

（1）褐斑病：危害部位为叶片及嫩果。病症为初期嫩叶、枝梢及嫩果上呈水渍状、焦枯卷缩，中期会出现白色小点或晕圈，渐变为黄绿色至深褐色病斑，后期病斑中央坏死。栀子受害后，叶片失绿变黄，导致落叶落果，造成减产。发病时间多为 5～8 月高温多湿季节。

防治方法：选用无病苗木进行种植；以预防为主，发病前期用 50%甲基托布津 1000 倍液或 1∶1∶100 的波尔多液进行喷洒，每半个月一次，连续二或三次即可。

(2) 斑枯病：危害部位为叶片。病症为叶片两面出现黄褐色病斑，边缘褐色，上生小黑点。

防治方法：清除病叶残枝，深埋或烧毁，减少越冬病源；发病期间喷洒 65%代森锌 500 倍液或 1∶1∶100 的波尔多液。

2. 虫害防治

(1) 栀子大透翅天蛾：又名咖啡透翅天蛾，属鳞翅目天蛾科，一年发生 4～5 代，春、夏、秋均有危害，主要以幼虫咬食枝梢及叶片。造成缺刻或穿孔，严重的可将植株咬成光杆而枯死。

防治方法：栀子收获后，于冬季深翻一次，以杀灭越冬蛹；保护天敌，利用山雀、八哥等捕食成虫或幼虫；在虫害期，用杀螟杆菌 1∶100 倍液喷雾，杀灭害虫。

(2) 栀子龟蜡蚧：属同翅目蜡蚧科，一年发生一代，主要以若虫及雌虫聚集于树干和叶片上吸取液汁，引起叶片枯黄，植株枯死，产量下降，同时其分泌物还能诱发煤烟病。

防治方法：虫害轻微时，可采用人工捕杀；冬季修枝后，用 15 倍的机油乳剂液或 10 倍松脂合剂液喷杀；6～7 月喷施 15 倍的松脂合剂液杀灭其若虫。

六、采收加工

(一) 采收

通常栀子在定植后 2～3 年即可开花结果，在进入 10 月后，果实陆续成熟，当果皮由青变枯黄时即可采摘，过早过迟都将影响药材质量。一般每 667m^2 产量可达 650～800kg，折干率为 6∶1。

(二) 加工

采后可直接晒干或烘干，烘晒时要经常翻动，烘干时要控制火力，火势先大后小以免伤及果皮，烤至全干或晒干即可药用。

(三) 质量要求

一般以身干、果实完整、内外黄褐而微带红色、无枝干及霉变者为合格；以皮薄、果实饱满、色红黄者为佳。

(四) 贮藏方法

多用麻袋及竹筐装好后，置阴凉通风处贮藏，注意防潮、防霉及虫蛀。

Ⅱ. 吴　茱　萸

别名　吴萸。

一、来　　源

吴茱萸为芸香科吴茱萸 *Evodia rutaecarpa* (Juss.) Benth.的未成熟果实。

二、植物学特征

灌木或小乔木。幼枝、叶轴及花序轴均被锈色长柔毛。单数羽状复叶，对生，小叶2～4对，椭圆形至卵形，下面密被长柔毛，有腺点，揉之有辛辣气味。花单性，雌雄异株，聚伞花序圆锥状，顶生，花白色，5数。蓇果扁球形，熟时紫红色，有腺点。每心皮有种子1枚，卵圆形，黑色，有光泽。花期6～8月，果期9～10月(图15-2)。

本植物的根(吴茱萸根)、叶(吴茱萸叶)亦供药用。

同属植物疏毛吴茱萸 *Evodia rutaecarpa* (Juss.) Benth. var. *bodinieri* (Dode) Huang、石虎 *E. rutaecarpu* (Juss.) Benth. var. *officinalis* (Dode) Huang 的果实亦作吴茱萸药用。

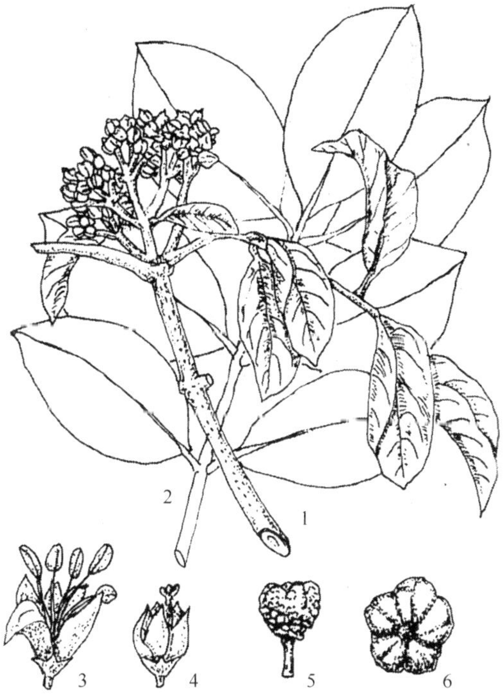

图15-2　吴茱萸(李万林绘)

1. 果枝；2. 叶；3. 雄花；4. 雌花；5. 果实侧面观；6. 果实顶面观

三、主产区与适宜生长区

吴茱萸主产于贵州、广西、湖南、云南、陕西、浙江、四川等省区。吴茱萸主要生长区域生态因子范围：大于等于10℃积温1024.0～7452.2℃；年平均气温14.4～25.5℃；1月平均气温0.3～11.4℃；1月最低气温-7.7℃；7月平均气温11.8～28.9℃；7月最高气温33.6℃；年平均相对湿度61.7%～82.6%；年平均日照时数950～2816h；年平均降水量885～1618mm；土壤类型以红壤、黄壤、棕壤等为主。与吴茱萸主产区生态相似度为95%～100%的省区有：云南、四川、湖南、广西、贵州、湖北、江西、安徽、浙江、福建等，为吴茱萸主要的适宜生长区。

疏毛吴茱萸分布于四川、贵州、云南、重庆、湖南、湖北、广西、广东、江西、浙江等省(区、市)。疏毛吴茱萸主要生长区域生态因子范围：大于等于10℃积温3488.2～7829.1℃；年平均气温14.3～29.1℃；1月平均气温1.4～15.8℃；1月最低气温-2.0℃；7月平均气温20.2～29.0℃；7月最高气温33.4℃；年平均相对湿度76.5%～82.0%；年平均日照时数1129～1702h；年平均降水量994～1702mm；土壤类型以赤红壤、红壤、黄壤、紫色土等为主。与疏毛吴茱萸主产区生态相似度为95%～100%的省区有：广西、云南、贵州、湖南、广东、福建、江西、四川、浙江等，为疏毛吴茱萸主要的适宜生长区。

四、生物学特性

(一)生长发育习性

吴茱萸于3～4月萌发出新芽，花期5～6月，果期8～9月，一般定植三年后开始结果，果熟后叶逐渐枯萎进入休眠期。

(二)生长发育与环境条件的关系

吴茱萸喜生长在气候温暖、向阳的环境，在疏林下或林缘空旷地带生长良好。对土壤要求不严，以土质疏松、肥沃、排水良好、富含有机质的夹砂土和油砂土为好。怕涝、怕阴湿环境。凡冬季严寒多风、干燥或阴湿处及土壤过于黏重、含盐碱过高的地块不宜种植。适宜种植地区最好为低海拔，冬季较温暖，夏季雨量充沛，土壤pH为6～7，土层深厚的山地、丘陵向阳处。

五、栽培技术

(一)繁殖方法

吴茱萸的繁殖以扦插为主，亦可采用分株繁殖等方法。

1. 扦插育苗　扦插育苗又分枝插和根插两种方式。

(1)枝插法：选择4～5年生、长势旺盛、根系发达、无病虫害的健壮单株作为母株。于冬季落叶后至早春萌发前，从母株上剪取一年生枝条作为插穗。插穗要求发育壮实，无病虫。将枝条剪成20～25cm长，每段需有3或4个芽。然后将插穗上端剪成平口，下端近节处削成马耳形斜面，每50根左右捆成一扎，用500×10^{-6}生根粉或500×10^{-6}萘乙酸、500×10^{-6}吲哚乙酸等生根剂溶液快速浸蘸下切口1～2cm处，取出稍晾干后扦插。插床的基质以蛭石、珍珠岩、细河砂等洁净无菌的材料为佳，扦插密度为10cm×5cm，入土深度为插穗的1/3～1/2，插后压实基质，浇一次透水，并加盖弓形塑料拱棚增温保湿，如遇晴天加盖遮阴网，以免棚内温度过高产生烧伤。生根发芽后拆除拱棚及遮阴网，加强苗床管理，一个月后将生根苗按20cm×20cm的行株距移入苗圃中。苗圃以排水良好、富含有机质的砂质壤土为好，栽植前每667m^{2}施厩肥5000kg，深翻后作成宽1～1.2m、高10～20cm的高厢，扦插苗在苗圃中生长一年后可移出定植。

(2)根插法：选树龄4～6年、长势旺盛、根系发达的树作母株。在2月上旬刨开树干周围的泥土，切取直径1cm左右的侧根，取出后将侧根截成长12～20cm，作为插穗进行扦插育苗。苗床选择土质肥沃、排水良好的地方，作成宽1～1.2m、高10～15cm的高厢，在厢面上按15cm行距开浅沟，在沟内按10～15cm株距将根斜插入沟内8～10cm，插后覆盖细土，耙平，稍加压实使厢面平整。然后浇少量稀粪水，铺盖一薄层稻草，以保温保湿，促进生根发芽。插后一个月即可生长出新芽。出芽后再施一次稀粪水，以后视苗生长情况进行追肥，并及时清除杂草。当冬季苗高50cm以上进行移栽定植，栽后2～3年可开花结果。此法操作简便，繁殖快，成活率高，生长快，结果早。但须注意，作为母株的树一年内采根不宜过多，以免影响母株生长和开花结果。

2. 分株繁殖　吴茱萸分蘖能力很强，在母株周围往往抽出许多幼树，在3～4月可将这些幼苗挖出稍加修整即可作为种苗。为促使母株增强分蘖，可于冬季或早春母树萌发前，选取生长健壮母株，将植株根际周围泥土扒开，在较粗的侧根上，用刀每隔7～9cm处切伤皮层，施以土杂肥，覆盖细土5～7cm，1～2个月后，自伤口处便萌发出根蘖苗。培育一年，当苗高50cm以上时，即可带根挖取另行定植。

(二)定植

1. 选地整地　吴茱萸可零星或成片种植，田边、地角、路旁、房前、屋后都可种植。成片营林选择向阳的缓坡、山脚或丘陵地带。在土层深厚、疏松、肥沃、排水良好的微酸性或中性砂质土壤上都可种植。在低洼积水地带不宜种植。定植前清理好土地，除去杂草、灌木及石块等杂物.

2. 定植　自秋后落叶至次年春季新叶萌发前均可栽植。在整好的栽植地上，按行株距3m×2m挖穴，穴径和穴深各50cm，每穴施入腐熟厩肥15kg，过磷酸钙0.5kg及草木灰少许，与底土混合均匀作为基肥。然后将生长健壮、根系发育得较好、无严重损伤的种苗栽入穴内，栽正并使根部舒展，分层填压实，浇透定根水。栽后如遇干旱天气，应及时浇水，抗旱保苗，以利成活。

(三)田间管理

1. 中耕除草　定植后保持土壤湿润，在植株封行前于春、夏、秋各中耕除草一次，前期宜浅锄，避免伤根，后期宜深锄。每次除草晒干后，将杂草埋于根际附近作肥料。苗期行间如间作矮秆作物，中耕除草可结合间作物进行。

2. 追肥　早春萌发前，追施一次腐熟的人畜粪水，以促进春梢萌发生长。施肥量随树龄而定，植株开花前的幼苗期每年追施腐熟人畜粪水3～5次，要求“少量多次”。2～3年后植株进入开花结果期，于冬季施一次腐熟厩肥，每株20kg，于根际周围开环状沟施入，施后覆土。7月开花结果前，再追施一次人畜粪水和过磷酸钙及草木灰，以利坐果。秋季采果后，结合清园冬培，重施一次冬肥，每株施用过磷酸钙与厩肥或堆肥共同混合堆沤后，于株旁开沟施入，每株 50kg，施后盖上、培土。

3. 整枝修剪 幼树在株高 80～100cm 时剪去主顶芽，促其发枝。在向四面生长的侧枝中，选留 3 或 4 个健壮的枝条，培育成为主枝；第二年夏季，在主枝上选留 3 或 4 个生长发育壮实的分枝，培育成为副主枝；以后再在副主枝上放出侧枝。经过几年的整形修剪，使其成为外圆内空、树冠开阔、通风透光、矮秆低冠的自然开心形的丰产树型。定植 3～4 年之后便可进入盛果期。每年冬季还要适当地剪除过密枝、重叠枝、徒长枝和病虫枝。对枝梢粗壮、芽饱满的枝条应予保留，均能形成结果枝。每次修剪之后，都要追施一次速效肥料，以恢复树势。

植株进入衰退期后，长势逐年减弱，花芽减少，产量下降。此时可将老树砍倒，抚育根际蘖苗，进行更新复壮。

（四）病虫害防治

1. 锈病 5～7 月发生，危害叶片。发病初期叶片上出现黄绿色近圆形不明显的小点，后期叶片上出现橙黄色凸起的小疮斑，破裂后散出铁锈色粉末。严重时叶片枯死。

防治方法：冬季采果后及每次修剪后，清理田园，集中处理，可减轻翌年病害；增施磷钾肥，促进植株生长健壮，提高抗病能力；发病时喷 0.2～0.3 波美度石硫合剂或 97%敌锈钠 300 倍液或 25%粉锈宁 1500 倍液，每隔 7 天一次，连续 3 或 4 次。

2. 煤污病 由于蚜虫介壳虫在枝干上危害，被害处就会诱发不规则的黑褐色煤状斑，发生后期，叶片和枝干上覆盖厚厚的煤污层，使树势生长衰退，开花结果减少，影响产量。

防治方法：用 40%乐果 2000 倍液及时消灭蚜虫和介壳虫；发病期喷 50%多菌灵 800～1000 倍液或 1∶0.5∶150 波尔多液、0.3 波美度石硫合剂进行防治。

3. 柑橘凤蝶 为鳞翅目凤蝶科柑橘凤蝶的幼虫。咬食叶片，使叶片产生缺刻，严重时，幼枝上的嫩叶被食光。

防治方法：发生时用苏云金杆菌菌粉 500～800 倍液喷雾进行生物防治，效果很好；悬挂黑光灯诱杀成虫。

4. 褐天牛 幼虫钻蛀树干和主枝，咬食木质部造成中空，易折断死亡。

防治方法：用药棉浸 40%乐果乳油，塞入虫孔内，并用黄泥浆封口熏杀；在产卵裂口处用小刀刮除卵块及初孵出的幼虫；在成虫产卵期硫磺粉 1 份、生石灰 10 份、水 40 份拌成石灰浆涂刷树干，可防治成虫产卵。

六、采 收 加 工

（一）采收

定植后 2～3 年即可开花结果，于 8～9 月果实由绿色变为黄绿色，种子尚未成熟时即可采收。收获时选晴天，在早晨露水未干时，用剪刀将果穗剪下，不要折断果枝，以免影响翌年结果。

(二)加工

果实采收后立即薄摊晒干。晚上收回室内，切不可堆积，以免发酵。如遇阴雨天可在烘房内烘干，烘干温度不得超过60℃，否则，吴茱萸所含挥发油会大量损失，降低药材质量。烘晒时要经常翻动。干后除去果柄、杂质即成商品。

一般三年生植株单株可收干果1～1.5kg，6年以上每株可收干果5kg以上。

III. 栝　楼

别名　瓜蒌。

一、来　源

栝楼为葫芦科栝楼 *Trichosanthes kirilowii* Maxim.的果实。

二、植物学特征

多年生草质藤本。块根肥厚，圆柱状，叶近心形，掌状3～9浅裂至中裂，少为不裂，中裂片菱状倒卵形，边缘常再浅裂或有齿。雌雄异株；雄花组成总状花序，雌花单生；雄花和雌花的花萼、花冠均5裂，花冠白色，中部以上细裂成流苏状；雄花有雄蕊3枚；雌花子房下位，长卵形，花柱长，柱头3深裂，呈丝状。瓠果椭圆形，熟时果皮果瓤橙黄色。种子椭圆形，扁平、浅棕色。花期7～8月，果期9～10月(图15-3)。

本植物的根(天花粉)、茎叶(栝楼茎叶)、果皮(栝楼子)亦供药用。

同属植物中华栝楼(双边栝楼) *T. rosthornii* Harmis的果实亦作栝楼药用。其他入药部分及疗效与栝楼同。

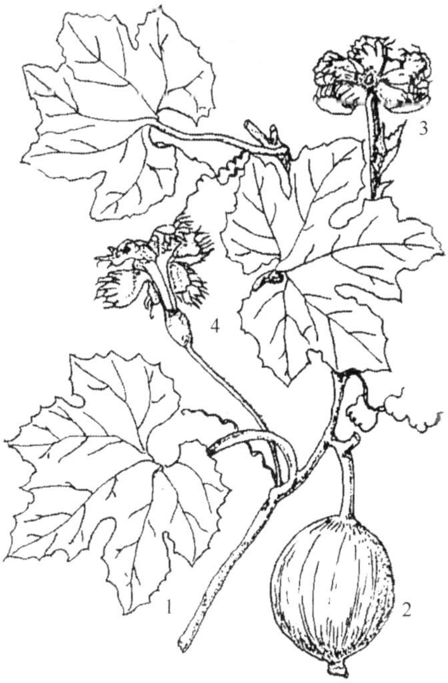

图15-3　栝楼(李万林绘)

1. 花枝；2. 果实；3. 雄花；4. 雌花

三、主产区与适宜生长区

栝楼主产于山东、安徽、河南等省。栝楼主

要生长区域生态因子范围：大于等于 10℃积温 2704.2～5197.7℃；年平均气温 13.7～20.6℃；1 月平均气温-10.0～4.3℃；1 月最低气温-15.3℃；7 月平均气温 21.1～28.5℃；7 月最高气温 32.3℃；年平均相对湿度 57.4%～78.8%；年平均日照时数 1806～2752h；年平均降水量 461～1425mm；土壤类型以红壤、黄棕壤、棕壤等为主。与栝楼主产区生态相似度为 95%～100%的省区有：河南、山东、安徽、河北、湖北、陕西、山西、江苏等省，为栝楼主要的适宜生长区。

四、生物学特性

（一）生长发育习性

栝楼全生育期 170 天，种子易于萌发，25～30℃为发芽适温。种子宜保存于低温处。最好将采摘的果实连柄悬于阴凉干燥室内，播种时将种子取出，以保证发芽率。种子千粒重 207g。

（二）生长发育与环境条件的关系

野生栝楼生于山坡草丛、林缘、路边及溪旁。属温暖湿润气候，耐寒，怕积水。为深根性植物，主根可深入土中 1～2m，栽培时应选择土层深厚、肥沃、湿润、排水良好的砂质壤土为好。盐碱地及易积水的洼地和全日照旱地不宜栽培，房前屋后，树旁、沟沿等处可栽培。

五、栽 培 方 法

（一）选地整地

应选半阳半阴、排水良好的半高山区地块为好，平坝和丘陵地块亦可。在头年冬季封冻前，按行距 1.5m 挖宽 0.3m、深 0.5m 的沟，让土壤经冬充分风化、熟化。次年春季播种前，每 667m^2 施入混合肥（厩肥、饼肥、土杂肥、过磷酸钙等混制而成）5000kg，与沟土拌匀后，填入沟内，随即顺沟灌水，用细土填平沟面。3～4 天后，浅耕一次，土壤干湿适中时，作畦栽植。

（二）繁殖方法

可用种子、分根及压条繁殖。种子繁殖难于控制雌雄株数目，容易混杂退化，开花结果晚，可见该繁殖法只适宜采收对象为天花粉时用。以收获栝楼为对象时，适宜用后两种方法，生产上以分根繁殖为主。

1. 种子繁殖

（1）采种：9～10 月果熟期，选橙黄色、壮实而柄短的果实，悬挂于干燥通风处阴干。

(2)种子处理：4月中上旬将种子从果实中取出，选饱满成熟无病虫害的种子，用40～50℃温水浸泡24h，取出滴干水分后与湿砂混匀，放在20～30℃温度上催芽，当大部分种子裂口时即可播种。

(3)播种：在整好的地上，按1.5～2m穴距，挖5～6cm深的穴，每穴播入种子5或6粒(将种子裂口一端向下)，覆土3～4cm，保持土壤湿润，15～20天即可出苗。

2. 分根繁殖

(1)种栽的制作：南方在10月下旬至12月下旬，北方在3～4月制作种栽。将块根和芦头全部挖出，选直径3～6cm、断面白色新鲜且无病虫害者分成7～10cm长的小段，雌雄株应分开制作，便于栽植时搭配。

(2)栽种：按株距30cm挖穴，将种栽放入穴内，每穴三个，摆放成品字形(应多选雌株的根，适当搭配部分雄株的根，以利授粉结果)，覆土4～5cm，用手压实，再培土10～15cm，使成小土堆，便于保水。栽后20天左右，待萌芽时，除去上面的小土堆，一个月后小苗即可出芽。每667m^{2}须种栽30～50kg。

3. 压条繁殖 2～3月，将老藤茎节压入土中，全茎压成波状，使节上生根，第二年春季，即可剪断栽种。栽种时间和株距与分根栽植相同，每穴栽二或三株，栽后盖土，土干时要淋水。

(三)田间管理

1. 中耕除草、施肥 每年春、冬季各中耕除草一次。每次中耕除草后，均追施人畜粪水，冬季应增施过磷酸钙与土杂肥，促使翌年生长健壮。生长期中杂草滋生严重时及时除草。旱时及时浇水。

2. 搭架 当茎蔓长达30cm以上时，可用竹竿等作支柱搭架，棚架高150cm左右，也可引向附近的树木、沟坡或间作高秆作物，让其攀缘。

3. 整枝摘芽 栽种第二年，在整理藤蔓上架前，每穴只引三根藤蔓上棚架，其余的应去掉。在其生长过程中，过多的腋芽及分枝也应除去，使架上枝条分布均匀，不致挤压，才能多开花结果。

4. 越冬 在寒冷地区，必须在地冻前，剪去上面过长的茎蔓，只留下离地约100cm长的茎蔓盘绕在地面上，每墩覆盖约30cm的土堆，保护越冬，翌年春季略平培土，即可重新抽出嫩芽，进行生长。

(四)病虫害防治

1. 黄守瓜 幼虫咬食根部，成长后蛀入主根，使植株黄萎，乃至死亡，成虫5月出现，咬食叶片。

防治方法：成虫期可用90%晶体敌百虫1000倍液喷射；幼虫期，可用2.5%鱼藤精1000倍液或30倍的烟碱水灌根。此外，黑足黑守瓜在一些产区也危害栝楼，防治方法同黄守瓜。

2. 瓜蒌透翅蛾 在北京6月起发生，7月上旬幼虫孵化，在茎蔓表皮蛀食，不久蛀入茎内，形成虫瘿，茎蔓被害后，整株枯死。

防治方法：在幼虫孵化时，用 80%敌敌畏乳剂 1000 倍喷茎蔓，效果较好。

3. 瓜蚜　危害幼嫩心叶，使叶片卷曲。

防治方法：用 40%乐果 1000～1500 倍液喷雾。

六、采 收 加 工

(一) 采收加工

栝楼栽后 2～3 年开始结果。9～10 月，果实先后成熟，当果实表皮有白粉并变成淡黄色时，就可分批采摘。过嫩采收，肉皮不厚，种子不成熟；过老采收，果皮变薄，产量减少。

将果实从果蒂下对剖，取出内瓤和种子，晒干或用无烟煤火炕干，就得栝楼皮；肉瓤和种子放盆钵内，加草木灰或煤灰，用手反复搓揉，在水里淘净内瓤，晒干，就得到栝楼子。

在栽种第三年霜降前后，挖取块根，去净泥沙和芦根，刮去粗皮，小者切成 10～20cm 长的短节，大的可对半纵剖，切成 2～4 瓣，晒干或无烟煤火炕干，就得天花粉。

(二) 质量要求

栝楼子：以无空壳白子，无瓜瓤、霉变为合格，以饱满、油性足者为佳。栝楼皮：以无瓤，无果皮、糊黑焦枯，无虫蛀、霉变为合格；以外表现色橙红、内表面色黄白、皮厚者为佳。天花粉：以色白，有粉，无直径小于 1.5cm 的细根及瘦根，无虫蛀、霉变者为合格；以色白、质坚实、粉性足者为佳。

Ⅳ. 罗　汉　果

别名　拉汗果，假苦瓜。

一、来　　源

罗汉果为葫芦科罗汉果 *Siraitia grosvenorii* (Swingle) C. Jeffrey ex Lu et Z. Y. Zhang 的干燥果实。

二、植物学特征

多年生草质藤本。根块状。茎暗紫色，具纵棱，幼茎被白色或黄色柔毛；卷须 2 分叉。叶互生，叶柄稍扭曲，被短柔毛；叶片心状卵形，膜质，两面均被白色柔毛，背面有红棕色腺毛。花单性，雌雄异株；雄花腋生，数朵排成总状花序，具 1 小苞片；花萼漏斗状，5 裂，花冠橙黄色，5 全裂，雄蕊 3；雌花单生于叶腋，花萼 5 裂，花冠 5 全裂，子房下位，花柱 3，柱头 2 分叉，具退化雄蕊 3。瓠果圆形或长圆形，被柔毛，具 10 条纵线。种子淡黄色，扁长圆形，边缘具不规则缺刻，中央稍凹。花期 6～8 月，果期 8～10 月(图 15-4)。

本植物的叶(罗汉果叶)亦供药用。

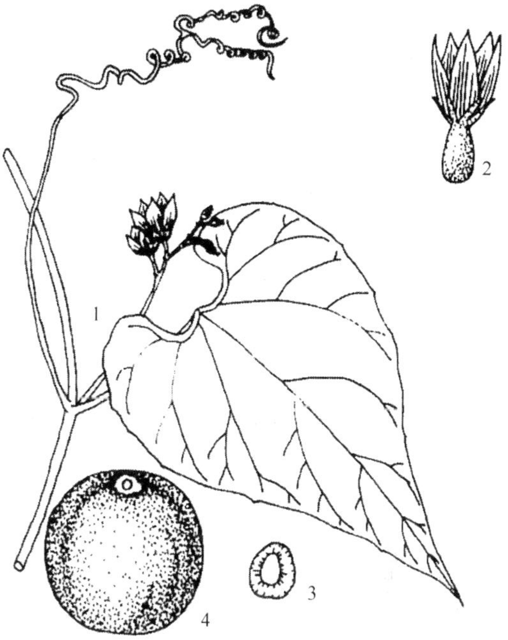

图 15-4　罗汉果(李万林绘)
1. 雄花；2. 雌花；3. 种子；4. 果实

三、主产区与适宜生长区

罗汉果主产于江西、广东、广西等省区。广西有大量栽培。罗汉果主要生长区域生态因子范围：大于等于 10℃积温 3331.9～7902.9℃；年平均气温 16.9～26.0℃；1 月平均气温 0.9～12.5℃；1 月最低气温 –3.1℃；7 月平均气温 20.6～28.8℃；7 月最高气温 33.9℃；年平均相对湿度 75.7%～83.9%；年平均日照时数 1289～1836h；年平均降水量 1275～1643mm；土壤类型以赤红壤、红壤、黄壤、紫色土等为主。与罗汉果主产区生态相似度为 95%～100%的省区有：广西、湖南、贵州、云南、广东、江西、湖北、福建等，为罗汉果主要的适宜生长区。

四、生物学特性

(一)生长发育习性

罗汉果的实生苗、压蔓苗 2～3 年才开花结实，而嫁接苗当年就能开花结实。生长发育良好的罗汉果结果年龄可以超过 20 年。

罗汉果种子的种壳木质化程度高，因而透水性较差，种子萌发较慢，出苗也不整齐。产区一般在春季气温稳定在 20℃以上时播种，30～40 天就可出苗。但种子发芽的适宜温度是 25～28℃，此温度下保持适宜的湿度，20 天种子就可发芽；若同样条件下将种壳剥去，5～7 天即可发芽，且出苗整齐，出苗后长出 4～6 片真叶时，其胚轴开始膨大为地下块茎。

一般实生苗第一年只进行营养生长，当年秋季块茎可达 4～6cm 长，直径 3～6cm，且有 4～6 条粗壮的根。

每年清明(4 月上旬)前后，地下茎的越冬芽，在气温 15℃以上时开始萌动，4 月下旬至 5 月上旬长出嫩芽。每个块茎可长嫩芽 3～5 条，多者可达 10 条。

以后就长成地上茎，但为了集中营养，生产上只选留一条健壮地上茎作主蔓，其余的剪除。当主蔓生长到 60～70cm 时，开始抽生侧蔓，并出现卷须，攀缘在支架上。生长最适温度为 25℃左右，当气温低于 15℃时，植株生长停止，逐渐枯苗。罗汉果为雌雄异株植物，花粉一般要进行人工传粉才能结实，并且植株两年以上的藤蔓才能开花结果。因此种植后两年的藤蔓，在 6 月以后陆续现蕾、开花，7 月为盛花期。当气温为 27～28℃时，雌、雄花从早上 6 点半至 7 时开始开放，7 时至 8 点半为开花盛期，约有 70%的花朵在这段时间开放。若遇低温、阴雨或多雾气候。开花起始时间可推迟到 9～10 时。花的寿命较短，早上开的花在当天下午几乎全部萎缩，萎缩后雌花花瓣基部形成离层，第二天早上脱落，雄花在开花后第二天由花梗部脱落，花粉在开花后 48h 便全部迅速丧失生活力，特别是在高温、高湿的条件下更加明显。花粉落到雌花的柱头后 50min 左右便开始萌发(而在 8℃的低温下，花粉在干燥器中贮藏 109 天仍然很新鲜，保持其生活力)。雌花受粉后的 72h 幼果开始膨大，7 天后幼果纵径比横径增长快，15 天前为果实迅速生长期，21～30 天果实进入生长缓慢期。以后便停止生长，而果实内则不断积累营养物质。果实从开始形成至成熟大约需 55 天。果熟期为 8～9 月。

(二)生长发育与环境条件的关系

1. 温度 罗汉果喜温暖、昼夜温差大的气候，不耐高温，怕霜冻，通常温度适宜范围为 18～32℃，以 25～30℃为最适宜，低于 20℃生长缓慢，早春低于 15℃时新梢停止生长，13℃以下低温会导致新梢梢端枯死。秋季气温降到 10℃时，植株开始枯萎倒苗。5℃以下需覆盖防寒。当气温高于 35℃时对植株生长发育不利，果实发育受阻，坐果率明显下降。

2. 水分 罗汉果枝叶繁茂，叶面积较大，花果期较长，要求较湿润条件，适于在空气湿度 75%以上，土壤田间持水量 60%～80%的条件下生长，因此，栽培区域雨量要充沛，但土壤积水也会导致块茎及根系腐烂。连续阴雨天气对开花授粉也不利。

3. 光照 罗汉果是一种喜光而不耐强光的植物。幼苗期怕强光照射，在半阴的条件下生长发育良好。成年植株，每天仅 6～8h 的光照就能满足其生长发育的需要，但在荫蔽条件下，成年植株则藤蔓纤细，节间长，结果少，产量低。

4. 土壤 罗汉果对土壤要求不严，除砂土、黏土和排水不良的低洼地及盐碱土外，一般的土壤均能生长，但以排水良好、土层深厚、含腐殖质多的微酸性黄壤土或黄红壤土为好。

五、栽 培 技 术

(一)选地整地

育苗地，选择半阴半阳的环境，地势平坦、土层深厚、疏松肥沃、排水良好和靠近水源的地方。于播种或扦插前，深翻土壤，施足基肥，每 667m^2 施厩肥 2500kg。作成宽 1.3m、高 20cm 的畦播种。

栽植地，根据罗汉果生长发育对气候、土壤条件的要求，在高海拔地区宜选择向阳的山坡地，低海拔地区则宜选择在背阳的北面山坡地。在头年冬季进行全垦，垦深 30cm，经冬季风化后，在种植前数天再翻耕一次。把土块打碎，并捡净杂草、木根和石块。起畦高 15～20cm，宽 1.5m，以待种植。

(二)繁殖方法

罗汉果的繁殖方法有种子繁殖、压蔓繁殖、扦插繁殖和嫁接繁殖。

1. 种子繁殖

(1)采种与种子处理：选择生长健壮、品质优良、丰产的单株作为采种母株。9～10 月，当果皮由嫩绿变为青色时采集成熟的果实，选无病虫害的果实留种。秋播和春播均可。秋播可将种子从果实中取出，用清水洗净，即可播种。如采用春播，可将采回的果实，置室内通风处晾干后，用麻袋装好，置于通风干燥处贮存，这样贮藏的种子寿命可达一年；也可将种子从果实中取出，放入清水中漂洗，晾干后，用 3～5 倍的湿砂进行层积催芽处理。

(2)播种：采用直播或育苗移栽。宜于 3～4 月春播，气温 20℃以上时即可播种。①直播，在整好的栽植地上，按行株距 2m×1.5m 挖穴，穴深和穴径各 30～35cm，挖松底土，每穴施入 3kg 腐熟厩肥或堆肥作基肥，施后覆土盖肥，厚 10cm 左右。然后，每穴散开播入种子 3～5 粒，随即盖土、浇水、盖草保温保湿，约 20 天即可出苗。出苗后及时揭去覆盖物，进行常规的苗床管理。②育苗移栽，生产上多在立春后播种育苗，在整好的育苗地上，可点播和条播。条播按行距 20～25cm 开沟播种，沟深 1～2cm；点播按株行距 10cm×20cm 开穴，穴深 1～2cm。播后用细土覆盖，再用稻草覆盖畦面，以保持土壤湿润。有条件的地方，不管是种子直播和育苗移栽都可先将种子去壳，然后用托布津 500 倍液消毒 10min，水洗后在 25～28℃条件下催芽，种仁萌动时再播种，这样可使种子提早发芽，而且苗齐、苗壮。在育苗地育的苗到次年早春就可挖取地下粗壮的块茎移到栽植地种植。但种子繁殖所得的幼苗，雄株数占 70%以上，且苗期尚无法鉴别性别，待 3～4 年后有较多植株开花，才能鉴别性别，也才有较高的产量，故产区一般采用不多。

2. 压蔓育苗　产区多在 9 月中、下旬进行压蔓(此时气温多为 25～28℃)。选用棚上下垂的徒长蔓(产区称“嫩蔓”)，先端圆形、粗壮的最好，就地压蔓或空中压蔓(空压)。

(1)就地压蔓：即在蔓条下垂处的畦上挖一长 22cm、宽 15cm、深 15～20cm 左右的坑，回填松土 6～7cm，稍压实，把所要压的藤蔓 3～5 条同埋于一个坑内，藤蔓间间隔 3～5cm 为宜。入坑部分的藤蔓长 12～15cm，回土压蔓填满坑后稍压紧，并培成龟背形，以免积水，以后勤淋水，一个月后苗头膨大成小块根，即为种茎。压条繁殖成功的关键是压蔓时间和土壤保持湿润。当地上部分开始枯萎时，将种挖回，在排水良好的地方挖坑堆埋，保湿越冬。在无严重冻害的温暖地区，也可就地越冬。到翌年春定植时采挖。

(2)空压：是培育壮苗及无病苗的简便方法。空压成活率高，尤其适用于根结线虫发病严重的地区。以青苔作为基质，放在长 24cm、宽 20cm 的塑料薄膜上，再把藤蔓先端 3～5 节放在青苔中间，然后将薄膜卷成长圆筒形，两端用麻绳扎紧，放在畦上或可依附的地方。一般压蔓 4～5 天藤蔓即开始转白增粗，7～10 天节上露出白色根点，13～15 天不定根长达 3～5cm，40 天后块茎粗达 1.3～1.6cm 以上。11 月上旬将块茎从基部下一节处剪断，贮藏越冬，第二年即可定植。

3. 扦插繁殖　6～9 月采用半木质化的侧蔓，剪成 20cm 长的插条，每 30～50 根一捆，将下端近节处切口放入 500×10^{-6}生根粉(ABT)或 500×10^{-6}萘乙酸(NAA)溶液中快速浸蘸 10s，没有上述药液时，可用柳条水浸渍 24h，取出，按行株距 20cm×10cm，芽头向上，插入整好的砂土或砂质壤土的苗床内。插后搭设矮棚遮阴 30～40 天，经常保持苗床上含水量为 50%～60%，40 天左右即可生根，成苗率高达 95%以上。翌年春季，挖取地下块茎定植。

4. 嫁接繁殖 应选择适应性强的植株作为供嫁接用的砧木，而接穗宜选择优质高产、无病虫害的母株的营养蔓，在上午 8～10 时剪下，只留芽眼饱满的藤蔓中部 8～10 节，每 10 条为一扎，用湿润青苔覆盖或将接穗插入盛有清水的瓶中备用。接穗应现采现用，隔天使用成活率低。嫁接时间应在旺盛生长阶段(4～6 月)嫁接效果最好。选择无风、温暖的晴天的上午或下午或阴天进行为宜。以镶接的成活率最高，可达 68%～80%。这种繁殖方法值得推广。

(三)移栽(定植)

一般产区于春季 3～4 月，在整好的栽植地上，按行株距 2m×1.5m，挖宽、深各 30～35cm 的定植穴，每穴施入腐熟厩肥、堆肥、过磷酸钙等混合肥 10～15kg，与底土混拌均匀，上覆盖 10cm 厚细土。定植时选择清明前后气温稳定在 15℃以上的阴天进行。在挖取地下块茎时，要注意将雌雄株分开放置，定植时按每 100 株雌株配置 3～5 株雄株，以便人工授粉，然后，每穴栽入小块茎两个，芽头向上，露出土面，朝向一致，以便管理，最后覆土厚 7～10cm。

(四)田间管理

1. 搭棚、扶藤和摘侧芽 罗汉果为攀缘草本，种植后就立即搭棚，棚高 1.7m 左右，采用竹木或水泥柱作支架，棚顶铺放小竹子或树枝，枝旁插一根小竹竿，以便于藤蔓向上攀缘生长和田间管理。清明前后块茎萌发出土，当苗高 30cm 以上时，用麻绳或稻草将小苗松松地绑在小竹竿上，以牵引植株攀缘上棚生长。同时将藤蔓上的侧芽全部摘除，留下主蔓，以利主蔓迅速生长。

2. 中耕除草及追肥 罗汉果产量和质量的高低，主要取决于施肥的种类和数量，一般每年结合中耕除草可追施肥料 4 或 5 次，第一次于 4 月中、下旬至 5 月初，当苗高 30～50cm 时，追施适量稀薄人畜粪水或硫酸铵，促进幼苗生长健壮；第二次于 5～6 月在主蔓上棚摘除侧芽后，每株施入腐熟人畜粪水和饼肥共 2kg，促进主蔓迅速生长；第三次于 6～7 月盛花期，每株施入人畜粪水 2kg，腐熟饼肥 500g；第四、五次于 8～9 月果实发育膨大期，每株施腐熟人畜粪水 5kg，过磷酸钙 5kg、草木灰 250g。此外，于 6～8 月，每月用 0.3%磷酸二氢钾溶液根外追肥一次，有利提高坐果率。总之，施肥应掌握花前少施，花后多施、重施的原则。

3. 选留侧蔓，培养健壮植株骨架 罗汉果是以二、三级侧蔓为主要结果蔓的，因此，主蔓上棚后，留 10～15 节顶端摘心，促使抽生 6～8 条一级侧蔓，一级侧蔓留 20～25 节摘心，促使抽生 3～4 条二级侧蔓，二级侧蔓留 25～30 节摘心，抽出 2～4 条三级侧蔓，这些藤蔓均匀分布于棚架上，形成了理想的单主蔓多侧蔓的自然扇形骨架，有利于丰产稳产。

4. 人工授粉 罗汉果为雌雄异株植物，且花粉具有黏性，风媒和虫媒传粉困难，必须进行人工授粉，才能结实，增加产量。具体做法是：在6～9月植株开花时，每天早晨把开放的雄花摘下，用竹签刮取花粉，轻轻把花粉点放在雌花的柱头上，每朵雄花的花粉可点10朵左右的雌花。人工点花要在上午结束，午后授粉效果差。收集的花粉要在当天使用，若留第二天使用，必须进行干燥收藏，否则会丧失发芽力。如果雌雄花期不遇或雄株不足，可采取如下措施：①配置早、中、晚开花的植株，保证雌株整个花期都有足够的雄花授粉；②部分雄株留长蔓越冬，可提早开花；③雄株不足时，可利用健壮的雌株块茎抽出的藤蔓作砧木，于早春嫁接雄株接穗，加强管理，当年即可开花以提供花粉。

5. 防冻、露蔸 每年在立冬前，给蔸培土厚15cm左右，再盖一层草，防止块茎过冬时受冻。到了第二年清明前后，除去覆盖物并把土分开，使块茎露出，在阳光下晒3～4天，同时将枯藤剪除，以利新芽长出。根据试验，每年冬季苗枯前，在主蔓基部的一定高度处割断(雌株高约留20cm，雄株高留45～60cm)，然后培土，把块茎和留下主蔓的一部分埋入土中越冬(雄株留的主蔓不能用土埋没，而要用稻草包扎好，使它固定在原支架上)。第二年4月间，主蔓便长出小芽生成新的主蔓，而且长势旺，粗壮，能提早上棚，早开花结果，增产效果好。

(五)病虫害防治

1. 根结线虫病 罗汉果感染根结线虫后，种薯和根部产生瘤状凸起和大小不一的根结(虫瘿)，导致植株生长缓慢，推迟开花结果或不开花结果，严重早衰，提前枯死。一般减产20%～70%，严重的全部失收。

防治方法：选无病块茎作种；实行与禾谷类作物轮作；整地时，每667m^{2}施入3%甲基异硫磷5kg，撒于地面，翻入土中进行土壤消毒；春季开蔸时，发现瘤状物，及时摘除，涂上桐油防治。

2. 黄守瓜 是罗汉果的主要虫害。其幼虫在土中咬断根部，妨碍植株吸收水分和养分，严重时地上部分枯死。成虫将叶片咬成缺刻，食光叶片，致使植株枯死。

防治方法：冬季清洁果园，将残枝病叶集中烧毁，消灭越冬虫源；发生时喷98%敌百虫1000倍液，或80%敌敌畏1000～1500倍稀释液，或10%杀灭菊酯2000～3000倍液。

罗汉果的虫害还有白蚁、实蝇、红蜘蛛等，可按常规方法防治。

六、采收加工

(一)采收

无性繁殖的苗，种植两年后能开花结果，3～6年后开花结果渐多，7～8年为盛期。一般每年的8～10月为收获时间，见果柄枯黄，果毛变硬，果皮稍黄，果轻捏有弹性。

过嫩，质量差，多为响果和苦果。采收时，用剪刀将花柱与果柄剪平，以免互相刺伤果皮，造成空洞。把采回的果实摊放在室内阴凉通风处，待其水分蒸发后，摊放 7～15 天，果实水分蒸发占鲜重 10%～15%、表面有 50%呈黄色时便可以烘烤加工。

（二）加工

烤果的温度是加工罗汉果质量好坏的关键，一般烤果的温度要求两头低，中间高。先将果实按大、中、小分级，分别装入烘果箱，顶上盖麻袋。便于通风透气。第一轮温度控制在 40～50℃，烘 24h；第二轮温度升至 65～70℃，烘 2～3 天；第三轮温度降至 55～60℃，烘两天。烘时要每天按时换箱翻果，使其受热均匀，干燥一致，能同时出炉，烘好的果实要具备以下特征：皮色黄褐悦目，嗅之清香，无焦味，用手指轻弹声音清脆，表皮无焦黑现象，内面的果瓤成团，皮与瓤不分离。

V. 木　瓜

别名　楙木、木瓜实、铁脚梨。

一、来　源

木瓜为蔷薇科贴梗海棠 *Chaenomeles speciosa*（Sweet）Nakai 的干燥果实。

二、植物学特征

落叶灌木，高 2～3m。枝棕褐色，有刺，皮孔明显。叶片卵形至椭圆形，长 3～9cm，宽 1.5～5cm，边缘有尖锐重锯齿；托叶近半圆形，变化较大，往往脱落。花 3～5 朵簇长于二年生枝上，先叶开放，绯红色，稀淡红色或白色；萼筒钟状，5 裂，紫红色；花瓣 5 片，雄蕊多数；雌蕊 1，子房下位。花柱 5，基部合生。梨果卵形或球形，木质，长约 8cm，黄色或黄绿色。花期 3～4 月，果期 9～10 月（图 15-5）。

本植物的根（木瓜根）、枝叶（木瓜枝）、种子（木瓜核）亦可供药用。

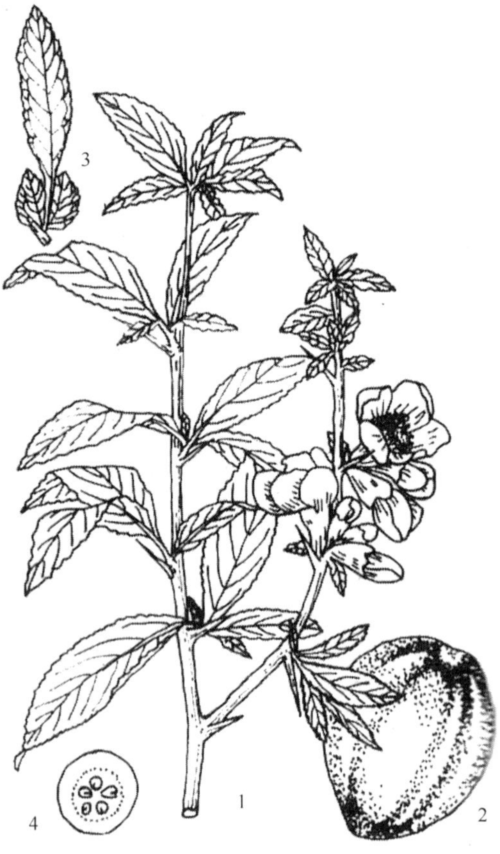

图 15-5　贴梗海棠（李万林绘）
1. 花枝；2. 果实；3. 叶及托叶；4. 子房横切面

三、主产区与适宜生长区

木瓜主产于安徽、湖北、四川、浙江等省。

贴梗海棠分布于湖北、湖南、安徽、浙江、福建、山东、广东、四川、贵州、云南等省(区)。贴梗海棠主要生长区域生态因子范围：大于等于10℃积温1856.2～6250.0℃；年平均气温12.7～24.3℃；1月平均气温-5.6～10.5℃；1月最低气温-10.5℃；7月平均气温13.0～29.0℃；7月最高气温33.6℃；年平均相对湿度56.6%～84.6%；年平均日照时数461～1499h；年平均降水量901～2717mm；土壤类型以红壤、黄壤、棕壤、褐土、紫色土等为主。与贴梗海棠主产区生态相似度为95%～100%的省区有：云南、四川、湖南、湖北、贵州、山东、河南、陕西等，为贴梗海棠主要的适宜生长区。

四、生物学特性

(一)生长发育习性

木瓜的花与叶同时开放或先于叶开放。一般南方产区是2月中旬现蕾，3月上旬盛花，3月下旬到4月上旬开始展叶，5～6月植株生长进入盛期，7～8月果实成熟。秋季落叶，落叶期比一般木本落叶植物早。

(二)生长发育与环境条件的关系

1. 气候 木瓜是阳性植物，喜温暖湿润气候，因此在阳光充足、气候温和、雨量充沛的自然环境里生长最佳。同时，木瓜耐高温和低温的性能也较强，据南方产区多年观察，在夏季气温高达38℃的情况下也能正常生长，在冬季气温低到-15℃左右时也能安全越冬。木瓜一般宜栽培在海拔较低、年降雨量1000mm以上的丘陵和低山地区，如在海拔较高的高山地区，降霜期早，则要提前落叶，休眠期延长，生长发育将变得缓慢。

2. 土壤 木瓜对土壤的要求不太严。无论土壤肥力如何都能正常生长，如要达到高产优质还是以深厚疏松、肥沃湿润、排水良好的砂壤土和夹砂土壤为好，并且地势应向阳，在低洼积水的盐碱地上不宜种植，一般产区多利用田边沟沿、山脚和住宅附近便于灌溉管理的地方进行栽培，很少占用农业用地。

五、栽 培 技 术

(一)选地整地

供扦插和种子繁殖的苗床，宜选地势平坦、向阳、肥沃疏松、排水良好的砂质土。

这种土质有利于扦插和播种后发根。并且苗床附近要有水源，以便灌溉。选地后，深翻并施足基肥，整平耙细，作长 5～8m、宽 1.3m、深 0.3m 的高畦即可。栽培地应选择背风向阳、中等肥力和缓坡低山区或丘陵地。亦可选平坦地或山脚、田边、沟旁、庭院空地零星种植。朝北多风的地段不宜种植，因木瓜早春 2～3 月开花，气温不稳定，常遭西北风危害，造成颗粒无收。

(二)繁殖方法

以扦插繁殖为主，亦可用分蘖、压条和种子繁殖。

1. 扦插繁殖 春、夏、冬季均可进行。春季在 2～3 月萌发前，夏季 6～7 月梅雨季节进行，但以冬季扦插育苗为好，成苗率比春、夏扦插要高。在秋末冬初，将已整好的畦作插床。扦插时，先喷湿润床面，然后选择一年生、发育壮实、无病虫害、完全木质化的硬枝，径粗为 0.5～0.8cm，剪成长 15～20cm 的插条，每条留 3 个以上的芽节。再将下端近节处削成马耳形斜面，每 30～50 根一捆，将下端斜面放入 500×10^{-6} 生根粉(ABT)或 500×10^{-6}～1000×10^{-6} 萘乙酸的溶液中，快速浸蘸 10～15s，稍晾后扦插。插前，先在床面上按行株距 15cm×7cm 画线打点，用小木棒或竹筷在点上打引孔，然后将插条半截以上轻轻地插入孔内，随即将土压实，浇一次透水，覆土与畦面齐平。插后，床面加盖弓形塑料薄膜棚以保温保湿，土壤干旱，经常洒水湿润；天气严寒，棚上覆盖草帘保温；晴朗温暖时揭膜通风换气。清明前后即可生根萌芽，4 月中、下旬气温稳定时即可拆除弓棚，进行苗床管理，培育一年，苗高 80cm 左右即可出圃定植。

2. 分蘖繁殖 木瓜根入土浅，萌蘖力极强，每年从基部常丛生许多蘖苗，根部碰伤处也能生长出许多蘖苗。可在 9～11 月，最好是霜降前后，在成年母树的基部，掏开泥土，选择生长健壮、高 60～70cm 的蘖苗，连同须根，从母树分下，立即定植到栽培地上。分蘖繁殖简便易行，成活率很高，但繁殖系数较低。为了取得较多的蘖苗，可于每年冬季落叶后，在根际 1～2m 范围内，刨开表土，露出侧根，选较粗的根条，每隔 7～10cm，用刀砍伤皮层，深达木质部。然后，用厩肥、堆肥和草木灰堆沤的复合肥土覆盖，并盖草保温保湿，翌年春季能萌发出更多的根蘖苗株，挖取定植。

3. 压条繁殖 于每年春、秋两季，在老树周围挖穴，将老树近地面的健壮、无病虫害的枝条弯曲下来，压入挖好的穴内，中间部分埋在土里，枝梢留到穴外，并在靠老树枝条基部用刀将皮环割，用竹杈固定，然后堆土埋紧，施入适量土杂肥，促进生根发芽，生根生长一年后，就可以将枝条切断。带根挖取，另行定植。此法成活较可靠，但不如分蘖繁殖简便。

4. 种子繁殖 在霜降(10 月下旬)前后，木瓜种子成熟时，摘下果实，取出种子。于 11 月插入苗床内，行距 20～23cm，株距 13～17cm，深 7～10cm，每穴播入 3～5 粒，然后盖土，耧平，压实。第二年春季出苗。若在春季播种育苗，可在 3 月，把种子放入温水中浸泡两天后捞出，放在盆内，用湿布盖上，在温暖处存放一昼夜，然后再下种，到 4 月下旬就可出苗。苗长到 60～70cm 高时进行移栽。此法虽繁殖快，但开花结果迟，又因木瓜要在未成熟时采摘，留种较少，加上老熟木瓜又因虫蛀而早落，因而一般不用种子繁殖。

(三)移栽

冬季落叶后至早春萌发前均可进行。栽时通常不必翻土耕地，只是在已选好的栽培地上，按行株距 2m×2m(每 667m^2 165 株)挖窝，窝径 40～50cm，深度视苗木根系大小而定，一般是在 40cm 左右；先挖松底土整平，再施入腐熟的厩肥、堆肥、饼肥、草木灰等肥料共 3～6kg。与已挖松的底土混拌均匀，然后每窝栽苗一株(如苗小可栽二或三株)。盖土后再将苗轻轻向上提一下，使根系在窝内舒展，填细土逐层压实。浇水使根系与土壤充分紧密结合，保持土壤湿润，最后再盖上松散的细土，高出地面 10～20cm，使呈龟背形，有利保湿防冻，以利成活。

木瓜在幼苗期间，由于树冠小，行株距空间较大。可以间作玉米和小麦等农作物，既利用土地，又可遮阴，避免幼苗晒死。

(四)田间管理

1. 中耕除草施肥 移栽后，每年春、秋两季各中耕追肥一次，秋季中耕还须在根际培土。定植头两年，树未长大，杂草易滋生，应酌情增加除草的次数。宜施含磷钾较多的肥料，通常每株每次施过磷酸钙 200～300g，腐熟堆肥、厩肥、草木灰等 10～20kg。施肥时在树侧相当于树冠外缘处开沟或挖窝，施入肥料后覆土。下次施肥应在树的另一侧进行。

2. 整枝修剪 移栽后，从株丛中选择生长健壮的主干 5 或 6 根，培养成自然开心形的植株。于每年冬季进行整枝修剪，剪除枯枝、细弱枝、衰老枝、徒长枝、病虫枝及生长过密的枝条。并用凿或枝剪剔除离地面 1m 以内的刺枝。用凿剔刺枝时，必须由下往上，如由上往下，就很容易凿掉树皮。木瓜多在二年生枝上结果，因此，每年秋季采果后应短截修剪，即保留枝长 30cm 左右，剪去顶梢，以促使多发分枝，多开花结果。通过几年的整枝修剪，树形内空外圆，通风透光，为枝条疏朗、强健、里外都能结果的丰产树型。由整枝得到的枝条，可以选择生长良好的，作扦插的插条。

3. 排水灌溉 幼苗期要注意保持土壤湿润，天旱适时浇水保苗。雨季注意防涝，地内不可积水，防止积水烂根。

(五)病虫害防治

1. 叶枯病 主要危害叶，发病初期叶片上出现褐色病斑，逐渐扩大，呈黑褐色，受叶脉所限而呈多角形，严重时病斑密布全叶，导致叶片枯死。常年均有发生，以 7～8 月为严重。

防治方法：冬季清洁园地，将枯枝病叶集中烧毁、深埋，减少越冬病源；发病初期喷 1∶1∶100 波尔多液或 65%代森锌 500 倍液或 50%多菌灵 800～1000 倍液，以防蔓延；加强田间管理，增施磷钾肥，提高抗病力，雨季注意排水，降低园内湿度，冬季整枝修剪，改善通风透光条件，可减轻此病发生。

2. 锈病　危害叶片、叶柄、嫩枝和幼果。叶片发病，先在正面出现枯黄色小点，后扩大为圆形病斑，病部组织逐渐变厚，向叶背隆起，并长出灰褐色毛状物，破裂后散发出铁锈色粉末。后期症状与叶片相似，病果畸形，发病部位常开裂，多数早期落果。

防治方法：在木瓜园周围4km范围内不能栽植桧柏树，这是锈病病原菌的寄主；发病时喷 25%粉锈宁 1500 倍液，共两次，第一次在木瓜叶芽展叶初期，第二次与第一次相隔 10 天后喷，展叶后 20 天停止喷药。

3. 蚜虫　4～5 月发生较为严重，为害木瓜嫩梢，常致叶片发黄卷缩，生长不良，严重时引起落叶落果。

防治方法：可用 40%乐果酸乳油 1000 倍液，7.5%鱼藤精 800 倍液或 1∶1∶10 烟草石灰水喷杀；用 80%敌敌畏 2000 倍液喷杀。

4. 天牛　以幼虫为害木瓜果实，影响产量较大。在产区要积极观察该虫的发生特点和为害情况，掌握害虫的薄弱环节，采取有效措施消灭。

防治方法：发生后可用细钢丝伸入蛀孔，将虫钓出来杀死；或用棉签蘸 80%敌敌畏乳油塞入蛀孔，用泥封口，毒杀幼虫。

5. 食心虫　幼虫自花萼钻入子房，蛀食果实内部。

防治方法：幼虫期可用 80%敌敌畏乳油 2000 倍液喷杀，成虫期只能以人工捕杀。

六、采 收 加 工

(一) 采收

木瓜移植后 3～5 年即可开花结果，以后可逐年采收。7～8 月为采收最适期，此时，木瓜外皮呈青黄色，稍带淡紫色，已有八成熟，即应采摘。若采摘过早，木瓜尚未成熟，含水分多而肉薄，折干率低；过迟采摘则果质松泡，品质较差，且往往遭虫蛀而自行坠落。采果时应选晴天，摘时不应使果实受损或坠地，树太高可搭梯摘取，也可在树下放竹筐等盛具，用竹竿轻轻击果柄，使果坠入盛具内，不要任其掉落地上受损伤。

(二) 加工

木瓜加工方法比较简单，将采回的鲜果用刀纵切为两瓣，摊放在竹席上晒。晒时先仰晒(瓢向上) 3～4 天，待瓢内水分渐干，颜色变红色，再翻晒至全干。阴雨天可用文火烘干。

此外，有的地方加工时首先将鲜果放入沸水中煮 5～10min(或蒸 10～20min)，捞出再晒 1～2 天，至外皮稍有皱皮时用铜刀(忌用铁刀，否则剖面会变黑)，直接剖为两半(如瓜大就剖为 4 块)，置光下仰晒 2～3 天，再翻过来晒几天，如此反复，直晒到果肉全干，外皮呈紫红色发皱为止。如果遇阴雨天也可用文火烘，火力太大易使木瓜松泡，降低质量。折干率：采得老的 2kg 折 500g，采得嫩的 3kg 折 500g。有的地方在进行大量加工时，采用蒸汽软化木瓜加工法，品质较好。其方法是：先将木瓜洗净润潮，按大小分级，大的在上，小的在下，放入木甑内蒸 1.5h(以上汽时算起)，使其软化。取出稍凉后，趁热切片，晒干或烘干即成商品。

此法加工，有效成分损失少，并可杀灭霉菌、虫卵等病菌，便于贮藏调运，且折干率较高。

(三)质量要求

以无虫蛀、霉变，无未熟落地果及脱落种子为合格。以果大肉厚、质地坚实、外果皮起皱、味酸、颜色紫红者为佳。

第十六章　花、叶类药材

Ⅰ. 紫　苏　叶

别名　苏叶。

一、来　　源

紫苏叶为唇形科紫苏 *Perilla frutescens*(Linn.) Britt.的叶。

二、植物学特征

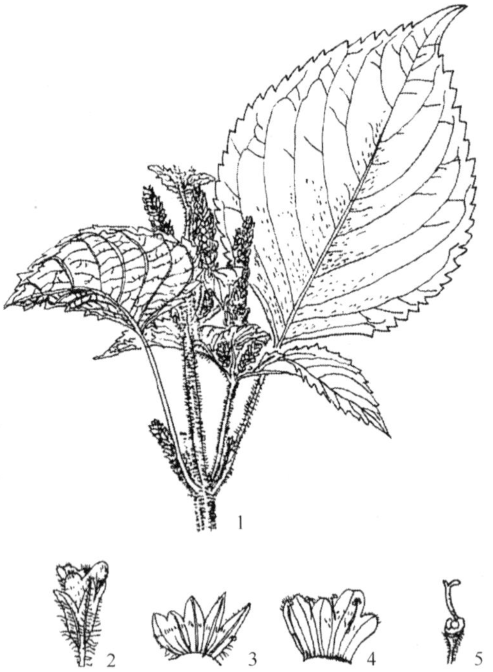

图 16-1　紫苏(李万林绘)

1. 植株上部；2. 花；3. 花萼展开；4. 花冠展开；5. 雌蕊

一年生草本，具香气。茎方形，绿色或紫色，有毛。叶对生；叶片阔卵形或圆形，边缘有粗锯齿，两面紫色或绿色，或仅下面紫色，两面有毛。由轮伞花序集成总状花序状；花冠白色或紫红色；花萼钟形，5 裂，宿存；花冠唇形(上唇 2 裂，下唇 3 裂)；雄蕊 4，2 强，生于花冠管中部；子房 4 裂，花柱出自子房基部，柱头 2 裂。小坚果球形，灰褐色，含 1 种子。花期 6～7 月，果期 7～8 月(图 16-1)。

本植物的根及近根老茎(苏头)、茎(紫苏梗)、宿萼(紫苏苞)、果实(紫苏子)亦供药用。

其变种野生紫苏 *P. frutescens*(Linn.) Britt. var. *acuta* (Thunb.) Kudo.、鸡冠紫苏(回回苏) *P. frutescens* (Linn.) Britt. var. *crispa*(Thunb.) 的入药部位与疗效同紫苏。

三、主产区与适宜生长区

紫苏主产于湖北、江苏、河南、山东、江西、浙江、四川等省。紫苏主要生长区域生态因子范围：大于等于10℃积温1841.8～5968.6℃；年平均气温8.8～23.2℃；1月平均气温-20.1～7.9℃；1月最低气温-27.1℃；7月平均气温19.2～29.4℃；7月最高气温34.1℃；年平均相对湿度55.2%～80.9%；年平均日照时数1054～2809h；年平均降水量455～1536mm；土壤类型以红壤、黄壤、棕壤、褐土、紫色土、潮土等为主。与紫苏主产区生态相似度为95%～100%的省区有：黑龙江、湖南、四川、吉林、辽宁、河北、云南、河南等，为紫苏主要的适宜生长区。

四、生物学特性

(一)生长发育习性

紫苏种子发芽率在温度为25℃左右、湿度适宜条件下可达90%左右，一般在3月底4月初播下的种子4月20日前后能陆续出苗。而在5月中旬平均气温达到18.5℃时播种，10天就可出苗。其生育前期生长较为缓慢，如在4月下旬出苗的地块，到5月下旬株高才到5～18cm，仅有3～6对叶子。一般在株高为15cm左右时，从主茎基部第一对叶子的叶腋间萌发并长出侧枝。紫苏茎叶旺盛生长的时期是在6月初至8月初。由于播种时间早迟不一，加上环境条件的差异，紫苏7月底至8月初才陆续开花。从开花后到种子成熟约需1个月的时间，果期9月初至10月下旬。

(二)生长发育与环境条件的关系

1. 气候　紫苏适应性较强，喜温暖、湿润的气候条件。在我国南方山区，药农多选海拔1800m左右的高山冷凉区的疏林地带进行种植，其生长情况良好。

2. 土壤　紫苏对土壤要求不严，但以疏松、肥沃、排水良好的砂质壤土为佳，在稍黏性的土壤上也能生长，但生长发育较差。

五、栽 培 技 术

(一)选地整地

虽然紫苏适应性强，但为了生长发育达到高产优质，亦应首先针对其对环境的要求，选择阳光较充足、排灌条件良好、腐殖质含量高的砂质壤土地块种植。而不宜在土壤黏重，排灌不便，病虫害严重的地方种栽。因为紫苏栽培可采用种子直播和育苗移栽两种方式，所以在选好的地块上，对育苗地，播前要先翻耕土壤，充分整细耙平，结合整地每 667m^2 施入腐熟厩肥 1500kg 作基肥。然后作成宽 1.3m 的高畦播种。对于移栽地，移栽前，先翻耕土壤深 15cm，并充分打碎土块，整平耙细，然后作成宽 1.3m 高畦，开畦沟宽 40cm，沟深 15～20cm，四周理好排水沟。

（二）繁殖方法

采用种子繁殖，可直播或育苗移栽。

1. 留种与采种 选生长健壮、叶片两面均呈紫色、无病虫害的植株作采种母株。在生长过程中有目的增施磷钾肥，以促使其多结果和籽粒饱满充实。于 9 月下旬至 10 月中旬，当果穗下部有 2/3 的果萼变褐色时，及时将成熟的果穗剪下，晒干、脱粒、簸净，贮藏备用。

2. 育苗移栽 南方、北方分别于 4 月 4 日前后，在已整平耙细的畦面上，按行距 15～20cm 横向开浅沟进行条播。播时，将种子拌火土灰，均匀地撒入沟内，并盖上一层细肥土，厚度以不见种子为度。最后畦面盖草，以保温保湿。经 10～15 天后即可出苗。出苗后立即揭去盖草，并进行中耕除草和追肥。当苗高 5cm 时进行间苗，拔除密苗和弱苗，保持株距 3～5cm。间苗后每 667m^2 追施稀薄人畜粪水 1500kg；当苗高 7～9cm 时，结合定苗，每 667m^2 再追施人畜粪水 1500kg。当苗高 10～15cm，长有 4 对真叶时即可移栽。每 667m^2 用种量 1kg 左右。种子充足时，也可撒播。

春季育苗，于 5 月中、下旬移栽，最迟不得过 6 月底。移栽选阴天进行。土壤干旱时，要于移栽的头一天，先将苗床浇透水，使土壤湿润，易将幼苗根部完整地挖取，有利于成活。栽时，按株行距 25cm×30cm 挖穴，深 10cm 左右，穴底挖松整平，先施入适量火土灰，与底土拌匀。然后，每穴栽入壮苗二或三株。栽后覆土压紧，使根系舒展，最后浇一次定根水。

3. 直播 以 4 月 4 日前后为播种适期。在整好的栽植地上，按行距 25～30cm、株距 25cm 挖穴，按每 667m^2 300g 的播种量，将种子拌火土灰与人粪尿混合均匀成种子灰，撒入穴内少许。播后覆盖细肥土，以不见种子为度。如土壤干燥，应浇水保持土壤湿润，10～15 天后即可出苗。5 月中旬，苗高 5～7cm 时进行间苗，每穴留壮苗二或三株。其他管理方法同育苗。

（三）田间管理

1. 中耕除草及追肥 紫苏长枝叶，宜以氮肥为主。其生育期较短，一般移栽定植后两个半月即可收割全草。因此，移栽成活后于 7 天内就可进行一次松土除草，同时每 667m^2 追施人畜粪水 1000kg；第二次于植株封行之前，结合中耕，每 667m^2 追施人畜粪水 2000kg。直播的于间苗、定苗、封行前各进行一次中耕除草和追肥。第一次每 667m^2 施入稀薄人畜粪水 1000kg；第二次每 667m^2 施入畜粪水 1500kg；第三次每 667m^2 施入稍浓的人畜粪水 2000kg。浇粪水时尽量不要碰到叶子。

2. 排灌水 播种后或移栽后，若连续数日不下雨，应浇水抗旱，确保全苗。从 6 月上旬至7月上旬多雨季节，要注意清理沟道，防止积水伤害根部。

(四)病虫害防治

1. 锈病　危害叶片，先在下部叶片背面生黄褐色斑点，逐渐扩大到全株及邻株，在潮湿情况下，蔓延更快，严重时叶片枯黄，翻卷脱落。

防治方法：注意排水，降低湿度，可减轻发病；播前在用火土灰拌种时，加入相当于种子量0.4%的15%粉锈宁，防治效果显著；发病时，用25%粉锈宁1000～1500倍液喷洒。

2. 斑枯病　从6月到收获都有发生，危害叶片，呈褐色或黑褐色小斑点干枯后穿孔，使叶片脱落。

防治方法：合理密植，改善通风透光条件，注意排水，降低田间湿度；发病初期喷65%代森锌600～800倍液或1∶1∶200波尔多液，每7天一次，连喷二或三次。在收获前15天内停止喷药。

3. 菟丝子病　菟丝子为寄生性种子植物，以缠绕紫苏吸取营养，造成紫苏茎叶变黄、红或白色，生长不良。

防治方法：用生物制剂“鲁保1号”防治。发病初期，用药液孢子的浓度为每毫升中含孢子3000万个；发生盛期，用每毫升中含孢子5000万个。按说明书配制。

4. 害虫　危害紫苏的害虫有小地老虎、银纹夜蛾、避债蛾、尺蠖等。

防治方法：发生时用90%敌百虫1000倍液喷杀。

六、采收加工

(一)采收

紫苏收获时间应选择晴天。晴天收割，紫苏香气足，质量好，又便于晒干。有的地方所用的紫苏，是以带叶的嫩枝入药，在7月下旬至8月上旬紫苏未开花时收割。有的地区以紫苏净叶入药，是在夏季枝叶茂盛，花未开时采收。作蒸馏紫苏油用的紫苏全草，在8月上旬至9月上旬花序初现时收割。此时紫苏的出油率最高；收割过早影响出油率，过晚则叶子大量脱落，叶形变小，出油率也不高。若作紫苏子药用，则应于9月至11月中旬种子成熟时采收，每667m^{2}可收种子40～50kg。有的地区以紫苏梗入药。在开花前收获净叶或带叶的嫩枝时，全株割下，用其下部粗梗入药，称为嫩苏梗；紫苏子收获后，将植株下部无叶粗梗入药，称为老苏梗。

在收获时，注意选择生长健壮、产量高的植株，待种子充分成熟后，再进行收割脱粒，晒干后留作来年种子。

(二)加工

紫苏片：紫苏收获后斩去老梗，将上部带叶的嫩枝趁鲜切成1cm厚的片子，晒干，拣去杂质。紫苏不宜用火烘，以防香气走失。

紫苏梗：收割后，除去细枝和叶，趁鲜将粗梗斜切成 0.5cm 厚的长方形片子，晒干，拣去杂质，筛掉灰屑。

紫苏叶：净叶晒干，除去杂质。

紫苏子：打下种子，除去杂质，晒干。

紫苏油：全草收割后，斩除下部无叶的粗梗，将上部带叶的细枝摊晒一次，随即入锅蒸馏。

一般刚割下的全草 400kg，除掉基部粗梗后再晒一天，仅剩下 225kg，作一锅，可产紫苏油 200～250g。

(三) 质量要求

紫苏片：干燥、不霉、香气浓、无杂质、其中叶子所占分量不少于 30%。

紫苏梗：干燥、不霉、外皮棕黄色或紫棕色、香气浓、无叶、无杂质。

紫苏子：干燥、不霉、颗粒饱满，灰棕色或灰褐色(中药材白苏子为灰白色)，无杂质。

紫苏叶：干燥、不霉、青紫色、香气浓、净叶、无梗、无杂质。

紫苏油：棕色澄明、香气浓郁、无水层、无杂质。

II. 金　银　花

别名　忍冬花，银花，金花。

一、来　　源

金银花为忍冬科忍冬 *Lonicera japonica* Thunb.的花蕾。

二、植物学特征

多年生半常绿缠绕灌木。茎中空，幼枝密生柔毛和腺毛。单叶对生；叶片卵形至卵状椭圆形，幼时两面被短柔毛。总花梗单生叶腋，花对生，苞片 2，叶状；花萼短小，5 裂，无毛；花冠白色，后转为黄色，芳香，外面有柔毛和腺毛，上唇 4 裂，下唇反卷不裂；雄蕊 5；子房下位，花柱长，和雄蕊皆伸出花冠外。浆果球形，熟时黑色。花期 5～7 月，果期 7～10 月(图 16-2)。

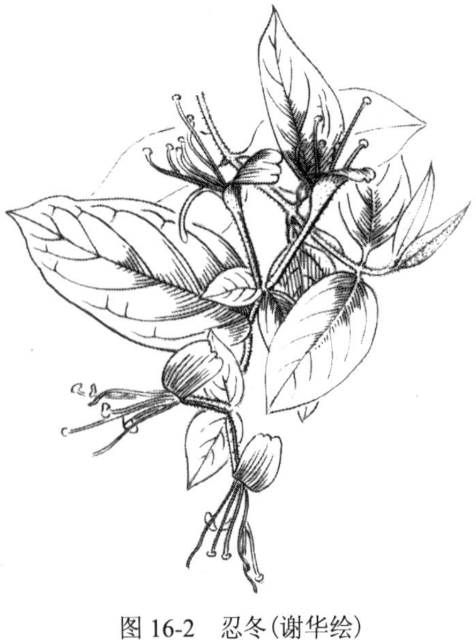

图 16-2　忍冬(谢华绘)

本植物的茎枝（忍冬藤）亦供药用。

同属植物山银花 *Lonicera confusa* DC.、腺叶忍冬 *L. hypoglauca* Miq.、毛花柱忍冬 *L. dasystyla* Rchd.、细苞忍冬 *L. similis* Hemsl.、肚子银花 *L. fuchsioides* Hemsl.、光冠银花 *L. henryi* Hemsl.等的花蕾亦作金银花入药。

三、主产区与适宜生长区

除新疆外，我国均产。主产地为山东、河南等省。忍冬主要生长区域生态因子范围：大于等于 10℃积温 2021.4～7869.4℃；年平均气温 9.5～27.1℃；1 月平均气温-24.0～14.0℃；1 月最低气温-17.1℃；7 月平均气温 16.0～28.9℃；7 月最高气温 34.1℃；年平均相对湿度 56.1%～87.1%；年平均日照时数 1024～2886h；年平均降水量 433～1883mm；土壤类型以红壤、黄壤、黄棕壤、棕壤、暗棕壤等为主。与忍冬主产区生态相似度为 95%～100%的省区有：云南、湖南、湖北、贵州、山东、江西、广西、河南、四川等，为忍冬主要的适宜生长区。

四、生物学特性

（一）生长发育习性

金银花每年 3～4 月开始萌发，先从腋芽上发出新枝，在新枝上的腋叶处分化出花芽，花期 5～7 月，花多着生于外围阳光充足的新枝上，过于荫蔽的枝条不能开花。第二次开花在 8～10 月，以第一次开花较多。种子千粒重 3.4g。种子萌发适宜较低的温度，低温处理可促进种子萌发。

（二）生长发育与环境条件关系

金银花喜温暖湿润的气候。较耐寒、耐旱、耐涝。喜光耐阴。在我国大多数地区的平原、山区、丘陵地带都能种植。对土壤要求不严，耐贫瘠，但在土层深厚、疏松、肥沃、排水良好的砂质壤土上生长最好。耐盐碱，在偏碱性土壤中仍能旺盛生长，土壤 pH5.0～7.8 时均可生长。金银花根深，萌发能力强，可以防止水土流失。

五、栽 培 技 术

（一）繁殖方法

金银花多用扦插繁殖，亦可用种子繁殖、分株繁殖和压条繁殖。

1. 扦插繁殖　扦插繁殖又分直接扦插和扦插育苗两种方法。扦插时期在春、夏、秋季均可进行。春季宜在新芽萌发前，秋季于 9～10 月，夏季扦插选择梅雨季节进行，扦插时选阴雨天，温度及湿度适宜、土壤湿润的条件下可提高扦插的成活率，而且生长较好。春季扦插选择一或二年生健壮、壮实的枝条，夏季扦插选择当年生长半木质化的枝条，秋季扦插选择当年生长健壮、无病虫害的枝条，将枝条剪成 30cm 长，每根至少具有 3 个以上节位的插穗。然后剪去下部叶片，保留上部 2～4 片叶，将下端近节处削成平滑的斜面，顶部剪成平口，每 50 根扎成一捆，用 500×10^{-6} 的萘乙酸或吲哚丁酸，或 1000×10^{-6} 的 ABT 生根粉溶液快速浸蘸下端斜面 5～10s，稍晾干后立即进行扦插。

(1) 直接扦插：在整好的栽植地上，按行株距 150cm×150cm 或 170cm×170cm 挖穴，穴径和穴深各 40cm，挖松底土，每穴施入充分腐熟的厩肥 5kg。然后将插穗均匀散开，每穴插入 3～5 根，入土深度为插条的 1/3～1/2，再填细土压实，浇一次透水，保持土壤湿润，一个月后便可生根发芽。

(2) 扦插育苗：选择肥沃、湿润、灌溉方便的砂质壤土，施入少量底肥，深翻后整细，作成宽 1m、高 10～15cm 的高厢，按行距 25cm 开深 15～20cm 的沟，每隔 3cm 斜插入一根插条，插条露出土面 1/3～1/2，压实按紧，随即浇一次透水，行间盖一薄层稻草以保持土壤湿润。

春插的于当年冬季或第二年春季出圃定植。夏秋季扦插育苗于翌年春季移栽。扦插育苗能在短期内获得大量种苗。

2. 种子繁殖

(1) 种子采收及贮藏：选择生长健壮、无病虫害的植株作采种母株，在开花季节进行疏花处理，疏掉枝条上部晚开的花，以保证果实及种子成熟饱满。10～11 月当金银花的浆果变黑色时，及时采集成熟的果实，置清水中反复揉搓，漂去果皮及杂质，捞出沉入底层的饱满种子，晾干后置阴凉干燥处贮藏。

(2) 苗圃选择与整地：选择背风向阳，土质疏松、肥沃，富含有机质的砂质壤土，播种前深翻土地 30cm 以上，施入腐熟的厩肥每 $667m^2$ 2000～3000kg，整细，作成宽 1～1.2m，高 10～15cm 的高厢，耙平，捡除杂质。

(3) 种子处理：一般采用春播。播种前 40 天将种子取出，用 40℃温水浸泡 24h。捞出与三倍的湿砂层积催芽，催芽适宜温度为 18～25℃，当有 50%的种子裂口露白时，即可筛出种子准备播种。

(4) 播种方法：在厢面上按行距 20cm 开一横沟，沟深 3～5cm，将催芽的种子均匀地撒入沟内，覆土压紧，上面盖一层稻草用于保温保湿，保持土壤湿润，在 20～25℃条件下 10 天即可出苗。每 $667m^2$ 用种量 1～1.5kg。

(5) 苗床管理：苗出齐后揭去盖草，加强田间管理，做到有草就除，保持苗床内无杂草。当苗高 15cm 时，摘除顶芽，促进侧枝生长，间去弱苗、病苗，并及时施入稀人畜粪水，以促使种苗生长健壮。当年秋冬或翌年早春便可出圃定植。

3. 分株繁殖 于冬季金银花休眠期挖开母株，分下长势较小的子株，将根系剪短至 0.5m 以下，地上茎截留至 35～50cm，每穴栽二或三株。分株后当年就能开花。但母株生长受到抑制，当年开花较少。

4. 压条繁殖 于秋、冬季植株休眠期或早春萌发前进行。选择 3～4 年生已经开花、生长健壮、单株产量高的植株作母株。将近地面的一年生枝条弯曲埋入土中，并用小刀将入土部分刻伤，压盖 10～15cm 的细土，再用枝杈固定压紧，使枝梢露出土表。压后勤浇水施肥，第二年春季即可将已发根的压条苗截离母体，另行栽植。

（二）定植

1. 选地整地　金银花适应能力强，对土壤要求不严，可利用荒坡、地边、沟旁、房前屋后零星种植。在选好的种植地块上，按 150cm×150cm 或 170cm×170cm 的株行距挖穴，穴径和穴深各为 40cm，挖松底土，每穴施充分腐熟的厩肥 5kg，过磷酸钙 0.5kg，底肥上盖一薄层细土。

2. 定植　于秋季休眠后至早春萌发前进行。将种苗直接栽入已准备好的穴内，每穴壮苗栽植一或两株，填细土压紧，踏实，浇透定根水。成活后，通过整形剪修，使匍匐藤形成直立单株的矮小灌木。

（三）田间管理

1. 中耕除草　移栽成活后，每年中耕除草 3 或 4 次，使植株周围无杂草滋生。第一次在春季萌芽发生新叶时；第二次在 5～6 月；第三次在 7～8 月；第四次在秋末冬初进行。除草时须从植株外围开始，由远及近，先深后浅，避免伤根，否则影响植株生长。除草后还应于植株根际培土，促使根系发育。第三年以后，视杂草生长情况，可适当减少中耕除草次数。

2. 追肥　每年早春萌发后和每次采摘花蕾后，都应进行一次追肥。春、夏季施用腐熟的人畜粪水每株 5kg，硫酸铵每株 50～100g，过磷酸钙每株 150～200g，倘若土壤肥沃或植株较小可酌情少施。于植株旁开浅沟撒入，施后覆土盖肥。冬季每株施腐熟厩肥 5～10kg、硫酸铵或尿素 100～150g、过磷酸钙 200～250g，在植株周围开环状沟施入，施后用土盖肥并进行培土。

3. 整形修剪　修剪是金银花丰产的重要栽培措施之一。枝条过于茂盛，通风透光条件差，下部叶片容易枯黄脱落，开花少，产量低。因此在冬季至早春萌发前，应将嫩枝顶端剪去，促使茎基部增粗，并由下至上，从里向外剪去老枝、枯枝、徒长枝、细弱枝。长枝适当剪短，长势旺的轻剪、弱枝重剪，使枝条疏密均匀，内外层次分明，整个植株形成直立伞形。由于金银花具有当年新生枝条能发育成花枝的特性，通过上述修剪措施，能促进多发新枝，多形成花蕾，从而达到增产的目的。在金银花种植的前几年由于主干较细，易匍匐于地，影响生长，因此应在株旁立一高 1.7m 的支架，让茎蔓攀缘在架上，使其枝叶分布均匀，通风透光良好，生长迅速。

（四）病虫害防治

1. 白粉病　危害金银花叶片和嫩茎。叶片发病初期，先出现圆形白色绒状霉斑，后不断扩大连接成片，形成大小不一的白色粉斑。最后引起落花，凋叶，使枝条干枯而死亡。

防治方法：选育抗病品种，凡枝粗，节密而短，叶片深绿而质厚、密生绒毛的品种，大多为抗病力强的品种；合理密植，整形修剪，改善通风透光条件，增施有机肥，可增强抗病能力；发病严重时喷25%粉锈宁1500倍液，每周一次，连喷三或四次。

2. 炭疽病 由黑盘孢目真菌引起。叶片病斑近圆形，褐色，可自行破裂，潮湿，其上着生橙红色点状黏状物，为大量聚集的分生孢子。

防治方法：清除枯枝落叶、病枝，集中烧毁；发病初期喷1∶1∶100的波尔多液，每隔10天喷一次，连续二或三次。

3. 蚜虫 属同翅目蚜科，危害叶片、嫩枝，引起叶和花蕾卷曲，生长停止，降低产量。

防治方法：发生期每7～10天喷一次40%乐果乳油1500～2000倍液，但采花前半个月停止喷药，以免污染药材；将枯枝、烂叶集中烧毁，减少虫卵越冬条件。

4. 咖啡虎天牛 鞘翅目天牛科咖啡虎天牛的成虫及幼虫寄生在枝干内危害。造成主干或主枝枯死。

防治方法：用食糖1份、醋5份、水4份、敌百虫0.01份制成糖醋诱杀液诱杀成虫；发现茎干危害时清除枯枝，进行人工捕捉；将80%敌敌畏原液浸过的药棉塞入虫孔，用泥封住，毒杀幼虫。

六、采收加工

（一）采收

金银花开花时间较集中，适时采摘是提高金银花产量和质量的关键。采收时期必须在花蕾尚未开放之前，当花蕾由绿变白、上部膨大、下部为青色时采摘。一天之内，以晴天早晨露水刚干时采摘，采下的花蕾尽量少翻动，以免花的颜色变黑。

（二）加工

采摘后的花蕾要及时进行加工，防止堆沤发酵。可晾干或烘干。

1. 晾干 将花倒入晒筐，厚薄视阳光强弱而定，一般2～4cm厚，以当天或两天内晒干为宜。当天未晒干的，夜间将花筐架起，留些间隙，让水分散失。初晒干时切忌翻动，待晒至八成干时才能翻动。

2. 烘干 初烘时温度不宜过高，控制在30℃左右，烘2h后温度可升到40℃，经5～10h后，再逐渐升温，使室温保持在45～50℃，再烘10h，水分大部分可以排出。最后将室温升至55～60℃，使花迅速干透。烘干比晒干质量好，但要注意烘时不能翻动，也不能中途停烘，否则要变质。金银花一般每667m^{2}产35kg，高产地区可达150kg。

III. 款　冬　花

别名　冬花，款花。

一、来　　源

款冬花为菊科款冬 *Tussilago farfara* L.的花蕾。

二、植物学特征

多年生草本。根状茎褐色，横生。基生叶阔心形或卵形，边缘有波状、顶端增厚的黑褐色疏齿，下面密被白色茸毛；掌状网脉，主脉5～9条；叶柄长5～10cm，被白色绵毛。头状花序单生茎顶；总苞片1或2层，被茸毛；边缘有多层雌花，舌状，舌片黄色；中央为两性花，筒状，花冠黄色，顶端5裂，雄蕊5，雌蕊1，通常不结实。雌花瘦果长椭圆形，具5～10棱，冠毛黄色。花期2～3月，果期4月(图16-3)。

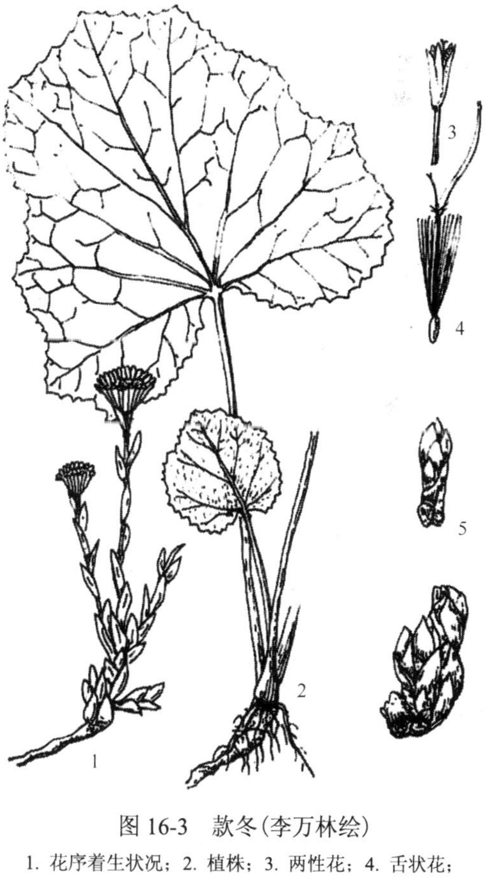

图16-3　款冬(李万林绘)

1. 花序着生状况；2. 植株；3. 两性花；4. 舌状花；5. 未出土花序

三、主产区与适宜生长区

款冬主产于陕西、山西、河南、甘肃、青海、四川、内蒙古等省区。款冬主要生长区域生态因子范围：大于等于10℃积温1200.5～5258.8℃；年平均气温8.9～21.0℃；1月平均气温−19.4～4.1℃；1月最低气温−23.8℃；7月平均气温14.4～28.6℃；7月最高气温32.8℃；年平均相对湿度54.1%～80.6%；年平均日照时数1181～2880h；年平均降水量167～1368mm；土壤类型红壤、黄红壤、黄壤、棕壤、褐土、栗钙土等为主。与款冬主产区生态相似度为95%～100%的省区有：陕西、山西、湖北、甘肃、河北、四川、内蒙古等，为款冬主要的适宜生长区。

四、生物学特性

(一) 生长发育习性

款冬栽种后，于次年 3 月出苗，5 月可长出 5 片真叶，以后地上地下部分生长均十分迅速，到 8 月苗叶全部出齐，外叶呈分散平伏状态，横根可长达 40～70cm。9～10 月底，地上部分逐渐停止生长，除心叶外，一般茎叶下垂平伏，转变为黄褐色。从 9 月起，花芽逐渐分化，10 月后花芽开始形成花蕾，并逐渐长向土表，此时其苞片具有紫红色特征。第三年 2～4 月，花茎长出地面，并陆续开花结实。最后可采收到种子，但多不成熟。整个生长时间越一冬跨两年，约 360 天。

(二) 生长发育与环境条件的关系

1. 温度 款冬喜冷凉气候，耐寒，在海拔 1000～2000m 的中高山区均宜栽培。一般在 9～12℃时，幼苗即可出土；16～24℃时，苗叶生长迅速。但最怕高温和干燥的环境，如夏季气温超过 36℃时，则茎叶变苍老或枯死。

2. 光照 款冬在高山栽培应以阳坡为宜；中山以早阳晚阴为佳；阴山、老林、低山、平原生长不良，产量低，不宜栽培。

3. 土壤 款冬对土壤要求不严，适应性较强。但以土壤表层肥沃疏松潮湿，底层较紧实为宜，此类土壤栽种款冬不但生长良好，而且根茎入土不深，便于采收。一般稍带倾斜的红壤土、砂壤土最好，砂土亦可生长，但花蕾的色泽稍次，贫瘠的黏土不宜栽种。

五、栽 培 技 术

(一) 选地整地

根据款冬对环境的要求，宜选择半阴半阳、湿润、含腐殖质丰富的微酸性的砂质壤土。山涧、河堤、小溪旁均可种植。栽培地选后，结合整地每 667m^2 施入堆肥或土杂肥 1500kg，深翻、整细、耙平后作宽 1.3m、高 20cm 的畦，四周开好排水沟。款冬容易发病，忌连作。

(二) 繁殖方法

通常采用地下根状茎繁殖，种子亦可发芽，但因种子成熟的很少，同时因生长时间太长，故不采用。作种根茎一般在冬季收花时，随挖随选随栽。应选粗壮、色白，无病虫害的新生根状茎作种根。老根状茎或过于白嫩细长的根状茎都不太适宜。

栽种期在冬季土壤冻结前和春季土壤解冻后都可进行。根据四川产区经验，在海拔

800～1000m 地区宜于寒露至立冬(10 月上旬至 11 月上旬)与收获结合进行，随挖随栽。海拔 1000m 以上地区，采用春栽，于次年立春至春分(2 月上旬至 3 月下旬)土壤解冻后进行。春栽用的根茎，在头年冬季收花蕾后，可在室内堆藏，也可在室外窖藏，不论堆藏和窖藏，都是一层稍湿润的细砂，一层根茎，上面盖草席或茅草，堆高不得超过 33cm，窖口约高于地面。根茎堆得过高，容易发热沤坏或提早发芽，影响栽种和生长。

栽种时将选好的根茎剪成 10～13cm 长的短节，每节至少有二或三个芽苞。在整好的畦面上进行穴栽，按行距 25～30cm，株距 15～20cm 挖穴，深 8～10cm，每穴栽入种根二或三节，散开排列，栽后随即覆土盖平。条栽按行距 25cm 开沟，深 8～10cm，每隔 10～15cm(株距)平放入种根一节，随即覆土压紧与畦面齐平。干旱地区栽后需浇水，过几天，待水分渗透下去以后，用耙子轻轻耧松表土，出苗前不必再浇水。温度适宜时，10～15 天可出苗。每 667m^2 约需种根 30kg。

(三)田间管理

1. 间苗补苗　4 月底至 5 月初，待幼苗出齐后，看出苗情况适当间苗，留壮去弱，留大去小。如有缺窝，应选苗带土补植。补植后立即施以清粪水，助苗成活。

2. 中耕除草　每年中耕除草三次，第一次于 4 月上旬出苗展叶后，结合间苗补苗，进行中耕除草，因此时苗根生长缓慢，应浅松土，避免伤根；第二次在 6～7 月，苗叶已出齐，根系亦生长发育良好，中耕可适当加深；第三次于 9 月上旬，此时地上茎叶已逐渐停止生长，花芽开始分化，田间应保持无杂草，可避免养分无谓消耗。

3. 追肥培土　生长前期一般不追肥，以免生长过旺，不抗病。生长后期要加强肥水管理。9 月上旬，每 667m^2 追施火土灰或堆肥 1000kg；10 月上旬，每 667m^2 再追施堆肥 1200kg 与过磷酸钙 15kg，于株旁开沟或挖穴施入，施后用畦沟土盖肥，向根旁培土，保持肥效，并避免花蕾长出地面，生长细弱，影响款冬花质量。

4. 灌溉排水　款冬多栽培于潮湿的地方，一般不需要灌溉。若天旱土壤干燥时，亦应浇水。但雨过多，容易发生病害。故多雨季节及低洼积水地必须注意排水。

5. 疏除叶片　款冬在 6～8 月为盛叶期，叶片过于茂密，会造成通风透光不良而影响花芽分化和招致病虫危害。要疏除重叠、枯黄和感染病虫害的叶片，每株上留 3 或 4 片心叶即可，以提高植株的抗病力，多产生花蕾，增加产量。

(四)病虫害防治

1. 褐斑病　危害叶片。病叶上病斑圆形、近圆形，直径 5～20mm，中央褐色，边缘紫红色，上生褐色小点。7～8 月，雨后突然天晴，温度升高，过分潮湿积水的地方易发病。

防治方法：采收后清洁田园，集中烧毁残株病叶；雨季及时疏沟排水，降低田间湿度，发病初期喷 1∶1∶100 波尔多液或 65%代森锌 500 倍液，每 7～10 天一次，连喷二或三次。

2. 菌核病　药农俗称“走症”，多发生于高温多湿的 6～8 月，发病初期无明显症状，后有白色菌丝逐渐向主茎上延。叶面现褐色斑点，根部渐稀湿，变黄，闻有酸气，末期呈黑褐色，植株枯萎，危害严重。

防治方法：与禾本科作物进行两年以上轮作，最好与水稻轮作；注意排水；铲除病株表土，控制蔓延；出苗后喷 5%氯硝铵粉剂；发病喷 1∶1∶130 波尔多液或 65%代森锌粉剂 600 倍液。

3. 枯叶病　雨季发病严重。病叶由叶缘向内延伸，形成黑褐色、不规则的病斑，致使叶片发脆干枯，最后萎蔫死亡。

防治方法：发现病后及时剪除病叶，集中烧毁深埋；发病初期或发病前，喷射 1∶1∶120 波尔多液或 50%退菌特 1000 倍液或 65%代森锌 500 倍液，每 7～10 天一次，连喷二或三次。

4. 蚜虫　以刺吸式口器刺入叶片吸取汁液。受害苗株叶片发黄，叶缘向背面卷曲萎缩，严重时会全株枯死。

防治方法：收获后清除杂草和残株病叶，消灭越冬虫口；发生时，喷射 40%乐果 3000 倍液，或 50%灭蚜松乳剂 1500 倍液，连喷数次。

5. 蛴螬　咬食地下根状茎。用 90%敌百虫毒杀。

(五) 间作

款冬前作以红苕为好。为了提高土地利用率，种植前的土内可间种一季玉米，或间种洋芋与苕子。间种玉米在 4 月 4 日前后播种，三行款冬一行玉米，玉米窝距 70～80cm，每窝留苗两株。间种洋芋，可采取收春洋芋后播种一季荞子，三行款冬，二行洋芋，获得粮药双收，同时，间种作物对款冬还有一定的荫蔽作用，对款冬生长有利。

六、采 收 加 工

(一) 采收

款冬栽培一年，地下根茎即可生长花蕾，当花蕾未出土，苞片现紫色时，便应采收；切忌花蕾开放后采收。采收期一般是 10～11 月，土壤冻结以前；在高海拔地区，亦可迟到次年 2 月。收时挖出全部根茎，仔细摘下花蕾，放在筐里，注意不要重压，花蕾上的泥土也不能用水冲洗，否则花蕾干后变黑。摘蕾后的根茎可按栽种的行距埋入土中，第二年又可收获。

(二) 加工

鲜花蕾摊在晒席上，晾干水气后，立即上炕，用无烟煤或微火烘干。干燥过程中，花蕾摊放不宜过厚，一般 7cm 左右；烘炕时间不能过久，更不能被雨水淋湿，以免颜色变黑。烘炕过程中，要少翻动，特别是要烘干花蕾，以免撞破外层苞片，影响质量。烘干并冷透后再筛或除去泥沙杂质。一般每 667m^2 产 10～20kg。产品以无开放花，青白色花朵不超过 20%，花蒂不长过 0.4cm，无枝梗、杂质、霉变为质量合格；以色紫红、朵大、饱满、完整、呈鹦鹉嘴状、香气浓郁的为佳。

Ⅳ. 红　　花

别名　红蓝花，刺红花，草红花，川红花。

一、来　　源

红花为菊科红花 *Carthamus tinctorius* L.的花。

二、植物学特征

一年生草本，全体光滑无毛。茎直立，基部常木质化，上部多分枝。叶互生，质硬，近无柄且抱茎；长椭圆形或卵状披针形，叶缘具刺齿。头状花序外侧总苞片 2 或 3 列，卵状披针形，上部边缘有锐刺，内侧数列卵形，无刺；花序中全为管状花，初开时黄色，后变为红色；先端 5 裂；雄蕊 5；雌蕊 1。瘦果椭圆形或倒卵形，白色，具 4 棱，无冠毛。花期 6～7 月，果期 8～9 月(图 16-4)。

本植物的苗(红花苗)、果实(红花子)亦供药用。

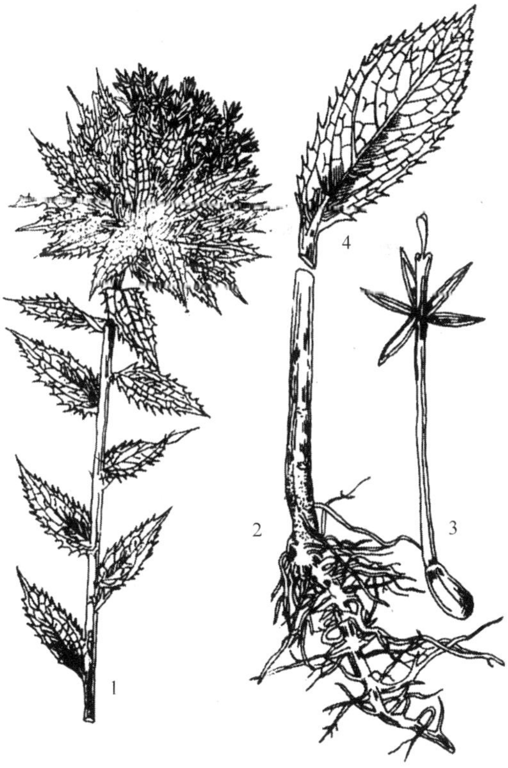

图 16-4　红花(李万林绘)

1. 花枝；2. 根；3. 花；4. 叶

三、主产区与适宜生长区

红花主产于河南、浙江、四川等省。红花主要生长区域生态因子范围：大于等于 10℃积温 632.4 ～5880.9℃；年平均气温 8.1～23.0℃；1 月平均气温−20.9～9.8℃；1 月最低气温−25.6℃；7 月平均气温 12.8～28.3℃；7 月最高气温 34.5℃；年平均相对湿度 41.6%～82.7%；年平均日照时数 1114～3151h；年平均降水量 93～1042mm；

土壤类型以黄壤、黄棕壤、棕壤、褐土、潮土、紫色土等为主。与红花主产区生态相似度为95%～100%的省区有：新疆、内蒙古、四川、河北、湖北、云南、陕西、河南、辽宁等，为红花主要的适宜生长区。

四、生物学特性

(一)生长发育习性

红花对环境适应性较强，在4～35℃的范围内均能萌发生长。因此，我国北方多为春季播种，当年就能开花结实，生育期为110～130天。而南方多为秋季播种，经种子萌发出苗越冬后，于次年春季再抽出主茎，开花结实，生育期较长，为200～230天。红花播种后，出苗时间受温度影响较大，在12℃时，需23天；16～17℃时，14天左右；21～25℃时，7～9天。花期5月下旬至7月初，头状花序自始花到花谢约需7天。而从花序的苞片开裂、花冠外露到盛开(符合采收标准)，需2～3天。据观察，红花植物开花的顺序是：从上部到下部，从主茎花序到第一次分枝花序，逐级开放；主茎花序开花最早，第一次分枝的花序次之，第二次分枝的花序开放最迟。根据以上的开花规律，红花在整个花期大致可分为初花期、盛花期和终花期三个阶段。初花期很短，仅2～3天，约有5%的花序开放，都属主茎花序；盛花期约为10天，开放的花序占总数的80%，除有部分主茎花序开放外，绝大多数是第一次和第二次分枝上的花序总数的15%，多属第二次分枝上的花序开放。另外，红花播种的早迟，对花期有一定的影响，早播的开花稍早，花期长；迟播的开花较迟，花期短。红花开花后5～6天，果实就显著膨大，从花谢到种子成熟，需20多天。

(二)生长发育与环境条件的关系

1. 温度 红花对温度的适应范围较宽。多数品种在营养生长初期能耐–4℃低温，近年培育的冬型品系能耐–15℃低温。种子发芽的最适温度为25～30℃，植株生长最适温度为20～25℃，孕蕾开花期遇10℃左右低温，花器官发育不良，严重时，头状花序不能正常开放，开放的小花也不能结实。

2. 光照 红花为长日照喜光植物，日照长短不仅影响营养生长时间的长短，更重要的是影响其开花结实。特别是在抽茎到成熟阶段，有充足的光照条件，红花发育良好，子粒充实饱满。据气象部门测定：南方主产区的全年日照时数均为1200h以上。

3. 水分 红花根系较发达，入土较深，能吸收深层土壤水分，在一般植物显现干旱症状时，仍能正常生长。空气温度过高，土壤湿度过大，会导致各种病害大量发生。开花期如遇雨，花粉发育不良，果实成熟阶段，若遇连续阴雨，会使种子发芽，影响种子和油的产量，发芽率也低。红花虽然耐旱，但在干旱的气候环境中，进行适量的灌溉，也是获得高产的措施之一。

4. 肥　红花在不同肥力的土壤上均可生长，栽培在瘠薄土壤上，仍能获得一定的产量。多数报告表明，在一般肥力条件下栽培的红花，将氮、磷、钾肥混合施用，特别是氮、磷混合剂与 P_2O_5 按 1∶2～3 混合)，增产效果较为理想。红花生育期缺硫时，生殖生长受影响较大，产种量和产油量均低；缺硼时，叶缘先变褐色，严重时叶片枯死。

5. 土壤　红花虽然能生长在各种土壤上，但是仍以土层深厚、排水良好、肥沃的中性壤土为最好。在南方，以油砂土、紫色夹砂土最为适宜。重黏土及低洼积水地，不宜栽培。忌连作，以免病虫害增多，产量下降。

五、栽培技术

(一)选地整地

一般农田地均可栽培红花，但以地势高燥、排水良好、土层深厚、肥沃的砂壤土为好。忌地下水位高的低洼地。其前作以豆科、禾本科植物为好。选地后，施足基肥，每 667m^2 施入厩肥 2000～2500kg。翻耕整平耙细作畦，畦宽 1.2～1.5m，高 15cm，四周开排水沟，以利排水。

(二)繁殖方法

红花用种子繁殖，以直播为好。

1. 选种与采种　于 5 月中、下旬开花的，选择生长健壮、高矮一致、分枝多、花序大、花冠长、开花早、色棕红及抗病力强的植株作为采种母株并挂牌做记号。6 月下旬种子充分成熟后单独采收、脱粒，筛选饱满、大粒、色白的种子晒干贮藏作种。

2. 播种　北方多采用春播，3 月中、下旬解冻后即可播种，不能晚于 4 月上旬，否则生长势弱，病虫害严重。南方多采用秋播，10 月上、中旬(寒露至霜降)播种，播种过早，幼苗生长过旺，来年抽茎早，植株高，产量低；播种过晚，出苗不齐或幼苗过小，难以越冬。总之，各地应根据不同的气候情况，掌握合适的播种期。播时，可先将种子放入 55℃左右的温水中浸泡 10min。然后取出再放入冷水中冷却，捞出晾干即可播种。在整平耙细的栽植地上，可采播或穴播。条播行距为 30～50cm，沟深 6cm，播后覆土厚 2～3cm。穴播行距同条播，穴距 20～30cm，深 6cm，每穴播种 5 或 6 粒，播后覆盖细肥土或火土灰，最后盖细土耧平畦面，浇透水。每 667m^2 用种量条播 2.5～3kg，穴播为 1.5～2kg。

(三)田间管理

1. 匀苗补苗　当幼苗已有三片真叶时，进行第一次匀苗，穴播的每穴选留壮苗 4 或 5 株，条播每隔 10cm 留苗一株。如有缺株，应带土补苗。在大寒左右，苗已长高到 8～

10cm 时，再匀苗一次，根据植株生长情况及土壤肥瘦，每穴定苗两株，条播每隔 20cm 定苗一株。每 667m^2 定苗 12 000～150 000 株。

2. 中耕除草　红花苗期生长缓慢，易受杂草危害，应及时除草。尤其是秋播红花，苗期较长，应增加除草次数。成株红花，花头位于枝顶，质量较大，易于倒伏，除草后要及时进行中耕培土。春播红花一般进行三次中耕除草，第一次在幼苗期，第二次在茎节伸长初期，第三次在植株封畦前完成。秋播红花应适当增加中耕除草次数。

3. 追肥　红花花蕾肥充足与否对产量影响很大，但前期肥料过足会使红花徒长，易截断、倒伏，影响后期生长。因此，追肥分两次进行。第一次在定苗后，轻施提苗。第二次在孕蕾期，重施一次肥。一般每 667m^2 用人粪尿 1500～2000kg，混合硫酸铜 5kg，促使蕾多蕾大。如基肥足，苗情好，第一次追肥也可不施。现蕾后可根外追肥一次，每 667m^2 尿素 0.5kg，过磷酸钙 1kg 加水 1000 倍，溶后搅匀喷施，4～5 天一次，连续二或三次。

4. 排灌　红花性喜干燥，但在出苗前，越冬期、现蕾期和花期，需保持土壤湿润，特别在开花前和花期，尤为重要。如遇天旱应及时灌水，促进开花，提高产量。在 5 月中旬后，如雨量增加，气温升高，则应及时清沟排水，以减少病害发生。

5. 打顶　红花抽茎后，摘去顶芽，可促使多分枝，蕾多花大，提高产量。但如栽培密度较大，分枝数目适当，亦可不打顶。

（四）病虫害防治

1. 炭疽病　4～5 月，阴雨多湿，发病严重，叶、茎、花蕾均可受害。茎上病斑纺锤形，逐渐扩大，淡红褐色，后转红褐色或橘黄色；叶上病斑圆形，稍凹陷、皱缩。后期病枝腐烂、枯萎，花头萎垂。

防治方法：选用抗病品种，有刺红花比无刺红花抗病；加强田间管理，及时排除积水，降低土壤湿度，可减轻发病；实行三年以上的轮作制；发现病苗病株及时拔除，然后用 1∶1∶120 波尔多液或 65%代森锌 400～500 倍液，每 7～10 天喷一次，连续二或三次。

2. 枯萎病　5 月初发生。花期多雨，发病严重。病株茎基部和主根呈黑褐色，根部维管束褐色，茎基表面分泌橙红色黏质物，为病原菌的分生孢子堆。茎和根相继腐烂，全株枯萎。天气潮湿时，茎基长有白色菌丝体。

防治方法：及时防治地下害虫和线虫，能大大减轻发病；实行轮作；及时处理病残株，烧毁深埋；用 50%托布津 1000 倍液或 50%退菌特 500 倍液加 5%石灰和 0.2%尿素淋灌。

3. 黑斑病　主要为害叶片。病部出现近圆形的褐色病斑，上生小黑点。4 月至收获前均有为害。

防治方法：与禾本科作物轮作；发病前及初期喷 1∶1∶100 波尔多液，或 65%代森锌 500 倍液。每 7～10 天一次，连续数次。

4. 菌核病　主要表现为叶色变黄，枝枯。根部或茎髓部出现黑色鼠粪状菌核。5、6月发生。

防治方法：参照枯萎病。

5. 害虫　有红花蚜虫、红花实蝇、红蜘蛛等10余种，危害嫩叶和嫩茎。

防治方法：发生时喷40%乐果1000～1500倍液。

六、采收加工

(一)采收

红花收获期，一般从7月前后为采收盛期，10～15天采收完。组织人力及时抢收，是丰产的关键之一。采花标准，以花冠顶端由黄变红时为宜。过早花冠呈金黄色，尚未变红，品质不好；过晚，花冠变成深紫色，干后无油性。每个头状花序，可连续采收二或三次，每隔2～3天采收一次。采花宜在晴天早上露水干后至上午10时左右进行。采花时，可在胸前围上麻布，挂一小竹篮，用拇指、食指和中指，捏紧花冠向上提，再一扭，即可摘下。

(二)加工

采回后，立即晾晒干，如遇阴天，可用文火烘干，温度控制在50℃左右，未干透时不能堆置。否则红花发霉变黑，质量下降，甚至报废。通常鲜花3～5kg，可得干花1kg；一般667m^2产干花20kg左右，高产时可达30kg。质量以身干、色红黄、鲜艳、质柔软者为佳。

Ⅴ. 菊　　花

别名　甘菊，真菊，药菊。

一、来　　源

菊花为菊科植物菊 *Chrysanthemum morifolium* Ramat.的干燥头状花序。

二、植物学特征

多年生草本，高60～100cm。茎直立，基部木质，上部多分枝，叶互生，卵形至卵状披针形，叶缘粗大锯齿或羽裂。头状花序顶生或腋生，直径2.5～5cm或更大)，总苞片3～4层，外层绿色，条形，有白色绒毛，边缘膜质；舌状花，白色、黄色、淡红色或微带紫色等，雌性；管状花，两性，黄色，具托叶。瘦果无冠毛。花期 9～11 月，果期 10～11 月(图 16-5)。

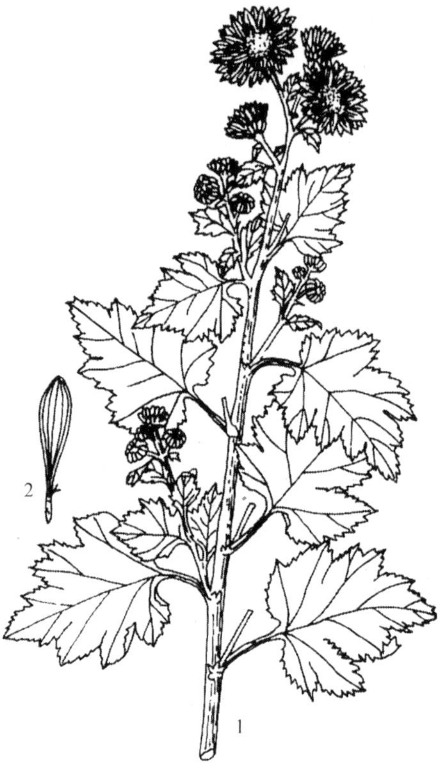

图 16-5　菊(李万林绘)
1. 花枝；2. 管状花及鳞片

本植物的根(白菊花根)、嫩茎叶(菊花苗)、叶(菊花叶)亦供药用。

商品中因产地及加工不同有亳菊、滁菊、贡菊、杭菊的区别。

三、主产区与适宜生长区

菊花主产于浙江、安徽、河南、四川、河北、山东等省。菊主要生长区域生态因子范围：大于等于 10℃积温 3558.9～8359.3℃；年平均气温 16.1～28.6℃；1 月平均气温-4.2～15.5℃；1 月最低气温-8.6℃；7 月平均气温 22.5～28.6℃；7 月最高气温 33.0℃；年平均相对湿度 61.8%～81.4%；年平均日照时数 1083～2652h；年平均降水量 483～1696mm；土壤类型以黄壤、黄棕壤、棕壤、褐土、紫色土等为主。与菊花主产区生态相似度为 95%～100%的省区有：云南、四川、湖北、河南、贵州、广西、湖南、山东、安徽等，为菊花主要的适宜生长区。

四、生物学特性

(一) 生长发育习性

菊花为宿根性短日照植物。每年春季气温稳定通过 10℃以上时，根上隐芽开始萌动。20～25℃为生长最适温度范围，在此范围内，随着温度的升高生长逐渐加快。对日照长短反应很敏感，每天光照不超过 10～11h，才能现蕾开花。9～10 月进入花期，2～3 月种子成熟。种子寿命不长，6 个月就会丧失发芽力。

菊花的无性繁殖能力很强，通常冬季后，在根际周围发出许多丛生小苗，用以栽植，成活率较高，另外用茎、叶扦插，压条或嫁接，也能形成新的植株，一般在繁殖中，扦插采用较多。

(二) 生长发育与环境条件的关系

1. 气候　喜温暖、阳光充足的环境，在 20～25℃范围内生长迅速。能耐寒冷，芽能耐−5℃，根能耐−17℃的低温，低于−23℃则受冻害。在短日照下能提早开花。阳光充足，植株健壮，开花多，在荫蔽的环境生长不良，开花少。

2. 水分 生长期中要求土壤湿润，如过于干旱，则发育迟缓，分枝少，特别是接近花期的一段时间，如缺水，则影响开花数量和质量。但水分过多，则易造成烂根。

3. 土壤 要求疏松、肥沃、排水良好的壤土。黏土或低洼积水地不宜种植。土壤反应以中性为好。忌连作，否则病虫害多，严重影响生长。

五、栽培技术

(一)选地整地

宜选择背风向阳、地势平坦、土质疏松、肥沃、排水良好的壤土或砂壤土。不宜连作，可与蚕豆等轮作。浙江省大部分与桑、蚕豆、烟草或油菜间作；四川在肥沃的地方栽培菊花多与早玉米间作。于前作收获后，深翻土地 20～25cm。在无前作地区，可于12 月耕翻土地，使土地经过寒冻，来年春天再耕翻一次。每 667m^2 施腐熟的厩肥或堆肥 2000～2500kg 作基肥，然后整细耙平，作成宽 1.3m 的高畦，开畦沟宽 40cm。

(二)繁殖方法

用分株和扦插育苗。

1. 分株繁殖 头年菊花收获时，选择生长健壮的根茎，留在地里。次年 4 月中、下旬(清明至谷雨之间)，当新株长到 16cm 左右高时，挖起根茎，用水浇湿后，轻轻掰去泥土，并将菊苗分开，注意勿损伤苗根，分出的植株每株一定要有须根，这样栽植才易成活。栽植时，选择粗壮、须根发达的苗，按行株距各 40cm 挖穴，每穴栽一或两株，栽后覆土压实，浇透定根水。一般每 667m^2 老菊苗萌发的苗可栽 10 005m^2 左右。

2. 扦插育苗 菊花收获后，选择生长健壮、发育良好、无病虫害的田块，作为留种田，盖上一层薄的肥土，第二年从根上发出的新芽，剪取粗壮、无病虫害的枝作插条。也可以在 4～5 月对菊花打顶时，选粗壮无病虫害的新枝作插条。一般插条长 12～15cm，下端在节下 3mm 处剪成平口，随剪随插，或者收剪好的插条，放在阴凉处短时间、集中扦插。扦插时，先将茎下端叶子摘去，然后在畦上按 15cm 的距离横向开沟，将插条按株距 7～10cm 放入沟内，一边覆土，一边压实，插条上端露出土面 4cm 左右，插后加强管理，保持畦面湿润，一般生根最适温度 15～18℃，20 余天即可开始生根。生根后浇一次稀薄的人粪尿，苗高 20cm 左右时即应出圃定植。

(三)移栽

出圃移栽，分株苗多在 4～5 月，扦插苗多在 5～6 月进行。选阴天或雨天后晴天傍晚，在整好的畦面上，按行株距各 40cm 挖穴，然后每穴栽一株带土的扦插苗，分株苗每穴栽一或两株，栽后覆土压实，要使根系舒展。根据药农经验；移栽时可将菊苗顶端掐去 3cm 的梢头，可减少养分消耗，提高成活率，促使生长快，多分枝。

（四）田间管理

1. 中耕除草 成活后要勤除草松土。基本上每月进行一次，特别是 6～7 月，高温高湿杂草生长很快，要适当增加除草次数。最后两次中耕，要结合进行培土，防止植株倒伏。

2. 追肥 菊花喜肥，根系发达，需肥量大。在生长期中，应追肥三次。第一次在移栽后半个月，幼苗成活开始生长时，每 $667m^2$ 施稀薄人畜粪水 1000kg 或尿素 10kg。第二次在开始分枝时，每 $667m^2$ 施人畜粪水 1500～2000kg 或腐熟的饼肥 50kg，兑水浇施，以促多分枝。第三次在孕蕾前，追施一次较浓的人畜粪水，每 $667m^2$ 1500～2000kg 或尿素 10kg 及过磷酸钙 25kg，兑水浇施，以促多结蕾开花。

3. 排灌 菊花喜湿润，但怕涝，春季宜少浇水，防止徒长。6 月下旬以后天旱，要经常保持湿润，特别在孕蕾期(9 月下旬)，不能缺水。雨季要注意排水，防止烂根。

4. 打顶培土 这是促进增产的一项重要措施，可以使主茎生长粗壮、减少倒伏、多分枝、多结蕾、多开花，增加花的产量，抑制徒长。在菊花生长期间，进行三次，第一次当苗高为 15～20cm 时，选晴天摘去顶芽 1～2cm，以后每隔半月进行一次。在大暑后必须停止，否则分枝过多，营养不良，影响花的产量和质量。另外对生长不良的植株，打顶后，反而不利分枝开花，应少进行打顶。

第一次打顶后，在根际培 10～16cm 厚的土，以防止倒伏，并增加吸收肥水的根系。

（五）病虫害防治

1. 斑枯病 又名叶枯病，是一种由真菌引起的叶部病。在菊花整个生长期均可发生，植株下部叶片首先被侵染，初期叶片上出现圆形或椭圆形的紫褐色病斑，中心为灰白色，周围有一淡色的圈，后期在病斑上生有小黑点。病斑扩大后，叶片变黑枯死，挂在茎秆上不脱落，严重时整株叶片干枯。

防治方法：叶面喷施磷酸二氢钾，提高其抗病能力；发病初期喷 50%多菌灵 800～1000 倍液，或 50%托布津 1000～1500 倍液。

2. 菊花萎黄病 多发生于两年生的老植株。染病后，幼苗生长缓慢，老叶褪色，叶片瘦小，叶柄细长。后期病株萎缩，结蕾稀少或几乎不结蕾。花头小，根系发育不良或萎缩。

防治方法：发病初期，及时清除，烧毁病株；选用抗病品种，选择健壮的越冬母株，培育壮苗。

3. 菊花霜霉病 春秋两季均能发病。危害叶片、嫩茎和花蕾。发病后，叶片褪绿，布满白色霉层，叶片呈现灰绿色，自下而上变褐干枯而死，能使菊花大幅度减产。

防治方法：可在发病时喷射 1∶1∶100 的波尔多液，一周一次，连续二或三次；在未发生霜霉病的地块上种植菊花；移栽前，将幼苗用 40%乙磷铝 300 倍液浸苗 5～10min，晾干后栽种。

4. 菊天牛　又名菊虎、蛀心虫。5～7 月发生，一年发生一代。在菊花茎梢咬小孔产卵，伤口以上茎梢萎蔫折断，或伤口愈合成肿大结节。卵孵化后，幼虫钻入茎内，向下取食，使整株枯死。

防治方法：5～7 月在凌晨捕杀成虫；大量发生时，喷 4.0%乐果 1000 倍液或 2.5%敌杀死 10×10^{-6}；结合打顶，摘除枯茎集中烧毁。

5. 菊蚜　4～5 月，密集于嫩梢、花蕾或叶背上吸取汁液，使叶片皱缩、枯萎，严重影响菊花产量。

防治方法：用 40%乐果 1000～1500 倍液喷杀。

其他还有一些病虫害，如白粉病、棉蚜、地老虎、蛴螬等，可按常规防治。

六、采 收 加 工

(一) 采收

采花应于 10 月 23 日～11 月 7 日在花心散开 2/3 时为适期，选晴天露水干后进行，若露水未干，则容易腐烂变质，可分批采收，鲜花在通风处晾干，及时加工，不宜堆放。

(二) 加工

菊花产地不同，各有独特的传统加工方法，如下。

1. 亳菊　连茎秆割下，扎成小捆，挂于通风处晾干，不能暴晒，至八成干时，将花摘下，用硫磺熏白，再晒一天即可干燥，装箱，箱内一层牛皮纸一层亳菊，相间压实。

2. 贡菊　菊花采后，置烘房内以无烟的木炭作燃料，烘烤干燥，烘房内温度控制在 40～50℃。烘时将贡菊薄摊于竹帘上，第一轮烘至九成干时，转入第二轮，第二轮温度 30～40℃，当花色烘至象牙白时，即从烘房内取出放在通风干燥处阴至全干。此法加工，菊花清香，花色洁白。

3. 杭菊　鲜花采后，经过选花剔除烂花，然后按花头大小分等，摊在帘子上晾晒半天至一天，以减少水分，容易蒸透，且易晒干，蒸花时，将鲜花松散摆在蒸笼里，厚度 3～4 朵花，将蒸锅水烧开，将蒸笼置锅上蒸 4～5min。蒸花时，水不要过多或过少，要保持火力均匀，笼内温度恒定。花蒸好时，置晒具上晾晒 2～3 天，达到六至七成干时，轻轻翻动一次，再晒 2～3 天，晒至全干。此时花心完全发硬。花未干时，切忌手捏、叠压，以防影响花平展，影响质量。

(三) 质量要求

气清香，味淡微苦，花朵完整，颜色鲜艳，无杂质者为佳。

第十七章　茎木、皮类药材

Ⅰ. 杜　　仲

别名　思仙，木绵，思仲，石思仙，丝连皮，丝楝树皮，扯丝皮，丝绵皮。

一、来　　源

杜仲为杜仲科杜仲 *Eucommia ulmoides* Oliv.的树皮。

二、植物学特征

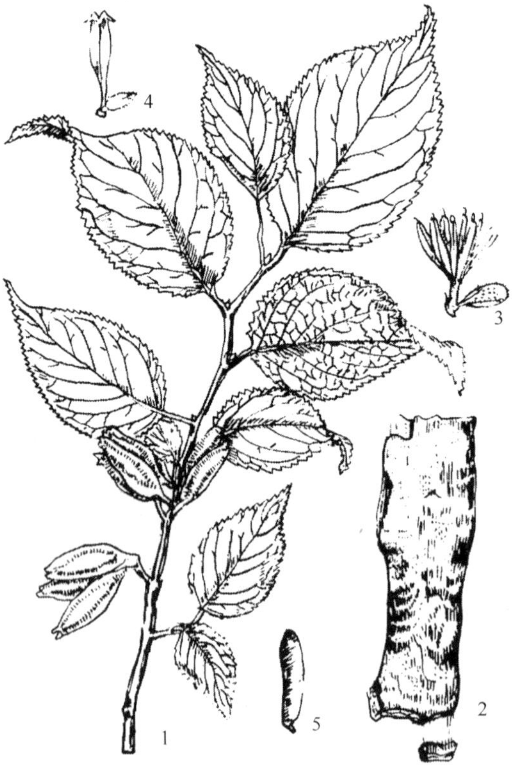

图 17-1　杜仲(李万林绘)

1. 果枝；2. 树皮；3. 雄花；4. 雌花；5. 种子

落叶乔木，树皮灰色，树皮、枝、叶折断后有银白色胶丝。单叶互生，叶片椭圆形或椭圆状卵形，边缘有锯齿，无托叶。花单性异株；无花被，常先叶开放或与叶同放；雄花具短梗，苞片倒卵状匙形，雄蕊 5～10，常为 8 枚；雌花具短梗，子房上位，由 2 心皮合生，仅一个心皮发育，扁平狭长，顶端具 2 叉状花柱，1 室。翅果扁平，狭椭圆形。内有种子 1 粒。花期 4～5 月；果期 9 月(图 17-1)。

枝、叶(芽)亦供药用。

三、主产区与适宜生长区

杜仲主产于四川、陕西、湖北、河南、贵州、云南等省。杜仲主要生长区域生态因子范围：大于等于 10℃积温 3378.2～5479.4℃；年平均气温 18.4～20.8℃；1 月平均气温 3.3～6.8℃；1 月最低气温 0.7℃；7 月平均气温 22.7～27.2℃；7 月最高气温

31.5℃；年平均相对湿度 78.2%～83.3%；年平均日照时数 966～1202h；年平均降水量 1083～1295mm；土壤类型以石灰(岩)土、黄壤、水稻土等为主。与杜仲主产区生态相似度为 95%～100%的省区有：四川、湖南、贵州、湖北、云南、江西、安徽、浙江等，为杜仲主要的适宜生长区。

四、生物学特性

(一)生长发育习性

杜仲种子在土温为 8.5℃时即可萌发，最适萌发温度为 11～17℃，大于 32℃时发芽受到抑制。成年植株春季返青，初夏进入旺盛生长期，入秋后生长逐渐停止。10 年生以下者生长缓慢；10～20 年生者生长旺盛，年均树高生长量为 0.4～0.5m，20 年后树高生长量逐渐下降。胸径速生期在 15～25 年，年均生长量为 0.8m。

(二)生长发育与环境条件的关系

杜仲喜阳光充足的生境，较耐寒。人工栽培条件下，在北纬 40°的新疆伊犁地区不仅能忍受−40℃的严寒，而且生长良好，长势很快，野生杜仲分布区年平均温度为 11.7～17.1℃，最低温度−4.1～−19.1℃，降水量 478.3～1401.5mm，土壤以湿润、肥沃、土层深厚、排水良好、pH5.0～7.5 的砂质土壤为好。过于黏着、贫瘠或干燥的土壤都不适宜杜仲生长。

五、栽培技术

(一)繁殖方法

杜仲可用种子、扦插、伤根萌芽、压条、余根等方法繁殖，种子繁殖方法简便实用，故生产上多采用此法。

1. 种子繁殖

(1)选择留种母树：一般选择 15 年以上的健壮植株，以散生在向阳、地面开阔处、长势旺盛、干形良好的植株为好，因为这些植株结果多、籽粒饱满、有较好的遗传性。

(2)采种：一般在 9～10 月，同株大多数种子呈栗褐色，有光泽时采种，选晴朗无风天，用竹竿轻轻敲击树枝使种子脱落，下铺晒席收集种子。去除未成熟种子和杂物，避免烈日暴晒及用火烘烤，然后将阴干的种子装袋，放在通风处贮存。

(3)种子选择与处理：杜仲种子属短命种子；在常温下只能贮存半年，超过一年便丧失发芽能力。播种前选出籽粒饱满、成熟度好的种子。由于杜仲果皮含有胶质，阻碍水分的吸收，因此未处理的种子发芽率低。种子处理方法有以下三种。

1)层积法：将种子与干净河砂混匀或分层叠放在木箱内，河砂应保持湿润，经过 15～

20 天，种子开始露白后即可播种。

2) 热水浸泡法：先用 60℃的热水浸种，不停搅拌到水冷却后，再用 20℃的温水浸泡 2～3 天，每天换水两次，待种子软化后，捞出晾干再播种。

3) 浸泡层积法：先用清水浸泡 2～3 天，捞出，与河砂混合堆放，覆盖塑料薄膜保湿，待种子露白后播种。

(4) 苗圃选择与整地：苗圃选择向阳、肥沃、土质疏松、富含腐殖质、以微酸到中性壤土或砂质壤土为好。酸度过高可撒入少量石灰以降低土壤酸度。春播于立冬前深翻土地，入冬后浅犁放入基肥，每 667m^2 施腐熟的厩肥 5000kg，草木灰 150kg，与土混匀、耙平，作成高 15～20cm、宽 1～1.2m 的高厢。低洼地区要在苗圃四周挖好排水沟。

(5) 播种方法：一般以春播为主，在每年 2～3 月将已处理好的种子按 20～25cm 的行距条播，开沟深 2～4cm，种子均匀撒入后，覆盖 1～2cm 的疏松肥沃的细土，浇透水后盖一层稻草。每 667m^2 用种量 7～10kg。

(6) 苗圃管理：杜仲幼苗不耐干旱，在苗出齐后将盖草移到行间，并保持土壤湿润，多雨季节要清理好排水沟，及时排除积水，以免土壤过湿，影响幼苗生长。除草要做到随生随除，保持苗圃无草。中耕三或四次，在幼苗长出 3～5 片真叶时按 6.6～8.5cm 株距间苗、补苗，拔除弱苗、病苗，间苗后应及时追肥，每次每 667m^2 用充分腐熟的人粪尿 1000kg、硫酸铵或尿素 5～10kg，加水稀释后施入，每隔一个月追肥一次。立秋后最后一次追施草木灰或磷钾肥 5kg，以利幼苗生长和越冬。

2. 扦插繁殖　选择当年长出木质化程度较轻的嫩枝作插穗，扦插前 5 天剪去顶芽，这样可使嫩枝生长得更加粗壮，扦插后也容易发根。插穗剪成 6～8cm 长，每枝只保留二或三片叶，插入河砂或珍珠岩的基质 3cm，插后每天浇水二或三次，经 15～40 天可长出新根，应及时移入苗圃地，培育一年后定植。

3. 伤根萌芽繁殖　将大树的根皮挖伤，覆土少许，在根皮伤口处便能萌生出新苗，一年后即可将其挖出移栽。

4. 压条繁殖　将杜仲下部萌发幼嫩枝条埋入土中 7～13cm，枝稍露出地面，枝条埋在地下部分便能萌发出新根，第二年挖出便可移栽。

5. 余根繁殖　苗木移栽时，从全根下端 25cm 处挖断，再将上面的泥土刨走，使断根的上端稍露出土面，随后平整苗床，余根上会抽出新苗，经过一年后可移栽定植。

(二) 定植

1. 选地整地　杜仲可零星或成片栽植，田边、地角、路旁、房前、屋后都可零星种植。成片营林最好选择缓坡、山脚、山的中下部地段，在石灰岩山地或肥沃的酸性土壤上都生长较好，在低洼涝地不宜种植。定植前清理好土地，除去杂草、灌木及石块等杂物。

2. 定植　秋季苗木落叶后至次年春季新叶萌芽前可将幼苗移出定植。定植前按 3m×2m 的行株距挖穴，穴宽 50cm、深 30cm，穴底施厩肥、饼肥、过磷酸钙等基肥少许，与土搅匀，然后将健壮、根系发育得较好、无严重损伤的苗木置于穴内，使根系舒展，再逐层加土踏实，浇足定根水，最后覆盖一层细土，以减少水分蒸发，以利成活。

(三)田间管理

定植当年要经常浇水，保持土壤湿润，每年春、夏季中耕除草一次，将杂草晒干后埋于根际附近作肥料。每 667m^2 每年追施厩肥 2000kg，另加过磷酸钙 20～30kg，氮肥和钾肥各 10kg。定植后 3～5 年植株较小，林间可套种豆类、玉米或其他矮秆作物或药材，既充分利用土地和空间，又能增加土壤肥力，有利于田间管理。以后随着植株逐渐长大，就不宜套种。每年冬季修剪侧枝与根部的幼嫩枝条，使主干长得粗壮。

(四)病虫害防治

1. 立枯病　多在土壤黏重、排水不良的圃地或阴雨天发病，种芽或幼苗子叶被病菌侵害后，常腐烂而死。幼苗也常在 4 月中旬至 6 月中旬发病，病株在靠近地面的茎秆皱缩、变褐、腐烂。以致倒伏而死。

防治方法：播种前每 667m^2 撒 1kg 五氯硝基苯或磨碎过筛的硫酸亚铁 15～20kg，进行土壤消毒；苗圃应轮作、土地平整、排水良好，但前茬不宜为蔬菜、瓜类、马铃薯等作物；发病后喷敌克松 500～800 倍液，或多菌灵 600～1000 倍液等。

2. 叶枯病　危害成年植株。发病初期叶片出现褐色圆形病斑，随后逐渐扩大，密布全叶，边缘呈褐色，中间灰白色，使叶片穿孔枯死。

防治方法：冬季清除落叶，减少传染病原；初发病时及时摘除病叶；发病后每隔 7～10 天喷施一次 1∶1∶100 波尔多液，连续 3～5 次。

3. 刺蛾　幼虫危害杜仲叶片，将叶吃成孔洞，缺口。

防治方法：虫害发生时喷施菊酯类杀虫剂可起良好效果。

4. 木蠹蛾　幼虫蛀入韧皮部、形成层至木质部，形成空洞，使树势衰弱，以致树干折断而死。

防治方法：冬季清除被害树木，消灭越冬幼虫；将蘸有敌敌畏原液的棉花球塞入虫孔，用泥封口后熏杀。

六、采 收 加 工

(一)采收

1. 整株采收　采收季节为 4～7 月，先在地面处锯一环状口，深达茎的木质部，按规格所需长度向上量，再锯一环状口，并用利刀纵割一刀，剥下树皮，然后砍倒树木，按前法继续剥皮。剥完为止。

2. 环剥采收　选择长势旺盛的杜仲树，先在树干分枝下面横割一刀，再纵割一刀，呈“T”字形，深达韧皮部，但不要伤害木质部，然后撬起树皮，沿横割的刀痕向下撕至离地面 10cm 处，再割下树皮。剥皮时动作要轻，不能戳伤木质部外层的幼嫩部分，更不能用手触摸，否则会变黑死亡。剥皮不宜在雨天进行，剥皮后 5h 应避免雨淋和烈日暴晒。10 年生杜仲环剥后经过三年新皮能长到正常厚度，又可再剥皮。

3. 树皮采收　10～11 月杜仲落叶前，采摘树叶，拣去枯枝烂叶，去掉叶柄后晒干即可。

(二) 加工

剥下的树皮可用开水烫后，叠放在垫草的平地上，上盖木板，加石块压平，四周覆盖稻草使其“发汗”，一周后堆中杜仲的内皮变为黑褐色或紫黑色，取出晒干，刮去粗糙表皮即可分级包装。

Ⅱ. 厚　　朴

别名　厚皮，重皮。

一、来　　源

厚朴为木兰科厚朴 *Magnolia officinalis* Rehd. et Wils.的树皮或根皮。

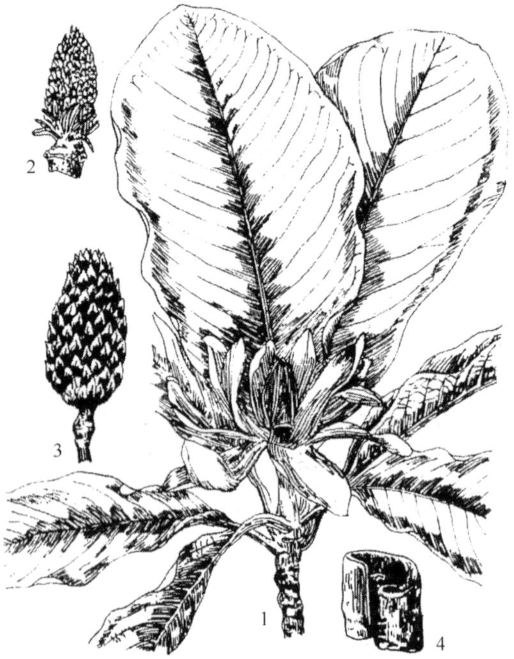

图 17-2　厚朴(李万林绘)

1. 花枝；2. 雄蕊和雌蕊(去花被)；3. 果实；4. 厚朴药材(茎皮)

二、植物学特征

落叶乔木。树皮紫褐色。小枝幼时有毛，老时无毛，冬芽粗大，圆锥形，芽鳞密被淡黄褐色绒毛。叶互生，倒卵形，长 35～45cm，宽 12～20cm，革质。花与叶同时开放，单生枝顶。白色，花被片 9～12 或更多，肉质，几乎等长；雄蕊和雌蕊均多数，螺旋状排列于伸长的花托上。聚合蓇葖果木质，椭圆状卵形。种子三角状倒卵形，外种皮红色。花期 4～5 月、果期 9～10 月(图 17-2)。

同属植物四叶厚朴 *Magnolia biloba*(Re-hd. et Wils.) Cheng.的树皮或根皮亦作厚朴药用。

以上两种植物的花蕾(厚朴花)、果实或种子(厚朴子)亦供药用。

三、主产区与适宜生长区

厚朴主产于四川、湖北、浙江、贵州、湖南等省。厚朴主要生长区域生态因子范围：大于等于 10℃积温 2217.6～7310.7℃；年平均气温 14.2～25.9℃；1 月平均气温-1.6～13.6℃；1 月最低气温-6.6℃；7 月平均气温 18.4～28.8℃；7 月最高气温 31.6℃；年平均相对湿度 72.4%～82.6%；年平均日照时数 934～2138h；年平均降水量 806～1495mm；土壤类型以黄壤、黄棕壤、棕壤等为主。与厚朴主产区生态相似度为 95%～100%的省区有：云南、湖南、四川、湖北、贵州、广西、江西等，为厚朴主要的适宜生长区。

四、生物学特性

厚朴为喜光树种，性喜凉爽湿润气候，适生于雾气重、相对湿度大而又阳光充足的地方。在严寒或酷暑，久晴或阴雨连绵的气候条件下，生长不良。我国厚朴产区年均温 10～20℃，1 月平均温度 3～9℃，年降雨量 800～1000mm。高温不利于生长，且多病害。故多栽种于海拔 800～1700m 左右的山区，在海拔较低处。幼苗生长快，而成年树却生长较慢，海拔较高处，幼苗生长慢，而成年树则生长发育较快。在海拔高于 1700m 的山区，虽能生长，但种子很难成熟。在疏松、肥沃、湿润、排水良好、含腐殖质丰富、呈微酸性或中性的壤土上生长良好，凡瘠薄、黏重、排水不良的地方不宜种植。

五、栽 培 技 术

(一) 繁殖方法

1. 种子繁殖　多采用种子育苗移栽。

(1) 采种及种子处理：选 10 年生以上健壮、无病虫害的树作采种母树，开花时，每林苗留 4 或 5 朵花，这样种子饱满，营养充足。每年 10 月中下旬，当果皮呈紫红色，果鳞微裂露出红色种子时，即连果柄采下趁鲜脱粒。采迟果实裂开，种子散落不易收集。脱粒后选取籽粒饱满，色红光亮的种子，以 1 份种子与 3～4 份砂混合，用纸片包好，或装入木箱内，埋入湿润土中贮藏；或将鲜果皮快干的果实装入麻袋内，置于通风干燥处贮藏，于翌年播前取出脱粒，将种子放入清水浸泡 3～5 天，用粗砂反复搓擦去外层红色脂质的假种皮，搓得越净，发芽率越高。但外运的种子不宜脱粒，以免降低发芽率。种子寿命为两年左右。

(2) 播种育苗：春播或冬播。春播于 2～3 月，冬播于 10～11 月随采随播。以春播为好。选择阳光充足，排灌方便，疏松肥沃的砂质壤土，初冬翻土，深 20～35cm，春播前每 667m^2 施腐熟厩肥 1000kg，复合肥 40kg，并进行二次翻耕，耙平作床，开好排水沟即可播种采用条播、条距 20～25cm，深 7～10cm，播幅宽 10cm，条沟内每隔 3～5cm 播入种子一粒，覆盖细土 3～5cm，播后畦面盖一薄层草。保温保湿。春播后于清明前后出苗。齐苗后揭去盖草，或花出苗前将盖草烧灰作催苗肥，还可以提高土温，有利齐苗。苗期勤松土除草。结合中耕追肥三次：第一次在幼苗长出二或三片真叶时，施入稀薄人粪尿每 667m^2 2500kg 或硫酸铵适量，促进幼苗生长，以后每隔 1～2 个月追肥一次。生长后期。增施磷钾肥，促使苗生长粗壮。幼苗期干旱时浇水，雨季注意排水，以免发生根腐。低山区一般一年生苗高 35cm(高山区 2～3 年生后)，不分枝，有粗大的直根，翌春萌芽前可进行移植，苗距 25～30cm，主根略加剪截，苗长约 25cm，以促发侧根。二年生苗高 1m 时，即可定植。每 667m^2 用种量 10kg 左右。

2. 营养繁殖

(1)分蘖繁殖：生长 10 年以上的厚朴树，树干基部常长出枝条。立冬前或早春，选高 30～50cm 的枝条，挖开树根部泥土，从枝条与主干连接处的外侧，用利刀横割一半，握住枝条中下部。向切口相反的一面板压，使枝条从切口处向上纵裂，裂口长约 5cm，裂缝中间夹一小石块，并把土堆盖在老树根和枝条周围，高出地面 15～20cm 稍加压实，并放入人畜粪尿 3～5kg，促进生根，到第二年早春，将培土挖开，见枝条裂片上长出许多新根形成幼株，便可将蘖苗从母树根部割下，进行定植。定植时，蘖苗原来靠主干一侧朝向上坡，以利吸水并便于根系舒展。蘖苗定植后，如需继续使其分聚，可将苗与地面约成 40° 角顺山坡斜埋土中，2～3 年后，植株基部又长出多数蘖苗，再按上法分蘖移植。应在母株上保留一株健壮的蘖苗，培育成林。同时将斜栽母株齐地剪除，促使所留蘖苗茁壮成长。

(2)压条繁殖：在 8 月上旬至 10 月下旬或在 2 月上旬至 4 月下旬期间，选近地面一或二年生优良枝条，用利刀将枝条皮部环剥约 3cm 长，并除去部分叶片，将割伤处理压在土中。用砖、石或树丫、竹片固定位置，再堆肥土高约 15cm，枝条梢部要露出土外，并扶直立。第二年春如根系健壮即可割离母株，大的可以移植，小的宜在苗圃继续培育一年。

(3)留桩再生法：厚朴萌发力强，砍后树桩不要挖掉，用土覆盖，次年春即可萌发幼苗。有的夏季砍树秋季即可萌发。待苗高 40cm 时，同样可进行压条，也可以让其自行生长。

(4)扦插繁殖：于早春植株萌发之前，在树冠中下部，选取茎粗 1.5cm，一或二年生健壮的枝条，剪成长 20cm 的插穗，上端截平，下端削马耳形斜面，用 500×10^{-6}～1000×10^{-6}。萘乙酸(NAA)溶液浸蘸其下切口 10s，取出稍晾干后扦插。扦插时，按行株距 10cm×5cm 斜插入整好的畦土内，插条入土深度为穗长的 1/2～2/3。插后畦面加盖弓形塑膜棚，保持棚内温度 25～28℃，相对湿度 80%～90%。1 个月左右发根。生根后再揭膜浇水，加强幼苗管理(除草、松土、移植、施肥等)，培育 1～2 年，出圃定植。

(二)定植

1. 选地整地　厚朴性喜温凉湿润，根系发达。培养药材的造林地，应选择土层中等或较深厚的山坡中下部为宜。以山谷、山麓疏松的酸性砂质土为佳。忌积水洼地和排水不良的平地。于头年秋冬季进行全垦或带垦，挖除树根，清除杂物，深翻土壤 25cm 以下。然后挖大穴或鱼鳞穴，再施足基肥定植。

2. 定植　厚朴不宜营造纯林，否则病虫害严重。宜与杉木营造混交林。由于其喜光，生长快，树冠较大，根系发达，故造林要适当稀植。

定植时间一般于雨水前后进行。以剥皮制药为主的每 667m^2 74～107 株，在整好的定植地上挖穴，穴径穴深各 50cm。将表土填入底部，施入基肥，与穴土拌匀，覆盖厚10cm 的细土。将苗根部蘸上黄泥浆，与杉木相间栽植，每隔一穴栽入厚朴幼苗一株，使根系舒展，栽正栽稳，分层填土压紧，浇透定根水后，盖土稍高于地面，以防积水。

(三)田间管理

1. 施肥　为加速幼树生长，在定植后的当年至树冠郁闭前，行间可间种豆类、麦类、花生等矮秆作物。每年结合农作物的施肥管理对幼林逆行一或两次松土除草。将杂草压入株旁作肥料。停止间作后，每隔 1～2 年，在夏秋杂草滋生时，再中耕除草一次。中耕行间宜深，株旁宜浅，避免伤根。秋末除草后施入适量厩肥或堆肥，以加速厚朴生长。并于每年冬、春雨季结合压条或追肥，在树基部培土，并除去基部萌出的分蘖。

2. 修枝整形　厚朴萌蘖繁殖力强，故常出现萌芽，形成多干条现象。为控制萌条的生长，可在幼林郁闭前后 1～2 年内，劈除林中萌条整理干形，保持主干明显。在砍除林中萌条时，可结合进行分蘖繁殖和压条繁殖，为造林提供苗木。

3. 提高产量　对厚朴等皮用为主的中药材，用下列方法增加产量。

(1)敲打树皮：在树干的一侧，用小木棒敲打，使树干木质部与韧皮部之间松弛，由于另一侧未被敲打。植株不致枯死。待被敲打一侧长出一层新度，又可敲打另一侧，这样轮番进行，树皮逐渐增厚，从而达到增产的目的。此法宜在伐树剥皮前三年每年的生长季节进行。

(2)斜割树皮：在树干基部离地面 30cm 处用刀横向斜砍数刀，砍深伤及木质部，刀口之间应留有空隙，可使养分过多地聚积于树皮上，从而达到增产的目的。此法可在成树剥皮前 4 年间每年的春季进行一次。

(3)环状剥皮：在树干环剥树皮一圈。首次在树干离地面 30cm 处，此后每次剥位提高 1m 左右。环剥宽度以剥位树干直径的 1/10 为宜。这样使有机养分更多地集于树皮上，从而达到增产目的。此法可在伐树剥皮前 4 年间每年六七月间进行一次。

(4)半边采皮：在树干离地面 20cm 处半环割一刀，再在树干上部对准基部割口半环割一，刀，然后在上下刀口两端分别对准纵割相连，剥取其中间的树皮。操作时不得损伤及污染剥面，并要用塑料薄膜保护剥面，其四边用胶带纸粘牢，这样剥皮可以长出新皮。此法宜在植株胸径 10cm 以上的年份树至伐树剥皮前两年间的 6、7 月进行。第一次剥皮后的第三年可剥留下的树皮，第 5 年可剥第一次剥面的再生皮，这样可循环半边剥皮数次，提高效益。

(四)病虫害防治

1. 根腐病　苗期发生。发病初期先由须根变褐腐烂，逐渐蔓延至主根腐烂，致使茎和枝出现暗黑色斑纹，继而全株死亡。在黏土湿地发病严重。

防治方法：应选排水良好的砂质壤土山地育苗；增施磷钾肥，提高植株抗病力；发现病株及时拔除，病穴用 50%退特灵 1500～2000 倍液浇灌。

2. 叶枯病 危害叶部。发病初期病叶上出现圆形褐色病斑，后逐渐扩大。密布全叶，严重时叶片干脆，植株死亡。

防治方法：冬季清洁林地，清除枯枝病叶；发病初期喷 1∶1∶100 波尔多液，每 7～10 天一次，连喷二或三次。

3. 褐天牛 以成虫咬食嫩枝皮层，造成枯枝。雌虫喜在 5 年以上植株的干基树皮内产卵，孵化后幼龄幼虫在树皮下穿凿不规则的虫道，成长后蛀入木质部再危害主根。最后植株枯死。

防治方法：冬季用硫磺粉 1 份，生石灰 10 份，水 40 份拌成石灰浆，涂刷树干，防止成虫上树干产卵。

六、采 收 加 工

（一）采收

厚朴定植 15～20 年后采剥树皮。生长年限越长，树皮越厚，质量越好。每年 5～6 月剥取，此时形成层细胞分裂快，树皮与木质部最容易剥离。过早，树皮油分差；过迟，剥皮困难。选半阴无风天气进行，以免雨水冲刷剥皮后分泌的树液，破坏形成层而影响新皮再生。剥取方法：在离地面 10cm 处绕树环切一周，向上量 80cm 再切一周，后向下纵割一刀，要掌握割断韧皮，不伤害形成层，沿环切口将树皮向两侧撕裂，绕树剥下。剥后 24h 内严禁日光直射，以免破坏形成层而死亡。干皮剥下后，自然卷成筒形，以大筒套小筒套在一起，称筒朴；从根皮剥取的厚朴皮，称根朴；枝部剥取的称枝朴。

厚朴花，于 3～4 月花蕾含苞欲放时采摘。

（二）加工

根皮及枝皮直接阴干。干皮干燥方法：烘干，将剥下的树皮层叠整齐，放在木甑里，以少量花椒、明矾和水蒸煮，待蒸到木甑上蒸汽均匀后，取出堆积于室内阴凉处，盖上杂草或棉絮，使其“发汗”12～24h，再取出卷筒，大张卷成双筒，小张卷成罩筒，两端用麻绳捆好，再用炭火烘干即成商品。晾干：将采回的厚朴皮放入干燥通风的室内直接风干，或先用开水烫至发软后，取出堆积“发汗”。然后，放在室外晾晒，晚上收回架成井字形码架，使其风干，直至干透。厚朴皮切忌阳光暴晒或堆放地下。否则，油分香气散失。且易破裂或回潮发霉。以室内风干为佳，油分足，香味浓。一般经过“三伏”天后，就可充分干燥，然后分级打捆即成商品"

厚朴花采回后，放入蒸笼内蒸煮 smin，取出用文火烘干或晒干即成商品。

(三)质量要求

筒朴以自干，无白口生皮，内表面紫色，油性足，断面有水亮星、香气浓郁者为佳。厚朴花以无散落花瓣、身干、香气浓者为佳。

III. 黄　柏

别名　黄檗。

一、来　源

黄柏为芸香科黄柏 *Phellodendron amurense* Rupr.的树皮或根皮。

二、植物学特征

落叶乔木，树皮外层灰色，有厚而软的木栓层，表面有纵向沟裂，内皮鲜黄色。叶对生，单数羽状复叶，小叶 5～13 片，卵状披针形至卵形，下面中脉基部有长柔毛。花序圆锥状；花单性，雌雄异株，较小；花萼 5；花瓣 5，黄绿色；雄花雄蕊 5；雌花雌蕊 1，子房上位，柱头 5 裂。浆果状核果圆球形，成熟时紫黑色。有特殊香气。花期 5～6 月，果期 9～10 月。

本植物树皮商品中习称关黄柏或东黄柏。果实(黄菠罗果)亦药用。

同属植物黄皮树 *P. chinensis* Schneid.的树皮亦作黄柏药用。主产于四川、贵州、湖北、云南、湖南、甘肃、广西等省区。商品中习称川黄柏。

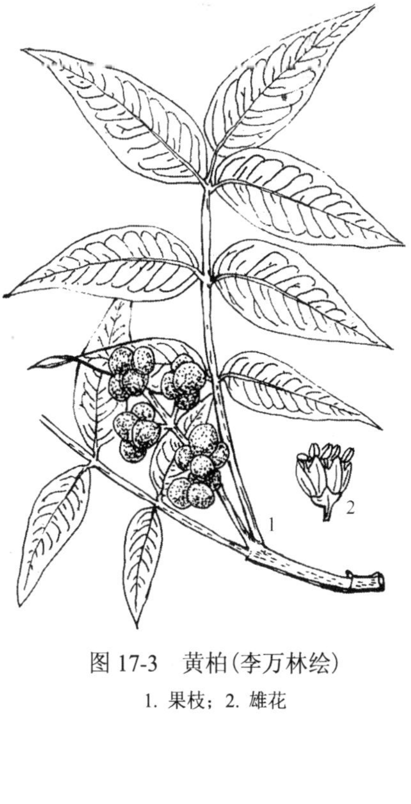

图 17-3　黄柏(李万林绘)
1. 果枝；2. 雄花

三、主产区与适宜生长区

黄柏主产于辽宁、吉林、河北、黑龙江、内蒙古等省区(图 17-3)。

黄皮树分布于湖北、湖南、四川、安徽、云南、重庆等省(市)。黄皮树主要生长区域生态因子范围：大于等于 10℃积温 2226.5～5360.0℃；年平均气温 14.0～21.1℃；1 月平均气温−1.8～6.4℃；1 月最低气温−6.8℃；7 月平均气温 17.8～27.7℃；7 月最高气温 32.2℃；年平均相对湿度

72.1%～82.9%；年平均日照时数1012～1690h；年平均降水量857～1266mm；土壤类型以黄壤、黄棕壤、棕壤、紫色土、黑毡土等为主。与黄皮树主产区生态相似度为95%～100%的省区有：四川、贵州、湖北、重庆、云南、安徽、湖南等，为黄皮树主要的适宜生长区。

四、生物学特性

黄柏性喜凉爽气候，耐寒。苗期稍耐荫蔽，成年树喜阳光充足。树冠广阔而稀疏，自然整形性良好，能在空旷地更新。对土壤养分、水分要求较高。喜肥，喜湿润，适生于富含腐殖质的湿润地带。黄柏是深根性树种，主根发达、怕水涝。凡土壤瘠薄，黏重，排水不良，沼泽地均不宜种植(姚宗凡和黄英姿，1993)。

五、栽 培 技 术

(一)繁殖方法

黄柏采用种子繁殖，育苗移栽。

1. 采种及种子处理　于10～11月，当果实由绿变黄褐而呈黑青色时，种子已完全成熟。在果壳尚未裂开之前采集。采摘后堆放在屋角或放入木桶内，盖上稻草或麻节，经10～15天后，当果实完全变黑、腐烂、发臭时，取出用手揉搓出的种子，用筛子在清水中漂洗，除去果皮和杂质，风选出充实的种子立即播种。否则，阴干种子，于春播前20天进行冷冻埋藏。可分为以下两种冷冻埋藏。

(1)雪埋法：在冬季下雪后，将种子与三倍的白雪混合，埋于露天的坑内自然越冬，于翌春播种前15～20天取出，化去雪水。平摊于地面上暴晒。待种子有30%左右裂口露白时立即播种，出苗快而整齐。

(2)砂藏冷冻法：将种子与三倍的湿砂混合，放入室外坑内，露天埋藏，坑上覆土再盖杂草保温保湿，当种子有30%裂口露白时立即取出春播。

黄柏种子千粒重10～19g，发芽率一般60%～80%。

2. 播种育苗　选择土层深厚，湿润肥沃，排水良好，地势平坦，附近要有水源的地方作育苗地。于冬季深翻土壤20～25cm，让其风化熟化。于春播前充分耕细整平，结合整地每667m^{2}施腐熟厩肥3000kg，过磷酸钙25kg，翻入土内作基肥。状片，再浅耕一遍，整平后作宽1.3m的高畦播种。播种育苗可采用冬播或春播。冬播于封冻前进行；春播于2月底至3月上中旬进行，宜早不宜迟，幼苗遇到高温多生长不良。冬播用鲜籽，播前先将种子用清水浸泡24h，取出稍晾干后播入；春播采用催芽籽。在整好的苗床畦面上，按行距25～30cm，横向开沟条播，沟深3～5cm，播幅宽10cm，沟内先浇施稀薄人畜粪尿作基肥。每隔5～7cm播3～5粒种，每667m^{2}播种量3～4kg。播完后将火土灰和细土混合盖种，厚1～2cm，稍加镇压，浇水，再盖一层稻草或培土3cm，以保持土壤湿润，种子发芽未出土前，除去覆盖物，摊平培高的土以利出苗。

3. 苗期管理　春播后约半个月即可出苗，冬播比春播出苗早。出苗前后要保持土壤湿润，天旱时要及时浇水保苗。当苗高5～7cm时第一次间苗，去弱留强，每隔3cm留苗一株；苗高10～15cm以上时定苗，每隔7～10cm留壮苗一株。及时进行中耕除草，每年两次，第一次结合间苗时进行；第二次在定苗前后至行间郁闭前进行。每年结合中耕除草，进行追肥两次，每次每667m^2施用人畜粪水1500～2000kg或尿素8～10kg。黄柏幼苗最忌高温和干旱，常因地表温度升高。幼苗基部遭受灼伤，植株失水，叶片脱落，幼苗枯死。因此，必须及时浇水。当行间郁闭后，根系已入土较深，可不必再浇水和松土除草。幼苗培育一年后，到冬季或第二年春季即可移植，由于黄柏幼苗根系较发达，长达30～60cm，起苗时。应选雨后土壤湿润时起土挖出，尽量少伤根系。移植时剪去根部下端过长部分，按行距1m挖穴移植2～3年出圃定植；也可用一年生苗直接定植。

(二)定植

黄柏定植时可选河谷两侧，山腹中下部，土层深厚、肥沃、湿润的地段营造阔叶混交林，每年春季或冬季均可定植。由于其幼苗最忌高温干旱，常用黄柏与恺木树混交。按3.5m距离挖穴，穴深35～60cm，宽60～100cm。每穴施厩肥5～10kg作底肥与表土混匀，植入一株二或三年生移植苗或一年生幼苗均可。填土一半时，将幼苗轻轻往上一提，利于根系舒展，再填土至平，踏实浇足水，再覆一层土保湿。这是栽苗植树“一提、二踏、三浇水”的原则，以保证苗木定植成活。

(三)田间管理

1. 间作　黄柏幼树生长缓慢，行间可间作豆类、麦类、花生或其他草本药材。既可增加收益，又可以耕代抚，有利幼树生长。

2. 施肥、浇水、除草　在定植后的半个月内，遇干旱应及时浇水，抗旱保苗。栽后1～3年内，每年夏、秋季各中耕除草一次，亦可结合间作进行。入冬前施一次腐熟厩肥，每株20～30kg，于株旁开环状沟施入，施后盖土，并于根际培土，以防霜冻。第四年树冠已郁闭，可不必每年中耕除草，但还须每隔2～3年于夏、秋季进行抚育一次，促进成株生长健壮，减少病虫害发生。

3. 修枝整形　在黄柏生长未成林前，应砍除多余枝条，保持主干明显。成林后，于每年冬季进行修剪，剪除枯枝，密生枝、细弱枝及病虫枝。并除去多余萌蘖，促使树干粗壮、通直。

4. 增加黄柏产量的抚育方法　参见厚朴。

(四)病虫害防治

1. 煤污病　危害叶部和嫩枝。叶片上常覆盖一层煤烟状铅黑色的霉层，影响光合作用，使植株生长逐渐衰弱，严重时造成叶片脱落。

防治方法：喷 40%乐果 1000 倍液防治蚜虫和介壳虫；发病期间喷 50%多菌灵 800～1000 倍液或 0.3 波美度石硫合剂防治；冬季加强幼林抚育管理，适当修枝，改善林地通风透光度；降低林地湿度可减轻发病。

2. 锈病　危害叶片。5 月中旬发生，6～7 月危害严重。发病初期叶片上出现橙黄色突起的小疱斑，病斑破裂后散发出锈黄色的夏孢子，严重时叶片枯死。

防治方法：发病初期喷 0.2～0.3 波美度石硫合剂或 25%粉锈宁 1500 倍液，每 7～10 天一次，连喷二或三次。

3. 花椒凤蝶　一年三代，以蛹附在叶背、枝干或其他隐蔽场所越冬，第二年 4～5 月羽化成虫，交尾交卵。第一代幼虫 5～6 月出现；第二代 7～8 月出现；第三代 9～10 月出现，以各代幼虫咬食叶片，食成孔洞，影响生长。

防治方法：在凤蝶蛹上曾发现大腿小蜂和另一寄生蜂寄生。因此，在人工捕捉幼虫相采蛹时把蛹放入纱笼内，保护天敌。使寄生蜂羽化后能飞出笼外，继续寄生，抑制凤蝶的发生；在幼虫幼龄期喷 90%敌百虫 800 倍液或 50%杀螟松乳剂 1000 倍液。每 7 天一次，连喷二或三次；待幼虫三龄后喷每克含菌量 100 亿的青虫菌 300 倍液，每隔 10～15 天一次，连喷二或三次；大量发生时，用苏云金杆菌菌粉(每克含孢子 100 亿)500～800 倍液喷雾，效果好，且对人畜安全。

4. 蛞蝓　是一种软体动物，成虫、幼虫舔食叶、茎和幼芽。

防治方法：发生期用瓜皮或蔬菜诱杀；喷 1%～3%石灰水防治。

5. 地老虎　以幼虫危害，咬断根茎处，白天常于被害株根际或附近表土找到。

防治方法：可用 90%的晶体敌百虫 1000 倍液拌毒饵诱杀。

六、采 收 加 工

(一)采收

黄柏造林后 10～15 年可以剥皮采收。于 5～6 月黄柏旺盛生长时期，树液流动最快，水分充足，有黏液，此时容易将皮层剥离木质部。多采用环状剥皮再生新皮的方法使植株再生新皮，几年后又可继续剥皮。其方法参照厚朴环状剥皮。

(二)加工

剥下树皮后，趁鲜刮去粗皮，至显黄色为度，在阳光下晒至半干，重叠成堆，用石板压平，再晒干，贮藏于通风干燥处。

(三)质量要求

以身干、粗皮去净、皮厚、断面色黄者为佳。

Ⅳ. 红　豆　杉

一、来　源

红豆杉为红豆杉科红豆杉 *Taxus chinensis*(Pilger) Rehd.的茎皮。

二、植物学特征

常绿乔木；小枝互生。叶螺旋状着生，基部扭转排成二列，条形，微弯，下面沿中脉两侧有两条宽灰绿色或黄绿色气孔带，绿色边带窄，中脉带上密生微小乳头点。雌雄异株；球花单生于叶腋；雄蕊多数，花粉粒无气囊；胚珠单生于花轴上部侧生短轴的顶端，基部托以圆盘假种皮。种子扁卵圆形，生于红色肉质的杯状假种皮中，长约 5mm，先端微有 2 脊，种脐卵圆形。花期 4～5 月，种子当年成熟(图 17-4)。

本植物的叶(红豆杉叶)、种子(血榧)亦供药用。

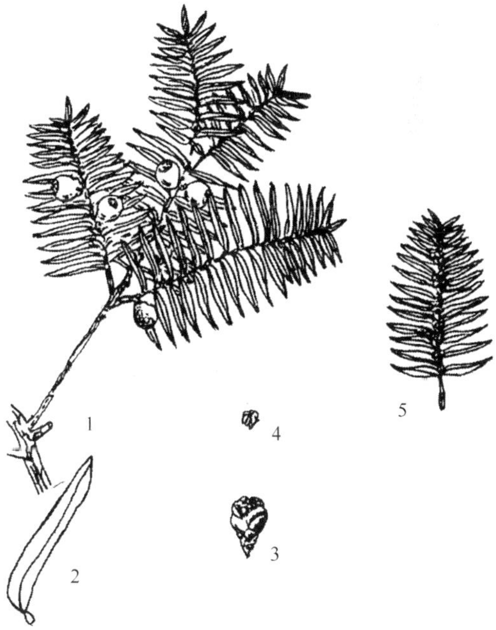

图 17-4　红豆杉(李万林绘)

1. 种子枝；2. 叶；3. 雄球花；4. 雄蕊；5. 雄球花蕊

三、主产区与适宜生长区

红豆杉主产于甘肃、陕西、湖北、四川等省。

南方红豆杉分布于浙江、重庆、江西、广西、广东、福建、湖南、湖北、河南、陕西、四川、贵州、云南、安徽等省(区、市)。南方红豆杉主要生长区域生态因子范围：大于等于 10℃积温 1331.7～7935.7℃；年平均气温 14.3～26.2℃；1 月平均气温-0.9～13.2℃；1 月最低气温-7.5℃；7 月平均气温 11.6～28.5℃；7 月最高气温 33.5℃；年平均相对湿度 69.6%～82.4%；年平均日照时数 1098～2512h；年平均降水量 801～1694mm；土壤类型以红壤、黄壤、黄棕壤等为主。与南方红豆杉主产区生态相似度为 95%～100% 的省区有：云南、四川、湖南、湖北、贵州、广西、安徽等，为南方红豆杉主要的适宜生长区。

四、生物学特性

(一) 生长发育习性

为阴性树种，具有较强的适应性和萌发能力。生长缓慢，通常 30～40 年才能成材，寿命长。种子纯度为 80%左右，千粒重为 67g。种子坚硬，棕色，具生理休眠特性，其形态成熟时胚非常小，不到成熟胚的 1/4；在自然状态下需经两冬一夏（18 个月）方能完成其生理后熟。种子播种当年苗高 10～20cm，第二年 15～30cm，第三年苗高 25～45cm 时，可出圃定植。15 年后开花结果。花期 4～5 月，果期 6～8 月，种子成熟期 9～10 月。

(二) 生长发育与环境条件的关系

喜温暖湿润气候，多生于海拔 800～1500m 的台地、河谷、沟边林阴湿处或阴坡半阴坡地带，少数生长在针、阔叶林间或房前屋后，零星分布。对土壤要求排水良好，腐殖质丰富的酸性土，中性及钙质土的山地也能适应。pH5.5～6.5，年降雨量 800～1200mm，空气湿度 80%左右，年平均气温在 12℃以上，均适宜生长。

五、栽 培 技 术

(一) 繁殖方法

分有性繁殖（种子繁殖）和无性繁殖（营养器官繁殖），近年来已采用组织培养这一新常规繁殖方法。

1. 种子繁殖

(1) 种子的采收及处理：红豆杉种子于 10～11 月成熟。成熟特征：假种皮逐渐膨大，由绿色变为黄色，再变为红色时，种子已成熟。成熟的假种皮有甜味，是鸟、鼠等喜食之物，也是牧人喜食之物，应立即采收。采收后堆放 3～4 天，搓去假种皮，用清水洗净，清除杂质，滤出种子，置于通风干燥处晾干。

(2) 种子贮藏及催芽：红豆杉种子属生理休眠型，种子胚非常小，不到胚腔的 1/4。因此，必须经过催芽处理，完成其生理成熟阶段，才具有正常发芽能力；否则要一年半才能陆续发芽，发芽极不整齐，也易造成腐烂。

1) 湿砂贮藏：用塑料网袋装进种子，每袋 250g 左右。选室内一角或室外地势较高，背风，排水良好处挖穴，保持温度在 20℃，底部平整。先铺一层 15cm 厚的干净河砂，将装有种子网袋平铺于河砂之上，再铺一层 2cm 厚的河砂，如此铺 4 或 5 层即可，上面盖河砂 7～8cm。河砂的湿度以含水 15%～20%为宜。砂藏过程中，每半个月将袋取出翻动一次，浇水将河砂拌湿润，依上述方法继续贮藏。

2) 低温层积催芽：将上述贮藏后的袋装种子，置于 5℃低温处理 5 个月左右，可以打破种子的休眠，能缩短种子休眠时间7～8个月，以利提高种子的发芽率。

(3)播种与管理：经催芽的种子，种壳出现裂嘴露白时，即可播种；每667m^{2}施腐熟的厩肥2500～3000kg与土拌匀，苗床开成高厢，宽1.2m，长视地形而定，一般为4～5m。沟播或撒播，厢上横开沟，距离20cm，沟宽10cm左右，每沟播种约50粒左右，均匀撒于沟内，覆细土厚2cm。浇水，上盖一层稻草或其他草类，或用竹片弓形，盖上塑料薄膜。搭棚高1.3m，上盖树枝或竹，透光度40%左右，或用尼龙遮阴网即可播后防止鸟害、鼠害和其他危害；浇水保持土壤湿润。播种一个月后开始出苗，立即去掉覆盖物，保留阴棚，清除苗床内杂草，保持厢沟畅通，以免积水，常检查阴棚，有损处立即补上，避免阳光直晒，幼苗受灼伤或死亡。

2. 扦插繁殖　红豆杉是一种易于插活的植物，在自然界中萌发力强。在生产中能在短期繁殖出大量的苗木，缩短繁殖周期，成活率达95%以上。

(1)插穗的选择：选择8年以上的生长健壮的母株，剪取当年生或两年生枝条，枝条要饱满，有顶芽的上部主枝或侧枝，含营养物质和水分较多，插后易于成活。枝条纤细、下垂的不宜采取。因植物体内有再生作用，在末端能生长根，上部发出新芽，加上激素能支持再生，就能形成新个体。

(2)枝条修剪与处理：扦插枝条一般剪成12～15cm长，上切口为斜面以利排水，下切口为马蹄形，剪口尽量在节上部。为使穗条在生根萌发前有部分光合作用，保持水分，以免蒸发过大，影响水分平衡须留部分枝叶，穗条下部侧枝及叶片应剪去。为防止日晒、风吹，剪制的插穗应放置于阴凉处。将插穗每50枝捆成一束，放在生根激素中进行处理。用ABT_2生根粉(200～500)×10^{-6}浸泡4～6h或吲哚丁酸均可。大面积扦插，因需要大量容器，也不便操作，用1000×10 ^{6}ABT_2或IBA快速插穗，立即进行扦插，此法方便，省时，成苗率高。不进行激素处理也能生根发芽，但成活率仅有30%左右。

(3)插床的选择及整理：插床应选择地势平坦、背风、向阳，排水良好的地段，亦可选用林荫下进行扦插。深挖25cm，拣尽石块、树根等物，土壤碎细。按12m宽，高25cm，长5m或依地势而定，沟宽5～40cm，厢面上撒一层细腐殖质土，加少量腐熟的厩肥，与土充分拌匀，厢面平整。或用蛭石或腐殖质加蛭石或加园土均可。

(4)扦插方式：在厢面上横开沟，深10cm左右，沟距15cm，每沟上按4～5cm斜放一枝插穗，能放18支左右。插的深度为插条的2/3。放好覆盖细土，随即用手或用锄将松土压实或用脚踏实，使土均插穗密切结合，面上再盖细土。依次一沟一沟进行下去，直到厢插完为止。插完后立即浇水。

(5)搭棚与覆盖：红豆杉扦插后立即搭棚蔽荫。用竹或竹片搭成弓形棚架，高40～45cm，盖塑料薄膜，周围用土或砖石压实，不留空隙，进行全封闭，然后在塑料棚架上，即厢面，搭高1.3m阴棚，用树枝或草盖上，也可用黑色尼龙遮阴网盖上，透光度30%～50%。

(6)插床的管理：主要是控制光照，采取遮阴措施，抑制插穗水分的蒸腾和降低插穗呼吸强度，以利插穗尽快生根成活。天气干燥，温度过高时，阴棚上增加覆盖物，清早浇水，中午可将封闭的塑料薄膜于厢头揭开，促进通风，达到降温，下午封闭。加强管理，浇水，除草，杂草必须早除，以免与苗争水分、光照、养分。根据插穗生长情况及

展叶程度，逐步将苗床塑料薄膜揭开，使插苗适应外界环境，但阴棚不能揭开，只加大透光度达 60%左右为宜。

3. 组织培养繁殖

(1) 愈伤组织的诱导：选取生长健壮的母株。剪取一或二年生绿枝，直径 0.2cm 以上的嫩枝，用洗衣粉清洗干净，再用 70%乙醇很快地浸蘸，取出放到 0.1%升汞溶液中消毒 3min 左右，用灭菌水清洗 4 或 5 次。截成 1～2cm 长的小段，在无菌条件下，接种到诱导培养基上。在(23±2)℃培养室内光照培养，光照强度为 1201lx，每天照明 12h。培养一周后，个别外植体开始膨大；两周左右有少数外植体开始形成愈伤组织；三周左右多数外植体发生愈伤组织；一个月时，大部分外植体产生愈伤组织。在上述诱导培养基中，以含 2,4-D 激素组合的培养基组织发生率较高，在培养基中增加 10%椰子汁，可以提高组织的生长势和诱导率。

(2) 愈伤组织的培养：在 MS 培养基上，红豆杉的愈伤组织诱导率较高，但生长较为缓慢，不同的培养基及其不同的激素的配比，对红豆粉愈伤组织的生长影响很大。红豆杉细胞悬浮培养细胞生长率较好。这一工作目前尚处于实验研究阶段，若应用于生产，还有待进一步的研究。

(二) 移栽和定植

1. 移栽

幼苗移栽：无论是播种或扦插的苗，均生长过密，待苗高 15～20cm 时进行移栽。土地与苗床一样，行株距 30cm 栽一株，每穴施用腐熟的厩肥加过磷酸钙 250g 左右与土拌匀。栽后搭棚，浇水，加强管理。

2. 定植

(1) 定植季节：红豆杉定植，一般从冬季至第二年春季萌发进行。

(2) 定植方式：在山坡或林间，可按 3m×3m 或采用茶园式双行定植，行株距以 1～0.8m 为宜。

(3) 栽植操作方法：挖穴深 40cm，穴宽 45cm，每穴施用厩肥、土杂肥(少量钙镁磷或过磷酸钙) 1kg 左右，与穴土拌匀。栽时将根和植株下部的枝条适当修剪，每穴栽苗一株。根系平伸，放松土后将植株向上提，使土与根密切接触，覆盖细土压紧，再盖一层松土，浇水。

(4) 盆栽：陶土盆，在排水孔放碎盆(瓦)片以利排水，又不使土壤流失。填腐殖质土加园土各一半，并掺少量腐熟油饼或厩肥，装到 1/3 时。将红豆杉苗放于盆中央，一手拿苗，扶正植株，一手填土，直至满盆。然后振动盆，并将苗向上提一提，使根舒展，用手将土压紧；使土低于盆面 2～3cm。浇水淋至盆底流出水为止。置放室内或林荫下，栽后 2～3 年翻盆换土，加强日常管理。

(三) 管理

定植后 3～5 年内；每年中耕除草二或三次。根据植物生长情况追施氮肥一或两次，以促植株生长。5年后每年割除杂草一次，天旱时未成林的应进行浇水，同时注意排水。修剪枝叶后适当追施厩肥。

六、采收加工

(一)采收

1. 采收枝叶 一般在定植后3～4年，方可进行部分枝叶的采收，每年采收一次。采收时间：在夏季和秋季，因这时枝叶中贮存了大量的物质。

2. 采收树皮 红豆杉一般在定植后15年方可剥皮，可采取间伐，也可采用条剥方式进行轮剥。剥皮在6～7月生长旺季进行，皮内营养和树干内液汁增多，形成层的细胞分裂迅速，皮与木质部易于分离剥离，其有效成分含量较高。

3. 果实的采收 因果实成熟不一致，一般应在10～11月，分期分批采收。果实由绿色变为绿黄色，再由绿黄色变为红色时立即采收。

(三)加工

1. 树皮、树叶的加工 均需干燥，以阴干、晒干、烘干或应用远红外干燥方法。使水分除去，以免霉变、虫蛀，抑制活动，防止有效成分的分解破坏等。加工成浸膏，方便运输。其方法是：将干燥的红豆杉皮、枝叶粉碎，用95%乙醇或工业乙醇冷浸数次过滤，合并过滤液，减压回收乙醇即得棕色的浸膏。

2. 种子的加工 将采收后的红豆杉果实堆放3～4天，搓去红色的假种皮，用清水洗净，晾干水气即可。假种皮收集可作饮料。

(三)贮藏

干燥枝、叶、皮后，立即打捆包装，置于通风干燥处，防止潮湿，以免霉变。浸膏用塑料桶或玻璃器皿盛装，放避光处保存。种子用湿润河砂层积保存，或装入袋内贮藏，防止鼠咬、潮湿、霉变。

第十八章　全草类药材

Ⅰ. 石　　斛

别名　黄草，吊兰花，金钗花。

一、来　　源

石斛为兰科金钗石斛（石斛）*Dendrobium nobile* Lindl.的茎。

二、植物学特征

多年生附生草本，高30～50cm。茎丛生。黄绿色，上部较扁平，多节。叶互生，矩圆，无柄，近革质。总状花序，通常具花2或3朵；苞片膜质，小，卵形；花大，下垂；花萼及花瓣白色，末端呈淡红色；萼片3，几等长；花瓣与萼片几等长，唇瓣近基部中央有一深紫色斑块。蒴果。花期5～6月（图18-1）。

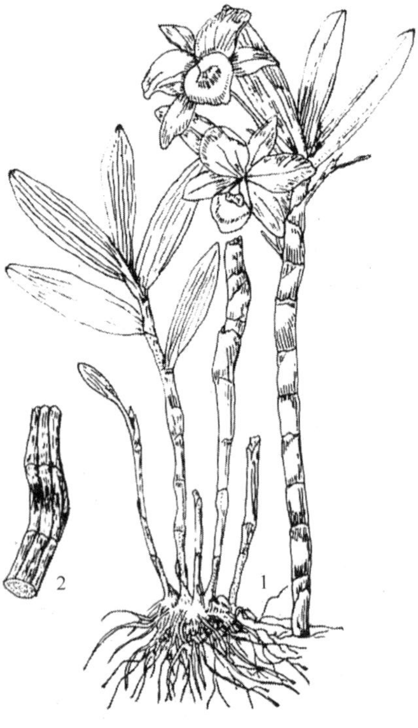

图18-1　金钗石斛（李万林绘）
1. 植株；2. 金钗石斛药材

本属多种植物的茎均作石斛药用，如束花石斛（黄草石斛）*D. chrysanthum* Wall.、马鞭石斛 *D. fimbriatum* Hook. var. *ochlatum* Hook、环草石斛 *Herba Dendrobii* Loddigesii 等。

三、主产区与适宜生长区

金钗石斛主产于四川、贵州、广西、广东、云南、湖北等省区，分布于云南、贵州、四川、重庆、广西、广东、海南、台湾、湖南、湖北、西藏等省（区、市）。金钗石斛主要生长区域生态因子范围：大于等于10℃积温638.6～7973.5℃；年平均气温 12.9～28.1℃；1 月平均气温−5.8～17.5℃；1月最低气温−11.5℃；7月平均气温8.5～

28.1℃；7 月最高气温 33.1℃；年平均相对湿度 67.1%～82.9%；年平均日照时数 1040～2226h；年平均降水量 543～1827mm；土壤类型以赤红壤、红壤、黄壤、棕壤、紫色土等为主。与金钗石斛主产区生态相似度为 95%～100%的省区有：云南、四川、广西、湖南、广东、福建、贵州、湖北、浙江等，为金钗石斛主要的适宜生长区。

环草石斛分布于广西、广东、海南、贵州、云南等省(区)。环草石斛主要生长区域生态因子范围：大于等于 10℃积温 4218.3～8954.8℃；年平均气温 21.1～ 28.6℃；1 月平均气温 6.7～17.8℃；1 月最低气温 3.4℃；7 月平均气温 19.6～28.5℃；7 月最高气温 33.1℃；年平均相对湿度 77.0%～83.1%；年平均日照时数 1271～2090h；年平均降水量 1274～1817mm；土壤类型以赤红壤、砖红壤、红壤、黄壤、棕壤等为主。与环草石斛主产区生态相似度为 95%～100%的省区有：云南、广西、广东、福建、贵州、海南等，为环草石斛主要的适宜生长区。

四、生物学特性

(一) 生长发育习性

石斛为常绿草本植物，一般在 3 月左右气温在 10～15℃开始发芽，5～6 月气温在 22～25℃左右开花，花期长达一个月，8～9 月气温在 23～28℃结实，种子常常发育不全，一般不萌发，只在特定真菌的作用或人工提供适宜的温度、湿度、光照和营养条件下，种子才能发芽，发芽率一般在 90%左右。三年生以上的石斛叶子在秋冬季节有脱落现象，而在 3～5 月其茎上端常会有腋芽产生，慢慢地会长出气生根，俗称“高芽”，可作为繁殖材料。

(二) 生长发育与环境条件的关系

石斛喜阴凉湿润、背阴避光的环境，强光和暴雨对其生长不利，野生条件下的石斛多生长于热带和亚热带的高温多湿森林中的树上和林下岩石上，以部分根附生于树皮上或岩石表面，既能起到固定和支持作用，又可从附生对象表面吸收养分和水分，满足生长发育的需要。西南地区多长在海拔 1000m 以下、年降水量 1000mm 以上、相对湿度 85%左右、年均温在 17℃以上的地区。以在半阴半阳的地方附生于布满苔藓植物的岩石上和树上的石斛质量较好。

五、栽 培 技 术

(一) 繁殖方法

分为有性繁殖和无性繁殖两大类，目前生产上主要采用无性繁殖方法。

1. 有性繁殖 即种子繁殖。种子极小，每个蒴果约有 20 000 粒，呈黄色粉末状，通常不发芽，只在养分充足、湿度适宜、光照适中的条件下才能萌发生长，一般需在组培室进行培养。其技术含量高，操作复杂，对人员和设备的要求较高，尽管其繁殖系数极高，但成功率极低。

2. 无性繁殖

⑴分株繁殖：在春季或秋季进行，以 3 月底或 4 月初石斛发芽前为好。选择长势良好、无病虫害、根系发达、萌蘖多的一或二年生植株作为种株，将其连根拔起，除掉枯枝和断枝，剪掉过长的须根，老根保留 3cm 左右，按茎数的多少分成若干丛，每丛须有茎 4 或 5 枝，即可作为种茎。

⑵扦插繁殖：在春季或夏季进行，以 5～6 月为好。选取三年生生长健壮的植株，取其饱满圆润的茎段，每段保留 4 或 5 个节，长 15～25cm，插于蛭石或河砂中，深度以茎不倒为度，待其茎上腋芽萌发，长出白色气生根，即可移栽。一般在选材时，多以上部茎段为主，因其具顶端优势，成活率高，萌蘖数多，生长发育快。

⑶高芽繁殖：多在春季或夏季进行，以夏季为主。三年生以上的石斛植株，每年茎上都要萌发腋芽，也称高芽，并长出气生根，成为小苗，当其长到 5～7cm 时，即可将其割下进行移栽。

⑷离体组织培养繁殖

1)种子试管播种：采下石斛未开裂的蒴果，先用 10%的次氯酸钠水溶液浸泡 5～10min，然后用无菌水冲洗，在无菌条件下切开，取出其中的种子，接种于 MS、KC 培养基中培养，一般在接种后 1～2 周，种子萌发，二或三个月可长出第一片叶，随后开始长根，当其长出 4 或 5 片叶并具有 3 或 4 条根时，可取出炼苗后移栽。

2)茎尖及茎段离体培养：在石斛的生长旺盛期，切取当年生茎枝作为培养材料，先剥除叶片，再用 15%次氯酸钠进行表面消毒，置于无菌条件下，将茎枝切成约 5mm 长的小段，接种 MS 或努森培养基中，置 26℃左右培养，每天光照 12h，2～3 周腋芽长出，一个月可得到完整的植株。

(二)栽种方法

一般在春分至清明植株萌动前为好。

1. 岩石栽培 选择河沟山谷旁和阴湿林下的岩石堆作为栽培场所，以长有苔藓的岩石或石壁为好。石缝和石坎上可直接将分好的种株用竹篾或树藤绑牢，也可用小石块压住；岩石表面可用人工凿成宽 10～15cm，高 12cm，长随地势而定的石梯，或按株行距 30cm×50cm 打成深 5cm、直径 10cm 的石穴，直接将种株固定在石梯或石穴中。

2. 贴树栽种 宜选择皮厚、沟纹多、分叉多、含水分多、常有苔藓生长的阔叶树种植，如黄角树、油桐、青杠、香樟、楠木、梨树、枫杨树等。在选好的树干上，按株距 30～50cm，分别用刀砍一浅裂口，将石斛株从基部紧贴在裂口处，然后用竹钉钉牢或用竹篾绑牢，最后用牛粪、泥浆涂抹在根部及周围的树皮上即可。

土石砾栽培：在靠近水源的地方，搭棚遮阴，也可在林下荫蔽的地方，整地作畦，畦宽约一米，畦面铺 10cm 厚的石砾，然后按株距 5～8cm 栽上种株，以后经常保持畦面湿润。

（三）田间管理

1. 浇水　由于石斛喜阴凉湿润的环境，在其生长期内要经常保持湿润，遇到天旱时可适当浇水，以利株丛的生长。

2. 追肥　种后第二年开始，需要进行追肥。一般每年两次，第一次为促芽肥，在春分至清明前后进行，以刺激幼芽发育；第二次为保暖肥，在立冬前后进行，使植株能够贮存养分，从而安全越冬。通常都是用油饼、豆渣、牛粪、猪粪、肥泥加磷肥及少量氮肥混合调匀，然后在其根部薄薄地糊上一层。由于石斛的根部吸收营养的功能较差，为促进其生长，在其生长期内，常常每隔 1～2 个月，用 2%的过磷酸钙或 1%的硫酸钾进行根外施肥。

3. 除草　种在岩石上的石斛，常常会有杂草滋生，直接与石斛的根部竞争养分，影响石斛的养分吸收，为保证石斛的生长，必须随时将其拔除。

4. 修整茎枝及树皮　在春季植株发新芽前，要剪去枯枝和部分老枝，以利于植株的生长。而对于附生于树上的石斛来说，尽管属于喜阴植物，但过于荫蔽，不利于植物同化物质的形成，直接影响植株的生长，需将附生树上生长过密的枝条和不定芽除去，保证植株得到适宜的光照和雨露。

（四）病虫害防治

1. 石斛炭疽病　发病期为 1～5 月，叶片出现深褐色或黑褐色病斑，严重的连茎枝上也出现病斑。

防治方法：每隔 10 天左右用 50%多菌灵 1000 倍液或 50%甲基托布津 1000 倍液喷洒病部，连续 3～5 次即可。

2. 石斛黑斑病　发病期为 3～5 月，叶片出现黑褐色斑点，严重时扩大至整个叶片，导致叶片枯萎。

防治方法：预防为主，发病高峰期喷洒 50%多菌灵 1000 倍液一或两次，可预防病害发生；发现病害后，喷洒 50%多菌灵 1000 倍液二或三次，可控制病害蔓延。

3. 石斛煤污病　发病期为 3～5 月，老枝叶片上覆盖一层褐色粉末状物，影响同化物质的形成。导致植株发育不良。

防治方法：病期用 40%乐果乳剂 1500 倍液或 50%多菌灵 1000 倍液喷洒二或三次。

4. 石斛菲盾蚧　是石斛的主要害虫，主要危害石斛的叶片，吸取汁液。同时诱发煤烟病。使植株枯萎，严重的可导致植株死亡。

防治方法：药剂防治，早春选用石硫合剂处理，杀灭越冬害虫；人工捕捉害虫，并将石斛老枝叶剪下，集中烧毁。

5. 蜗牛和蛞蝓　属软体动物，主要危害叶片和花瓣。白天多躲在阴暗潮湿的地方，夜间出来活动，啃食植株的叶片和花瓣。一旦大量发生，危害性极大，常常一个晚上就能把植株吃得面目全非。一般在叶片上发现有光亮的透明黏液线条痕迹时，即可说明有这类害虫活动。

防治方法：用麸皮拌敌百虫，撒在害虫经常活动的地方进行毒饵诱杀；在栽培床及周边环境喷洒敌百虫、溴氰菊酯等农药，亦可撒生石灰、饱和食盐水；注意栽培场所的清洁卫生，枯枝败叶要及时清除场外。

六、采 收 加 工

（一）采收

石斛栽后2～3年即可采收，一般生长的年头越长，植株的茎数就越多，相应的单产就越多。由于其药用部位是全草，一年四季均可采收，但以立冬后至清明前为最佳采收期，这时石斛已停止生长，茎枝坚实饱满，折干率高。采收时用剪刀按照采老留嫩、割大留小的原则剪取茎枝，这样能够让植株继续生长，以便每年都能收获。

（二）加工

加工方法因地而异，鲜石斛在产地采收后，可直接外运供药用，也可加工成黄草，方法如下：去掉石斛的叶片和须根，置清水中浸泡5～7天，使叶鞘膜质腐烂，然后用硬刷将其从茎秆上刷掉，亦可用糠壳及麻袋揉搓，然后晾干水气，放到炕上烘烤，并用草垫、麻袋、竹席盖好，勿使透气，有的产区在烘烤前，还要将石斛先在沸水中煮或蒸5～10min 再行烘炕。烘炕火力要均匀适中，以防暴干而过于干枯，烘到九成干时，要边干边收，收后要喷以沸水，顺序堆放，并用草垫盖严，待呈金黄色时再烘至全干。

（三）质量要求

鲜石斛以有茎叶，茎绿色或黄绿色，叶革质，气味清香，折断有黏质，无枯茎败叶，无泥沙及杂质为合格；黄草以色金黄，有光泽，质柔韧，无泡秆，无糊黑，无叶鞘膜皮，无根蔸为合格。

（四）贮藏方法

鲜石斛用竹篓包装，少量时可用砂藏。存放于潮湿阴凉处。黄草装于木箱中或打捆外包篾席贮运，存放于阴凉通风处。

Ⅱ. 绞　股　蓝

一、来　　源

绞股蓝为葫芦科绞股蓝 *Gynostemma pentaphyllum*（Thunb.）Makino.的植株。

二、植物学特征

草质攀缘藤本；茎柔弱。具槽纹；卷须丝状，2分叉，着生叶腋。叶鸟足状5～7小叶，小叶片宽披针形，膜质，边缘有疏锯齿，中间小叶最长。雌雄异株；圆锥花序腋生；花小，花萼、花冠均5裂；雄蕊5，分离；花柱3，柱头2裂，子房球形，2或3室；瓤果球形，直径约7mm，熟时黑色，有种子1～3颗。种子宽卵形，两面有小瘤点。花期7～9月，果期8～10月（图18-2）。

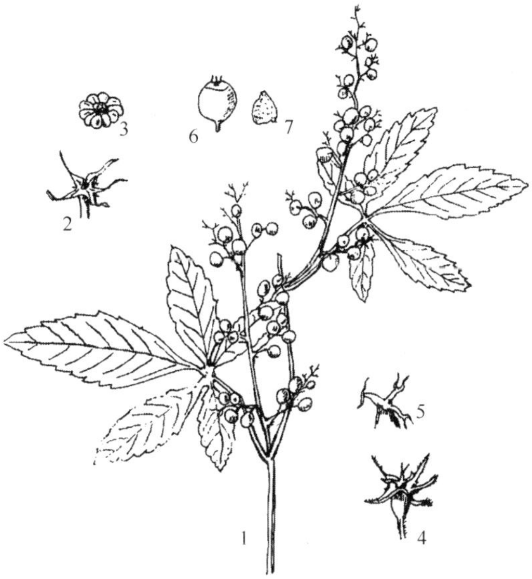

图18-2　绞股蓝（李万林绘）

1. 果枝；2. 雄花；3. 雄蕊；4. 雌花；5. 雌蕊；6. 果实；7. 种子

三、主产区与适宜生长区

绞股蓝主产于长江以南各省区及陕西南部。绞股蓝主要生长区域生态因子范围：大于等于10℃积温632.4～7430.4℃；年平均气温11.7～28.0℃；1月平均气温-3.4～14.9℃；1月最低气温-9.4℃；7月平均气温12.6～28.4℃；7月最高气温33.6℃；年平均相对湿度65.1%～85.0%；年平均日照时数946～2206h；年平均降水量761～1627mm；土壤类型以紫色土、砖红壤、红壤、黄壤、黄棕壤、棕壤等为主。与绞股蓝主产区生态相似度为95%～100%的省区有：云南、四川、湖南、贵州、湖北、广西、陕西、福建、江西等省，为绞股蓝主要的适宜生长区。

四、生物学特性

（一）生长发育习性

绞股蓝萌发出土与气温有关，一般南方早而北方晚，如广西2月中、下旬即可萌发，而北京推迟至5月初。绞股蓝在5～9月，地上茎生长旺盛，7～9月为开花期，8～10月为果实成熟期。入秋后地上茎生长逐渐缓慢，而地下茎迅速生长、增粗。霜冻后，地上部分枯萎，地下部分越冬休眠。在低纬度地区，如海南等省区，一年四季均可生长。

绞股蓝无性繁殖能力极强，雌雄异株，雌雄株比例天然条件下为1∶21，种植时需合理配置。

（二）生长发育与环境条件的关系

野生者分布于海拔 300～3200m 的山地林缘、疏林下、山谷溪旁，道路两侧、灌丛、陡崖石缝内等背风、水湿条件好的地方。南坡长势好，而北坡弱。喜温凉、湿润气候，忌干旱、涝渍、大风、严寒和暴晒。绞股蓝为阴生植物，以光照度 65%～75%时，生长发育最好，干物质积累最多，总皂苷含量也高。以上层具覆盖、中层有攀物，能通风透光的环境条件力最好。

绞股蓝对土壤要求不严格，弱酸性土壤和弱碱性土壤均可栽培。

五、栽 培 技 术

（一）选地整地

1. 育苗地　育苗地应选择肥沃、疏松、排水好、靠近水源、地势平坦的林缘、疏林下。清除石块杂物，深耕细整，过冬后每 667m^2 施农家肥 5000kg、过磷酸钙 25kg、硫酸铵 25kg。然后整细耙平。作 1.3m 宽的高畦。

2. 栽植地　选富含腐殖质、疏松湿润、含氮磷丰富、土层深厚、蓄水保水性能好的细砂土，山地壤土或砂壤土为好，也可选果园地。整地时应深翻土，每 667m^2 施入 1500～2000kg 厩肥或堆肥、磷酸二铵 10kg，整细耙平，作 1.3m 宽的平畦（北方）或高畦（南方）。

（二）幼苗培育

1. 种子培育法　8～10 月种子陆续成熟，分批采收成熟果实（果实表面蓝黑色）或果序，放于阴凉通风处阴干备用。播种期为 3 月中、下旬至 4 月初。播种前用 35℃左右的温水浸泡种子 4～8h，吸水膨胀后捞出种子，再将其浸泡于 500 倍的硫酸铜或高锰酸钾、甲醛药剂溶液中 2～4h 灭菌。之后捞出，晾干种皮上的水分，即可播种。按 30cm 沟距在畦面上开宽 6～10cm、深 3～5cm 的播种沟，将种子均匀播入沟内，覆盖约 1cm 厚的细土。再盖草于畦面上，以保持土壤湿度。

在高海拔地区，为增温保湿，宜于播种后覆盖地膜。播种后应视旱情，适时浇水。当出苗 70%左右时，于傍晚或阴天轻轻揭去覆盖物，并同时搭好阴棚。当幼苗长出 4 或 5 片真叶时，便可出圃移栽。

2. 压条培育法　在中耕除草后，将藤蔓一根一根地轻轻牵动，使其以蔸为中心呈辐射状分布，去掉过密的藤蔓，用湿润细土每隔一或两茎节压土一或两节即可。一周左右，地下茎节开始长出不定根，地面茎节、腋芽迅速生长，形成新枝，待新枝长出 3～5 片叶时，便可将其切段产生独立幼苗，待移栽。

3. 扦插培育法　在 6～10 月均可进行，春秋雨季成活率高。选生长健壮、节间密植株，截下茎蔓，剪成若干小段，每一个小段要求有 3 或 4 个节，去掉下部两节上的叶片，插入基质中(水、砂或细土)。成活前应适当遮阴，细土作基质时应保持一定的湿度。

(三)移栽

用以上方法培育的幼苗一般于10月至第二年5月出圃定植，以3～4月为佳。选阴天进行，行株距40cm×30cm，每667m^2栽3000株左右。

(四)田间管理

1. 苗期管理　绞股蓝幼苗旱性差，怕烈日直射，怕干热风。此时的管理措施主要有：勤浇水，遮阴避风，松土除草。

2. 搭棚支架　棚架一般高1.5～2.5m，上盖秸秆或稻草、塑料网等物遮阴，覆盖要均匀，不宜太稀与太密，控制光照度在65%～75%内即可。支架可用竹竿或树枝插成“人”字形，引蔓缠绕生长。

3. 追肥、浇水　苗期可追施稀的人畜粪水；生长期一段追肥二或三次，以氮磷钾复合肥为佳，每次每667m^2施7～12kg，特别是每次收割后都需追肥一次。绞股蓝喜湿润，以免干旱。雨季注意排水，以免涝死。

(五)病虫害防治

1. 白绢病　6～7月高温多雨季节发病严重。危害茎基部，使之变褐腐烂，表面覆盖一层白色绢丝状菌丝。

防治方法：不与易发生白绢病的作物轮作；发病初期及时拔除病株，并烧毁或深埋，病穴周围用石灰消毒。发病初期用50%多菌灵可湿性粉剂防治。

2. 地下害虫　主要害虫有地老虎、蛴螬、蝼蛄等，危害地下根茎，造成缺苗、缺窝。

防治方法：人工捕杀；90%晶体敌百虫做成毒饵诱杀。

六、采收加工

(一)采收加工

南方地区每年可采收3或4次，北方地区采收两次。当植株高或茎长达2～3米以上，选晴天，在距离地面15～20cm处收割，保留二或三片绿叶在原植株上，以利萌发生长。每年最后一次收获可齐地面收割。采收后晾晒干燥，即可包装出售。

(二)留种

在头年收割绞股蓝时，做好雌雄株标记，收割后将其根茎挖出，按雌雄株1∶3或1∶2混合栽植于种子田中，可提高种子质量和产量。9月底至11月初，于种子田中采收成熟果实，干后去果皮，种子置阴凉通风处保存。

Ⅲ. 麻 黄

一、来 源

麻黄为麻黄科植物草麻黄 *Ephedra sinica* Stapf 的干燥草质茎。

二、植物学特性

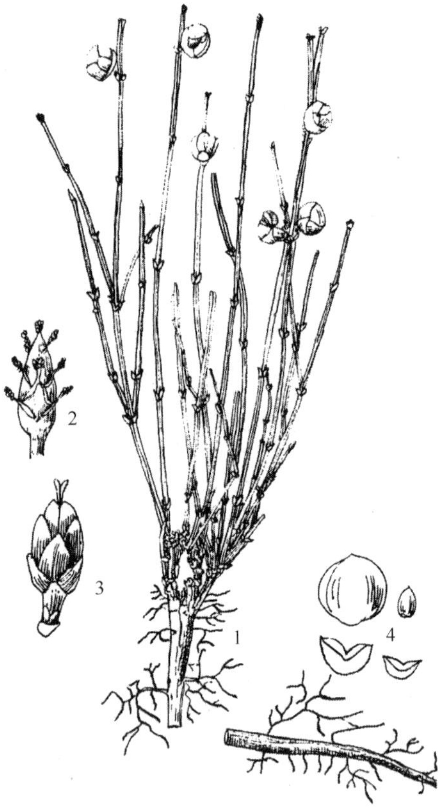

图 18-3 草麻黄(李万林绘)
1. 雌株；2. 雄花序；3. 雌花序；4. 种子及苞片

多年生草本状小灌木，高 30～70cm。木质茎短，常似根状茎，匍匐地上或横卧土中；草质茎直立，绿色，节间细长，长 2～6cm，直径约 2cm，小枝对生或轮生。叶鳞片状，膜质，基部鞘状，下部合生，上部 2 裂，裂片锐三角形，常向外反曲。雌雄异株。雄球花常聚集成复穗状，生于枝端，具苞片 4 对；雌球花生枝顶，有苞片 4 或 5 对，最上 1 对各有 1 雌蕊，珠孔管直立，成熟时苞片增厚成肉质，红色，浆果状，内有种子 2 枚。花期 5 月，种子成熟期 7 月(图 18-3)。

本植物的根(麻黄根)亦供药用。

同属多种植物的草质茎及根均供药用，如木贼麻黄 *E. equisetina* Bge、中麻黄 *E. intermedia* Schr et Mey.等。

三、主产区与适宜生长区

麻黄主产于山西、河北、甘肃、辽宁、内蒙古、新疆、陕西、青海、吉林等省区。

草麻黄分布于内蒙古、辽宁、吉林、河北、河南、山西、陕西、宁夏、甘肃、新疆等省(区)。草麻黄主要生长区域生态因子范围：大于等于 10℃积温 2282.6～4096.2℃；年平均气温 8.5～17.7℃；1 月平均气温−20.5～−2.5℃；1 月最低气温−25.7℃；7 月平均气温 18.7～25.1℃；7 月最高气温 30.0℃；年平均相对湿度 48.5%～61.1%；年平均日照时数 2308～3189h；年平均降水量 216～674mm；土壤类型以棕钙土、黄绵土、新积土、风沙土、栗钙土、栗褐土等为主。与草麻黄主产区生态相似度为 95%～100%的省区有：内蒙古、新疆、山西、陕西、河北、甘肃、辽宁、宁夏、吉林等，为草麻黄主要的适宜生长区。

中麻黄分布于甘肃、宁夏、青海、内蒙古、山西、陕西等(区)。中麻黄主要生长区域生态因子范围：大于等于 10℃积温 657.2～3068.3℃；年平均气温 9.9～15.8℃；1 月平均气温−15.1～2.9℃；1 月最低气温−21.2℃；7 月平均气温 12.3～23.2℃；7 月最高气温 30.3℃；年平均相对湿度 40.4%～68.7%；年平均日照时数 2072～3218h；年平均降水量 71～593mm；土壤类型以灰褐土、栗钙土、棕漠土、黑毡土、荒漠风沙土等为主。与中麻黄主产区生态相似度为 95%～100%的省区有：内蒙古、甘肃、新疆、陕西等，为中麻黄主要的适宜生长区。

木贼麻黄分布于甘肃、宁夏、青海、内蒙古、河北、山西、陕西等省(区)。木贼麻黄主要生长区域生态因子范围：大于等于 10℃积温 1092.9～3435.9℃；年平均气温 7.5～16.2℃；1 月平均气温−21.1～−1.8℃；1 月最低气温−25.9℃；7 月平均气温 13.4～25.0℃；7 月最高气温 32.2℃；年平均相对湿度 39.7%～69.3%；年平均日照时数 1895～3212h；年平均降水量 100～822mm；土壤类型以棕壤、暗棕壤、灰褐土、褐土、黑钙土、灰漠土等为主。与木贼麻黄主产区生态相似度为 95%～100%的省区有：内蒙古、甘肃、新疆、山西、陕西、黑龙江、吉林、河北等，为木贼麻黄主要的适宜生长区。

四、生物学特性

麻黄根系发达，根状茎分枝和延伸能力较强，使麻黄具有很强的适应性，能耐严寒和干旱，对土壤要求不严，喜生于干旱或半干旱砂质壤土中。此外，在砂土、壤土中也能生长，但低洼地和排水不良的黏土则不宜栽种。

五、栽培技术

(一)繁殖方法

1. 种子繁殖

(1)种子处理：在种子成熟期采收种子。但因麻黄授粉不全，以及长期的无节制采割。使麻黄植株内营养积累减少，导致开花结实能力降低，种子多不成熟。但因其具有假种皮，不易区别成熟种子和未成熟种子，故在翌年春季播种前应将种子按下列方法处理。

1)挤压法：用硬棒逐粒挤压种子。若稍用力就被压瘪的种子，为无胚受伤的种子，否则为有胚种子。

2)水选法：将种子放入容器中，加水并充分搅拌，再静置 2h 左右，根据饱满种子与不饱满种子及混杂物在水中沉浮情况的不同而选出下层中有胚的饱满种子。

在大面积栽培过程中，因挤压法费工费时，不常采用，而水选法操作简单，便于大量种子的筛选，故在生产上常用。

⑵ 育苗移栽

1) 选地与整地：麻黄野生于草原、荒漠草原和草原化荒漠的丘陵坡地、平原或固定沙丘地带的向阳多石的山坡或干燥砂地上。因此，砂质壤土、砂土、壤土等排水良好的缓坡地均可选择。但不能选择低洼和排水不良的黏土地段。之后进行整地，按每平方米施有机肥 4.5～6kg，施后翻耕、细耙、整平作畦。

2) 播种：产区 5 月上旬至 8 月下旬均可播种育苗，但以 6 月为最佳时期。播种方式有两种：培育一年生苗用宽带窄行(20cm×10cm)开沟播种，播种量为每平方米 22.5g；培育二年生苗用窄带宽行[(10～15) cm×20cm]开沟播种，以利通风透光，播种量为每平方米 1g。播深 0.5～1cm，用细砂覆土 0.3cm 左右，并适当镇压。保持土壤含水量在 10%左右，播后一周开始出土，20～30 天出全苗。

3) 苗期管理：麻黄长出第三对真叶时，根系深达 15cm 以上，具有一定抗旱能力，此时可适量减少灌水量及灌水次数。应注意防止田间积水，麻黄长出第六对真叶时，可追施尿素水，每平方米用 4.5～7.5g 尿素加水稀释后，分二或三次施入。苗期杂草危害严重，要及时锄尽。越冬要注意防治鼠兔危害，严禁牲畜踩踏和啃食。

4) 移栽定植：麻黄移栽春、夏、秋三季均可，其中 8 月阴雨天移栽最好，不仅成活率高，而且秧苗还苗时枯枝少，秧苗恢复快，当年生长量大；其次为早春土壤解冻至麻黄返青抽枝初期、7 月阴雨天及 8 月麻黄停长期；5～7 月及 9 月以后在砂地移栽效果差，成活率仅为 50%～62%。若移栽地为风积砂地，在移栽时，应避开风期，或要采取覆黏土和设风障等防护措施，否则易造成枯茎。在伏天移栽，要对麻黄枝茎进行适当轻度修剪，一般剪除麻黄地上部分的 50%。移栽多以一年生苗为主，二或三年生大苗移栽效果更好，生产上选根粗直径为 25cm 以上的幼苗为移栽苗，随起随栽最好，移栽苗在 2～3 天内进行远途调运，在严防秧苗高温发热的条件下也可移栽成活。麻黄定植密度视土壤肥力而定，一般高产田每平方米 15～18 穴，低产田为每平方米 9～12 穴，每穴植苗二或三株最好，单株也可，但要及时补缺。移苗要做到根系舒展，不窝根，根部与土壤接触紧密，栽植深度为 3～5cm。栽后及时灌定根水，保持土壤湿润 15 天以上(蔺福生等，1995)。

⑶ 直播：采用条播或穴播。条播，行距 30cm 左右，挖浅沟，将种子均匀地撒在沟内；穴播，穴距 30cm 左右，每穴播种 20～30 粒，覆细土 0.3～0.6cm，播后浇水，约 15 天后出苗。出苗后不需间苗，但应注意经常松土除草。

2. 分株繁殖　秋季或早春，将植株挖出，再根据株丛大小，分成 5～10 小株，然后再接行距 30cm 开沟，每隔 30cm 栽植一株，栽后覆土至根芽，并压实周围泥土后浇水。

(二) 田间管理

1) 直播者苗期应适当浇水，促其成活，苗高 6～7cm 以后，不宜过多浇水，但应松土除草。

2) 一般在每年春天返青前追肥，每平方米施多元复合肥 90g 左右，在 5 月中旬、6 月上旬、7 月中旬分三次开沟施入，开始重施，以后轻施。也可用厩肥或堆肥代替多元复合肥，每 667m^2 施入量为 1500～2000kg。

（三）病虫害防治

1. 病害 麻黄幼苗期易发生立枯病和猝倒病，每平方米用 2.25g 福美双或多菌灵灌施。

2. 虫害 麻黄幼苗及多年生幼茎易发生蚜虫危害，用 2.5%功夫 2500 倍液或 40%氧化乐果 1500 倍液防治。

六、采 收 加 工

麻黄栽培 3～4 年后即可开始采割利用，每年可采收一条，以两年轮采一次最好。采收期为白露后至翌年清明前，采割部位以不伤害根茎部不定芽萌发区为宜。用根者，可将茎连根拔起，将根与茎分开后，除去杂质，切段晒干后，即可上市。

在贮藏过程中应防止温度过高，以防色变黄，生物碱含量降低。若麻黄碱含量低于 0.8%，则不可药用。

Ⅳ. 穿 心 莲

别名 一见喜，苦胆草，印度草。

一、来 源

穿心莲为爵床科穿心莲 *Andrographis paniculala*（Burm. f.）Nees 的干燥地上部分。

二、植物学特征

一年生草本，高 40～80cm。茎四棱，下部多分枝，节膨大。茎叶具有苦味。叶对生；叶片卵状长圆形至披针形，纸质，叶面光亮，深绿色，叶柄短。总状花序顶生或腋生；苞片和小苞片微小；花冠白色，常有淡紫色条纹，唇形；雄蕊 2，药室 1 大 1 小；子房上位，2 室。蒴果长椭圆形至线形，中有 1 沟，2 瓣裂。种子多数。花期 5～9 月，果期 7～10 月（图 18-4）。

三、主产区与适宜生长区

穿心莲主产于广东、广西、福建等省区。穿心莲主要生长区域生态因子范围：大于

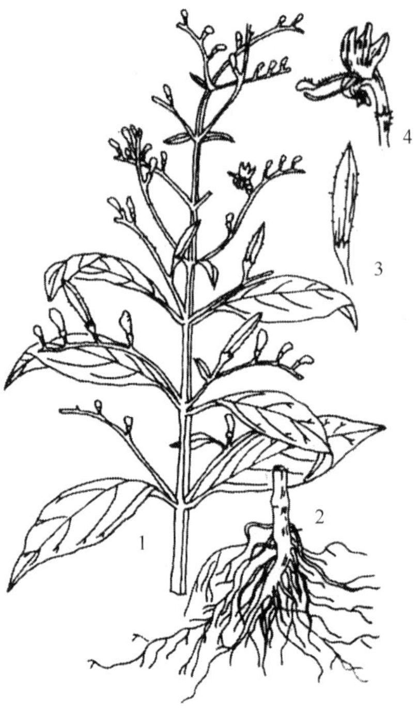

图 18-4　穿心莲(李万林绘)
1. 花果枝；2. 根；3. 果实；4. 花

等于 10℃积温 4185.9～8847.8℃；年平均气温 19.3～28.6℃；1 月平均气温 2.4～18.7℃；1 月最低气温-1.6℃；7 月平均气温 20.9～28.5℃；7 月最高气温 33.9℃；年平均相对湿度 72.4%～82.6%；年平均日照时数 1483～2194h；年平均降水量 970～1849mm；土壤类型以赤红壤、砖红壤、红壤、黄壤、紫色土等为主。与穿心莲主产区生态相似度为 95%～100%的省区有：云南、广西、湖南、贵州、广东、江西、四川、福建、湖北、浙江等，为穿心莲主要的适宜生长区。

四、生物学特性

(一) 生长发育习性

穿心莲生育期 160～200 天，从种子发芽到开花需 100～120 天，从花期到果熟需延续 60～80 天。种子细小，种皮较硬，表面有一层蜡质。种子发芽率与成熟度、温度、水分等因素有关；一般可达 90%以上。成熟种子生命可维持 3～4 年。种子发芽，幼苗生长与播种早迟、气温高低等因素有关。在平均地温 21℃条件下播种，15 天开始出苗。出苗初期，由于气温低，生长缓慢。出苗后经过 1.5～2 个月的培育，于 6 月苗高可达 7～8cm，有 3 或 4 对真叶。8 月现蕾，9 月开花，10 月果实开始成熟。以后气温下降到 15℃以下，生长缓慢，遇 0℃低温或霜冻则枯萎死亡。

(二) 生长发育与环境条件的关系

1. 温度　喜温暖环境。发芽最适温度为 25～30℃，幼苗生长适宜温度为 25～30℃。气温下降到 15～20℃时生长缓慢，气温降至 8℃左右，叶片红紫，生长停滞，0℃低温植株干枯死亡。

2. 水分　穿心莲喜湿怕旱，特别在幼苗生长期间更需要湿润，不能干旱。苗圃要经常洒水保持湿润；但过湿，根系发育不良，生长不好。且易感染病害。在速生期，需要充足水分，方能健壮生长。后期雨水不宜太少，如太少也不利于种子生产。

3. 光照　穿心莲为喜光植物。在阳光充足的情况下生长良好。据测定，在全日照下，蕾期叶中总内酯含量较遮阴下高 10%～20%。如果在荫蔽的条件下，茎秆细弱，叶片变薄。

4. 土壤　喜肥沃、疏松、保水排水良好的砂壤土或壤土，土壤反应以微酸性或中性较好。种在瘠瘠的砂土地上，生长缓慢，在黏重土壤上植株易感染病害。特别喜肥，对氮肥尤其敏感，因全草入药，生长期多次施氮肥能显著增产，留种地应增施磷钾肥。

五、栽 培 技 术

(一)选地整地

应选择地势较平坦、背风向阳、土壤疏松、肥沃、排水良好的砂壤或壤土。重黏土、瘦瘠地、冷砂土、种过新科作物的地，易感染青枯病，不宜选用。在山区可选择缓坡地、生荒地，也可在果木林下种植。选好后，可于头年冬季深翻土壤，使其风化熟化，冷冻消灭病虫。春播前结合整地，每 667m^2 施腐熟厩肥或堆肥 2000～2500kg。耕耙两遍，使土壤尽量碎细。因穿心莲种子细小，然后捡去草根石粒，整平，作成宽 1.3m 的高畦，沟宽 40cm，四周开好排水沟，准备播种用。

(二)繁殖方法

有性繁殖用种子育苗移栽和直播。无性繁殖采用扦插。

1. 育苗移栽

⑴采种：9～10 月分批采集种子，因种子成熟不一致。当果壳由青变黄或紫红色达到生理成熟时，就可开始采种。到成熟盛期，可收割全株，放在晒坝上后熟，分批扫集裂落的种子，这样可节约人力。

因种子较硬，而且外被蜡质，有碍吸水发芽。播种育苗前应先在装种子的布袋内，装入细砂，揉搓擦伤种皮，同时也擦去蜡质层。然后将种子放入 45℃的温水中，浸泡 24h，使之吸收水分。

⑵播种育苗：播种苗床有冷床、温床等几种。可根据气温情况选用，也有采用玻璃棚或塑料薄膜棚育苗的。

播种可在 4 月上、中旬进行。播前先将整好的苗床浅锄一遍，然后整平。同时将种子，火土灰和人畜粪水一起拌成种子灰，均匀撒于畦面，再覆盖一层细土或火土灰，厚度以不见种子为度。在气温低的地区，可在苗床上覆盖塑料薄膜育苗。撒播的种子用量为每 667m^2 6～7kg。不进行覆盖塑料薄膜育苗的，种子播后应及时洒水盖草，保温保湿。在平均地温 20℃的条件下，播后 10 天左右即出苗。出苗后应选阴雨天逐步揭去盖草，并加强苗圃管理，除草洒水等。幼苗出两对真叶时，施一次稀薄的人畜粪水，经过两个月左右，当幼苗长出 5 对真叶时，即可定植。

2. 直播　在 4 月中旬至 5 月上旬，先将种子、火土灰和人粪尿，拌成种子灰，然后在整好的地上，按行株距 30cm×25cm 挖穴，穴长宽 40cm，深 25cm，穴内填以细表土，然后在穴内撒入种子灰。并盖以细土和火土灰，以不见种子为度，稍加压紧，上面盖一层草，保温保湿。每 667m^2 用种 250g 左右。

扦插育苗，选疏松肥沃、排水良好的腐殖质壤土和砂壤土，灌溉水源方便的地方。将插条截成 10～13cm 长的小段，按株行距 7cm×17cm，插入土内，8 天左右即可生根，

13～15 天后移栽。

(三) 移栽

在 6 月底至 7 月初，苗高 7cm，生 4 或 5 对真叶时，即可选阴雨天，在背风向阳，土质疏松肥沃的地块上进行移栽。最好带土移栽，成活率高。一般地按行株距 30cm×25cm；采种地按行株距 45cm×30cm 栽植。移栽后紧接着要浇水数次，才有利成活。

(四) 田间管理

l. 中耕除草 移栽成活后，要注意中耕除草，用小锄浅锄表土，勿伤根。有杂草生长应及时除去。上般要进行 3 或 4 次。长至 30cm 以上时，结合中耕除草要培土，因茎秆很脆，一方面加固植株，另一方面，促进不定根生长，加强吸收水、肥能力。

2. 追肥 初期宜淡，每 667m^2 施人畜粪水 1500kg，以后每隔半月至 1 月松土锄草后施一次较浓的人粪尿，每 667m^2 2000kg，封行以后不再进行。

3. 匀苗间苗 直播地，小苗长至 7cm 时。要疏密补稀，以使生长整齐，通风透光良好，生长健壮。

4. 排灌水 雨水多时及时排水，勿使圃地积水过多，以免滋生病虫和烂根。如遇旱情要于早晚洒水，保持圃地湿润，使幼苗茁壮生长。

(五) 病虫害防治

1. 立枯病 俗称"烂秧"。多在 4～5 月，幼苗长出 2 对真叶时发病严重。受病幼苗在茎基部呈现黄褐色腐烂，地上部分倒伏死亡。

防治方法：土壤处理，每平方米用 65%代森锌和 50%多菌灵各 8g 拌 15kg 的半干细土，均匀撒入苗床；发病后用 70%敌克松 1000～1500 倍液喷雾；盖地膜的白天揭开地膜改善通透性，降低土壤湿度，抑制蔓延。

2. 稗倒病 发病初期，幼苗根茎收缩、变褐、湿腐，地上部倒伏死亡。主要是通风不良、湿度过大造成。

防治方法：注意通风，控制湿度，发病前喷 1∶1∶120 波尔多液。

3. 黑胫病 发病植株茎基部生黑色长条状病斑，并向上下扩展，使茎干缢缩，严重时植株死亡。7～8 月高温多湿时病重。

防治方法：及时拔除病株，用石灰消毒病穴；发病初期喷 1∶1∶100 波尔多液或 50%多菌灵 1000 倍液。

4. 疫病 在高温多雨季节发生，叶片上产生水浸状暗绿色病斑，随后萎蔫下垂。防治方法：可用 1∶1∶120 波尔多液或敌克松 500 倍液喷雾。

5. 棉铃虫 幼虫咬食种子，危害很大。

防治方法：用 5kg 小白菜叶拌敌百虫 100g，傍晚撒于植株周围。

其他还有蝼蛄、小地老虎、灯蛾等，可按常规防治。

六、采 收 加 工

(一)采种

一般于栽植的当年 8～11 月当果壳变黄时，就可分批采集。最好在种子大量成熟时，割取全株在地面摊晒，蒴果开裂弹出种子，在地面扫集苗种。

如果生长期短，种子不能自然成熟，就应采取提早培育壮苗，加强留种地管理，促进开花结实，幼苗缩短日照处理。据北京试验，比对照成熟提早 15～20 天；在盛花期喷施 10×10^{-6} 增产灵可提高种子产量 29%。

(二)采收加工

穿心莲叶内总内酯的含量，随生育期而变化，花期最高含量为 65%，结实后便下降，收割全草以孕蕾开花期为宜。据四川南川中药材所报道：穿心莲在开花盛期和种子成熟初期，为采收最佳时期，产量高，质量好。采收时，齐地割取全草，剪除根部晒干，即成商品。

(三)产量和质量

每年割一次，每 $667m^2$ 产干货 300kg 左右，如收割两次，每 $667m^2$ 可产干货 400kg 左右。

质量：叶片以身干，色深绿，无枝梗，杂质，霉变为合格。全草以色深绿，叶多，身干为佳。

V. 细　　辛

别名　小辛，细草，金盆草。

一、来　　源

细辛为马兜铃科北细辛(辽细辛)*Asarum heterotropoides* Fr. Schmidt var. *mandshuricum*(Maxim.) Kitag.的带根全草。

二、植物学特征

多年生草本，高 12～24cm。根状茎横走，密生须根，有辛香。叶基生，常 2 片，有

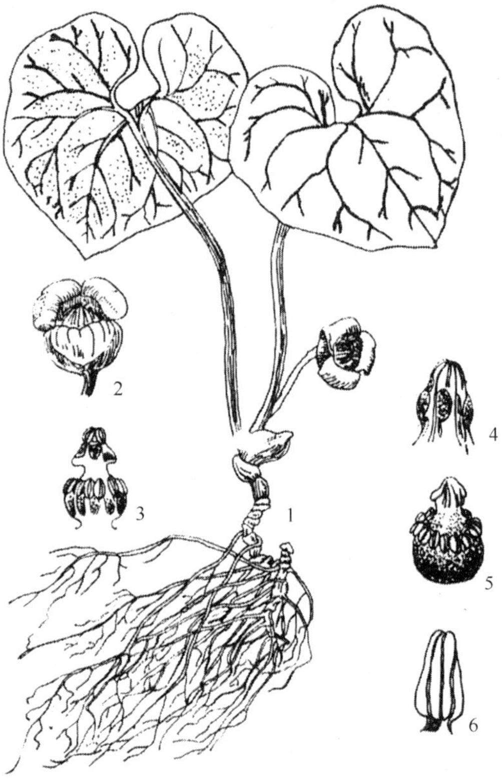

图 18-5　北细辛(李万林绘)

1. 金株；2. 花；3. 雄蕊及雌蕊；4. 柱头；5. 去花被的花；6. 雌蕊

长柄，叶片卵状心形或近肾形，全缘，表面脉上有短毛，背面被较密短伏毛。花单生叶腋，开花时花梗花近花被管处弯曲；花被管壶形或半球形，紫褐色，内有隆起的棱条；裂片 3，向外反折；雄蕊 12，着生子房中下部。花丝与花药等长；子房半下位，花柱已柱头着生于顶端外侧。蒴果浆果状，半球形。种子椭圆状船形，灰褐色。花期 5 月，果期 6 月(图 18-5)。

同属多种植物均作细辛供药用，如华细辛 *A. sieboldii* Miq、单叶细辛 *A. himalaicum* Hook. f. et.Thoms、小叶马蹄香 *A. ichangense* C. Y. Chcng et C. S. Yang.等。

三、主产区与适宜生长区

北细辛主产于辽宁、吉林、黑龙江等省。北细辛主要生长区域生态因子范围：大于等于 10℃积温 1810.8～3761.0℃；年平均气温 8.8～13.9℃；1 月平均气温–20.0～–10.0℃；1 月最低气温–25.9℃；7 月平均气温 17.7～23.4℃；7 月最高气温 27.6℃；年平均相对湿度 57.9%～71.2%；年平均日照时数 2258～2559h；年平均降水量 575～857mm；土壤类型以棕壤、暗棕壤、黑钙土、草甸土等为主。与北细辛主产区生态相似度为 95%～100%的省区有：黑龙江、吉林、辽宁、内蒙古、山西、河北等，为北细辛主要的适宜生长区。

四、生物学特性

(一)生长发育习性

细辛成熟种子的发芽率在环境干燥的条件下，随贮藏时间延长而逐渐降低。据测定，一般刚来下的新鲜种子发芽率为 95%，干放 20 天后降为 81%，40 天后为 29%，60 天后仅为 2%，贮藏时间如超过 60 天，种子就会完全丧失生活力。因此，采种后最好能及时播种，以提高种子的发芽率。细辛从播种到产生新种子通常需 6～7 年时间，以后就会年年开花结果、产生种子。利用种子繁殖细辛，播种时间宜花 6～7 月进行，播种后当年不会出苗，只是种子内的胚根在土壤里伸长生长。种子播后 1～2 个月胚根就可突破种皮进入土壤中，到 10 月下旬(越冬前)可长到约 8cm 长，其上同时生有 1～3 条支根。当年胚芽不萌发生长，而以发根的种子花地里越冬。种子上胚轴经冬季低温完成后熟，翌春时才萌发出土，在地面抽出两片子叶，而不生真叶直到秋后随气温降低，子叶凋萎。第三年少数植株可长出一片真叶。第四年绝大多数长出一片真叶，少数两片真叶，有极少数可开花。第五六年多数为两片真叶，大量开花结果。以后细辛每年 4 月下旬出苗，出苗后展叶，伴随展叶现蕾开花。花期为 5 月中、下旬，果期 5 月下旬至 6 月中旬，6～9 月上、中旬为果后生长期，9 月下旬，地上部分枯萎，随之进入休眠。1 年中细辛早春花叶齐放，5 月地上植株基本长成，不再生长，也不抽出新叶，7 月芽苞分化，到秋季形成完整的越冬芽，来年再重新生长发育。据调查，产区林间栽培细平从增重方面看，一年生全株干重为 0.011g，二年生为 0.013g，三年生干重为 0.02g，10 年生为 0.01g，由此说明细辛生长非常缓慢。野生细辛基本上与林下细辛发育相似。

(二)生长发育与环境条件的关系

1. 温度 细辛性较耐寒，根系在地里能正常越冬，从种子完成休眠期生理变化到出苗、开花各生育阶段，对温度的要求是不同的。据测定：种子在气温 20～24℃，大气相对湿度在 65%左右的条件下，46～57 天可完成形态后熟，在 17～21℃萌发生根，生根后的细辛种子在 4℃条件下放置 50 天后给予适宜条件就可萌发。田间细辛在地温 8℃开始萌动，10～12℃时出苗，17℃开始开花，休眠期能抵耐–40℃的严寒。

2. 水、肥 细辛须根较多，又属浅根植物，一般土壤含水量在 30%～40%种子就能萌发。出苗前后如遇干旱气候，土壤含水量低于 20%，其出苗率就会大大降低，而且保苗率也降低。当然不同土质的土壤供水能力不同，因而要求土壤含水量也有所不同，砂质土，土壤供水性好，含水量也就可以低些，腐殖质含量多的土壤含水量可大些。细辛同时对土壤养分要求也要充足。栽培在肥沃地块上的细辛，植株生长繁茂，生育健壮，芽苞大，每株叶片数目多，根茎粗，根系发达。如再适当增施部分氮、磷肥料，不仅营养体更加健壮，叶色浓绿，而且种子千粒重也将有所增加。

3. 光照 细辛是喜阴植物，因此多生长在疏林下或荒山灌木草丛中，一般 6 月中旬前不怕自然强光直接照射，6 月下旬至 9 月中旬就要避免强光照射，荫蔽度在 50%～60%为宜，如超过 70%，植株就会生长缓慢。如遇到烈日直接长时间照射，将灼伤叶片，最终导致整株死亡。据产地观察，生育期间适宜的光照越充足，植株生长迅速，增重快，开花株数所占百分比高，种子千粒重也大，芽苞数目多。

五、栽 培 技 术

目前栽培方式有在林下单独栽培，在耕地上与人参轮作或与粮食作物间作。尤其是林下栽培既不占粮田，又不毁林，也有利于树木生长。一般栽种三年后即可收获，每平方米可收干货 1.5～2.5kg，如 5 年收获，产量可高达 6.5kg。

（一）选地整地

栽培地最好选在林下，林木的疏密应适应作畦和细辛对荫蔽度的要求，如林木过密就需间伐或疏枝，反之过稀应补栽。在此条件下选择腐殖质层深厚、排水良好的砂壤土作栽培地，坡度以不超过 15°为宜。如在耕地上栽培，也要选择地势平坦，灌溉条件好、土质疏松、腐殖质含量高的地块，并且需人工搭建遮阴棚。选地后接着整地，在林下的栽培地先砍去灌丛。清除杂草，翻耕深 15～20cm，耕后碎土并拣出石块、树根草根，耙平作畦。畦宽 1.2m 左右，高约 20cm，畦周挖好截流沟，以防止水土流失。如土壤腐殖质含最高，一般可不必用基肥。在耕地上栽培要根据土壤肥沃程度施足基把，一般产区每平方米施腐熟猪粪 40kg、过磷酸钙 0.25kg 为宜。

（二）繁殖方法

有有性繁殖（即种子直播与育苗移栽）和无性繁殖（主要是分割根茎）两种。

1. 有性繁殖

⑴种子直播：在种子来源丰富的条件下，采用直接将种子播于土中繁殖细辛是一种可取的好方法，它不仅繁殖系数大，而且节省大量供药用的根茎，减少用根茎进行繁殖的数量。要利用种子进行繁殖，必须先采种。细辛的果实成熟期大约在 6 月中下旬，成熟果实外观颜色为粉白色，手捏果实粉砂状。成熟了的果实要及时采下，否则易脱落或被蚂蚁搬走。刚采下的果实应放置在阴凉处 2～3 天，待果皮变软成粉状后，即可搓去果皮果肉，用水将种子冲洗出来，晾干后可趁新鲜播种。如不能及时播种，最好将种子拌埋于湿润细砂中保存，且不可风干或裸露久放。更不能放于水里保存，否则影响出苗率。据各地统计，每 667m^2 可采收鲜种子 40～100kg。备好种后，于 6 月上、中旬，在作好的畦上开约 3cm 深的播种沟，并施一层过筛的腐殖土，然后将拌有 5～10 倍细砂的种子均匀撒入，对撒不均的种子适当调整，使种间距离约 1cm，再用过筛的腐殖土盖厚 1.0～1.5cm，畦面再盖一层枯枝落叶或草，以保持土壤湿润，防畦面板结或被雨水冲刷。翌春出苗前及时揭除覆盖物，以利出苗。

⑵育苗移栽：细辛属多年生植物，生长发育周期较长，一般林间播种后需 6～8 年才能大量开花结果，为了合理开发细辛生产，多数地方都采用先育苗后移栽的方式，来缩短其生育期，提早挂果。育苗方法同种子直播相同，幼苗培育 2～3 年后移栽。秋、春两季均可栽植，但以秋栽为好。秋栽在叶片萎谢后，春栽于芽苞萌动前，栽时选根须完整、无病虫害的壮苗，于畦上横向开沟栽植。丛栽或单栽均可，丛栽的行丛距各 18～20cm，每丛栽小苗 3 或 4 株，大苗二或三株，芽头离开，稍抬起，须根呈扇形舒展；单栽的行距 15～18cm，株距 5～6cm，根须向一侧舒展，芽头稍抬起。如土壤干旱，需浇水，待水渗下后，覆土 7～8cm（田地移栽覆土可浅些），稍加镇压。栽后畦面覆盖枯枝落叶，以防暴雨冲刷和土壤板结。

2. 无性繁殖　在收获的同时，选顶芽饱满健壮的根茎，剪成 4～5cm 长，每段须有一或两个芽苞，15～20 条须根，如须根过长，可适当截短，以利栽植。栽法、行株距、覆土浇水等同上。

（三）田间管理

1. 调整荫蔽度　林下栽培细辛，除播种栽培前应选好有一定荫蔽度的地块外，在生长过程中的不同发育阶段，还要通过疏剪树枝，调整荫蔽度，来满足各阶段细辛对光照的需求。一般一或二年生抗光力弱，遮阴可稍大，荫蔽度 60%～70%，三四年生抗光力增加，遮阴适当小些，荫蔽度 40%为宜。耕地上栽培，播种或栽植后需架设阴棚，以创造良好的荫蔽条件。一般棚高 60～90cm，上盖蒿草或秫秸帘子，一般要求荫蔽度在 50%～60%，帘子长宽各超过畦面 30cm 为限。

2. 中耕除草　这对于调节土壤中水、肥、气、热状况，防止土壤板结和病虫害的发生都是很有必要的。中耕结合除草，每年可进行 3 或 4 次。中耕应遵循畦边宜浅，中间稍深，根际浅锄，行间深锄，以不伤根为原则。

3. 追肥　栽培地虽然施过基肥，但由于前期土壤养分的流失和后期细辛生长发育的需要，应适施肥料，这是速生丰产的重要措施。施肥的种类和数量，多数地区认为猪粪（5kg）混拌过磷酸钙（0.1kg）最好。一般每年两次，一次在 5 月上、中旬，一次在 7 月中、下旬。有的地区到秋季还要在畦面上追施一层厚 1～2cm 的腐熟荷叶，这样做既增加土壤养分的来源，又能保持土壤含水量，可谓一举多得。

4. 排灌　每年应根据天气情况，注意对栽培地进行排灌。特别是对灌溉条件较差的，到春季干旱时更应注意灌溉。灌溉时应注意节约用水，应于行间灌水，以保持湿土为宜。对低洼地要挖排水沟，以免雨季来临时受涝。

5. 覆盖　冬季来临之前，畦面上最好覆盖一层枯枝落叶。上面再压一层土。覆盖能保温保湿，防止冻害，使细辛能安全越冬。翌春化冻后，及时揭除覆盖物，以利出苗。

（四）病虫害防治

1. 菌核病　每年 5～6 月发生，主要危害 7 年生以上的植株。发病初期在叶柄基部，呈褐色条形病斑，扩散后，地上部倒伏枯死。同时病菌向根部蔓延，使根茎上布满黑色菌核，以致全根腐烂，仅剩根皮。此病在荫蔽度大，土壤潮湿、板结、通气不良的地块上更易发生，严重时成片死亡。

防治方法：注意修整树冠，适当加大通风透光；加强栽培地管理，及时松土，提高地温，保持土壤通气良好。多施磷钾肥，使植物生长健壮，以增强植株的抗病力，发病初期，及时拔除病株并烧毁，病穴可用 5%的石灰水消毒。另外，也可用 50%的多菌灵 500 倍液向根际浇灌，最好在秋季枯萎前或春季萌发前进行，严重病区可用 1%硫酸铜液消毒杀菌。

2. 小地老虎、细辛凤蝶的幼虫——黑毛虫　它们是细辛的害虫，前者咬食芽苞，截断叶柄及根茎，后者主要咬食叶片。

防治方法：每 667m^2 用 1～1.5kg 2.5%敌百虫粉撒施，也可用 1000 倍的可湿性敌百虫液喷雾。

六、采收加工

(一) 采收

种子直播的细辛，一般播后 3～5 年采收入药；育苗移栽地块，多在移栽后第 3～4 年收获入药。近年各地为了采种，采收年限延至栽后 5 年左右，但不能延迟超过 7 年，如过长则营养不足，易染菌核病，影响收获。采收时期，各地不一，总的说来以 8～9 月为宜，此时采收产量高，质量也好。

种子直播地，一般每 $667m^2$ 产鲜货 1800～2000kg，移栽地一般每 $667m^2$ 产鲜货 2000～2500kg。

从实际测量分析看，人工栽培三年生实生苗的叶片和须根质量与野生成年细辛相近，所以，目前开始采收三年生实生苗入药。如果五年生后起收，其质量将优于野生细辛。

(二) 加工

细辛采收后，去净泥土，每 10 株捆成一把，放在阴凉通风处晾干，在加工过程中，不能水洗或日晒。水洗干后，叶片发黑，根发白，日晒后，叶片发黄，降低辛香气味，影响其品质。

第十九章　其他类中药材栽培

Ⅰ. 五　倍　子

别名　百虫仓，木附子。

一、来　　源

五倍子为漆树科盐肤木 *Rhus chinensis* Mill.叶上的虫瘿，由五倍子蚜虫寄生而形成。

二、植物学特征

落叶小乔木。树皮灰褐色，小枝、叶柄及花序密生褐色柔毛。单数羽状复叶，叶轴同顶生小叶柄具宽大叶状翅；小叶 7～11，宽椭圆形至长圆形，近无柄，边缘具粗钝锯齿，下面密被褐色柔毛。圆锥花序，大型顶生；花小，杂性，两性花的萼片 5，花瓣 5，乳白色；雄蕊 5；子房上位，花柱 3；雄花略小，中央有退化子房。核果近圆形，成熟时暗紫色，外被灰色或褐色短柔毛。花期 8～9 月，果期 10 月（图 19-1）。

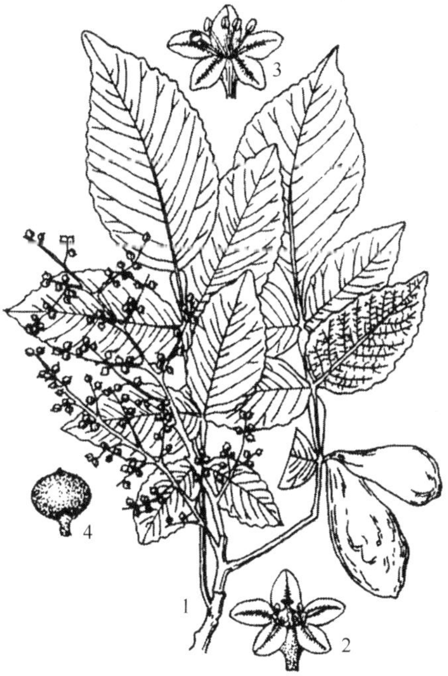

图 19-1　盐肤木（李万林绘）

1. 果枝；2. 两性花；3. 雄花；4. 核果

主产于四川、贵州、云南、陕西、湖北、广西等省区。

本植物的根（盐麸子根）、根皮（盐肤根白皮）、树皮（盐麸树白皮）、叶（盐肤叶）、花（盐肤木花）、幼嫩枝苗（五倍子苗）亦供药用。

倍蚜科昆虫角倍蚜以本植物为寄主所形成的虫瘿（五倍子）为常用药材。

三、生物学特性

五倍子的形成，必须具备三个基本条件：即五倍子蚜虫、倍树(第一寄主或夏寄主)和藓类植物(第二寄主或冬寄主)，但仅仅有倍蚜、倍树冬寄主也是不够的，还需要有适合于蚜虫、冬寄主藓类和盐肤木属树木生长发育繁殖的气候和其他环境条件。不适宜气候等环境条件直接关系着五倍子的形成和产倍量的多少。

(一)五倍子蚜虫

1. 倍蚜虫的生物学特性

(1)多型现象：指同种昆虫具有两种或更多不同类型的个体的现象。倍蚜虫有5种类型，即有翅的性母蚜(春迁蚜)和孤雌蚜(秋迁蚜或夏迁蚜)，无翅的两性蚜(雄蚜、雌蚜)、干母蚜和孤雌蚜。

干母：无翅，在第一寄主上，是性蚜的后代，受精的雌性芽所产(卵胎生)。干母以一龄若蚜从树干向上爬行到盐肤木嫩叶上吸吮汁液而营瘿，拓虫瘿内生长发育繁殖。营孤雄胎生、产无翅干雌蚜。

无翅干雌蚜：即干雌，为干母所产，过瘿内生活，喙长而发达，营孤雌胎生。

有翅孤雌蚜：即秋(夏)迁蚜，是干雌第三代的具翅成蚜，产生于第一寄主的虫瘿内。倍子成熟开裂前有翅若蚜在瘿内脱去最后一次皮，爬出裂口迁飞到第二寄主藓类上，营孤雌胎生，产下性母若蚜。

性母蚜：即春迁蚜。成蚜具翅，在冬寄主上越夏越冬，性母若蚜蜡腺发达，分泌大量白色蜡丝形成蜡球包围自己，脱皮转龄后又重新形成蜡球。第二年春天，春迁蚜从冬寄主上回迁到第一寄主树干上，胎生两性蚜。

性蚜：无翅，栖息于第一寄主树干缝隙内，系性母成蚜(春迁蚜)所产。雄雌异型。雌蚜受精后产一只干母。

(2)孤雌生殖和转主寄生：孤雌生殖和转主寄生是倍蚜重要的生物学特性，在倍蚜虫的生活周期中存在着两性生殖和孤雌生殖世代的交替。两性生殖在整个生活周期中只发生一次，都是发生在春季，由越冬代性母成蚜(春迁蚜)同体产下雌蚜和雄蚜，两性蚜成长交配，雌蚜产干母一只。干母其后代均营孤雌胎生。孤雌生殖是蚜虫重要的繁衍方式，以瘿内干雌繁殖最大，成熟倍子内有蚜虫数千头到万余头。繁殖力高，但越冬后的存活率低是蚜虫的又一生物学特性。孤雌生殖，有利于增加蚜虫种群的数量；而有性生殖，仅产一只干母。导致蚜虫种群数量下降。

五倍子蚜虫，有两个寄主，其两性蚜产生在木本植物盐肤木类树木上(第一寄主)，孤雌性母蚜则寄生在藓类植物(第二寄主)上越冬(或过夏越冬)。显然，五倍子蚜虫是多食性蚜虫。五倍子蚜虫实现对寄主植物的转换是通过有翅型蚜虫的迁飞和回迁来完成的。秋迁蚜(或夏迁蚜)，以盐肤木类树上(第一寄主)为回迁。秋迁蚜迁移的数量决定越冬蚜虫虫口的基数，而春迁蚜的回迁量是决定倍树结倍量的重要因素。迁飞或回迁时，均以晴天迁飞量最多；雨天，大风不迁飞，阴天迁飞少。一天中以中午 12 时到下午 4 时迁飞最多，迁飞盛期为一周左右。当飞落到藓类上时，通过试味，如合适便定居。否则恢复飞翔另找合适藓类。秋迁蚜从角倍暴裂口飞出后，活动能力是很强的。

多型现象、孤雌生殖、世代套叠、转主寄生、繁殖力高等均是五倍子蚜虫的重要生物学特性。所谓世代套叠，即一个母体内有几代套叠在一起；如秋迁蚜成蚜体内有性母若蚜，性母若蚜内的卵巢管内已具有两个胚胎或一个卵和一个胚胎即第三代存在，这便是世代套叠。

蚜虫还有一些其他的习性，如趋光性，秋迁蚜和春迁蚜均具有从暗处向亮处爬行的习性。

性蚜具有不取食的习性，雌雄性蚜口器退化、无翅、不食不动。利用趋光性和不取食性，收集春迁蚜，保护性蚜，培养干母并人工挂放。或收集秋迁蚜，人工释放。

角倍蚜等五倍子蚜虫对温度有一定的适应范围，春迁蚜和性蚜喜在湿润的盐肤木树干裂隙处栖息和繁衍后代，秋迁蚜和越冬若蚜则喜欢在不干不湿的条件下生活，在干燥情况下，常向走灯藓根际转移，在过湿情况下，则向藓类茎上部转移。

五倍子蚜虫具有成瘿的特性。春末夏初，在盐肤木类树木上，一龄干母蚜向上爬行到刚萌发的幼嫩复叶上选择一定部位，以刺吸式口器刺入植物组织，吸取汁液，并分泌大量唾液，刺激周围细胞增生，随叶表面突起的增高并向内长，叶表面渐渐残缩呈凹陷状，但由于叶细胞受干母唾液的刺激增生很快，结果便向叶背突出形成一个雄倍。

2. 角培蚜的生活史　角倍蚜一年 6 个世代，即瘿内有三代(干雌一代、干雌二代、干雌三代，干雌第三代的有翅蚜即为秋迁蚜)，瘿外有越冬蚜、性蚜和干母三个不完整的世代。终年生活，无休眠期。春天，大约 3 月下旬到 4 月中旬，越冬幼蚜在白色蜡球内羽化为春迁蚜(性母成蚜)，从走灯藓类植物上迁飞到盐肤木树干上，栖息于树缝隙处，1～2 天内产完性蚜即自行死亡。胎生性蚜的数量为 1～5 只，雌蚜和雄蚜的性比 3∶2，雌蚜多于雄蚜。雌蚜一般寄主固定后不再移动，椭圆形，淡褐色或褐色；雄蚜有时略有移动，长椭圆形，绿色或淡绿色。性蚜不取食，但发育很快，经 4～8 天交配后雄虫死亡，雌虫不移动，约经 20 天便产下干母蚜(5 月初)。一只雌虫产下一只干母，干母出生后，即向寄主树上 S 形爬行，约 7 天后爬到盐肤木嫩叶的叶翅上选好部位，固定并开始吸食汁液。翅叶受刺激后发生组织增生，形成一个小小突起(称为营瘿活动)逐步形成一个小型虫瘿即雏形倍子，红色，干母被包围在内。一般来说，在未受到气候或天敌干扰下，一只干母形成一个倍子，从而结束瘿外生活，历时半年之久。干母在瘿内 30 天左右，在倍子内繁殖(孤雌胎生生殖)干雌三代，过瘿内生活，分别于 6 月中下旬、7 月下旬至 8 月上旬和 8 月下旬至 9 月上旬产生第一代干雌，每只干雌可胎生 20 余只后代。从第一优于雌到第三代干雌(包括由第三代于雌长成具翅成蚜，即秋迁蚜)约经历 90 天左右，其中第三代干雌翅蚜的出现到长成成蚜约经历 9 天，瘿内虫口数逐代增加。每个角倍内蚜虫总数为 7000～8000 头，最高达万余头。倍子本身也随着虫口数的增加而逐渐增大，倍子在 6、7 月间倍内蚜虫数量少，倍子生长较慢；8 月随虫口密度迅速增加，倍子生长加，倍子生长加快，9 月倍子增长最快，到 9 月底 10 上旬便形成质地较坚硬成熟的倍子。当角倍成熟时，倍子内的第三代干雌大部分已发育成有翅秋迁蚜，待暴裂后，便从倍子的暴裂口迁飞到走灯瘿或提藓类植物上准备越冬，从而结束了历时近半年的瘿内生活。秋迁蚜 2～7 天便在藓类上胎生越冬幼蚜，每只秋迁蚜胎生 18～31 头越冬幼蚜，这些幼蚜在藓类的嫩茎、根茎上，以刺吸式口器吸取养料。一般情况下幼蚜固定后不再移动，同时体内分泌白色蜡丝，最后形成蜡球，把幼蚜包围起来，以抵御水分的侵害，并有保护作用。幼蚜虫蜡球内脱皮，生长发育。到第二年春天过冬幼蚜在蜡球内羽化为有翅春迁蚜，4 月上旬便从藓类上回迁到盐肤木类树干上产下性蚜，重复上述过程。

3. 角倍蚜与环境的关系　角倍蚜在瘿内时期，环境对它影响不大，除非是冰雹、大雨、长期的干旱等造成倍子被打落或倍子干枯而引起蚜虫死亡。影响较大的是瘿外世代，除越冬蚜被蜡质包裹外，其他各态均无自身保护能力，抵抗不良环境的能力差，特别是瘿外时期受气候影响较大，如低温、下雨，特别是较长时期的绵绵细雨，均会造成蚜虫的大量死亡；春迁蚜从藓类上往盐肤木上迁飞时，常遇到早春低温多雨，不仅影响迁飞，还会造成春迁蚜大量死亡；秋迁蚜飞到藓类上至越冬蚜蜡球形成前，如遇大雨或下雨时间较长，会延误迁飞造成秋迁蚜和越冬若蚜大量死亡。再就是越冬幼蚜一经越冬，幸存者不多，能发育成为干母的更少。说明环境条件，特别是不利的气候条件影响着蚜虫的生死或成活率，从而影响五倍子的产量。在有翅的两次迁飞中，即秋迁蚜迁飞并造成死亡的是雨水和风，大风把蚜虫带走，使蚜虫找不到寄主而死亡。晴天，微风有太阳的日子，有翅蚜大量迁飞，下午 1～4 时迁飞最多，迁飞日内只有一次迁飞高峰。尽管春迁蚜迁飞历时可能持续 25～30 天，但 70%的春迁蚜集中在 5～7 天温度较高的晴天飞出倍子暴裂口。秋迁蚜的迁飞也类似于春迁蚜。至于刚产下的越冬幼蚜，由于体表无蜡丝，雨水和藓类上的凝结水都会造成大量死亡，所以雨天不能释放秋迁蚜。以上造成蚜虫死亡的不利气候因素，可以通过蚜虫的人工放养措施加以改善。

（二）盐肤木

盐肤木系强阳性树种，又具有喜湿、耐寒、耐旱特性，生性粗放，适应性极强，对气候和当地条件要求不严，分布较广，喜欢生长在阳光充足的山坡荒地，但在干旱贫瘠的山岗石砾地，石灰岩山地、干燥砂砾或阴湿深谷地、溪涧旁均能正常生长，萌发力、萌蘖力均强，繁殖容易。生长迅速。一年生高 0.3～1m，5～6 年生高达 3～4m。

（三）提灯藓

角倍蚜的冬寄主提灯藓和走灯藓类，喜生于阴湿环境，藓类依赖其叶片吸收空气中的水分而生活，假根起着固定作用。这就要求有较高的空气湿度，才能满足冬寄主的生长需要。所以沟谷、溪边、林下、岩石遮蔽的地方易有藓类分布。空气相对湿度高，雨水均匀，可以保持藓类着生基质湿润。否则，空气干燥，基质干燥，藓类枯萎而死亡，越冬蚜也随之死亡。藓类植物只需散射光、点射光，强烈的直射光藓类植物因蒸腾作用而加剧死亡。在盐肤木林分郁闭度 0.6，有裸露岩石与土壤镶嵌分布的地方，越冬蚜易存活。因为此条件下如遇天旱，林下土壤上的藓类，由于在荫蔽下受旱影响不能正常生长，倍蚜虫可以在上面越冬；如遇雨水多，湿度过大，以土壤为基质的藓类群落，由于藓层积水过多，蚜虫死亡率高，但长在岩石上的藓类，由于排水、透水性好，藓层不会积水过多，有利于提高越冬蚜的成活率。

四、栽培技术

在五倍子主产区，自然产结五倍子密集地带，选点建立五倍子基地，封山育林，保护倍林生长，保证五倍子产结；非产地应以冬寄主藓类的分节与生产情况选择人工繁殖基地，栽植盐肤和外地引入五倍子蚜虫进行人工接种繁殖。

(一)人工培育繁殖方法

1. 选择和建立基地　从产结五倍子必备的三个基本要素看，盐肤木分布广，适应性强，成活率高，生长速率快；五倍子留种蚜有充足的时间运送；只是藓类的分布狭窄，所以建立基地应以提灯藓的分百和以秋到春生长良好为条件。

在原产地发基地，要详细调查当地产结五倍子的具体地点。再在该地寻找提灯藓的分布面积大小及生长情况来确定基地，然后密植盐肤木，以便秋季人工放蚜繁殖。

在非产地应确定在山阴朝北，冬季湿润、地下水源充足的地方，寻找是否有提灯藓分布及生长是否良好，再在山地培育盐肤木，秋季放蚜繁殖。

2. 盐肤木的培育

⑴采种及种子处理：每年立冬前后及时收获成熟的盐肤木种子，采种即播或收藏至次年春播。采收时注意淘汰盐肤木的变种，这种植株它的复叶总轴两侧的翅叶特别狭小，对倍子发育不利。因为倍子生长在翅叶上，营养是通过翅叶上的叶脉运输的。翅叶大，其叶脉发达，保证倍蚜的营养供给。由于盐肤木种子具有不透水的蜡质种皮，用种子繁殖时，先用草木灰进行擦蜡处理，然后于室外露天埋藏处理一个月以上或用石灰水浸种再播。

⑵播种育苗及定植：苗床选择疏松肥沃，地势向阳，土壤湿润，排灌方便，富含腐殖质的土壤，于冬季深耕，播前施入腐熟有机肥，再翻耕细耙，作成苗床，于春季开沟条播，种子均匀播入沟内，盖火土灰 4～5cm，若温度在 18～20℃，湿度足够，半个月即可出苗，苗出齐后选择阴天间苗，保持株距 5～6cm，结合苗期管理，培育 1～2 年后，即可定植。

⑶倍树的整形、修剪：每年的冬、春季叶芽萌动前进行。对幼树须距地面 1～1.2m 截去顶部，萌发后留 3～5 个枝条，待长到 80cm 剪去顶部，促进幼树矮化成形。成年树剪去枯枝、老弱枝、病虫枝、疏剪过密枝，去旧留新，去高补空地修剪，促进新枝生长复壮树势，促使通风透光，提供更多的结倍有效叶，提高结倍率，以达到增产又便于采摘倍子的目的。

3. 人工引种和接种五倍子蚜虫　五倍子始暴期为 4 月上旬，盛暴期为 10 月下旬，此期间，应派专人负责逐日解剖倍子检查秋迁蚜的发育状况，负责测报采种。如幼蚜出现翅蚜，腹部出现橙黄色时，采种保湿贮存 10～15 天可羽化出秋迁蚜，适用于近距离放养。幼蚜出现翅蚜，腹部橙黄色转为墨绿色时，采种倍保湿贮存 5 天左右可羽化出秋迁蚜，适用于近距离或就地放养。种倍来回后置于木桶，瓦罐类保湿容器中一层松叶，一层种倍交互叠置，然后用纱布扎盖桶口，相对湿度保持 90%左右。每天早晨翻看一次，将暴裂的种子拣入尼龙袋内以报纸或黑布遮盖，袋口接另一空袋子，暴露于光亮处，利用倍蚜的趋光性使其全部聚拢于空袋中，下午可将装有倍蚜的尼龙袋口扎紧置于暗处1～2 天，减弱倍蚜的活动能力后倒在玻璃板或光滑木板上，于晴天下午用羽毛把倍蚜轻推于倍林内提灯藓或室内人工培植的提灯藓上，加强冬季保温保湿管理工作，室内培植的次年春季 3～4 月将提灯藓撒于倍林内让春迁蚜上树。

提灯藓放蚜以晴天下午为好，早晨因提灯藓上有露水，所产幼蚜常为水滴黏住而死亡，秋迁蚜以中午 12 时至下午 2 时飞离最多，早晨放上的秋迁蚜大多未产幼蚜即已飞逸，下午 3 时接种不飞离，到第二天中午迁飞时均已产过幼蚜。实践表明，秋迁蚜自暴裂倍子外出时，立即置于提灯藓上常易自行飞散，如贮放两天后接种，除晨 8～10 时放上而12 时飞逸外，余均能产过幼蚜再飞逸。

4. 人工培养有性蚜和干母接种　春迁蚜在自热状态下，从提灯藓飞到盐肤木树上繁殖有性雌雄蚜，配产干母，为一个月之久。春季雨水多，树上有肉食螨类等天敌杀伤，死亡率高，由于性蚜口器退化不取食，故可在室内保养。方法是将春迁蚜收集在有裂隙的软木、马粪纸板做成的密闭容器内，让其胎生有性个体，将此容器置于阴暗处，约一个月后干母即产出。干母初现时将马粪纸板盒再挂于盐肤木正萌叶的枝条上，让干母自行上树，一周后便可结出雏形倍子。

(二)培林管理和保护资源

1. 保护倍林和培育盐肤木　盐肤木的嫩叶是五倍子干母取食的食料，初展的枝叶含水量大，纤维化程度低，有利于干母营瘿。因此产结五倍子的盐肤木林应有一立体的分层结构，上层盐肤木，中层盐肤木幼苗或灌木，下层藓类植物。一般每 667m^2 盐肤木 200～250 株，林内荫蔽度保持在 0.5～0.7。

2. 保护提灯藓　五倍子的冬寄主提灯藓的生长非常缓慢，分布又局限于阴湿之地。如因久旱不雨，加上提灯藓间常杂有其他广布性的苔藓，或目林内少光源而生长受影响。因此，每年要定期进行除杂藓及清园，协助其繁殖发展。

3. 保护过冬幼蚜　初生的过冬幼蚜在提灯藓上忌和水滴接触；否则死亡很多。在雨水多时或早期可遮盖一些稻草，幼蚜体表分泌白蜡后除去。

4. 采倍留种　当年不能将五倍子全采完，要在树上留一一些个体较大的倍子，自然暴裂留种或人工辅助留种。

五、采 收 加 工

(一)采收

五倍子的发育开始较慢，以后逐渐加快。倍子采收最适期在暴裂前 1～2 周。倍子成熟期因地区和品种有所差异，最早在 9 月下旬采摘为宜，能白露采收更好，此 2kg 鲜倍获干倍 1.5kg，含单宁 53%。

(二)加工

采收以晴天早晨为好，收倍置于沸水中略煮或蒸至倍表面转呈灰白，杀死蚜虫，取出晒干或微火烘干，含水最低于 14%，断面呈黄褐色，带光泽。

Ⅱ. 狗　　脊

别名　百枝，狗青，扶筋，苟脊。

一、来　　源

狗脊为蚌壳蕨科金毛狗脊 *Cibotium barometz*(L.) J. Sm.的根茎。

二、植物学特征

植株呈树状，高 2～3m。根状茎粗壮，木质，平卧或转为直立，密生黄色有光泽的长柔毛，形如金毛狗。叶多数，丛生成冠状，大形；叶柄褐色，基部密被金黄色长柔毛和黄色狭长披针形鳞片；叶片三回羽状分裂，末回小羽片狭披针形；侧脉单一或二分叉；革质。孢子囊群着生于小脉顶端，每裂片 1～5 对，囊群盖二瓣，呈蚌壳状，棕褐色(图 19-2)。

主产于四川、福建、浙江、广西、广东、贵州、江西、湖北等省区。

本植物根茎上的柔毛(金狗脊黄毛)亦供药用。

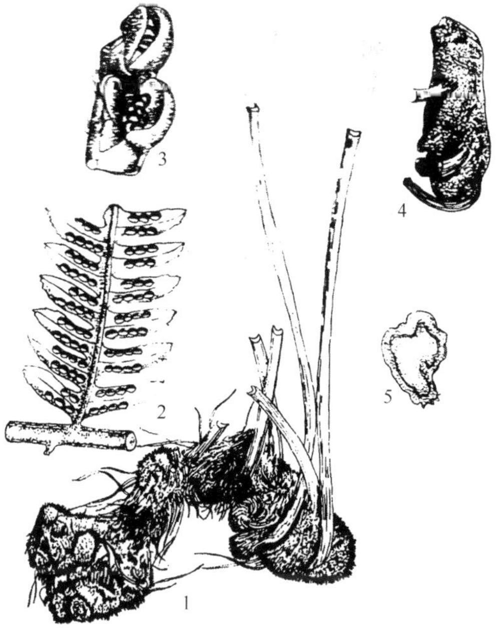

图 19-2　金毛狗脊(李万林绘)

1. 根茎及叶柄的一部；2. 羽片的一部，示孢子囊着生部位；3. 囊群及盖；4. 金毛狗脊药材；5. 狗脊片药材

三、生物学特性

狗脊喜生于温暖阴湿的环境，常生长在疏林下、林缘、灌丛、山谷、石岩、石壁上阴处，海拔 300～2000m 处，以 1500m 以下居多。

四、栽 培 技 术

(一)繁殖方法

1. 孢子繁殖

(1)孢子的采集：狗脊孢子囊群生长在叶背面，呈短线形，成熟的孢子为棕褐色。将成熟的孢子叶片采摘，去掉没有孢子囊群的叶片，装入标记好的干净纸袋或硫酸纸袋内，将袋口封好。置于干燥通风处，经 3～4 天，成熟的孢子便从孢子囊群中弹射出来，掉入袋内。孢子非常细小。似尘埃一样，通常为黄棕色。收集的孢子可装入试管里，置于 4℃冰箱中保存备用。或直接插入培养盆内。

(2)基质的准备：狗脊的孢子体喜透水、通气良好的土壤环境。基质以腐殖质土为好，同时可掺少量细河砂。拌匀后进行消毒处理，用高压灭菌半小时即可，或用沸水浇淋装进盆内的基质，至盆发烫或盆底流出水为止。消毒后用玻璃或塑料薄膜盖好，待冷却后方可播种。

(3)孢子的播法：为方便管理和移动，用花盆或木箱。装进基质，放进浅水池内，使基质能充分湿润，取出滴净过多的水。先将装孢子袋一角插几个小孔，抖袋使孢子漏出，均匀地撒播在基质的表面。然后盖上平板玻璃或塑料膜于盆口上即可。常保持盆内空气相对湿度，使其处于近饱和状态。

(4)孢子的培养：将播好孢子的盆或箱置于温床内培养，温度保持在 20～25℃(30℃)，在没有阳光直射而散射光充足处。或将盆放于浅水池中浸水，或用喷壶细心喷水。播后半个月方可见到基质表面生长出一些绿色物体。即配子体。此时应注意喷水，每天喷一或两次，以利受精。经 30 天后，可见到从原叶体上生长出的幼小孢子体。

(5)幼孢子体的移栽：当狗脊幼孢体长出三四片时，方可进行移栽。基质与处理同孢子播种一样。于移栽前半个月，将幼孢子体盆盖打开 1/3，10 天时打开一半，15 天时全部揭开，使幼孢子体逐渐适应外界环境，移栽时用镊子将孢子体隔一定距离取出一点。栽入已备好的盆内，每 3～4cm 放一小丛，轻压土壤，并与盆内基质接触好。放在浅水池内浸水一天，置于没有阳光直射处培养。常喷水或浸水，幼孢子体成活后，培养 3～4 个月可进行定植。

2. 分株繁殖　狗脊根状茎周围，常在基部长出一些新的幼苗。将这些小植株，分割脱离母体，单独进行培养，按 8～12cm 一株栽培，精细管理即可。

(二)定植

1. 认定植时间　以春季为宜，因狗脊植株经过越冬休眠后，即将开始萌动，此时是狗脊的最好移栽时期。

2. 栽培方式

(1)大田栽培：选择有荫蔽的林下，灌木丛或房前屋后。进行修剪，使阳光照射适度，通风良好。翻挖土地，清除树根、杂草；施腐殖质土、厩肥，每 $667m^2$ 500～1000kg。依地势和定植穴大小及深浅开箱。行株距以 35～40cm 为宜。

(2) 盆栽：选用陶土盆、塑料盆均可。形状大小，依狗脊植株大小而定。在盆的排水孔处放置碎瓦(盆)片，填腐殖质土加 1/3 的田土和少量细石砂。装后将盆摇动，使盆土落实，平整。每盆栽一株。

(3) 无土栽培：基质以砂、蛭石、珍珠岩等或瓶装营养液均可。定植时，将须根去掉一部分，剪去枯黄、残缺叶片。放于穴(盆)内，填细土，略将植株向上提一提，使根舒展。然后用手压紧根部，填土或腐殖质土，浇水淋透。

(三) 田间管理

在狗脊的整个生长过程中，需要大量的水分，尤其是在移栽后应常浇水，保持土壤湿润和空气湿度，以利成活和健康生长。一年内应除草、松土一或两次，使土壤表面疏松，不板结，无杂草。追施腐殖质土和厩肥，每 $667m^2$ 800～1000kg。适当修剪过密树枝和灌丛，保持一定荫蔽，同时对狗脊植株的枯黄叶片和受伤叶片也应清除，使通风良好，以利生长。

在栽培中偶有发现蛞蝓危害叶片，但对生长无多大影响。排水不良时，地面积水时有根腐病发生，应注意排水。

五、采收加工

(一) 采收

狗脊栽后 3～4 年即可采收。

1. 采收时间　全年均可采收，但以部分叶片开始枯黄到次年春季新叶萌发前，采收为宜。

2. 采收方法　先将植株叶片割去，用两齿钉耙或锄挖取。

(二) 加工

采收后的狗脊，除去地上部分的叶柄，抖尽泥沙，清除杂物。晒干或烘干均可，也可趁鲜切成片的晒干或烘干。

(三) 贮藏

干后的狗脊，按规格等级分别打包或装塑料袋内。存放在干燥、通风良好处，严防受潮，霉变，火灾，鼠害。

Ⅲ. 贯　　众

别名　贯仲。

一、来　　源

贯众为紫箕科紫萁 *Osmunda japonica* Tbunb.的根茎。

二、植物学特征

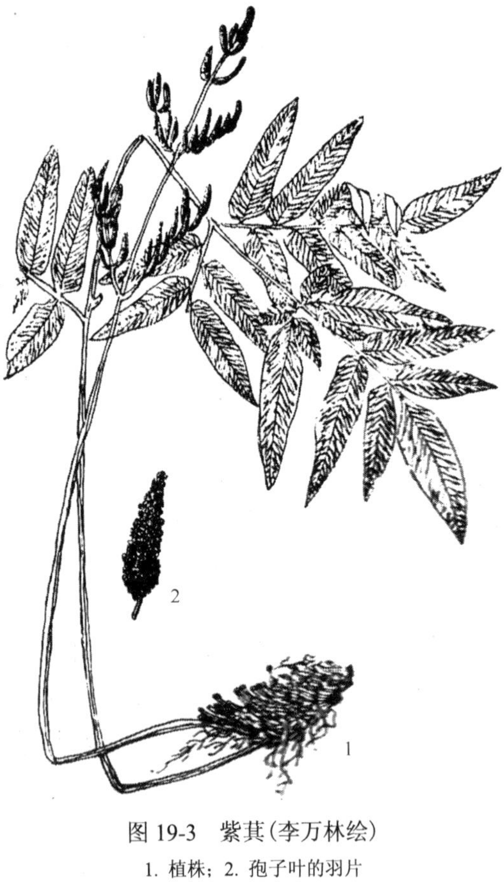

图 19-3　紫萁（李万林绘）
1. 植株；2. 孢子叶的羽片

植株高 30～50cm。根状茎短块状，横生或斜生，有残存叶柄，无鳞片。叶丛生，二型，幼时密被绒毛，营养叶三角阔卵形，顶部以下二回羽状，小羽片披针形至三角状披针形，叶脉叉状分离；孢子叶小羽片狭窄，卷缩成线形，沿主脉两侧密生孢子囊，成熟后枯死（图 19-3）。

主产于河南、山东、安徽、江苏、浙江、福建、台湾、广东、广西、江西、湖北、四川、贵州、云南、陕西等省区。

作贯众入药的还有东北贯众（绵马鳞毛蕨、粗茎鳞毛蕨）*Dryopteris crassirhizoma* Nakai、蛾眉蕨 *Lunathuriun acrostichoide*（SW.）Ching、荚果蕨 *Matteuccia struthiopteris*（L.）Todaro、乌毛蕨 *Blechnum orientale* L.、苏铁蕨 *Brainia insignis d*（Hook）、狗脊 *Woodwatdia japonica*（L. f.）Sm.等。

三、生物学特性

贯众是蕨族类植物，喜潮湿环境，雨量在 1000mm 以上，对大气和土壤要求有较高的湿度，一般空气湿度在 80%左右，尤其是生长旺盛期更为重要。贯众是温带、亚热带植物，年平均温度宜在 8～14℃，冬季可耐−20℃的低温，在 5℃以下生长极为缓慢或停止生长。为荫生蕨类植物，不能忍受直射的猛烈阳光，叶片在强光照射时会使温度升高和水分丧失，严重时会灼伤叶的边缘。要求土壤富含有机质，疏松透气；栽培时用塘泥、泥炭、腐殖质土加适量河砂均可；一般适应强酸性黄壤。

四、栽 培 技 术

(一)繁殖方法

可采用分株繁殖和孢子繁殖两种。

1. 分株繁殖 贯众的根状茎，具有营养繁殖功能，有无数的不定根，叶基能产生根，常生长许多幼株。将其幼株分离母体，一年四季均可进行，但以春季萌发前分离为佳。采用这种方法时，注意根状茎的生长形式，以免损伤母株根状茎。

2. 孢子繁殖

(1)孢子的收集：贯众的孢子囊群是单独生长在孢子叶上，沿中肋两侧而密生，但顶端罕见，而不是生长在叶片背面。收集孢子时，应选取具有成熟的孢子叶的地分或将整个刀子叶全部剪下，去掉未长孢子的叶片，剪成短节，装入干净的新鲜纸袋或硫酸纸袋或塑料袋内，封好袋口。存放于干燥处，经2～3个月后，孢子便自动弹入袋中，除去囊穗即可。在收集孢子时，特别要注意防止污染和不同种的孢子混入。

(2)播种：播种孢子时，可采用培养基或腐殖质土、泥炭土或园土，加少量细河砂混合而成培养土。将培养土装入洁净的花盆内，用手摇动盆，使盆内土稍紧实，平整，培养土低于盆边缘2/3，然后用沸水浇淋消毒，以盆底流出水为止，也可进行消毒处理。待盆冷后，将装孢子袋的一角刺几个细孔，然后振动纸袋，使孢子掉出均匀地撒进预置的盆内。孢子播后不必覆土，再用平板玻璃或塑料薄膜覆盖好盆口，以保湿保温。

(3)孢子播后的管理：将播孢子的盆置于通风良好，没有阳光直射、散射光充足的地方或将盆放入盛装浅水的容器内，使水从盆底孔内渗入。经常保持湿度，在自然温度(10～15℃)下，两个月左右方见生长出的绿色原叶体，如生长过密可进行分植。原叶体时期一定要保持较高的温度，以便受精作用的顺利进行，发育生长孢子体。

(4)孢子体的移植：须经培养4～5个月，孢子体长出真叶3或4片时即移栽。移栽时用镊子将孢子体夹放一小撮，放于准备好的盆内或木箱内，每3～4cm放孢子体一小丛，使孢子体稳固端正，用喷壶喷水湿润即可，经3～4个月的培育即可单株定植。

(二)定植

贯众的定植，一般在春季萌发前进行。选择荫蔽的林下或灌木林。将生长过密的树枝进行修剪，清除部分灌丛，并将杂草清干净。每667m^{2}施用腐殖质土和腐熟的厩肥500～1000kg。依地势开厢，按45cm行株距开穴。每穴栽植一株贯众苗，栽时将贯众伸展，覆细土，压实再覆细土，浇水即可。

（三）管理

贯众在生长过程中，需要水分多，特别是在移栽后应常浇水，以利存活，每年除草一或两次，松土一次，使土表面疏松，追施腐殖土、厩肥、过磷酸钙 800～1000kg。冬春应对植株的枯黄叶片及时修剪，同时对树枝港口丛适当修剪。保持一定的荫蔽，使通风、透光良好，以利贯众生长。注意保持排水沟畅通，以免发生根腐，影响贯众的品质。

五、采 收 加 工

（一）采则

贯众的采收应以部分叶片开始枯黄到翌年新叶萌发前进行为宜。采收时先将叶片割去，然后用两齿钉耙顺行挖取。

（二）加工

采收后的贯众，除去残留叶柄，须根，抖尽泥沙。切片或不切，烘干，晒干即可。干燥过程应翻动，应间堆放，使内部水分向外渗出，以利干燥。

（三）贮藏

将干燥后的贯众，分类打包。置于通风良好，干燥处保存。防止受潮、霉变、鼠害和火灾。

参 考 文 献

曹恒生，唐荣华，朱泉娣. 1986. 药用真菌的栽培与临床. 合肥：安徽科技出版社

陈震，陈英. 1997. 常用药用植物栽培疑难问题解答. 北京：中国农业出版社

丁建，夏燕莉，2005，中国药用植物资源现状，资源开发与市场，21(5)：453～454

丁景和. 1987. 药用植物学. 上海：上海科学技术出版社

范惠芳，程力钢. 1997. 粮药套作种植旱半夏技术初探. 中国中药杂志，22(6)：340

冯全民，徐永厚，蔺福生，等. 1994. 中药材，17(5)：5～7

甘师俊，李振吉，邹健强. 1998. 中药现代化发展战略. 北京：科学技术文献出版社

贵州"绿色证书"培养教材编辑委员会. 2000. 主要药用植物栽培技术. 贵阳：贵州科技出版社

贵州省菌蕈协会. 1988. 食用菌栽培技术手册. 贵阳：贵州人民出版社

郭欣，张常胜，桑圣中，等. 1998. 龙胆草栽培技术简介. 黑龙江医药，11(1)：34～35

杭州药物试验场. 1980. 药用植物栽培. 上海：上海科学技术出版社

侯九寰，皇甫桂月，张永瑞，等. 1993. 银杏栽培. 北京：科学技术文献出版社

胡蕖，周家维. 1999. 贵州省艾纳香植物资源现状及适生区区划初步研究. 贵州林业科技，27(1)：44～48

黄善香. 1999. 中国种植养殖技术百科全书. 海口：南方出版社

吉林农业大学咨询服务中心. 1999. 芦荟栽培与加工利用. 吉林：吉林科学技术出版社

贾炅，李建会. 1998. 全球环境变化——人类面临的共同挑战. 武汉：湖北教育出版社

江苏新医学院. 1977. 中药大辞典. 上海：上海人民出版社

江西中医学院. 1980. 药用植物栽培学. 上海：上海科技出版社

蒋立昶，潘炳文，李光胜，等. 1994. 半夏高产栽培经验小结. 中国中药杂志，9(7)：400

蒋允贤. 1988. 玄参栽培管理技术. 中药通报，(5)：17～18

李永胜. 1990. 地黄栽培管理经验. 中国中药杂志，(6)：16～17

梁光义. 1998. 中药化学. 北京：人民卫生出版社

辽宁省熊岳农业学校. 1986. 植物及植物生理学. 北京：农业出版社

林成谷. 1996. 土壤污染与防治. 北京：中国农业出版社

蔺福生，刘珊，贾云峰，等. 1995. 麻黄移栽与当年产量. 中药材，18(5)：219～222

刘连馥. 1998. 绿色食品导论. 北京：企业管理出版社

刘珊，贾云峰. 1995. 麻黄人工栽培技术. 中药材，18(12)：430

刘爽. 2005. 实施中药材 GAP 的意义. 中药研究与信息，7(9)：112～115

刘玉亭，刘式乔，刘文平. 1989. 云木香引种栽培研究. 中国中药杂志，14(12)：15～17

罗海潮. 1985. 地黄芽栽初报. 中药材，(2). 2～3

蒙荣. 1996. 麻黄的栽培管理技术. 中国中药杂志，21(5)：279～313

欧阳静，韩轶，王治海. 2008. 中国药用植物资源可持续发展的非持续因素分析. 中国农村卫生事业管

理，28(2)：109～111
裘文达. 1986. 园艺植物组织培养. 上海：上海科学技术出版社
裘文达. 1987. 花卉快速育苗新技术. 北京：农业出版社
冉懋雄，张惠源，周莹，等. 1995. 中国中药区划的研究与建立. 中国中药杂志，20(9)：518～521
冉懋雄，周厚琼. 1999. 现代中药栽培养殖与加工手册. 北京：中国中医药出版社
任仁安. 中药鉴定学. 1996. 上海：上海科学技术出版社
上海师范大学，吉林师范大学，北京师范大学，等. 1979. 中国自然地理. 北京：人民教育出版社
四川省中医药研究院南川药物种植研究所，四川省中药材公司. 1988. 四川中药材栽培技术. 重庆：重庆出版社
宋金斌，黄裔，徐光生，等. 1997. 喷施亚硫酸氢钠液对半夏的增产效应. 时珍国药研究，8(1)：94
宋育才. 1991. 土壤肥料基础知识. 南京：江苏科技出版社
孙昌高. 1990. 药用植物种子手册. 北京：中国医药科技出版社
王俊青. 1997. 1996 年全国中药行业经济运行综合分析. 中医药管理杂志，05：28～36
王书林，张兴国. 1996，玄参种植方式与施肥技术试验研究. 中药材，19(1)：4～8
王学东. 2009. 中药国际市场营销环境. 南通大学学报：社会科学版，25(3)：110～113.
王荫槐. 1992. 土壤肥料学. 北京：农业出版社
王用平. 1985. 黔产药用植物艾纳香. 中药通报，10(2)：9～10
王泽富，王志国. 1996. 绿色食品生产指南. 哈尔滨：黑龙江科学技术出版社
吴振廷. 1995. 药用植物害虫. 北京：中国农业出版社
武孔云，吴家红，冯英. 1998. 中药药效物质基础研究的思路与方法. 中国医药学报，13：456～459
肖培根，朱兆仪，张福泉，等. 1987. 人参的研究及栽培. 北京：农业出版社
徐继振，刘效瑞，姚晏如，等. 1994. 定西地区党参高效栽培数学模型. 中药材，17(11)：3～7
薛建海，肖统海，陈永怡. 1993. 亳白芍的丰产技术. 中国中药杂志，(8)：473
颜昌敬. 1990. 植物组织培养手册. 上海：上海科学技术出版社
杨福顺，赵胜德，杨文务，等. 1991. 射干种子繁殖方法. 中国中药杂志，16(6)：337
杨继祥. 1995. 药用植物栽培学. 北京：农业出版社
杨洁彬，王晶，王柏琴，等. 1999. 食品安全性. 北京：中国轻工业出版社
姚宗凡，黄英姿. 1993. 常用中药种植技术. 北京：金盾出版社
张洪海，周月琴. 1994，怀地黄的栽培与加工. 时珍国药研究，5(2)：39～40
浙江农业大学. 1984. 耕作学(南方本). 上海：上海科学技术出版社
中国科学院植物研究所. 1972. 中国高等植物图鉴. 1～5 卷. 北京：科学出版社
中国农业科学院土壤肥料研究所. 1983. 化肥实用指南. 北京：农业出版社
中国药材公司. 1995a. 中国中药区划. 北京：科学出版社
中国药材公司. 1995b. 中国中药资源. 北京：科学出版社
中国医学科学院药用植物资源开发研究所. 1991. 中国药用植物栽培学. 北京：农业出版社
周正，任达全，彭文权. 1994. 国产菘蓝和欧洲菘蓝引种栽培初报. 中药材，17(3)：6～9
GAP 起草专家组. 1999. 中药材生产质量管理规范(GAP)指导原则. 中药研究与信息，(1)：17～20